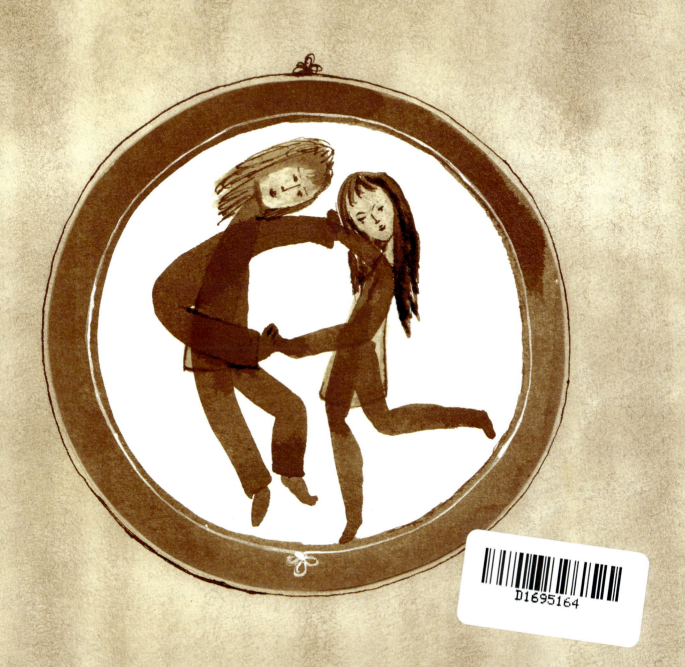

Ulbrich
Tanz als Bewegungstherapie

Be – Weg – ung
für ein
lebenswertes Leben

Tanz dich gesund!

Christel Ulbrich

Tanz als Bewegungstherapie

Redaktionelle Bearbeitung
Ronald Kosellek

Mit 74 Illustrationen
von Brigitte Mahr

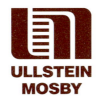

ULLSTEIN
MOSBY

Christel Ulbrich
Tanzpädagogin, Bautzen

Die Deutsche Bibliothek – CIP-Einheitsaufnahme

Tanz dich gesund! : Tanz als Bewegungstherapie / Christel Ulbrich. Red. Bearb. Ronald Kosellek. Mit 74 Ill. von Brigitte Mahr. – Berlin : Ullstein Mosby, 1992
  ISBN 3-86126-009-3
NE: Ulbrich, Christel; Kosellek, Ronald [Bearb.]

© Ullstein Mosby GmbH & Co. KG, Berlin, 1992

Dieses Werk ist urheberrechtlich geschützt. Die daraus begründeten Rechte, insbesondere die der Übersetzung, des Nachdrucks, des Vortrages, der Entnahme von Abbildungen und Tabellen, der Funksendung, der Mikroverfilmung oder der Vervielfältigung auf anderen Wegen und der Speicherung in Datenverarbeitungsanlagen, bleiben, auch bei nur auszugsweiser Verwertung, vorbehalten.

Satz: deutsch-türkischer fotosatz, Berlin
Druck: Chemnitzer Verlag und Druck GmbH, Zwickau

Printed in Germany

ISBN 3-86126-009-3

Verzeichnis der Mitarbeiter

Anger, Dorothea
Tanzpädagogin, Dresden
Kap. 3.3.3., S. 162

Eibach, Hannelore, Dr.
Psychotherapeutin, Göttingen
Kap. 3.3.1., S. 157

Fischer, Kerstin
Physiotherapeutin, Bald Elster
Kap. 2.6.1., S. 99

Frömming, Renate
Physiotherapeutin, Berlin
Kap. 2.6.2., S. 101

Junge, Felicitas
Krankenschwester im Feierabendheim, Erfurt
Kap. 2.6.2., S. 101

Kirchner, Ronald
Diplom-Psychologe, Bad Elster
Kap. 2.6.1., S. 99; Kap. 2.6.2., S. 101

König, Karin
Physiotherapeutin, Bad Düben
Kap. 2.6.2., S. 101

Kosellek, Ina
Physiotherapeutin, Bad Brambach
Kap. 2.6.1., S. 99

Prade, Gisela
Diplom-Sportlehrerin und Physiotherapeutin, Bad Salzungen
Kap. 2.6.2., S. 101; Kap. 4, S. 166

Rabich, Paula
Leiterin von Rentnertanzkreisen
Kap. 1., S. 36

Reinhold, Dieter, MR Prof. Dr.
Facharzt für Physiotherapie, Bad Gottleuba
Kap. 2.6.2., S. 101

Schäfer, Klaus, MR Dr.
Kinderneuropsychiater, Berlin
Kap. 3.2.1., S. 146

Schütze, Gisela
Physiotherapeutin
Kap. 2.6.2., S. 101

Straumer, Christine
Musikpädagogin, Dresden
Kap. 3.1.2., S. 111

Volkmer, Ernst, OMR Dr.
Facharzt für Allgemeinmedizin und Physiotherapie, Bad Klosterlausnitz
Kap. 2.6.2., S. 101

Wartenburger, A.
Fachärztin für Orthopädie und Physiotherapie, Bad Düben
Kap. 2.6.2., S. 101

Weber, Ullrich, MR Dr.
Facharzt für Rheumatologie, Bald Elster
Kap. 2.6.2., S. 101

Einstimmung

Dieses Buch möchte Tanz- und Musikpädagogen, Erziehern, Lehrern und Sonderpädagogen, Physiotherapeuten sowie Mitarbeitern in der Rehabilitation Behinderter praktische Ratschläge für die Gestaltung ihrer Arbeit geben.
Die Aufzeichnungen von internationalen Volks-, Mode-, Partytänzen, historischen sowie Kanon- und Singtänzen geben Hinweise für die Prophylaxe und Rehabilitation.
Darüber hinaus sind vielseitige Möglichkeiten zur Improvisation, zu Körperausdrucksgestaltungen und Kontaktübungen aufgezeigt, die Wahrnehmung und Kommunikation fördern.

Im ersten Teil des Buches veranschaulicht eine humorvolle Geschichte, wie Menschen durch den Tanz zur Gemeinschaft finden.

Der zweite Teil erfaßt das Anliegen „Tanz im Dienste der Medizin" und möchte die therapeutische Seite beleuchten. Theoretische Einsichten und praktische Erfahrungsberichte von Ärzten im Kur- und Bäderwesen, von Psychologen und Physiotherapeuten aus verschiedenen Einrichtungen des Gesundheits- und Sozialwesens in der ehemaligen DDR sowie die Einschätzungen der Autorin aus ihrer mehr als 30jährigen Tätigkeit bestätigen die Wirksamkeit des therapeutischen Einsatzes von tänzerischen Elementen.

Der dritte Teil gibt spezielle Anregungen zur Improvisation und Ausdrucksgestaltung.

Der letzte Teil enthält eine Fülle von Tanzbeschreibungen.

Alle Interessenten, die den Tanz in seiner vielseitigen Gestaltungsform in den Dienst der Therapie stellen wollen, können dem Buch zahlreiche Anregungen für ihre Arbeit entnehmen.

Wo finden Sie was?

Kein Vorwort, aber ein Vorspiel 13

1. Tanzprophylaktisches
Eine unerwartete Bereitschaft 36

„Kommt, laßt uns unsern Kindern leben!" 37
„Laßt doch der Jugend ihren Lauf!" 42
„Alter schützt vor Tanzen nicht!" 44
„Nicht genug, dem Schwachen auszuhelfen, auch stützen muß man ihn!" 46
Werkstätten im Gesundheits-Tanzhaus 47
Abschließende Betrachtung des geselligen Tanze(n)s 50
Eine Reise in die Vergangenheit des Tanzes 50

2. Tanztherapeutisches
Es war einmal und bleibt kein Märchen 69

2.1. Aus der Sicht der humorvollen Resonanz 69
2.1.1. Eine ernstzunehmende Einleitung 69
2.1.2. Zur Wortmalerei Tanz dich gesund 70
2.1.3. Ein Tanztherapie-Auftakt 72
2.2. Aus der Sicht der Nicht-Medizinerin 73
2.3. Ein Wort an die Kollegen Therapeuten und Lehrer 77
2.3.1. Tanz-Teilnahme nach Verordnung 80
2.3.2. Tanz-Therapiestunde in Vorbereitung 81
2.3.3. Tanz-Therapiestunde im Aufbau 83
2.3.4. Tanz-Einstudierung 89
2.3.5. Tanz als Hilfe, das Gefühl für die eigene Körpermitte wiederzufinden 89
2.4. Aus der Sicht der Philosophen 96
2.5. Aus der Sicht der Tanz-Persönlichkeiten 97
2.6. Aus der Sicht der Mediziner 99
2.6.1. Tanz-, Musik- und Bewegungstherapeuten bitten ums Wort 99
2.6.2. Die Auffassungen der verordnenden Ärzte 101
2.6.3. Aus der Arbeit der Therapeuten 105
2.7. Tanz in der Bewegungstherapie – Standpunkte und Ausblick 108

3. Improvisatorisches, Gestalterisches und Meditatives
Was mich bewegen kann 110

3.1. Improvisation 110
3.1.1. Bedeutung der Improvisation für die Tanztherapie 110
3.1.2. Einführung zur Improvisation Christine STRAUMER 111
3.1.3. Improvisationen zum Erlebnisbereich „Mein Körper" 113
Spiel mit den Fingern 115
Hände tanzen 118
Füße tanzen 119
Der Körper im Raum 120
3.1.4. Improvisationen zum Erlebnisbereich „Raum" 123
3.1.5. Tänzerische Improvisationen mit Instrumenten 129
3.1.6. Tänzerische „Malereien" 133

3.1.7.	Tänzerische Improvisationen mit Materialien *134*	
3.1.8.	Bewegungsimprovisationen in darstellenden Rollen *145*	

3.2.	Ausdrucksgestaltung *146*	
3.2.1.	Ausdrucksgestaltung und Tanztherapie Klaus Schäfer *146*	
3.2.2.	Emotionen und Bewegung *149*	
	Ausdrucksstudien mit der Hand *151*	
	Bewegungsausdruck von emotionalen Kontrasten *153*	
	Menschliche Kontakte *155*	
3.2.3.	Zusammenfassende Betrachtung *156*	

3.3.	Meditation *157*	
3.3.1.	Der Tanz aus psycho-somatischer Sicht Hannelore Eibach *157*	
3.3.2.	Im Tanz zur Ruhe kommen *159*	
3.3.3.	Meditation und Symbolik im Tanz *162*	

4. Tanzpraktisches
Eine Angebotsfülle zur Selbstbedienung 166

4.1.	Einleitung zum Phänomen Tanz in Verbindung zur Therapie und seiner vielseitigen Wirkungen *166*	
	Wegweiser / Gisela Prade *167*	
4.2.	Tanzbeschreibungen *168*	
	Tanzschlüssel *168*	

Deutsche Volkstänze *171*
Allemande *172*
Spinnradl zu dritt *174*
Lauterbacher *175*
Neuer Stern *176*

Internationale Volkstänze *177*
Räubertanz *178*
Varsovienne *179*
Mexikanischer Walzer *180*
Sirtaki *182*
Traubenpressen *183*
Elfen-König *183*

Squares, Rounds und Mixer *185*
Jiffy-Mixer *186*
Stern-Swing *187*
Virginia Reel *188*
Men Star *188*
Cha-Mixer *190*
Vierschritt-Wende-Hopp *190*
Zwölfer Rad *191*

Polonaiseformen *193*
Polonaise *194*

Historische Tänze *199*
Pavane *200*
Schiarazula Marazula *201*
Tupf-Menuett *202*
Feierliches Menuett *204*
Menuet de Boef *205*
Gigue *206*
Festliches Rondo *207*
Allemande und Tripla *208*

Gesellige Formen · Gesellschaftstänze *211*
Familienwalzer *212*
Quickstepp im Kreis *212*
Blues in geselliger Form *213*
Langsamer Walzer *213*
Rheinländer-Varianten *214*

Mode- und Partytänze *217*
Good Bye *218*

Knie-Beat *218*
Crialdo oder Charlie-Beat *219*
Birthday *219*
Promenade zum Nachtclub *220*
Nostalgie *221*
Scheibenwischer *222*
Blocktanz mit Schnips *222*

Tanzspiele *225*
Tanzspiele *226*
Brautwalzer *232*
Cha-Polka *233*
Jägermarsch *233*
Wiedererweckung zum Leben (Totentanz) *234*
Kikeriki *235*
Hier sind wir *236*

Allerlei Gags *239*
Adamsgag *240*
London- oder Lambeth-Walk *240*
Wo tut's weh? *241*
Laßt Schirme tanzen *242*
Wo bleibt sie nur? *245*
Schüttelfrost *245*

Sitztänze *247*

Sitztänze (ohne Requisiten) *248*
   Was bringt die Zeitung? *248*
   Besuch mit Stadtklatsch *248*
   Fox-Trottel *249*
   Charleston auf Stühlen *250*
   Polka tanzen ist mein Leben *251*
   Boogie im Sitzen *252*

Sitztänze (mit Requisiten) *253*
   Wehender Wind *253*
   Wiegende wogende Welle *253*
   Wasserspiele in Sanssouci *254*
   Das Postkutschenzeitalter lebt auf *256*
   Zaubere mit dem Tuch *257*
   Edelschnulze mit Herz *258*
   Durch die Blumen sprechen *259*

Tänze für Rollstuhlfahrer *261*
   Kreisform A-B-A *261*
   Reihenform A-B *261*
   Polonaiseformen *262*
   Trarira, der Sommer, der ist da *263*
   Wenn unsre Flöten und Geigen erklingen *263*
   Troika *264*
   Adamsgag *266*
   Bändertanz *266*
   Abschlußtanz *269*

Singtänze *271*
Aufforderung zum Tanz: Herhörn, hallo *272*
Tanzen und Schweben *274*
Sascha *275*
Hoida *277*
Hashual, der Fuchs *279*
Es geht nichts über die Gemütlichkeit *281*
Richtertanz *282*
Ansingegruß zur Weihnachtszeit *284*
Jetzt tanzen wir den Kehraus *285*

Kanontänze *287*
Heute liebe Leute *289*
Ein wahres Gaudium *290*
Das Tanzorchester *291*
Walzerkanon *292*
Der Kuckuck und der Esel *294*
Der Urlauberkanon *295*
Hejo, spann den Wagen an *296*

Kommt der Mond mit der Laterne *297*
Wann und wo *298*
Lobet und preiset, ihr Völker,
   den Herrn *299*
Was wir brauchen, gibt uns Gott *300*
Der du die Welt in Händen hast *300*

Modellformen *303*
Mixbecher *304*
   Mixbecher frei *304*
   Mixbecher geordnet *304*
Tänze in Kreisformen *305*
   Selbständiges Tanzen *305*
   Fröhlicher Kreis *305*
   Vereinfachte Form *305*
Modelle im Dreiertakt *306*
   Variationen für Figuren im Dreier
   takt *306*
   Walzerformen *307*
   Dreierschritte nach Menuettmusiken *308*
   Tänze zu Dreien *308*
   Neudeutscher *309*
Schwedische Maskerade *309*
Reihentänze *310*
   Galopp durch die Gasse *310*
   Gassenhauer *311*
Jungen- und Männertänze *311*
   Stabtanz *312*
   Holzhackertanz *313*
   Milanovo-Kolo *313*
Mädchen- und Frauentänze *314*
Entwicklung eines Lauftanzes *314*
Patiententänze *315*
   Drei alte Weiber *315*
   Promenade zur Moritzquelle *317*

Rondell um die Marienquelle *318*
Hokuspokus-Samba *319*

Improvisation *321*
Tänzerische Improvisationen zum Thema
   „Trau Dich!" *322*

Im Tanz zur Ruhe kommen *325*
Füreinander da sein *326*
Sonnentanz *326*
Lichtgebet *327*
Abendfrieden *327*
Knospen des Friedens (auch als Glocken
   des Friedens bekannt) *328*
Im Zeichen der Unendlichkeit *329*
Ma Navu *330*
Sesia Hamba – Das Licht für alle Kinder
   der Welt *331*
Bleibet hier und wachet mit mir *333*
Wir geben die Hoffnung nicht auf *334*

Schlußbetrachtungen *335*
Im Gedenken *335*
Nachgedanken und Bekenntnis *337*
Nachspiel *337*
Nachwort *337*

Literaturverzeichnis *339*
Kapitel 1–3 *339*
Kapitel 4 *341*

Hinweise *342*

Musikempfehlungen mit Cassetten-
angaben *343*

Sachwortverzeichnis *345*
Alphabetische Aufstellung der Tänze *349*

*gewidmet
der ernst zu nehmenden
Heiterkeit*

Kein Vor-Wort, aber ein Vor-Spiel

für

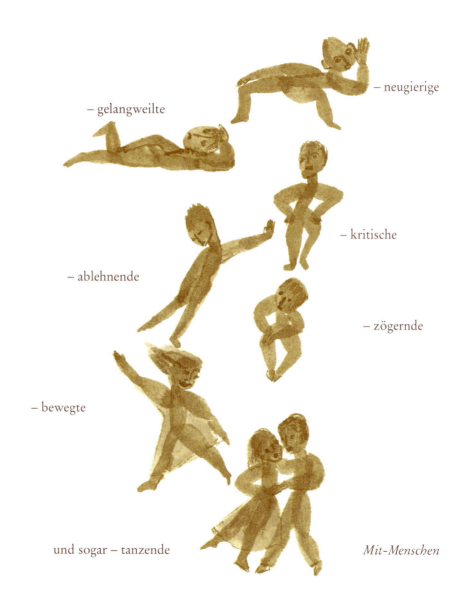

– neugierige
– gelangweilte
– kritische
– ablehnende
– zögernde
– bewegte
und sogar – tanzende *Mit-Menschen*

Zur Unterstützung der Phantasie des Lesers:

Ein Vorwort – wie ihr seht – entfällt,
weil man es nicht für wichtig hält.
Für 3 Gefährten der Autor-
in habt jetzt bitte Aug' und Ohr!

Auftritt der ersten Handpuppe
Igel klingelt mit einer etwas heiseren, altertümlichen Handglocke zwischen 2 dunkelroten Samtvorhängen und spricht langsam und behäbig:

Als Stacheltier bin ich bekannt
vom Wettlauf in dem Märchenland.
Hier steht mir zu die Funk-ti-on,
den Vorhang, ja, ihr ahnt es schon,
für ruhig Schreiten, wildes Hüpfen,
Musik, Gesang, Bewegung lüpfen.
(von Hans-Jürgen ZIMMERMANN, Schloß Elmau)

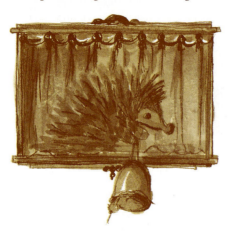

Ein Vorhang lüpfet sich!

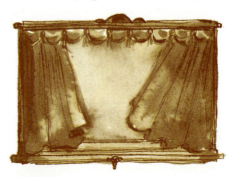

Das Spiel beginnt mit dem Gedanken,
er wird das ganze Buch durchranken:
Gesundheit sei dein Lebensziel,
die Kostbarkeit gewinnt an Stil,
verordne dir doch selbst *den Tanz*,
die Medizin hat ihren Glanz!
Doch horch! Die Eselhufe klappern,
ich endige mein Igelplappern,

Igels Reverence in Renaissance:

Empfehle mich mit Reverencen
und Melodien aus Renaissancen
vor Philosoph Eusebius
Prolog des Esels
ist mein Schluß.

Mit graziöser Verbeugung tanzt Igel ab; 2 Kokosnuß-schalen imitieren das Hufeklappern, rhythmisch inter-essant, nicht metrisch langweilig.
Musik

Auftritt der zweiten Handpuppe
Esel mit grauem Umhang, goldverbrämt; Musik und Hufeklappern verstummen, er verneigt sich und spricht mit Pathos und tierischem Ernst:

Vernehmet nun die Direktive
aus meiner Eselperspektive.
Auch Tiere haben ihre Meinung,
sie tritt nur nicht so in Erscheinung.
Der Mensch, er glaubt, mit Denkverstand
kann er beherrschen allerhand …

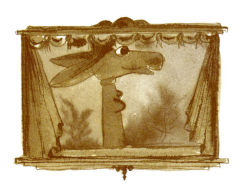

„Wissen ist Macht!
nichts wissen, macht auch nichts!"
(Hugendubel)

… doch wenn man ihm beim Tanz zuschaut,

das geht auf keine E-sel-haut!
Wie sich der Mensch im Tanz bewegt,
schließt auf die Haltung, die ihn trägt.

Tanzspiegel!

<table>
<tr><td>

Der Mensch wird bewegt,
nicht nur körperlich!

</td><td>

Ob äußerlich oder von innen,
an Grazie kann er stets gewinnen,
nimmt Unterricht in Harmonie,
bei Tanz-Majestros mit Genie!
Ist er beseelt von diesem Geist,
Musik – Bewegung, es beweist:
Der Mensch ist immer schön beim Tanzen,
erlebt er die Musik im Ganzen!
Der Mensch kann sich dem Tanz erschließen,
im Zuseh'n Bühnenshow genießen,
macht sich aktiv den Kreis zu eigen,
dynamisch in dem Gruppenreigen.
Er schließt die Augen, wird geführt,
vom Nachbarn rechts und links gespürt.
Belastung schwindet, Melodien
schwingen Körper, wiegen ihn.
Wohlempfinden stellt sich ein,
der Kreislauf wird geregelt sein.

</td></tr>
<tr><td>

Der Mensch bewegt sich prophylaktisch!

</td><td>

Für Scheitel, Schulter, Herz und Haxe
erlebt der Mensch die Prophylaxe!
Hat er diese doch versäumt,
im Sanatorium hofft und träumt,
daß er bald genesen werde
von der üblen Schmerzbeschwerde.

</td></tr>
<tr><td>

Skepsis:
Tanz als Therapie?

</td><td>

Verordnung wird ihm zugeteilt,
Tanz-Therapie –
ob die wohl heilt?
Der Mensch zieht also das Fazit:
Tanz dich gesund und bleibe fit!
Mein Name ist Eusebius –
bin Philosoph – und mit Genuß
mach' ich dem Publikum Honneur

</td></tr>
<tr><td>

Ein Philosoph verabschiedet sich.

</td><td>

als Weisheits-Multi-Funk-tio-neur!

</td></tr>
</table>

Musik und Hufeklappern; Esel verneigt sich und tanzt ab.
Musik:
Ecossaise Es-Dur von Beethoven

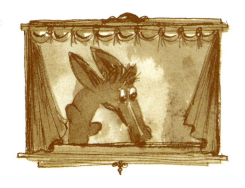

Auftritt der dritten Handpuppe
Kasper singt:

Tru-tru-tra-la-la, tru-tru-tra-la-la,
tru-tru-tra-la-la, seid'r alle da?

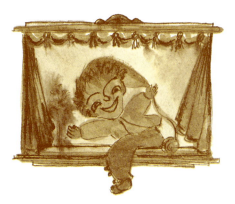

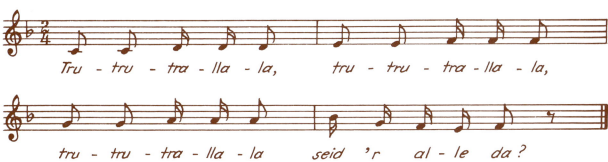

und ruft dann:
„Glück auf" bleibt ohne Resonanz – ein nichtssagendes Publikum:

Kasper seufzt!

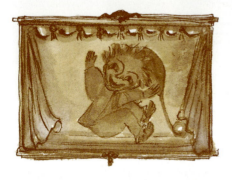

Kasper streckt sich aus!

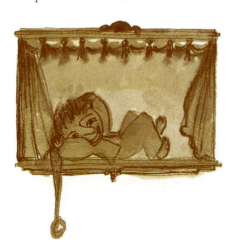

Spiel – Raum

Glück auf!

Glück auf! ... hab' ich gesagt!
Nanu – hat mich niemand gehört?
Ein nichts-sagen-des Publikum!
Ich bin wohl sozusagen ein Einzelgänger –
also mache ich am besten erst mal etwas Selbst-er-fah-rung ...,
gehört heute zur Lebenshaltung.
Ich sitze an der Rampe meines Auftritts – und – lege mich lang.

... Entspannung tut wohl ... ich betreibe sozusagen Körper-wahr-neh-mung ... bewege meine Beine ... ich beuge das Knie. Das Knie ist meine Bezugsperson. ...

Bewegung wird in meinem Bewußtsein reflektiert, der bewegte Raum, ich spiele in dem Raum, ... in dem Spiel-Raum ... apropos Bewegung!

Kasper blickt ins Publikum:

„Operative Hektik ersetzt geistige Windstille!"
(HUGENDUBEL)

Ein Modebegriff wird gedanklich bewegt!
Kasper richtet sich zum Sitzen auf, zieht beide Beine zu einer bequemen Position heran:

Wie war das doch da unten? Eine sich bewegende Menschenansammlung: Die Leute rennen aneinander vorbei, grüßen flüchtig – in Gedanken oder gedankenlos – geschäftigt oder geschäftlich grübelnd. Die Menschen bewegen sich, aber sie sind nicht bewegt!
Sie laufen wie aufgezogene Steif-Gestalten...
Zusammenfassung der Analyse:
ohne jegliche Kom-mu-ni-ka-tion!

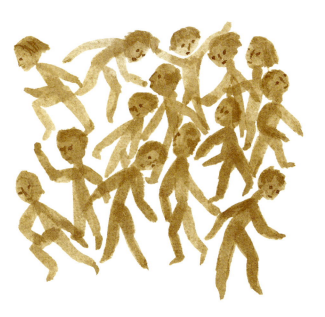

Ja... was tun? Man müßte sie umprofilieren –

schon allein zu freundlichen Blick- und anderen Kontakten! Wer wagt – gewinnt! Zuerst stelle ich meinen Hubschrauber an:

Schon wieder so ein Modewort!

Kasper dreht den Kopf sehr schnell, so daß der lange Zipfel seiner Mütze wie ein Propeller kurbelt:

sssssssst!
Ich begebe mich unter das Fußvolk, springe mitten hinein in diese gleichgültigen Menschenwogen...

Er macht einen Luftsprung und landet auf dem Brunnenrand am Marktplatz, … und blockiert die leere Bewegung. So in meiner Kraxe habe ich meine Technik – wie sollte man sich denn sonst Gehör verschaffen? Als moderner Typ natürlich nur mit Mikrophon!

Er wird etwas gerempelt, doch als einige sein Mikrophon entdecken, bleiben sie neugierig stehen.

Kasper weiter:

Standpunkte im Frage-Antwort-Spiel:

So – mein Standpunkt ist stabilisiert!
Und nun? Ich spreche sie einfach mal an.
Hallo, was halten Sie vom Tanz?
– Waaas? Was woll'n denn Sie? Wer sind Sie denn überhaupt?
Na, ich bin Kasper Floritzel, zur Zeit Volksreporter!
– Was woll'n Sie wissen?
Was halten Sie vom Tanz?
– Ich tanze genug im Haushalt und im Betrieb!
Wann haben Sie zuletzt getanzt?
– Das weiß ich nicht mehr!
Tanzen Sie gern? Was tanzen Sie am liebsten?
– Sehr gern, am liebsten Polka, so mit viel Platz!
Was halten Sie vom Tanzen ohne Partner?
– Ich bin doch nicht meschugge!
Warum finden Sie tanzen albern?
– Ich habe keine Zeit – lassen Sie mich mit so sinnlosem Gefrage in Ruhe!
Können Sie sich Tanz auf Rezept vorstellen?
– Ach so, vorbeugend?
Halten Sie tanzen für gesund?
– Na ja, wenn man Platz hat und nicht so viel gequalmt wird im Saal, dann schon!
Können Sie sich etwas unter dem Aufruf „Tanz dich gesund" vorstellen?
– Wieso gesund? Ich bin doch nicht krank!

Kinder, natürlich nur Mädchen, rufen begeistert ins Mikrophon:

– Ja, wir tanzen gerne, uns zucken gleich die Füße, wenn wir die richtige Musik hören!

Kasper fragt Jungen: Tanzt Ihr auch so begeistert?
– Wir sind doch nicht doof, wir fassen doch keine Mädchen an!
Braucht ihr nicht, bleibt einfach zusammen und bewegt Euch nach Musik! Es gibt Männertänze, Volkstänze in verschiedenen Ländern, zum Beispiel in Rumänien oder Bulgarien oder Griechenland.

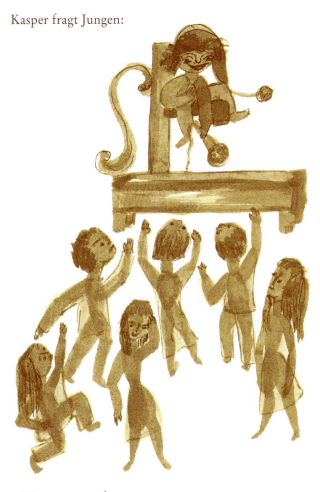

3 Männer treten heran: – Sagtest Du was von Männertänzen?
Ja! Im alten Griechenland mußten die Jünglinge mit artistischer Geschicklichkeit in anspruchsvollen Schwerttänzen ihre Mannbarkeit beweisen. Noch nie gehört?

Männerstimme: – Na, es gibt doch bei uns auch Schwerter- oder Reiftänze nur für Männer!

Frauenstimmen rufen: – Gibt es etwa auch Frauentänze? Das müßte eingeführt werden! Wir tanzen doch so gerne und müssen

Ein junger Mann erscheint mit einem Rekorder:

uns immer miteinander begnügen, weil unsere Männer lieber an der Theke stehen!
– Jaaa, die Musike, die hör' ick ma jern an, aba tanzen? – Wo jibs denn so wat?! Nee, danke!

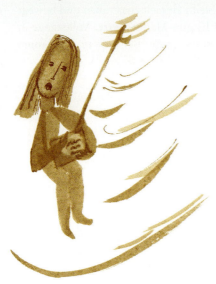

Er will sich abwenden, aber der Typ wird gebraucht!

Kasper zeigt auf den Rekorder!
2 alte Mütterchen erzählen:

sie zögern, aber neugierig

Alter schützt vor Tanzen nicht!
Sofort fragt Floritzel zurück:

Hallo, Jugendfreund, bleib doch mal da! Genau Deinen Typ brauchen wir, vor allem Deine „Heule"!

– Ja früher, was haben wir da getanzt – Walzer, Rheinländer, Polka – aber –
– für uns Alte gibt es heutzutage doch keine Tanzmöglichkeiten mehr?!

Na, haben Sie noch nie etwas vom Seniorentanz gehört oder vom Tanz für ältere Bürger? Gibt's überall! Ich empfehle, melden Sie sich an, tut gut für die Erhaltung der Gesundheit!
Was meinen Sie zu „Tanz dich gesund"?
– Ist ja direkt eine Aufforderung!
– Man müßte's mal probieren.
– Aber wann? und wo?
– Treff beim nächsten Mal.

Floritzel denkt:
Bloß gut, daß heute Samstag ist, da halte ich keinen von der Arbeit ab:

Rattenfänger?
Floritzel denkt:
Auf einmal haben alle Zeit, mir zu folgen ... Neugierde ... oder etwas Sensationslüsternes?

– Nein, das wird nicht auf die lange Bank geschoben! Können wir nicht gleich anfangen?

Bitteschön! Ich lade Euch alle ein – kommt mit in meinen Tanzpalast! Ich bin zwar nicht der Rattenfänger von Hameln, aber ein Schwan-kleb-an für Tanzmuffel!

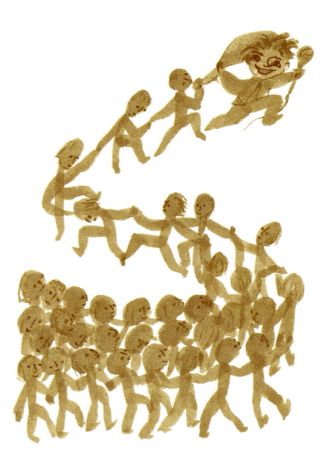

Meine Mikrophonstrippe ist unendlich – wie im Märchen! Auf zur Verjüngungskur!

Ankunft am Tanzpalast
Einige Jungen:
Ein Herr:
Fragen aus der Schwan-kleb-an-Schlange:
Ein Tanzpalast?

Was? ... Das graue Gemäuer?
Das mach aber keinen sehr einladenen Eindruck!
Das soll ein Tanzpalast sein?
Diese olle Bude?
Tor im Gartenzaun verrostet ... also müssen starke Männer ran, um es auszuheben?

Enttäuschung, aber Beharrlichkeit in der Menge:
Schüchternes Eindringen!
Typisch!
Rufe:

Tür am Haus verschlossen ... kein Schlüssel ... wo ist der Verantwortliche?
Jetzt woll'n wir aber rein, wenn wir schon mal hier sind!
Vielleicht müssen wir einen Zauberspruch sagen? ... Ja, wer weiß einen?

Eine Kinderstimme:

Sesam?

Sesam, Sesam, öffne dich! ... Es tut sich nichts. – Wir sind ja nicht in „1001 Nacht"! Nein, nüchtern und am Tage!
....

Veraltet!
Ein heutiger, realer, aber ein Zauberspruch:
„Wir wissen zwar nicht, wo wir hin wollen,
aber wir werden als erste dabei sein!"
(HUGENDUBEL)

Prima! Jetzt noch ein Schlagwort!
Das fetzt ein! Knorke! Poppig!
Na, hallo, eh! Klasse! Dufte!
Das ist einsame Spitze!

Die Stimme des Volkes wirkt Wunder!
Das alte Portal öffnet sich knarrend; es verrät noch einen einstmals schönen grünen Anstrich.
Tor der grünen Hoffnung
Alle strömen ein durch die Tür der guten Hoffnung, etwas zögernd, stumm, skeptisch betrachtend; nach und nach Bemerkungen, wie:

Trostlos! Grau! Kalt! Muffig! Unzumutbar! Frechheit! Wir sind enttäuscht! Soll etwa hier getanzt werden? Iiih – und da oben die eklige Spinnwebe! Floritzel führt uns an der Nase 'rum!

Und weitere Ausbrüche der Entrüstung – verständlich – berechtigt die Reaktion des Publikums! Schließlich sind ja im kulturell zivilisierten 20. Jahrhundert gewisse Ansprüche berechtigt!
Floritzel – völlig gelassen – gibt Anordnungen:

Geräuschkulisse bringt zögernde, aber doch Bewegung aus anderer Perspektive.
Junger Mann:

Floritzel:
Stimmen:

Iso-Prinzip!
(gegenwärtige Situation erfassen)

Kleine Mädchen und einige Jugendliche bewegen sich zaghaft in gewohnter Disco-Manier.
Floritzel animiert die Erwachsenen:

Stimmen:
Floritzel:
(... ist natürlich in moderner Technik **in**)

Stimmen:
Floritzel wieder:

Die Leute bewegen sich – es gelingt ihnen nicht, die „Realität von vorhin" nachzugestalten. Alle lachen, sehen plötzlich die anderen sich Bewegenden – blinzeln sich zu, grüßen – haben sich etwas zuzurufen ...
Seht mal an:

Heda, junger Mann – stell doch mal Deine Heule an und gib Musik! Wir brauchen *Stimmung*!

Oh, das ehrt! Moment mal ... so ... leider kein Verstärker!
Macht nichts' Ich suche meine Kassetten 'raus.
Och, diese Musik ist ja gräßlich! Immer dieselbe, wie im Betrieb oder im Kaufhaus oder in jeder Kneipe!
Das ist doch prima, Ihr seid also schon dran gewöhnt!
...
Es gibt nichts zu tun, fangt schon mal an!

Na, seht Euch doch mal um, vielleicht gibt es etwas zu entdecken? Geht einfach, wie es Euch gefällt, oder bleibt stehen ... ja, nehmt die Musik auf – gar nicht so schlendernd, 'n bissel flotter bewegen ...!
Das bringen wir nicht, ödet einen an.

Wartet mal, ich stelle mein Videogerät ein – so, mit Vergrößerung für alle. Es gibt doch was zu gucken!
Sollen *wir* das etwa sein?
Ja, noch vor einer halben Stunde auf dem Platz der Gleichgültigkeit. Versucht doch mal, dieses Bild nachzumachen! Ja, die Musik vom Rekorder gibt die dazugehörige Untermalung: hektisch-treibende Motorik – ohne Melodie. Imitiert mal diese Straßenszene!

auch ein Mensch!
Musik bricht ab – alles bleibt stehen – allgemeines Schmunzeln und Lachen!
Floritzel, irgendwo aus der Masse:
Ich

Versucht einmal, wenn die Musik abbricht, nur an Euch zu denken: *Ich bin da*!

Floritzel:
Du

Floritzel weist an:

Hemmungen?

Abbruch – großer Spaß

Es folgen einige Wiederholungen.
Allgemeine Heiterkeit bis auf:

Floritzel:

Wir

§ 1 der Straßenverkehrsordnung

Auf einmal Stimmen:
Floritzel ganz erstaunt:

Ich lege jetzt eine ganz andere Musik ein – eine Mixer-Melodie – alle werden, wie in einem Mixbecher, durcheinandergewirbelt.
Wenn ich einmal auf die Pauke haue, die da so verlassen in der Ecke steht, bleibt stehen – vor einem anderen Menschen – grüßt ihn, nur mimisch oder pantomimisch, na, eben auf Eure Art!
Also: Musik ab – los geht's!
Im neuen Durchspiel macht jeder beim Paukenschlag eine halbe Drehung und grüßt nun den neuen Fremden – laut – herzlich – auch mit Worten oder Handgeben usw.

Hallo, was macht Ihr denn da für miesepetrige Gesichter?
Jetzt versuchen wir mal noch 'was anderes:
Auf meinen Zuruf hin reicht jeder einem anderen die rechte Hand, guckt ihn an, damit Ihr seht, wen Ihr erwischt habt! – umtanzt Euch am Platz! Dann dasselbe mit der linken Hand – ansehen! – Kennt Ihr Euch schon?
Noch was anderes: Alle gehen durcheinander. Hoppla, wer rempelt da wen? – Ach so, Ellenbogenmenschen gibt es ja überall – warum nicht auch hier? – Also: Auf Zuruf klatscht einem Gegenüber in die Hände – nach Musik? Gut! – Dann hakt Euch ein, umtanzt Euch – mit Hüpfschritten – nicht doch, auch mit Gehschritten, bedächtigt, im halben Tempo, wenn einer nicht so flott tanzen kann.
Tanzen? Wieso tanzen? –
Na, Ihr seid doch schon mittendrin im Tanzen. Musik und Bewegung – ist das kein Tanzen? – Nur eben mal anders!
So, wer findet vom ersten Spiel noch seinen Partner wieder?
Achtung! Neue Musik – ich geb' Euch 'was Ruhiges zum Suchen – laßt Euch Zeit!

Großes Hallo-Rufen – sogar Umarmungen:

Waren Sie es? – Ach nein.
Ich suche eine gelbe Bluse mit Inhalt.
Wo ist denn der junge Mann mit dem Schwänzchen hinten am Kopf?
Na, und der mit ohne Haare?

Einige winken sich über die Köpfe hinweg zu, bis sie dann doch noch zueinander finden.
Floritzel:

So, wenn jeder seinen Ehemaligen wieder hat, stellt Euch zu zweit gegenüber, frei im Raum verteilt.
Es folgt nun ein Tanz mit festgelegter Form: *Sascha*[1]!
Ich tanze ihn vor mit Florinchen, die gerade eingetroffen ist.
Nun Trockenkursus – aufgepaßt! Alle rufen: Sascha, Sascha, ras, dwa tri – das heißt eins, zwei, drei – aber das wißt Ihr ja – auseinander, zueinander und Klatschmotiv – einhaken und paarweise umtanzen – und anders 'rum – Improvisation – neuer Partner – und alles von vorn mit dem neuen Partner! – solange, bis die Musik zu Ende ist.

Auftritt der vierten Handpuppe

Floritzel:

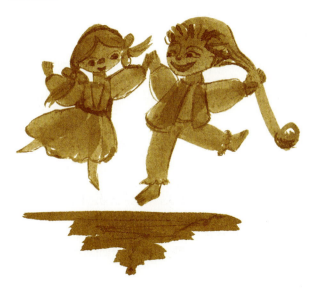

Stimmen, total außer Puste:

Floritzel:

Uff – Mensch bin ich geschafft! Aber Spaß macht's! Herrlich, das kann noch 'ne Weile so weitergeh'n!
Das könnte Euch so passen – jetzt ist erst einmal *Sendepause*!

---

[1] Tanzbeschreibung s. S. 275

Floritzel:	Holt Euch Decken aus dem Schrank – sie sind sogar sauber – und lagert Euch! Die Jeans vertragen auch den Fußboden! Ei Moment mal, hier kommt ja ein Fußball zum Vorschein! Der „kosmische Staub" wird einfach weggeblasen und schwupp – schon habe ich eine kugelrunde Sitzung erreicht. Ich bin zwar kein absoluter Fußball-Fan, aber heutzutage kann man wohl nur aus der Fußballperspektive so richtig mitreden – der Fußball ist „in"! Also, erfolgt nun aus meiner luftigen Höhe *meine* Philosophie über das Problem *Mensch und Tanz*. Na, wie fühlt Ihr Euch?
„Frohe Atmosphäre fördert Wohlbefinden, Masse wird Gemeinschaft!" (Georg GÖTSCH) Stimmen:	Ganz gut – warm – fröhlich – guter Laune – der Raum ist auf einmal freundlicher – ...
Floritzel:	Warum?
Stimmen:	Durch die Atmosphäre.
Floritzel:	Wie entstand sie?
Stimmen:	Durch die Musik, vor allem die Mixer-Musik – und dieses Miteinander – alle auf einmal verbunden, wie eine große Familie – nicht mehr so alleine – aus unser'm bunten Haufen wurde 'ne richtige Gemeinschaft – ja, der einzelne, *jeder* einzelne wurde vom anderen angenommen und so in die Gemeinschaft aufgenommen, alles ohne Befehl.
Floritzel dringt weiter in die Köpfe ein:	Was hat denn das nun aber mit Gesundheit zu tun?
Stimmen:	Ich bin so richtig schön k.o., durchgewärmt und fröhlich – mein Schultergürtel war ganz verspannt, ich fühle mich wie neugeboren, so locker und leicht.
Physische Lockerung Eine laute Stimme von ganz hinten aus dem Saal kommt zu dem Schluß:	Eine frohe Stimmung nutzt eben auch dem Körper! Und wenn's dem Körper nutzt, kann's doch nur gesund sein!
Floritzel:	Im Prolog des Esels wird über Tanz philosophiert. Ich übernehme die Fach-dis-zi-plin *Dich*! Jawohl, es geht auch Dich und Dich und Dich an! Und das habt Ihr ja

Tanz dich gesund!
Immer noch ein sehr skeptischer Mensch:

Floritzel läßt sich davon kaum beeindrucken:

Floritzel singt:
Ein dich bewegender
Gesundheitssong

wohl selbst gemerkt? Vielleicht hat schon einer eine Idee, wie das nun weitergehen kann, denn das Wort gesund, *gesund* – wie es in unserem Motto steht – das werden wir nun gemeinsam packen!
Ich kenn' Gesundheitsschuhe – Gesundheitstee – Gesundheitskur, aber Gesundheits*tanz*? Das wär' ja schon wieder so'ne neue Marotte!
Zunächst gebe ich Euch als Souvenir kostenlos einen „Dich bewegenden Song" mit auf den Weg.
Tanz dich gesund!

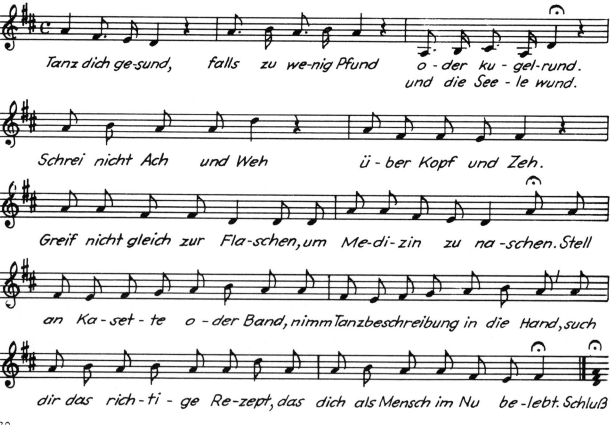

Text und Melodie: Kasper Floritzel

Tanz dich ge-sund, falls zu we-nig Pfund o-der ku-gel-rund.
und die See-le wund.

Schrei nicht Ach und Weh ü-ber Kopf und Zeh.

Greif nicht gleich zur Fla-schen, um Me-di-zin zu na-schen. Stell an Ka-set-te o-der Band, nimm Tanzbeschreibung in die Hand, such dir das rich-ti-ge Re-zept, das dich als Mensch im Nu be-lebt. Schluß

Falls zu wenig Pfund
oder kugelrund./und die Seele wund.
Schrei nicht ach und weh
über Kopf und Zeh!
Greif nicht sogleich zu Flaschen,
um Medizin zu haschen.
Stell' an Kassette oder Band,
nimm Tanzbeschreibung in die Hand,
such' dir das richt'ge Tanzrezept,
das dich als Mensch im Nu belebt!

Alle klatschen, lernen den Song und singen mit.
Floritzel:

Zum Schluß noch ein besinnliches Wort: „O Mensch, lerne tanzen, sonst wissen die Engel im Himmel nichts mit dir anzufangen!" soll der Heilige Augustinus gesagt haben.

Tanz der Engel im Himmel?

Lieber Mitmensch!
Ob Du nun unbedingt in das Himmelreich eintreten möchtest oder nicht, bleibt Dir überlassen, aber – auf das Tanzen – erst mal auf Erden – solltest Du nicht verzichten! Es gibt kein Volk, das nicht seine eigenen Lieder singt und seine Tänze tanzt ... zur *Gesund-heit*!
Floritzel, wir wollen nicht mehr sitzen und reden, sondern handeln und weiter tanzen!

Zunächst mal Tanz auf Erden!

Stimmen:

Floritzel:

Auf geht's! Decken wegräumen – Ordnung ist das halbe Leben!

Stimme:

Wer Ordnung hält, ist nur zu faul zum Suchen!

Floritzel weiter:

Bildet mal einen großen Kreis – faßt Euch an und guckt in die Mitte! Das nennen wir Stirnkreis.

Sogleich eine Stimme:

Aha, Kindergarten, jetzt wird's gut!

Floritzel:

Mit Ringelreihen fängt es an, im großen Kreislauf geht es weiter. Die Symbole werdet Ihr auch noch verstehen lernen.

Doch mit Partner?

Jetzt tanzen wir den fröhlichen oder Zauberkreis[1]. Zu zweit nebeneinander stellen, d. h. zu 1 und 2 abzählen – ich erkläre, Ihr macht es alle nach!

---

[1] Tanzbeschreibung s. S. 305

Ein fröhlicher Kreis bewegt sich!	Erst A-Teil wiederholen, dann den B-Teil – und nun alles im Zusammenhang!
Floritzel verfolgt das Geschehen und gibt Hinweise, wie:	Leichte Schritte, der Musik entsprechend, die Hüften mitnehmen! Hallo, noch leichter, wie tanzende Mükken! Gebt doch mal alles Schwere auf, macht es Euch leicht, so leicht wie möglich... wunderbar! Mit Musik geht alles besser! Wir nehmen ein mittelmäßiges Tempo, damit alle mittanzen können. Partnerwechsel ab dem 2. Durchspiel.
Spontan klatschen alle Beifall, als der Tanz zu Ende ist. Floritzel:	Nun habt Ihr wieder neue Partner kennengelernt – eigentlich gibt es hier nur nette Menschen! Und jetzt wird Schluß gemacht. Immer, wenn's am schönsten ist, wird aufgehört.
Protestierende Stimmen:	– Wir wollen noch weitermachen, noch nicht gehen, jetzt, wo wir uns so wohlfühlen! – Wir sind doch eine dufte Truppe. – Und der Raum hat auf einmal Atmosphäre, ist gar nicht mehr so dumpf und muffig... – ... bis auf die eklige Spinnwebe da oben.
Floritzel steigt darauf ein:	Moment mal, quackeldiquack – guckt sie Euch alle mal genau an! Ist sie nicht ein Kunstwerk, mit einem Zentrum?! Alles geht in Strahlen von der Mitte aus. Versucht mal, dieses Gebilde nachzubauen – dieses künstlerische Gewebe!
Fassunglose Stimmen: Floritzel:	Wie denn? Mach's erst mal vor! Ihr seid doch alle kreativ, um das schöne Modewort mal zu benutzen, laßt Euch 'was einfallen! Laßt in kleinen Gruppen Spinnennetze entstehen – mit Eurem Körper – Ihr habt Arme und Beine. Die Kinder bilden am besten eine Gruppe für sich, damit sie nicht von Eurer Phantasie (sprich: Körper) erdrückt werden.
Spinngewebe werden konstruiert!	Geht erst einmal wieder alle durcheinander, bewegt Euch, und auf Signal bildet Gruppen – aber Sprechen ist verboten! Im Fachjargon heißt die Spielregel non-verbal!
Spielregel: *Non-verbal*	

Die interessantesten Spinnennetze entstehen in den einzelnen Gruppen.
Floritzel: Versucht einmal, auf die anderen Gebilde zu schauen, so gut Ihr könnt! Jeder von Euch ist ein großartiger Netzkünstler!
So, nun löst alles auf und baut nun zum wirklich endgültigen Schluß alle gemeinsam einen Tanzpalast! Einen Tanzpalast nach Eurer Vorstellung. Ihr braucht dazu wieder nur Eure Körper. Wer legt den Grundstein? Spielregel: alles ist erlaubt, außer sprechen!

Ein Tanzpalast aus Körpern – wer legt den Grundstein? – freiwillige Aufgabe, keiner schließt sich aus!

Ruhe, unheimliche Stille. Jeder ist gespannt auf den ersten Stein. ... Keiner ... Doch – einer wagt es, diesmal ein Mann! Er legt sich mitten in der Turnhalle lang. Zögernd stellt sich ein anderer an eine Seite des Grundsteines, aufrecht, streckt den rechten Arm aus – seitwärts. Was nun? Zwei gehen gleichzeitig los, der eine kauert sich an's Fußende des Grundsteines, der andere bildet die zweite aufrechte Seite, streckt den linken Arm – also parallel seitwärts. Immer mehr bauen an, bilden größere, kleinere Räume. Einige konstruieren mit seitwärts gestreckten Armen einen Saal, ein Portal mit artistischem Aufwand – ja, mit Trainingssachen ließe sich da noch mehr Konstruktives wagen! Keiner bleibt sitzen, jeder fühlt sich mitverantwortlich für das Gelingen des gemeinsamen Bauwerkes.

Floritzel ist Jury.
Er betrachtet das Bauwerk von allen Seiten und kann nur sein höchstes Lob aussprechen:

Jeder ist ein Architekt beim Bau des künftigen Tanzpalastes! So, nun baut Euer Kunstwerk Stein für Stein wieder ab! Versucht mal zu re-konstruieren! Wer schlug den letzten Bogen mit seinen Armen zum Fenster? Geh zurück zu Deinem Platz!

Ein Luftschloß löst sich auf.

Der Abbau geht zügiger.
Stimme: Leider doch ein zerplatztes Luftschloß!
Floritzel: Wieso? Diese Turnhalle steht uns zur Verfügung?!
Stimme: Was, in dieser Verfassung!
Sogleich kommen Verbesserungsvorschläge: – Wir brauchen doch nur 'was d'raus zu machen!

Zwischenmenschliche Beziehungen werden gefestigt.

Kinder rufen dazwischen:
Die Vorschläge überstürzen sich.
Floritzel ruft:

Alle stimmen zu.

Eine Stimme fragt:
Floritzel:
Singende Stimme:
Vierstimmiger Kanon[1]

Alle stimmen ein.
Floritzel:

Epilog
Realität

Zumindest das Innere

– ... zu gestalten!
– Zuerst anstreichen, hier muß Farbe rein!
– Gelb, orange – leuchtend, wie die Sonne!
– Und die scheußlichen Fenster verhängen!
– Wir putzen sie!
– Ich habe Ballen von Tüll zu liegen, ich nähe Gardinen!
Und wir malen schöne Bilder!

Also ganz prima! Vorschläge angenommen!
Wir bilden auch einen Gesundheits-Tanz-Vorstand ...

... und schaffen ein Gesundheits-Tanzhaus!
Wann beginnen wir? Nächstes Wochenende?
Ja, gut. Freunde – für heute auf Wiederseh'n!
Wann und wo?
Wann und wo, wann und wo,
sehen wir uns wieder und sind froh?

Und das nächste Mal nach der Arbeit tanzen wir diesen Kanon.

Es ist kein Wunder geschehen, sondern ein ganz realer Verwandlungsprozeß:
alte Turnhalle wird wieder jung ...
durch Mensch und Tanz – mit Schwung!
Sogar das verwahrloste Haus „gesundet" durch diesen freiwilligen „Mach-Mit-Einsatz" und ist nun bereits als medizinische Tanz-Gesundheits-Fakultät
eingetragen und genehmigt bei der Behörde – Abteilung „Gute Einsicht zum Wohle der Menschheit in humanitas"
Unterschrift:

      im Auftrage: Terpsichore.[1]

---

[1] Noten und Tanzbeschreibung s. S. 298

[1] Göttin des Tanzes – eine der sieben Musen. In: Lexikon der Antike, 1987

Vorteil alter Häuser!	Floritzel ist erstaunt über den „Feuerwehreinsatz" der einstmals gleichgültigen Menschenmasse. Er avanciert zum Hallen-Meister, nimmt Präsente zur Verschönerung an. Die Wände leuchten in orange-gelber Tönung, Fenster sind geputzt – natürlich zum Öffnen; Sauerstoff reguliert die Bewegungen – und freundlich, die Tür verbreitet neue grüne Hoffnung und ihr Knarren ist behoben. Heizmöglichkeit repariert – Anschluß von modernen Wärmespendern durch entsprechende Fachkräfte erreicht. Die Schlaglöcher im Fußboden sind beseitigt, und an den Wänden stehen ringsum einladende Bänke. Ein Vorraum für Schuhaustausch und Aufnahme bewegungsbehindernder Kleidung ist vorhanden. Die Hygienevorschriften sind eingehalten.
Sanitärtrakt vorhanden	
Ideen stecken an.	Eine jugendliche Sportgruppe fertigt in Riesenbuchstaben einen ins Auge gehenden Blickfang zum Leitspruch an: „Die Gesundheit sieht es lieber, wenn der Körper tanzt, als wenn er schreibt." (LICHTENBERG, 1785)
Fazit:	Alle Bedingungen für die Gründung eines Gesundheits-Tanzhauses sind erfüllt – der Tanz kann beginnen.
Ein pädagogisches Licht geht auf!	Tanzmeister, Tanzleiter – Tanzpädagogen haben sich für die Anleitungen zu Spiel und Tanz und Spaß engagiert. Ein Licht geht ihnen auf: Leger-einfache Bewegungsart lockert, löst und läßt Freude erleben zum Auftanken für den Alltag. Programme werden aufgestellt, Vorschläge der Teilnehmer eingebaut, soweit diese realisierbar sind.
Floritzel:	Die merken gar nicht, wie sie egal in Kommunikation machen!

1. Tanzprophylaktisches
Eine unerwartete Bereitschaft

Eine alte Turnhalle – so wie in unserem Vorspiel – ist an sich wenig einladend für kulturell-gesellige Unterhaltungen. Beachtet jedoch jeder die folgenden Hinweise und Ratschläge, so wird – aus Erfahrung – *jede alte Turnhalle wieder jung!*

1. Bringe gute Laune mit hinein, Deine Mißstimmungen blase draußen in den Wind, den Rest verlierst Du beim Tanzen!
2. Erscheine pünktlich! Bedenke – ein Tanz hat einen Anfang, der erklärt wird, und Du möchtest ihn nicht versäumen!
3. Soweit erforderlich, kleide Dich in der Garderobe um! Ziehe Dir solche Sachen an, in denen Du Dich frei bewegen und dennoch beim Schwitzen wohlfühlen kannst! Sportsachen sollten nur dem spezifischen Tanztraining vorbehalten bleiben!
4. Sei Dir klar darüber, daß Dein Fuß nur in Turnschuhen oder Schläppchen ausreichende Elastizität zum Boden hat, auf dem getanzt wird und der keinen Straßenschmutz verträgt!
5. Registriere Deine Anwesenheit in der am Eingang ausliegenden Liste!
6. Gib Deinen Mitgliedsbeitrag am Monatsanfang beim Schatzmeister ab!
7. Dein Mittanzen ist erwünscht, auch auf Deine individuelle Weise, z.B. Deiner Kondition, Deiner Scheu, Deines Temperaments entsprechend!
8. Tanze mit, improvisiere mit, denke mit, verbessere mit!
9. Deine Mittanzenden sind Dir für die Hilfsbereitschaft bei der Durchführung von Schritten, Fassungen und Figuren dankbar, soweit es nicht die allgemeine Tanzdisziplin stört!
10. Es sollte Dir immer bewußt sein, daß die Turnhalle – einschließlich der Tanzenden – Rauchen nicht verträgt!
11. Das Zur-Quelle-Strömen bei verständlichem Durst sollte immer – auch nach einer wilden Polka – nur in den dafür vorgegebenen Pausen erfolgen! In der Regel sollten nur alkoholfreie Getränke zu sich genommen werden, wobei die Finanzierung auf Vertrauenskassen-Basis erfolgen sollte! Zu besonderen Anlässen sind besondere gastronomische Angebote von einer kleinen Gastroküche zu erwarten.
12. Denke daran, daß die Bedienung der Technik nur den entsprechend befugten Personen vorbehalten ist!
13. Ein gemeinsamer Abschluß sollte stets auch von Dir respektiert werden! Denn – ein vorheriges Fortrennen zerstört die Atmosphäre. Deine Unruhe würde den letzten Tanz zerplatzen lassen, der allen noch einmal die Möglichkeit gibt, das Zusammengehörigkeitsgefühl nachzuspüren.
14. Nach Beendigung einer jeden Tanzveranstaltung oder eines Tanzzirkels solltest Du daran denken, daß Dein Mitaufräumen, Mitsäubern, Miteinordnen der Requisiten, einschließlich der Stühle für Gäste, Hocker, originellen Polster und bunten Decken (vom Fußboden-Sitzen), dankbar anerkannt wird!

Aus all diesen Wünschen resultiert das Erfordernis zur Gründung eines verantwortlichen Teams: *Tanzvorsitz* und *Tanzbeiräte* für *Tanzgesundung*. Dabei ergeben sich nüchterne Erwägungen für die reale Basis: „Geld allein macht nicht glücklich, hilft aber dazu beizutragen." Dieses oft so beiläufig dahingesagte Sprichwort läßt aufhorchen, denn ohne finanzielle Grundlage zerfallen alle unsere Traumgespinste in spe. Deshalb ist es angebracht, einige unserer Erfahrungen zu nutzen:
- Einsatz eines Tanz-Schatzmeisters (auch ohne tänzerische Befähigung) mit Übernahme aller anfallenden Aufgaben (z. B. Einsammeln eines obligatorischen Obulus bei offenen geselligen oder größeren Veranstaltungen)
- Annehmen von Geldstiftungen seitens der Tanzfreunde
- Annehmen von Spenden, z. B. seitens eines Betriebes.[1]

Der Summa-Summarum-Fond dient der Deckung laufender Unkosten und wird von einem Güte-Team samt Schatzmeister kontrolliert. Es ist ein ratsamer Hinweis: die Ausgabe von Mitgliedsausweisen in Form von *Tanz-Haus-Karten* bewirkt eine Eigenverpflichtung zur Regelmäßigkeit und Zugehörigkeit zur gemeinsamen Gesundheitsaktion.

Reger Geist des Gesundheits-Teams läßt einen *Kompaß für die Breitenwirkung dieser Tanz-Medizin* aufstellen und in mehrere Aufgabengebiete einteilen. Musisches Tun kann nur in einer gesunden Atmosphäre der Gesundheit dienen. Folgende Übersicht (S. 38) verdeutlicht unsere Auffassungen.

---
1 Wenn damit gleichzeitig die Einsicht verbunden werden könnte, daß Tanzen die Gesundheit der Mitarbeiter des Betriebes erhalten, dieser zumindest aber guttun würde, wäre wohl ein erstrebenswertes Anliegen erreicht.

Nun wollen wir den „Tanz durch das Leben" an einigen Beispielen näher betrachten.

Vorschlag 1

„Kommt, laßt uns unsern Kindern leben"

Dieser Ausspruch war Friedrich Fröbels Leitmotiv, als er den ersten deutschen Kindergarten ins Leben rief. – Was können wir mit Tanz für die Vorschulkinder erreichen?

Wir schöpfen aus dem Reichtum von Kindertänzen, die nur bruchstückartig aus Balladen- und Volksliedtänzen überliefert wurden oder auch in umfangreicher Literatur die Gegenwart, das Leben in unserer Zeit besingen. Vorschulkinder trennen Gesang und Tanz von sich aus nicht. Wir bauen darauf auf, natürliche Musikbegleitung ist die Singstimme. Auch Erzieher und Eltern stimmen in die Singtänze mit ein. Wieso Eltern? – Natürlich geben wir ihnen die Möglichkeit, mit ihren Kindern und den Kindergärtnerinnen durch gemeinsames Tanzerleben Kontakte zu bereichern und zu festigen. Zudem werden die besonderen Fähigkeiten und die Art und Weise tanztechnischer Wiedergabe im Vorschulalter besser verstanden. Die Erwachsenen werden mit der Phantasiewelt ihrer Kinder vertrauter, können sich in sie hineinversetzen, mit ihr besser umgehen – wie wichtig ist das für ein echtes Miteinander! So erschließt sich im Tanzhaus eine bunte Palette von Improvisationen mit tänzerischen Elementen.

Aus dem Schrank der unbegrenzten Fülle für kreatives Gestalten wird eine Vielfalt von Requisiten hervorgeholt. Sie stehen je nach geplanter oder situativ spontan gewählter Thematik zur Verfügung:
- weichfallende Rhythmiktücher in mehreren klaren Farben (Größe: 20 × 20 cm)

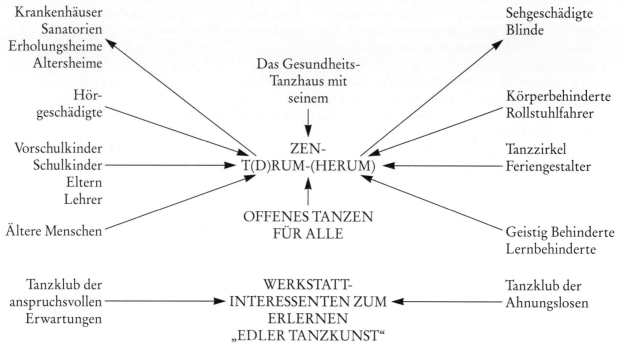

Übersicht 1 Kompaß für eine Breitenwirkung dieser Tanz-Medizin

- japanische Papierbälle
- leichte, weiche Schaumgummibälle
- handliche Bälle
- große, farbige Bauwürfel aus Plastik oder Holz
- große und kleine Hölzer aus durchgesägten bunten Besenstielen
- Stäbe mit Bändern
- bunte Schwämme
- Schnüre
- Tanz-Schwebe-Marionettenpuppen
- Stab- und Schlenkerpuppen
- Handpuppen
- bemalte Plastikbecher (z. B. als kleine Handtrommel)
- schmale, hohe Kaffee- und Kakao-Dosen (als Bongo-Trommeln)
- Schuhkartons
- Zeitungen für Ent-faltungs-möglichkeiten zum Schmücken, Spielen und Tanzen
- Naturmaterial (das gegebenenfalls mitgebracht wird), wie Steine, Federn, hohe Grashalme, Äste mit und ohne Laub, Kokosnußschalen u. a. m.
- Glitzerglanz aus dem Raritätenkoffer.

Die Handhabungen dafür sind beispielsweise bei BRÜCKNER, MEDERACKE und ULBRICH (1991) näher beschrieben worden. Im Gesundheits-Tanzhaus sollten diese Requisiten nur als Bereicherung dienen – einmal bei der Vorbereitung und Realisierung von bestehenden Tänzen und zum anderen beim Entwickeln neuer Tänze. Zudem können sie Verwendung finden bei der spielerisch-tänzerischen Gestaltung

– eines Liedes
– eines Bildes (auch Bilderbücher, Kunstbücher und Denkmäler)
– einer Geschichte (erzählt oder erlebt, umweltbezogen oder aus der Kinder-Literatur)
– eines Märchens oder
– eines Erlebnisses, das von Teilnehmern spontan berichtet wird.

Alle diese hier nur angedeuteten Möglichkeiten sollen Anregungen geben für die Ausgestaltung von: Familienfesten, Kindergeburtstagen, Festen in Wohnbezirken und der Hausgemeinschaft, Garten- und Kindergartenfesten und vieler anderer feierlicher und fröhlicher Anlässe. Ausprobieren macht Spaß und steckt zum Nachmachen an!

Und noch ein paar spezielle methodische Hinweise:
Im Gesundheits-Tanzhaus werden alle Anregungen von besonders dafür ausgebildeten Fachkräften in Kopf, Hand, Herz und Beine genommen und Interessenten zu deren Befähigung angeleitet. Assistierende Helfer sind stets willkommen!
Derartige gemeinsame Tanznachmittage sollten nicht länger als eineinhalb Stunden dauern. Für Vorbereitungen muß Sonderzeit eingeplant werden – hilfreiche Heinzelmännchen treten dabei immer gern in Aktion!

Wo wird der Tanz für Vorschulkinder heute im allgemeinen durchgeführt?
In Krippen und Kindergärten spielt die Übermittlung und das Tanzen von Tänzen nur eine untergeordnete Rolle. Diese sollte u. E. in ihrem Stellenwert wieder angehoben werden. Für eine organische Weiterführung dürfte *Tanz* als *obligatorisches Unterrichtsfach* in den Schulen nicht utopisch bleiben! Bereits vor ca. 30 Jahren versuchte der heute als Seniorentanzpädagoge tätige Erich JANIETZ (Leipzig), die Dringlichkeit des Tanzes als Unterrichtsfach zu demonstrieren. In seiner Konzeption deklarierte er die Einheit von Bewegung, Musik und Tanz als obligatorisches Erziehungsziel, das im Sinne der umfassenden Persönlichkeitsentfaltung der Kinder allen anderen Hauptfächern gleichgestellt werden müsse.

Karl LORENZ als jahrelanger Leiter der Jugendmusikschule Remscheid (Westfalen) und langjähriger Vorsitzender des Bundesverbandes „Rhythmische Erziehung" ist als energischer Wegbereiter dieses bedeutenden Anliegens bekannt. Seine Forderung, Rhythmik und Tanz als obligatorisches Lehrfach anzuerkennen und wirksam werden zu lassen, findet in seinen theoretischen und praktischen Reformvorschlägen ihren Niederschlag und stößt bei einem breiten Bevölkerungskreis, vor allem auch bei engagierten Pädagogen, auf große Resonanz (z. B. LORENZ, 1978).

Leider spiegeln die Lehrpläne immer noch eine Diskrepanz zwischen den Zielen musisch-ästhetischer Bildung und Erziehung in Vorschule und Schule wider. Mit dem Eintritt in die Schule werden selbstverständlich Lesen, Schreiben und Rechnen zu Hauptlehrzielen. Doch wo bleibt das Tanzen? Zur allgemeinen (körperlichen und psychischen) Ertüchtigung gehört u. E. eben nicht nur die sportliche, sondern auch die ausgleichende tänzerische Bewegung! So sei einer Reihe von Lehrern und Erziehern, aber auch Tanzpädagogen an Musikschulen gedankt, die durch ihre Initiativen dem Tanz in der Freizeitgestaltung vieler Kinder persönlichkeitsbildende Bedeutung gegeben haben. Bei weitem noch nicht alle Kinder haben jedoch die Möglichkeit, sich in einem Tanzzirkel zu verwirklichen, sich zu bilden und gleichzeitig zu erfreuen. Über eine weitaus größere Breitenwirksamkeit des Kindertanzes – eben nicht nur des Kinderbühnentanzes – sollte jedem Kind die Chance gegeben werden, sich den Genuß des Tanzens zu erschließen.

Das *Gesundheits-Tanzhaus*[1] will diese Aufgabe nach folgenden Prinzipien vorschlagen:

Zusammenfassende Zielstellung: Tanz ist als umfassendes Lehr- und Lernziel in der Verbindung zu anderen Fächern zu sehen. Über das Erlebnis gemeinsamer Freude wird eine Atmosphäre geschaffen, die der Gesunderhaltung und allseitigen Persönlichkeitsentfaltung dient (z. B. Hilfe und Vorbeugung bei Verhaltensstörungen).

Bezüge zwischen den einzelnen Fächern und Tanz sehen wir in folgender Weise:

Sport: Geschicklichkeit, körperliche Gewandtheit, fachtechnisches Können für Schritte, Schrittkombinationen, Fassungen und Haltungen des Körpers

Musikerziehung: Verstehen der Musiken, z. B. alter Meister, die Tänze komponierten, damit sie *getanzt* und nicht nur konzertant erlebt werden – in Verbindung zum

Geschichtsunterricht: im Vergleich zu gesellschaftlichen Epochen, z. B. Mittelalter, Renaissance, Barock usw.

Deutschunterricht: Sprache bei Sing- und Kanon-Singtänzen bilden

Ästhetische Bildung: Pflege des kulturellen Erbes, in Verbindung zu

Heimatkunde: Erhaltung eigener landschaftsgebundener Tänze und deren Brauchtum, auch zu festlichen Höhepunkten

Geografie: Nationalgepflogenheiten anderer Länder und Völker kennenlernen, ehren und tanzen können

Moralische Erziehung: Sozialverhalten wecken und üben durch Anpassung an den Partner und die Gruppe.

Im folgenden wollen wir unsere Vorstellungen darüber skizzieren, wie der Tanz bereits unter den gegenwärtig realen Bedingungen breiteren Kreisen in Schule und außerunterrichtlicher Tätigkeit zugeführt werden kann.

– Es sind gesellige *Tanznachmittage für Schulkinder und Horterzieher* zu organisieren. Dafür sind sie aufgeschlossen und für musisch-tänzerische Anregungen sehr dankbar. Während der letzten Jahre vermißten Horterzieher in ihrer Ausbildung dieses wichtige musische Fach. Unser Tanzhaus schließt Lücken durch ein reiches Angebot. Für die Gestaltung derartiger Tanznachmittage kann aus den gleichen Möglichkeiten zur Improvisation mit oder ohne Requisiten gewählt werden, wie sie in den Vorschlägen für die Vorschularbeit angeführt worden sind. Auch die Auswahl der Tänze (möglichst noch keine Walzer!) richtet sich nach den verschiedenen Altersgruppen. Die zur Auswahl stehenden Tänze sind im Teil 4 dieses Buches zu finden.

– Geselligen *Tanznachmittagen für Schulkinder mit Lehrern und Eltern* kann trotz recht ermunternder Plakatierung an den Informationswänden im Schulhaus mit Skepsis begegnet werden. Lehrer und sogar unsere Eltern tanzen zusammen mit uns? Doch schon zahlreiche Beispiele von Tanznachmittagen in dieser

---

[1] „Tanzhaus" – Diese Bezeichnung stammt schon aus dem Mittelalter, die die Ungarn vor einigen Jahren aufgriffen. Es spielten enthusiastische Musikanten zum offenen Folklore-Mittanzen auf. Besucher aus der ehemaligen DDR brachten diese erfreuliche Anregung mit nach Hause. So entstanden zunächst Musikantengruppen, die nur „altes Volksgut" an Liedern und Tänzen in ihr Programm aufnahmen. Bald gesellten sich improvisierend tanzende junge Leute dazu. Die urwüchsige Lebendigkeit wurde von der Regierung als „politisch ungefährlich" geduldet. Um den Volkstänzen ihren eigenständigen Stil zu wahren, ist es der Initiative von Dr. Kurt Petermann, Jürgen Goewe, Eva Sollich und uns alten Volkstänzern zu verdanken, nun Leiter dieser Gruppen als „Tanzmeister" auszubilden, um offenes geselliges Tanzen in „Tanzhäusern" weiterhin ins Leben zu rufen.

Dreisamkeit belegen die Erfahrung, daß es möglich ist und sich lohnt, damit anzufangen und die praktischen Vorbereitungen anzupacken!

– Wenn *Kinder mit älteren Bürgern tanzen*, die freundlich eingeladen wurden, zu einem Tanznachmittag zu kommen, entwickeln sich dabei Hilfsbereitschaft und Verständnis füreinander. So z. B. beim Abholen und Nach-Hause-Geleiten, beim Vollbringen kleiner Dienste im Haushalt. Auch im Tanz Hilfestellung geben – immer *Da-sein*!

Die Tanzauswahl ist möglichst mit einfachem und langsamem Tempo zu berücksichtigen. Nach jedem Tanz sollte eine kleine Pause zum Ausruhen für die älteren Gäste eingelegt werden, die mit Vortanzen der Kindergruppen gefüllt werden kann. Stuhlkreise sind zu empfehlen, um „Sitztänze" einbauen zu können, die immer zu großer Heiterkeit führen.

Unter der Rubrik „Wir tanzen im Sitzen" sind anregende Beispiele dafür zu finden. Ist der Einsatz von Requisiten vorgesehen, werden diese vorbereitet mitgebracht oder an einem „Werkeltag" gemeinsam mit den Senioren gebastelt. Bei allen „Tanzereien" mit älteren Menschen muß sowohl im Sitzen als auch in der Fortbewegung ein rasches Beugen und Hochschnellen vermieden werden.

– *Kinder tanzen mit Behinderten*. Sie werden zum Singen und Tanzen ins Tanzhaus eingeladen. Auch wenn in diesem Fall das Anliegen „Tanz dich gesund" nicht in dem Sinne wie bisher zutreffend sein kann, belebt und durchdringt schon das Heranführen an rhythmisches Bewegen nach Musik die gesamte Förderungsarbeit positiv. Es ist bekannt, daß Kindertanzgruppen – Bühnentanzzirkel darin eingeschlossen – gemeinsam mit behinderten Kindern tanzen, auch in ihren Einrichtungen, natürlich – wo es auch sei – nur unter Anleitung erfahrener Pädagogen. Der gegenseitige Kontakt bewirkt eine wesentliche Förderung auf unkomplizierte Weise für die Behinderten und gibt den Nicht-Behinderten eine selbstverständlich-humane Einstellung zu Kindern, die gleichwertig, aber eben anders sind. Auf diese natürliche Art wird die Einsicht auch in der Erwachsenen-Bevölkerung stärker publik. (Weitere Hinweise dazu, s. Teil 2 des Buches.)

Daraus resultiert erneut die bittende Forderung: Es gehört zur gesundheitsfördernden soziologischen Aufgabe, daß sich alle verantwortlichen Organe und Kräfte für die Verbreitung und Pflege des Tanzes und Kindertanzes gegenseitig unterstützen!

– *Tanzvergnügen in Ferienlagern* werden zunehmend häufiger geplant und auch durchgeführt. Bei den Kindern und Jugendlichen sind sie meist sehr beliebt, zumal wenn die Disco-Musik dröhnt und jeder sich nach Belieben seinen rhythmischen oder a-rhythmischen Bauch-, Hüft- oder Po-Wackelbewegungen hingeben kann. Positive Erlebnisse durch gemeinsames Tanzen sind ihnen meist unbekannt. Hier findet sich ein Aktionsfeld für Kinder mit Tanzhaus-Kenntnissen und -erfahrungen. Mit entsprechend mitgebrachten Musikkassetten können sie die gesamte Ferienlagergesellschaft zum Mittanzen geselliger Formen animieren. Sicher werden einige flunschziehend am Rande sitzen oder protestieren. Bitte keinen Zwang anwenden, sie kommen von allein dazu oder gehen ihren Hobbys nach. Warum nicht? Ferien sind Ferien und auch einmal vom „Ich". Vielleicht lassen sich die „Außenseiter" in nützliche Funktionen beim Tanzgeschehen einbeziehen, z. B. Hilfe bei der Technik! Sind ausländische Ferienkinder da, packen sie meist ihre Nationaltänze als Souvenir aus und bieten damit die Möglichkeit, Tänze, Bräuche, Gedanken und Erfahrungen rege auszutauschen.

Feriengruppenleiter können sich genügend Tanzmaterial im Gesundheits-Tanzhaus bei offenen gesilligen Abenden und spezifischen Vorbereitungskursen beschaffen. Laienhelfer werden bald die Beliebtheit dieses einfachen Tanzgenres erkennen. Außerdem haben auch Kinder ihre körperlichen „Wehwehchen" und sind bei ungünstiger „Wetterlage" oder Enttäuschungen mißgestimmt. So führt die Einbeziehung in Tanz- und Tanzgesellschaftspiele (u. a. Ablenkungen) naturgemäß zu froher Laune.

An dieser Stelle seien uns ein paar organisatorisch-methodische Hinweise gestattet:

Die *Besprechung* derartiger Vorhaben sollte im Schüler- und Elternrat, zu Elternabenden usw. erfolgen. Vorschläge der Eltern sollten dankbar aufgenommen werden. Als Gründe für diese tanzende Gemeinsamkeit im Gesundheits-Tanzhaus werden angeführt:

– die Förderung zwischenmenschlicher Verbundenheit, vor allem der Eltern-Kind-Beziehung,
– die Festigung von Kollektiven sowie
– die Ausprägung sozial wertvoller Einstellungen und Überzeugungen, wie z. B. Hilfsbereitschaft, Anerkennung, Achtung und Toleranz.

Solche Besprechungsgremien sollten immer bestrebt sein, neue Ideen hinsichtlich weiterer Veranstaltungen und Einsätze zu entwickeln.

Oft stehen auch *organisatorische Fragen*: Wie oft? Einmal monatlich oder im Vierteljahr, an Wochenenden? Wie lange? 2 Stunden? (Vorbereitungen mit Helfern sind extra einzuplanen.)
Welche Musikbegleitung? Technik-Tonkonserve oder Life-Musikanten? Von Eltern oder Lehrern oder Schülern?
Auf jeden Fall sollte der *Aufbau* einer Veranstaltung nach dem Prinzip Einstieg – Höhepunkt – Ausklang gestaltet werden.

Der Beginn ist immer mit Risiko verbunden. Deshalb verbindet ein „Mixbecher" sehr schnell alle Anwesenden. Sobald Kinder dabei sind, die gewöhnt sind, bei Aufforderung auf die Tanzfläche zu kommen und Aufstellung zu nehmen, wird der Anfang erleichtert. Diese Gruppe kann auch einen Tanz vortanzen. Danach könnte jedes Kind einen Erwachsenen auffordern – und der Tanzkontakt bringt bald Sicherheit für den Tanzablauf. Bei allen guten Vorbereitungen wird der Tanzmeister oft situativ Änderungen vornehmen müssen. Das Angebot muß flexibel und abwechslungsreich sein: Block-, Reihen- und Kreisformtänze sollten gemischt werden. Quizrunden oder Tanzspiele können als Einlagen aufgenommen werden. Eine Runde nur Kindertanz oder nur Elterntanz, dann wieder gemeinsames Tanzen. Diese Abwechslung wird gern angenommen.
Organisatorisches sollte *vor* dem Aufhören bekannt gegeben werden.
Zum Abschluß verbindet ein geschlossener Kreistanz oder ein Reigen alle noch einmal, schenkt Sammlung und Freude auf das nächste gesellige Tanzen.

Vorschlag 2

„Laßt doch der Jugend ihren Lauf!"

Diese Forderung sollte sich auch in Einladungen zu geselligen Tanzabenden wiederfinden. Für die Klassen der Oberstufe gelten die gleichen organisatorischen, künstlerischen, pädagogischen und methodischen Zielstellungen, wie sie in den Hinweisen für Kindertanznachmittage geschildert sind. Für die Durchführung derartiger Jugendtanzveranstaltungen sind die frühen Abendstunden gut geeignet. Das Tanzangebot ist entsprechend den Erwartungen, Wünschen und Vorschlägen der Jugendlichen sowie den daraus erwachsenden Ansprüchen in bezug auf jugendgemäße Geselligkeit zu gestalten.

Die Werbung für die volkstanzende Geselligkeit kann unter dem Motto laufen: „Disco – einmal anders" oder ähnliche Schlagzeilen, die ins Auge springen, soweit diese der modischen Klang-Tanz-Welt entsprechen. Modetänze, wie sie gegenwärtig dominierend sind, regen zum „freien Improvisieren", zum „Sich-Schaffen" an. Besonders kreative und gut tanzbare Einfälle sollten von einer Jury preisgegeben werden mit dem Aufhänger: „Tanzt das mal vor!" Daraus entstehen Formen für alle im Block, in Reihen, im Kreis – zu einer verbindenden Gemeinschaft.

Ein Blick in die Zukunft: Modernes Tanzen – Modeerscheinungen – wird es immer geben. Der Tanz ist ein Ausdruck seiner Epoche. In ihm spiegeln sich Konflikte und Erlebensweisen der jeweiligen gesellschaftlichen Verhältnisse wider. Deshalb die Parole: Nicht stehen bleiben – Schritt halten mit dem Zeitgemäßen! Es werden sich immer Motive entnehmen lassen, die der Gesundung auf tanzende Weise dienen.

Fragen wir uns, wie unser Anliegen nun realisiert werden kann:

– Das gemeinsame Tanzen der *Jugendlichen mit Eltern und Lehrern* lockert und bringt zugleich den persönlichen Kontakt zueinander. Das Verständnis für die mögliche Begeisterung der Jugend für diese Volkstanzart – seitens der Pädagogen und Eltern – wird geweckt und gefestigt. Begrüßenswert ist, daß sich dieses Tanzen in einer nikotin- und alkoholfreien Zone abspielt, weil Alkoholgenuß die ohnehin schon erhitzten Geister nur noch mehr erregen würde.
– *Jugend tanzt mit Behinderten*. Auch hier findet das Aufgeschlossensein, mit Behinderten gemeinsam zu tanzen, Berechtigung und Beachtung.[1]

– *Jugend verführt Alter zum Tanzen*. Freundliche Einladungskarten, von Jugendlichen entworfen, erreichen Veteranen- und Seniorenheime und ältere Menschen, auch in privaten Wohnungen. Wer könnte dieser Aufforderung zum Tanz in einer so persönlich liebevollen Geste widerstehen? Gegenseitige Besuche knüpfen wertvolle Verbindungen zwischen Jugend und Alter, sei es im Gesundheits-Tanzhaus oder im Seniorenklub[2]. Ihre Atmosphären werden aufgenommen und die Gepflogenheiten akzeptiert. Im Angebot stehen vorbereitete Überraschungen, auch in gastronomisch-bescheidener Aufmerksamkeit. Die Auswahl der Tänze sollte so getroffen werden, daß Erinnerungen aus der Jugendzeit wach werden können, z. B. Walzer in offenen Formen, Rheinländer und einfache Kreistänze.[3] Besonders bevorzugt sind wieder „Tänze im Sitzen"[4], um allen Anwesenden das Mittanzen zu ermöglichen. Über diese altersbezogene Anleitung hinaus werden – nur an Nachmittagen! – Jahreszeitenfeste von Jugendlichen unterstützt. Beispielsweise können fröhlich-besinnliche Weihnachtsfeiern für Alleinstehende oder Gartenfeste im Sommer und Herbst von den Jugendlichen mitgestaltet werden. Gesang, Begrüßungs- und Abschluß-Volkslieder bzw. -tänze und Tanzspiele können das Programm füllen. Sogar zu Großveranstaltungen zeigt die Jugend ihre Hilfsbereitschaft.

---

1 s. besondere Hinweise für Tanzen mit Rollstuhlfahrern – „Latscher und Roller" unter „Wir tanzen im Sitzen" (S. 261)
2 Im Seniorenklub finden ältere Bürger vielseitige Anregungen für musische Freizeitgestaltung durch Vorträge, Konzerte, Zirkelanleitungen verschiedener Interessengebiete. Sie können Mittagessen und Kaffeetrinken.
3 s. Rubrik „Modellformen und Patiententänze". Sie geben Anregungen für eigene gesellige Choreografien zu alten Schlagern oder klassischen Tanzweisen.
4 s. S. 315

Erlebte Beispiele werden hoffentlich Mut zur Nachahmung geben!

Seit einigen Jahren führen wir in Bautzen regelmäßig „Tanz im Seniorenklub" und als Höhepunkt wiederholt große gestaltete Rentnerbälle durch. Die Einladungsfanfare heißt: „Es geht nichts über die Gemütlichkeit, eia, jaso ..." oder „Als der Großvater die Großmutter nahm" oder „Wenn Kirmes wird sein". Die aktive Beteiligung in freudiger Stimmung nimmt kein Ende, zumal wenn aus der bunten Palette der geselligen Tänze sehr viele tempobeschwingte Formen gewünscht werden (in abgewogenem Maße!).

Es ist bekannt, daß die Seniorenklubs häufig zum „Tanz für Oma und Opa" einladen. An sich ist dies sehr zu begrüßen, doch in dem Titel liegt eine gewisse Begrenzung. Sind nur Paare erwünscht? Tanz muß für alle älteren Menschen da sein. Die Isolierung alleinstehender Menschen wird aufgehoben, das gemeinschaftliche Bewegen nach Musik vermittelt Kontakte zu anderen Mitmenschen, integriert alle zu einem neuen Ganzen, führt zu gleichen Interessengemeinschaften. Selbst bei individuellen Bewegungseinschränkungen besteht noch Freude an Bewegung, die mit Angeboten von Sitztänzen oder teilkörperlichen rhythmischen Bewegungen am Platz den Tanzenden und Nicht-Tanzenden anregende Impulse geben. Auch der Einsatz des kleinen Schlagwerks aus dem Orff-Instrumentarium ermutigt selbst stark bewegungsbehinderte Menschen dazu, in der „erforderlichen Funktion" für das Geschehen wirksam zu werden.

Die freiwillige Unterstützung durch aufgeschlossene und aufzuschließende Jugendliche ist bei solchen Tanzaktionen sehr zu begrüßen. Es macht nicht nur Spaß, auch ethische Motive erwachen: Ehrfurcht vor dem „Alter", Achtung im gegenseitigen Kontakt und Verstehen durch das musisch-verbindende Mittel Tanz.

Tanz ist Anregung für soziale Kettenreaktionen in praktischen Hilfseinsätzen.

Vorschlag 3

„Alter schützt vor Tanzen nicht!"

Die siebenundvierzigste Ode Anakreons
Alter, tanze! Wenn du tanzest,
Alter, so gefällst du mir.
Jüngling, tanze! Wenn du tanzest,
Jüngling, so gefällst du mir.

Alter, tanze, trotz den Jahren!
Welche Freude, wenn es heißt:
Alter, du bist alt an Haaren,
Blühend aber ist dein Geist!

LESSING
(zitiert aus „Grüne Blätter – Elmau", 1987)

Sobald ältere und dabei jung gebliebene Menschen Gelegenheit hatten bzw. haben, wieder einmal zu tanzen, hört man oft solche freudbetonten Äußerungen. Deshalb sollten diese so seltenen Gelegenheiten zur regelmäßigen Gepflogenheit werden, insbesondere für die, die nicht aus der noch wachen Tradition heraus ihre Volkstänze pflegen, Bräuche und Sitten zu Trachten- und Tanzfesten aufleben lassen. Dort, wo der Volkstanz nicht nur museale Erscheinung ist, sondern das Mit- und Vortanzen der älteren Generation noch lebendiges Geschehen ist, tanzen alte mit jungen Menschen in einer gemeinsamen Selbstverständlichkeit.

Der Altentanz hat eine besondere Ehre. Diese Auffassung ging zwischenzeitlich verloren. In den fünfziger und sechziger Jahren hat sie jedoch wieder an Achtung gewonnen. In den Gedanken und Erfahrungen der heute über 80jährigen Paula RABICH – seit ihrer Kindheit eine begeisterte Volkstänzerin – wird dies deutlich. Heute noch ist sie Leiterin von drei rege besuchten Seniorentanzkreisen in Dresden.

„Alter schützt vor Tanzen nicht! Das kann ich von mir sagen, nachdem ich es bei mir und vielen anderen nach 8jähriger Tätigkeit mit älteren Bürgern erfahren habe.

Ich hatte das Glück, in der Kindheit Kindertänze kennenzulernen und war damals schon darauf bedacht, sie praktisch anzuwenden. Später war dann „Tanzschule" und „Schwoof" nicht mein Fall. Als ich nebenher Volkstänze kennenlernte, war's entschieden. Mit meiner Freundin Luise fingen wir erfolgreich an und freuten uns über Jahre im Volkstanzkreis. Beruf, Heirat, vor allem Krieg, ließen den Kreis zerfallen. Nach 42 Jahren – tanzlos – lag so etwas in der Luft: Seniorentanz nannte man das. Es erreichte auch mich und meine bewegungsfrohe Tochter Waltraud. Ich beneidete meine alten Tanzfreunde um das wiedergefundene Gemeinschaftserlebnis im nun „altersgerechten" Tanz. Bei unserem Wunsch, gleiches in Dresden zu haben, blieb es nicht lange. Wie seinerzeit, so wurden auch jetzt, mit rührig-liebevoller Unterstützung vielerlei Tanzfreunde störende Probleme gelöst. Schüchtern, aber mutig fingen wir an.

In der großen Familie der Volkssolidarität fanden wir ein „Zuhause", und ich freue mich, nun 80jährig, auf unsere Tanzstunden, die gelegentlich erfrischt werden durch gemeinsames Tanzen mit Palucca-Schülern und vielen Gast-Tanz-Experten.

Aus dem kleinen Kreis wurden inzwischen drei Kreise, so daß ich jetzt zu kämpfen habe gegen ein mehrstimmiges „zu viel!". Im Gegensatz dazu bin ich der Meinung: „Gar nicht genug!". Es geht nicht nur um unser Vergnügen und um unsere Gesundheit, sondern auch darum, daß verlorengegangenes, unschätzbares Volksgut belebt und gepflegt wird. Heute möchte ich in die Klage der PALUCCA einstimmen: Warum wird in den Kindergärten nicht getanzt?

In den evangelischen und katholischen Kindergärten wurden Tänze selbstverständlich aufgrund entsprechender Weiterbildungen gepflegt. Jetzt – ab 1990 – wird die Aufgeschlossenheit für Kreativität auch durch den Kindertanz in staatlichen Einrichtungen wieder geweckt. Überall werden Kurse für die rhythmisch-musikalische Erziehung durchgeführt, meist infolge Eigeninitiative erfahrener älterer Pädagogen.

Inzwischen hat sich – nicht zuletzt auch unter dem Einfluß der Gründung des Bundes Seniorentanz e. V. im Arbeitskreis für Tanz in der BRD im Jahre 1953 – auch bei uns der Begriff *Seniorentanz* für Tanz älterer Bürger herausgebildet. Doch was ist genau darunter zu verstehen, worin besteht seine Beliebtheit und Wirkung?

Ilse TUTT – Gründerin des o. g. Bundesverbandes Seniorentanz und Herausgeberin einer gleichbenannten Publikation – versteht darunter eine besondere Tanzform, die die Bedürfnisse des älteren Menschen stärker berücksichtigt und sich daher schnell verbreitet. In einem ihrer Artikel fanden wir folgende inhaltliche Bestimmungsstücke einer Definition:

„Seniorentanz ist … eine eigene, altersgemäße Tanzdisziplin, … in seinen Formen auf gleichberechtigte Partner eingestellt, … die eleganteste Form des Trainings für ältere Menschen, die den Anforderungen (nicht nur – Ch. U.) der Sportärzte entspricht, … ein wesentlicher Beitrag zu sozialem Wohlbefinden und … ein Anstoß für das Mitschwingen geistig-seelischer Kräfte, die seinen besonderen Bildungswert ausmachen." (TUTT, 1977, S. 8) Damit ist Seniorentanz zwar noch lange kein Allheilmittel, aber er birgt ungeahnte Möglichkeiten, die „späten Jahre" als einen gehaltreichen Lebensabschnitt zu gestalten.

In seinem Buch „Tanzen – eine altersgemäße Sportart für Senioren" setzt sich BRÜGMANN (1977) mit Erfahrungen zum Seniorentanz auseinander. Demnach steht der Tanz, oder besser gesagt der „Seniorentanz", im Vordergrund aller „Sportarten", die für alte Menschen besonders geeignet sind.

In allen Kulturepochen, besonders in der Antike, spielte der Tanz im Leben der Menschen eine große Rolle. Im alten Griechenland wurde dann seine Bedeutung als wichtiger Teil der Leibesübung erkannt. Der bekannte Sportexperte DIEM äußert sich in seiner „Weltgeschichte des Sports" (1967) über die Bedeutung des Tanzens im Altertum:

„Die Griechen unterschieden, wie wir heute, den Tanz als Leibesübung, als rhythmische Gymnastik und als Ausdruck menschlicher Empfindung. Zunächst gehörte er zur Erziehung; tänzerische Übungen wurden etwa vom fünften Lebensjahr bis ins Greisenalter gepflegt. Der Tanz bessert aber auch das Gemüt, setzt die Seelen der Übenden und der Zuschauer in harmonische Bewegungen, übt ihren Geschmack am schönsten Gegenstand, nämlich am menschlichen Körper, und am Ausdruck der menschlichen Seele … Man kehrt vom Tanz innerlich geläutert zurück, Tanzkunst ist Vergnügen und Nutzen zugleich. So hat kein geringerer als Sokrates sich bis ins hohe Alter durch Tanz und rhythmische Gymnastik in guter Form erhalten." (DIEM, 1967)

Um die Überzeugung zu festigen, daß niemals ein Mensch zum Tanzen zu alt sein muß, sei uns abschließend erlaubt, Gedanken von Albert SCHWEITZER über das Alter zu zitieren, denen er selbst die Überschrift gab:

Was ist Jugend?
Jugend ist nicht ein Lebensabschnitt,
sie ist ein Geisteszustand;
ist Schwung des Willens,
Regsamkeit der Phantasie,
Stärke der Gefühle,
Sieg des Mutes über Feigheit,
Triumph der Abenteuerlust über die Trägheit.

Niemand wird alt,
weil er eine Anzahl Jahre hinter sich gebracht hat.
Man wird nur alt,
wenn man seinen Idealen Lebewohl gesagt hat.
Mit den Jahren runzelt die Haut,
mit dem Verzicht auf Begeisterung aber runzelt die Seele.

Sorgen, Zweifel, Mangel an Selbstvertrauen,
Angst und Hoffnungslosigkeit,
das sind die langen Jahre,
die das Haupt zur Erde ziehen
und den aufrechten Geist in den Staub beugen.

Mit siebzig oder siebzehn,
im Herzen eines jeden Menschen
wohnt die Sehnsucht nach dem Wunderbaren,
das erhebende Staunen beim Anblick der ewigen Sterne
und der ewigen Gedanken und Dinge,
das furchtlose Wagnis,
die unersättliche kindliche Spannung,
was der nächste Tag bringen werde,
die ausgelassene Freude und Lebenslust.

Du bist so jung wie Deine Zuversicht,
so alt wie Deine Zweifel,
so jung wie Dein Selbstvertrauen,
so alt wie Deine Furcht,
so jung wie Deine Hoffnung,
so alt wie Deine Verzagtheit.

Solange die Botschaften der Schönheit,
Freude, Kühnheit, Größe, Macht,
von der Erde, dem Menschen und dem Unendlichen
Dein Herz erreichen,
solange bist Du jung.

Erst, wenn die Flügel nach unten hängen
und das Innere Deines Herzens
vom Schnee des Pessimismus
und vom Eis des Zynismus bedeckt sind,
dann erst bist Du wahrhaft alt geworden.

Albert SCHWEITZER
(zitiert aus „Grüne Blätter – Elmau", 1987)

Vorschlag 4

„Nicht genug, dem Schwachen auszuhelfen, auch stützen muß man ihn!" (SHAKESPEARE)

(Einladungen für Behinderte und Geschädigte)

Das Tanzhaus hat vor allem soziale Aufgaben. Daher ergibt sich auch die Beziehung zur *Rehabilitationspä-*

dagogik. Es gilt die Zielstellung: Wiedereingliederung in die Gesellschaft mit Hilfe des Tanzes.

Dabei geht es insbesondere um soziale Anpassung (Partner- und Gruppenbeziehungen), aber auch um die Festigung von Begriffen zur Raumorientierung (rechts-links, hoch-tief usw.). Zur Selbstverständlichkeit wird die Hilfe der Nicht-Behinderten gegenüber den Geschädigten. In unserem Gesundheits-Tanzhaus erfüllt das Tanzen zunächst eine prophylaktische Aufgabe. Es steht damit auch im Dienste der Medizin, dank seiner freudbetonten Wirkung[1].

Vorschlag 5

Werkstätten im Gesundheits-Tanzhaus

Aus den eingangs beschriebenen Tanzangeboten für Kinder, Jugendliche und Ältere resultieren die Forderung und Verpflichtung, *nur verantwortliche Fachkräfte* einzusetzen. Tanzpädagogen, Tanzmeister und Tanzgruppenleiter stellen ihr Wissen und Können, ihre Erfahrungen zur Verfügung. Hand in Hand mit den Kräften in der Bildung, außerschulischen Erziehung, Rehabilitationspädagogik, in den kulturellen Bildungszentren in Verbindung mit dem Gesundheits- und Sozialwesen werden Durchführungspläne aufgestellt, ebenso Lehrpläne zur Qualifizierung, im Erfahrungsaustausch mit Pädagogen, Sonderpädagogen usw. Auch Eltern und interessierte Helfer, z. B. Ferienbetreuer, können sich in Werkstatt-Kursen anleiten lassen.

Vermittelt werden fachliche, Tanz und Bewegung sowie Musik und Rhythmik betreffende Kenntnisse, Einsichten in pädagogisch-psychologische Zusammenhänge der zielgerichteten Arbeit mit unterschiedlichen Altersgruppen von Kindern, Jugendlichen und Erwachsenen, aber auch fachmethodisches und organisatorisch-methodisches Wissen und Können sowie entsprechende praxisbezogene Erfahrungen (z. B. Flexibilität der Stundenführung in Abhängigkeit vom konkreten Verlauf). Durch die Teilnehmer werden auch Fähigkeiten erworben, die sie *als Tanzmeister*[2] in die Lage versetzen, als Vorbild für tänzerische Bewegung wirksam zu werden, sicher mit rhythmisch-musikalischen Elementen umzugehen, Tänze und tänzerische Elemente zu interpretieren, Tanzbeschreibungen zu verstehen, sich einzuprägen und sicher weiterzuvermitteln. Neben der Herausbildung künstlerisch-ästhetischen Empfindens (z. B. Gefühl für harmonische Einheit von Musik, Tanz und Gesang) steht weiterhin die Herausbildung von moralischen Wertvorstellungen, Einstellungen und Verhaltensweisen, die die Arbeit im Gesundheits-Tanzhaus *als Berufung* empfinden lassen.

Bei der Vorbereitung von Tanzveranstaltungen hat sich jeder Tanzgruppenleiter bzw. Tanzmeister oder das jeweilige Gesundheits-Tanzteam nicht nur speziell inhaltlich vorzubereiten, sondern auch an eine Reihe organisatorischer Maßnahmen zu denken, wie:

– Bestellung und vertragliche Absicherung eines Tanzsaales. (Dabei sollte vor allem die Saalbeschaffenheit – Klima, Lüftung, Beleuchtung, Hygiene, Vorhandensein sanitärer Anlagen u. ä. – Beachtung finden.)

---

[1] Spezifische *therapeutische* Maßnahmen werden nur in gesonderten Einrichtungen nach Anordnung von Ärzten, Psychologen und Therapeuten durchgeführt (s. auch Teil 2).

[2] Die erste Tanzmeisterausbildung lief 1985/86, Träger war das Zentralhaus für Kulturarbeit, mit Unterstützung der Zentralen Volkskunstschule Leipzig, die zweite wurde 1989/90 durchgeführt von der Bezirksakademie Gera.

- polizeiliche Anmeldung größerer und öffentlicher Veranstaltungen
- Werbung für die Veranstaltung
  (Über originelle Plakatierung könnte in Zusammenarbeit mit anderen gesellschaftlichen Institutionen und Organisationen die Breitenwirkung des Gesundheits-Tanzhauses erhöht werden.)
- Zurechtstellen von Sitzgelegenheiten
- falls vorgesehen, Absicherung der gastronomischen Betreuung
- Auswahl entsprechender Musikbegleitungen:
  Verpflichtung von Orchestergruppen, Folktanzhausmusikern, Blaskapellen, Bands oder solistischen Musikanten
  (Falls erforderlich, sind Absprachen zu Tänzen aus dem Repertoire zu führen bzw. die Noten zum Instrumentieren oder Arrangieren der Melodien zu übergeben.)
  Verwendung von Tonkonserve[1] (Band, Recorder, Plattenspieler)
  (In jedem Falle ist dazu unbedingt eine Verstärkeranlage erforderlich, Mikrophon nur bei recht großen Sälen. Eine tontechnische Aussteuerung des Saales [Lautstärke, Klang] trägt zur höheren Genußfähigkeit des Abends bei!)

Zur inhaltlichen Vorbereitung einer „Tanzhausstunde" (vgl. auch Teil 2) gehören in erster Linie Gedanken um deren fachlich-methodische Gestaltung. Diese ist abhängig vom zu erwartenden Personenkreis, von der Anzahl der Teilnehmer sowie von den inhaltlichen Zielstellungen. So kann der Beginn einer solchen Stunde mittels einer ruhigen oder beschwingten Einstimmung erfolgen. Mixer eignen sich gut, um zwischen den Tanzenden rasch Kontakte herzustellen. Kennt sich der größte Teil der Tanzenden bereits, können gleiche Tänze mit festgelegten Formen (ohne häufige Partnerwechsel) getanzt werden. Weiter geht es mit der Frage, welcher Stoff angeboten werden soll. Soll ein Tanz neu „einstudiert" werden, sind Erklärungen von Schritten, Haltungen, Fassungen usw. vorzunehmen. Eine Tanzhausstunde kann auch im Wiederholen schon bekannter Tänze bestehen, dieses sollte aber von der Art und dem Tempo der Tänze her recht abwechslungsreich gestaltet werden (z. B. nach einem langsamen Tanz wieder ein beschwingter u. ä.). Es steht auch das Problem, wieviele Tänze zu planen sind, wann eine Pause eingelegt werden und wie lange sie andauern sollte. Dies wird maßgeblich vom physisch und psychisch vertretbaren Belastungsniveau der Teilnehmer bestimmt. Als Höhepunkt einer jeden Stunde eignen sich ein besonders beliebter Tanz oder die Einlage eines Tanzspieles[2]. Falls nötig, sind organisatorische Hinweise *vor* dem Stundenausklang zu geben, welcher immer als eine abschließende Verbundenheit der Tanzenden gestaltet werden muß.

Jeder Tanzgruppenleiter oder Tanzhausmeister sollte nie vergessen, bereits vorher erforderliche Requisiten oder Instrumente zurechtzulegen.

Beim Einstudieren eines Tanzes (vgl. auch Teil 2) kommt es darauf an, ihn niemals stur und streng, Schritt für Schritt „einzustudieren", sondern in einer aufgelockerten und fröhlichen Atmosphäre. Dazu tragen bei:

- eine kurze Einführung über Quellen und Herkunft

---

[1] Das Anlegen einer Übersichtskartei von Titeln und Musikstücken, die sich auf den jeweiligen Tonträgern befinden, hat sich als überaus nützlich und notwendig erwiesen. In jedem Fall sollten aus der Kartei der Charakter des Tanzes, Taktart, Tempo und zeitliche Länge des Titels ersichtlich sein.

[2] s. Tanzbeschreibungen (Kap. 4.2.)

des Tanzes, den Charakter der Bewegungen und evtl. über die Symbolik in der Figurenwiedergabe,
– die freie Ansage von Tanzformen,
– das Anhören der Musik sowie die Aufstellung einzunehmen,
– die stufenweise Erklärung und Übernahme des Tanzes (d. h. zuerst Teil A erklären, diesen mit allen tanzen, danach Teil B erklären und aufnehmen, erst dann beide Teile im Zusammenhang usw., nach diesem „Trockenkurs" ist bei vorhandener relativer Sicherheit Musik einzusetzen, zum Schluß ganzer Tanz im Zusammenhang einschließlich Vorspiel, Begrüßung zueinander und Einsatz des Tanzes)
– die mehrmalige Wiederholung des neuen Tanzes, die das Genußerleben der Tanzenden erhöht,
– das Vermeiden von Korrekturen an einzelnen Teilnehmern, statt dessen lockeres Überspielen der Fehler durch nochmalige Erklärungen an alle Teilnehmer sowie
– das Einbauen von Abwechslungen
 (z. B. nach angespannter Konzentration wieder leichte lösende Elemente).

Es sei noch darauf verwiesen, daß es für die flüssige Einstudierung immer günstig ist, einen Musik-Fan zur Bedienung der Tontechnik zur Hilfe zu haben.
Ob offen oder im geschlossenen Kreis – für alle Veranstaltungen gilt, daß ein Blickfang die Breitenwirkung der Tanzmedizin vergrößert. So können zur Bereicherung der Tanzabende für die eingangs beschriebenen verschiedenen Alters- und Zielgruppen (auch z. B. in denkbarer Verbindung zur Urlauberbetreuung) beispielsweise auch Rezitatoren herangezogen werden, die in Poesie oder Prosa über die Bedeutung des Tanzes und des Tanzens berichten, oder Fachexperten, die über Tanzgeschichte im Vergleich zu den jeweiligen gesellschaftlichen Epochen mit Musikbeispielen bzw. Diavorführungen der entsprechenden Kleidungen (z. B. anhand von Malereien alter Meister) in anschaulicher Weise erzählen.

Da bekanntlich ein Leben ohne Feste wie eine Wanderung ohne Gasthaus ist – zumindest nach DEMOKRIT! – sollte ein Programm zu größeren festlichen Anlässen auch dementsprechend erweitert werden. Möglichkeiten wären:

– Einladungen anderer Volkskunstgruppen, z. B. eines kleinen Chores mit seinem Leiter, die gemeinsames Singen aller Festgäste anleiten oder
– Einladungen anderer Tanz- bzw. Bühnengruppen zum Vor- und Mittanzen aller oder
– die Einladung eines Spielmeisters für Einlagen von Quizrunden und Gesellschaftsspielen.

Zu derartigen Festlichkeiten können *Ideen ins Tanzhaus* getragen werden, z. B. in Form eines Faschingszaubers:

– Raumausschmückung nur mittels dementsprechender kreativer Eigen„produktionen",
– konsequentes Durchziehen thematisch gebundener Tänze, Spiele, Kostüme u. ä. bis zum Abschluß des Narrenspektakels,
– Themenvorschläge:
 Historische Liebespaare / Spuk in der Rumpelkammer / Auf dem Dache der Welt / Bei Aladins Wunderlampe / Meister Zille lebt auf / Eulenspiegeleien / Squares im Saloon / Modenschau im Jahr 2500 u. v. a. m.

Ebenso könnten auch gute *Ideen aus dem Tanzhaus* getragen werden, z. B. bei einem Erntefest auf dem Lande durch den engagierten Einsatz der Tanzhausmitglieder. Dabei könnten Gedanken im Mittelpunkt stehen wie:

– Familien- und Gemeindezusammengehörigkeit,

– Verbindung von Stadt und Land,
– Wiederbelebung und Anerkennung tradierter Brauchtumspflege,
– Durchdringung alter und neuer Volkskunst.

Abschließende Betrachtung des geselligen Tanze(n)s

Tanz, auch in dieser bisher geschilderten Form, ist mehr als Vergnügen und Freizeitgestaltung. In gezielter Anwendung dient er der Bildung der Persönlichkeit, sei es im Einsatz des künstlerischen Volksschaffens, im Wecken und Fördern der schöpferischen Kräfte, im Einordnen in die sozialen zwischenmenschlichen Beziehungen; sei es zum Gewinnen neuer Kraft für Beruf, Familie oder zur Umwelt bei einem guten Kollektivgeist der Zirkel, der Klubs, der Tanzkreise.
Das Tanzen in dieser Art wird auch dem Einzelnen Kommunikation mit sich selbst, mit seinem Nächsten, seiner Gruppe ermöglichen. Die ethischen Werte des geselligen Tanzens, seine gemeinschaftsbildenden Faktoren entsprechend nicht nur den vorbeugenden, sondern auch den therapeutischen Zielen im Dienste der Medizin – *zum Wohle der menschlichen Gesundung!*

Eine Reise in die Vergangenheit des Tanzes

Unter den verdienstvollen Turnhallen-Verwandlungskünstlern besteht ein besonderes Interesse, einmal *Tänze der vergangenen Epochen* kennenzulernen. Dieser Wunsch wird erfüllt. –

Unter der Leitung Floritzels wird eine „Studienreise in die Tanzvergangenheit" organisiert. Gemeinsam fahren sie über sieben Hügel, sieben Brücken zu sieben Seen, um die sie wandern (Spiegelungen vom Ich sind see-tief-gründig möglich). Eine Fatamorgana in dieser Landschaft? Nicht doch, das Ziel ist erreicht: ein Schloß, verwunschen wie in der Märchenwelt, erwartet sie schon.
Der Verwaltungsdirektor ist ein Mensch: gütig, liebenswert, zuvorkommend – ob er wohl etwas vom alten Tanz versteht? Zumindest beginnt seine Führung mit dem stolzen Hinweis auf eine *Tanz-Chronik*. Nicht Tanzmelodien – sprich Versfüße, Fassungen und Haltungen – sind hier aufbewahrt. Nein, dieses gewichtige Buch, in helles Schweinsleder gebunden und mit Goldschnitt und goldenem Verschluß, dokumentiert in goldenen Lettern *Weisheiten über den Tanz*.

Blättern ist erlaubt – Einsicht wird gewährt – auch ein Verweilen auf den Seiten zum Nachdenken und Einprägen ist möglich.

„Ehe man es dahin brachte, totes Gestein zu formen, geregelte Töne zu erzeugen und harmonisch zu verbinden, und ehe man das Wort zum Ausdruck der Gefühle verwandte, drückte man schon durch allerlei Körperbewegungen die Zustände des Gemüts aus. Der Tanz ist der durch Takt geregelte Ausbruch der Lebensfreude (des Schmerzes und der Trauer und aller anderen Gefühle – Zusatz durch den Autor)". (BÖHME, 1886)

„*Entstehung der Tanzkunst, und was Tanz ist*. Der Tanz verdankt seine Entstehung einer übermäßigen Freude. Der Mensch, geboren in der schönsten Gegend unserer Erde, ausgestattet von der Natur mit einem für Freude empfänglichen Herzen, konnte die beseeligende Empfindung, welche die jähe *Überraschung* irgend eines großen Glücks in ihm rege machte, nicht in seiner Brust verschließen. Worte und Gebärden vermochten nicht die überströmenden Gefühle seines Herzens zu erdrücken; die Freude belebte auch seinen Gang, und ein fröhliches Hüpfen, von modellierten Tönen begleitet, trat an die Stelle des ruhigen Ganges. So entstand unwillkürlich der Tanz. Um jedoch den Ausbruch seiner Wonne weniger ermüdend zu machen, hob und senkte er seine Schritte nach gleichen Intervallen, seine Bewegungen wurden abgemessener und regelmäßiger, und da dieses Einfluß auf den seinen Tanz begleitenden Gesang haben mußte, suchte er auch diesen gleichmäßig zu ordnen, und so wurden Tanz und Gesang zugleich erfunden. ... Freilich war der Tanz zu jener Zeit, als König David vor der Bundeslade tanzte, nur noch rohes Springen. Erst in der Folge wurde er vervollkommnet und mannigfaltiger. Von den Griechen wurde er zuerst zur Kunst geschaffen, indem sie im Tanze auch zugleich die stärksten Leidenschaften und sogar abstrakte Begriffe durch Gebärden auszudrücken suchten, was sie Pantomime nannten. ... Der Tanz ist demnach weiter nichts, als ein durch künstliche Fußsetzung und grazile Haltung des Körpers *veredelter*, hüpfender Gang. Dem ohngeachtet halten viele Menschen die Tanzkunst für unnütz und entbehrlich und meinen, das Tanzen könne man von sich selbst lernen." (HELMKE, 1982, S. 3 u. 4)

„Hinter das *Geheimnis des Tanzes* kommt man nur dann, wenn man ganz in der Musik aufgeht und dieses der bewegende Faktor des Tanzes wird. Das Geheimnis leuchtet von selbst auf, wenn die körperliche Bewegung ein Gesang der Melodie wird, die der Tanzende hört, und der Rhythmus des Tanzes in der körperlichen Bewegung zum Ausdruck kommt. Man wird also getanzt, wenn man das Geheimnis des Tanzens erfaßt hat." (MÜLLER, 1936)

„Der Tanz wirkt unmittelbar. Er ist mächtiger als der Geltungstrieb. Die Bewegung bringt es mit sich, daß man keine Zeit hat, über den Tanz und das Ich zu reflektieren. Er nimmt den Tanzenden einfach her. So tritt das seltene Erlebnis ein, daß der Mensch erfährt, was es heißt, Organ zu sein. Er verspürt eine unmittelbare Wirkung, ohne daß er daran denkt und darauf aus ist. Er singt mit körperlicher Bewegung die Melodie unbewußt mit. Er fängt nicht mit dem Tanz etwas an, sondern der Tanz fängt mit ihm etwas an. Die Musik führt die Tänzer, läßt sie tanzen, sie werden getanzt! Dadurch, daß Bewußtsein und Willen schweigen, tritt eine außerordentliche Entspannung ein, wobei die Tänzer reine Organe des Geschehens werden." (MÜLLER, 1936)

„Die Geschichte der Menschheit ist die Geschichte unaufhörlicher Bewegung. Ohne Bewegung ist kein Leben, ohne Leben keine Bewegung denkbar. Es gibt unzählige Bewegungsarten, vom menschlichen Schritt bis zu weltbewegenden Massenbewegungen, vom sanften Nicken einer im Windhauch bewegten Blume bis zu den Bewegungen im Kosmos. Auch das Tanzen ist Bewegung.

Wir bewegen uns im Tanz. Tanz bewegt uns. Tanz ist nicht die Erfindung irgendeiner Epoche. Tanzen war immer modern. ... Tanz war schon immer ein Mittel zur Kontaktaufnahme des einzelnen Menschen zu seiner Umwelt." (MOLKENBUR/PETERMANN/SCHULZ, 1973, S. 5)

„Die Spannweite des Begriffes Tanz reicht vom einfachsten rhythmisch wiederholten Schritt bis zur kunstvoll durchgeformten Ganzbewegung – vom realistisch pantomimischen Ausdruck bis zu dem der *Entrückung* – vom Einzeltanz bis zum tanzenden Chor – vom Volks- und Gesellschaftstanz bis zum Theatertanz – vom Tanz der Schamanen bis zu dem der Götter und Marionetten – vom stillen Tanzgesicht bis zur mimisch geprägten Fratze – vom Nackttanz bis zu dem im körperverfremdenden Kostüm; er bedient sich der Bemalung der Maske, ebenso des Gerätes wie des Requisits, des Kostüms und der Dekoration. Tanz vollzieht sich ebenso auf dem Anger wie auf der Schaubühne – im Dschungel und Negerkral wie im internationalen Großstadtleben:

Er vermag das Gefühl von Heimat und Fremde zu erwecken

wie das der Harmonie oder der letzten Urangst.
Und die Phantasie läßt Engel und Teufel –
und selbst die Geister und Fabelwesen, mit denen sie
die Elemente bevölkern,
im Tanze wirken und weben.
Und noch der Lebensender, der Tod, tanzt uns ins
Grab." (GÜNTHER, 1986)

„Legt eure Müdigkeit auf den Boden und tanzt,
tanzt eure Heiterkeit und tanzt eure Trauer,
tanzt eure Ausgelassenheit und tanzt eure Schwere,
tanzt eure Hoffnung, und tanzt eure Ängste,
tanzt das Sichtbare, und tanzt das Geheimnis,
tanzt allein, tanzt mit anderen,
tanzt den Alltag, und tanzt das Fest,
tanzt das Unendliche, tanzt das Heil,
tanzt." (LANDER, 1983)

„Tanze – soviel du tanzen kannst,
tanze – um die Erde herum,
    frei, wie ein Fisch im Wasser,
    wie ein Vogel in der Luft,
    leicht, wie der Wind,
    der in den Bäumen tanzt, –
tanze – wie der Mast eines Schiffes,
    das über den Wellen tanzt –
tanze – um Liebe und Trunkenheit
    wieder zu finden –
tanze – um deine Seele zu erwecken,
    die schläft –
tanz, wie man lebt,
tanz, wie man liebt,
tanz, wie man schreibt
    auf Mauern ein Gedicht,
tanze – soviel du tanzen kannst,
    komm, der Ball fängt an – !"
(Georges MOUSTAKI)
(zeitgenössischer französischer Sängerpoet)

Nachdem der Verwaltungsdirektor den vielen nachdenklich Interessierten einige Einblicke in die Tanz-Chronik gewährt hat, äußert er Gedanken über Bilder alter Meister, die sicher Anreiz geben, sie sich in Museen oder Bibliotheken eingehender zu betrachten.

Auch wenn Melodie und Tanzbeschreibung stets noch in Bewegung umzusetzen sind, so helfen doch bildhafte Darstellungen von Räumlichkeiten, Kleidung, Haltungen, Fassungen, Gesten und Gebärden tanzender Menschen früherer Zeiten, die Vorstellungen der *heute* Tanzenden in bestimmter Weise auszurichten, zu bereichern und zu konkretisieren. Sich als Tanzender mit der großen bildenden Kunst vertraut zu machen, rundet zugleich das Wissen ab und prägt die Achtung vor der Malerei. Musik und Tanz bilden auch in der Verbindung mit ihr eine Einheit.

Um diese Gedanken bei den vielen Tanz- und Schaulustigen noch nachhaltiger zum Eindruck zu bringen, zitiert der Verwaltungsdirektor abschließend einen Ausspruch von Felix MENDELSSOHN-BARTHOLDY:
„Die erste Bedingung zu einem Künstler ist, daß er Respekt vor dem Großen habe und sich davor beuge und es anerkenne und nicht die großen Flammen auszupusten versuche, damit das kleine Taglicht ein wenig heller leuchte."
Seinen Worten und der Resonanz noch ein wenig nachsinnend klappt er die Chronik zu.

Das *Mittelalter* lebt auf. Melodien einer anderen Klangwelt lockt die Neugierigen in die weite Schloßhalle. Der Schloßverwalter läßt Musik des Mittelalters erklingen. Musikanten spielen zum Tanz auf, zu einer „Ungarescha", einen markanten mittelalterlichen Reigentanz. Es folgt ein Nachtanz im Dreiertakt von 1583. Historiker würden das Kolorit der für uns heute fremdklingenden Instrumente erkennen: Sopranino-Blockflöte, Sopran-Krummhorn, Stiller Zink, Tenorzink, Drehleier, Trumscheit, Saitentamburin, Schellenring, Trommel und Maultrommel. Während im Hin-

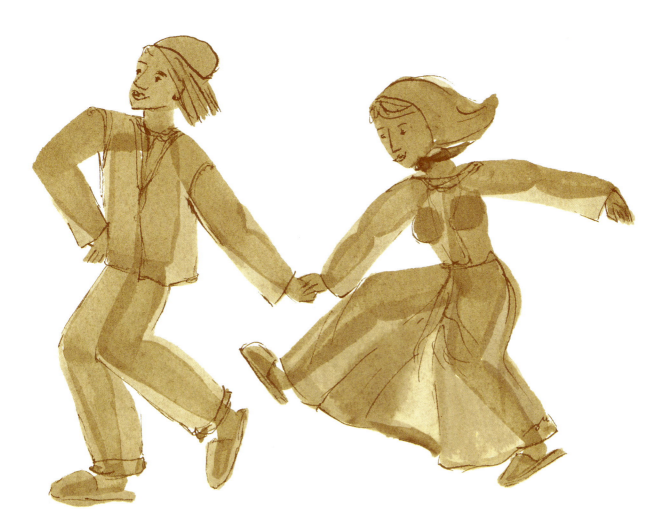

tergrund die Musik spielt, führt der Schloßverwalter zu einer Miniatur aus der Manessischen Liederhandschrift, die in der 1. Hälfte des 14. Jahrhunderts angelegt wurde: „Herr Reinmar, der Fiedler". An den Wänden dieser doch eher rustikalen Halle hängen weitere kostbare Bilder. Bei näherem Betrachten erkennt jeder in ihnen sprechende Zeugen des Mittelalters. Fast alle geben sie Eindrücke von der tanzenden Bauernwelt jener Zeit wider, so das bekannte Bild „Tanzendes Bauernpaar" von Albrecht DÜRER. Welche Kraft und wieviel Humor liegen darin!

Aus der Manesse-Handschrift (etwa um 1300) ist mit Wasserfarben auf Pergament gemalt: „Hitbold von Swanegoen – zwei Damen zum Reigen führend". Gegenüber hängt der „Bauertanz" von Peter BRUEGEL d. Ä. (1525–1569).

Ein paar Schritte weiter grüßt der Besucherreigen vor dem Genius der Liebe aus dem „Roman de la Rose", Meister des Rosenromans (tätig um 1420–1430) aus der Nordfranzösischen Handschrift „Neidhardt v. REUENTHAL inmitten seiner fröhlichen Bauern", ebenfalls eine Miniatur aus der Manessischen Liederhandschrift. Diese und andere Dokumente großer Meister ihrer Zeit belegen, daß der Reigen die dominierende Tanzform war; vermutlich ziehende Reihen (Reigen) mit Improvisations-Tanzspielereien: Formen in Kreisen, Spiralen mit dem Ein- und Ausdrehen in Symbolen, willkürlichen Tor- und Brückenbildungen der Arme, Durchziehen aller Tanzenden, immer neue Phantasiefiguren entwickelnd. Musik und Bilder geben Impulse. Jemand beginnt mit Dreien, Vieren angefaßt, gewonnene Eindrücke in Bewegung umzusetzen. Andere Schlangen bilden sich, noch zögernd – im Gehschritt – aber bald feuert die Dynamik der Musik zum Hüpfen und Laufen an. Die Anführer der Reihen wechseln, um auch einmal die Verantwortung für die Raumorientierung und das Anpassen und Ausweichen, das Wechseln zu anderen Schlangenbildungen kennenzulernen. Das so wogende Tanzbild entspricht etwa den historischen Aufzeichnungen: im Sommer wurde der Reigen auf dem Anger und unter der Linde „gesprungen", im Winter aber in den Räumen „getreten".

Reigenlieder wie „Nun will der Lenz uns grüßen" oder „Ich spring an diesem Ringe" wurden von den Tanzenden und deren Anführern getanzt und gesungen. Neidhardt v. REUENTHAL führte die großen Chorreigen an; er regelte von der Kreismitte aus die Schritte und Bewegungen, die meist stampfend ausgeführt wurden. Er schuf seine Gesänge nach den Spielen der Bauern, und so sind seine Lieder als die volkstümlichsten in der Zeit des 13. Jahrhunderts zu verstehen. Er zog, wie viele der Minnesänger, von Land zu Land, von Hof zu Hof, um Musik, Gesang und Tanz zu verbreiten. Schon Tanz- und Zeremonienmeister bei Hofe lehrten diese Tänze. Während in den unteren Gefilden dieses Traumschlosses sich das mittelalterliche bäuerlich rustikale Tanzen abspielt, sind die oberen Regionen wie damals der „gehobeneren Gesellschaft" vorbehalten. Der Schloßherr führt die Gäste in diese obere Welt und überrascht sie mit der Besichtigung der „geheimnisvollen Schatulle". Diese ruht auf einem Sockel in der Vorhalle. Beim ersten Bestaunen ihrer kunstvollen Filigranarbeit erhebt sich die gläserne Schutzglocke, schwebt wie ein Luftballon nach oben und verharrt an der Stuckdecke. Ihre zarten Füße erinnern an die grazilen Tanzbeine der „Tänzerin Barbarina" (Gemälde von ihr im Berliner Schloß Charlottenburg). Sie war die erste weibliche Ballerina am Hofe Friedrich II. Schon erklingen die Melodien eines Flötenkonzertes in Sanssouci. Dazu entschwebt ein Fächer aus dem Schatulleninneren und öffnet sich gravitätisch wie ein Pfau sein Prachtgefieder. Früher trugen die Herren zu Bällen und Redouten ihre Tanzwünsche auf den Fächer ihrer angebeteten Tänzerin ein. Heute steht auf diesem ein wunderbares Tanzzitat:

„Tanz ist das sich bewegte Leben in seiner erfülltesten Gestalt."

PLATO (Philosoph aus der Antike)

Dazu hören alle die erste Sinfonie C-Dur von Beethoven. Der Fächer verneigt sich, schwebt tanzend eine Runde im Raum und verschwindet wieder in das Gefäß der Verschwiegenheit. Auch die nun folgenden Tanzfächer präsentieren sich mit gleicher Vorstellung, jeder mit anderer Prägung und jeweils sinnvoller Musik:

Aus feinem schwarzen Holz mit roten Buchstaben und kicherndem Surren:
„Der Tanz ist ein Kreis, im Mittelpunkt der Teufel."
Der Heilige AUGUSTINUS (354–430) sprach es aus. Die

Musik mit PAGANINIS Geigenspiel mit dem Teufelstriller von Kreisler unterstreicht seine Behauptungen.

Ein Fächer aus Sandelholz bringt ein gegensätzliches Zitat zum Vorschein:
„Oh, Mensch, lerne tanzen, sonst wissen die Engel im Himmel mit dir nichts anzufangen."
Der gleiche AUGUSTINUS soll dieses Wort ebenso geprägt haben. Albert ZABELS Harfenmusik „Der Springbrunnen" gibt die entsprechende Untermalung.

Ein neuer Fächer sagt von einem bedeutenden französischen Tanzhistoriker und Tanzmeister Abbé Thoinot ARBEAU, dem viele Aufzeichnungen von Tänzen und Musiken zu verdanken sind, die Gedanken aus. Er beschrieb sie in seiner berühmten „Orchésographie" (1588) und erkannte:
„Schon die Tänze unserer Väter sind den heutigen nicht ähnlich, und das wird stets so sein, denn die Menschen lieben immer das Neue."
Eine Renaissence-Musik aus „Terpsichore" von Michael PRAETORIUS (1571–1621) erklingt.

Die neckische Schatulle entsendet einen Fächer mit der Aufschrift „Bitte öffnen" – „Rückblende für Sternstunden in kosmische Sphären" zu den Worten von Angelus SILESIUS (1624–1677):
„Die Sonn erreget all's,
läßt alle Sterne tanzen.
Wirst du nicht auch erregt,
wirst du nicht auch bewegt,
so gehörst du nicht zum Ganzen."

Ein zartes Gitarrenspiel über die Melodie „Weißt du wieviel Sternlein stehen" (NEUMANN, 1955) umrankt diese besinnlichen Gedanken.

Ein zierlich gestärkter Spitzenfächer trägt die Worte eines französischen Schriftstellers Jean Arthur RIMBAUD (1854–1891):
„Ich habe Seile gespannt
von Turm zu Turm und
Girlanden von Fenster zu Fenster und
goldene Ketten von Stern zu Stern und
ich ... tanze!"
(RIMBAUD, 1976)
Die Klänge der „Träumerei" von SCHUMANN (1810–1856) geben die entsprechende Stimmung wider.

Selbst ein anerkennender Gedanke von Thomas MANN (1875–1955) fand seinen Platz auf einem bis dahin unbeschriebenen Fächer:
„Man muß einräumen, daß aus diesen Tänzen der wilden Neuheit sehr wohl etwas Erfreuliches gemacht werden kann, wenn die rechten Leute sich ihrer annehmen."
Die Melodien tendieren zu Klängen aus dem Bereich der Gesellschaftstanz-Formationen in Standard- auch latein-amerikanischen Tänzen und rhythmisch akzentuierter Beat-Pop-Musik.

Der nächste Fächer offenbart die Lebenserfahrung von Rudolf v. LABAN (um die Jahrhundertwende):
„Jeder Mensch trägt den Tänzer in sich." (aus „Die Welt des Tänzers", Stuttgart 1920)
Dazu sind Motive aus „Petruschka" von STRAWINSKI zu vernehmen.

Auch ein außergewöhnlich interessanter Fächer aus Bertold BRECHT's Requisitenfundus hat hier eine museale Verwahrung gefunden:
„Weniger als alles andere brauchen Vergnügen ihre Verteidigung."
(aus Molkenbur-Petermann-Schulz, 1963)

Siehste wohl, da erklingt schon die Altberliner Musike oder im Berliner Jargon gerufen: „Det is Polka" – was soviel heißt wie: „Das ist knorke, prima, dufte usw.". Eine der Gassenhauermelodien, wie: „Kumm Karlineken – wir wolln zum Tanze gehn" feuert eine Polka an und könnte die Reklame gehabt haben: „Wir tanzen heute die Polka aus zum Ball in Domayers Tanz-Naschhaus.", oder „Galopp mit dem rasenden Pferdetanz" gibt es heut im „Erntekranz".

Heinrich HEINE (1797–1856) äußerte sich dem Sinne nach über die dämonische Wirkung des Galopp etwa so: „Wenn die Galoprunde erschmetterte, dann würde der satanische Spektakel seine unsinnigste Höhe erreichen, die Saaldecke platzen, und die ganze Sippschaft müsse sich auf Besenstielen und Ofengabeln emporschwingen, obenhinaus, nirgend an."
(Heinrich HEINE aus Max v. BOEHN 1925)

Adalbert STIFTER (1805–1868) aus „Weisheit des Herzens – Gedanken und Betrachtungen. Ein Brevier" (Herbig, Berlin 1941) meint auf einem Fächer seiner Überzeugung nach: (sinngemäß): „Es wäre überheblich zu glauben, nur Sinfoniekonzerte und Kammermusik seien musikalisch zumutbar. Das Volk brauche die frohe Stimmung des Münchener Hofbräuhauses oder ähnlicher Klangkörper von Blaskapellen." Entsprechende Bayrische Marschmusik schmettert zu diesem Gedankengut.

Der letzte im Fächerreigen entfaltet ein französisches Sprichwort:
„Nichts ist so jung wie ein alter Tanz."
Bei einer zarten Menuett-Melodie – gleich einer Spieldose – schließt sich die geheimnisvolle Schatulle, die gläserne Glocke senkt sich schützend über sie herab.

Die Verschwiegenheit über diese musikalischen Tanzgedanken breitet sich aus ...

Ein nüchterner Pfeil weist zum weiteren Aufstieg in die oberen Regionen der historisch-höfischen Tänze. Erster Entré für den Saal der Gerechtigkeit. Wieso? Man braucht nicht in Pflichtpantoffeln in schleichender Schlürfigkeit nonverbal die historische Pracht zu bewundern, sondern hier wird in den Sälen die entsprechende Epoche tanzend wahr- und aufgenommen. Dafür gibt es passende Tanzschläppchen, die die Elastizität der Füße garantieren!
Der Fußboden selbst ist ausgelegt mit Ornamenten, natürlich von tänzerischen Symbolen unbekannter Meister! Aber es müssen wunderbare Tänzer gewesen sein, um diese Anmut von Stein oder Holz zu puzzeln! Zunächst begibt sich die Tänzerschar in den „braunen Saal". Ein Konferenzraum? – Oh, nein – der Geist der damaligen Epoche ist zu spüren, der *Renaissance*: Klarheit in der Architektur, nichts Überladenes, Holztäfelung. Von den Wänden her spricht eine Galerie von Bildern, wie z. B. die „Pavane"[1] (um 1580) eines unbekannten venezianischen Meisters. Ebenso interessant sind die Truhenmalerei eines unbekannten florentinischen Meisters „Die Hochzeitsfeier des Boccacio" (1430) und ein berühmtes Gemälde aus dem Traktat des Guglielmo EBRO „Höfischer Tantz zu Dreien": ein Herr in der Mitte, rechts und links je eine Dame an der Hand führend, tanzen sie eine „Bassa Danza". Demenico DE PIANZENIA – ein italienischer Tanzmeister – soll ausgesagt haben, daß diese Gestalten einfacher Herkunft und noch nicht von starren höfischen Lebensformen erstickt waren.

---

[1] Pavane heißt Pfauentanz zum Vorführen der schönen Frauen und prächtigen Kleidung.

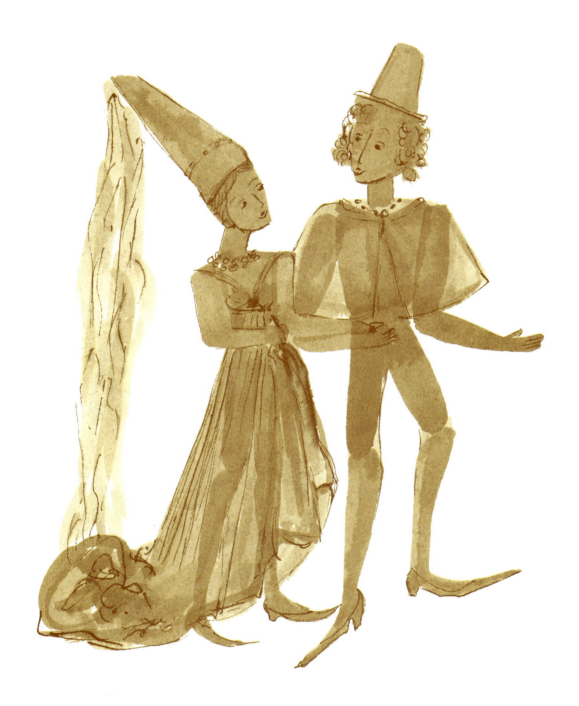

Dennoch – eine Musik – anonym bei Thoinot ARBEAU (1588)[1] – lädt ein, sich zu Paaren für eine Pavane aufzustellen.

Mit einem Mal werden Einwände der Gäste laut: „Wer mit wem? Wieso wir?! Höfische Manieren?! Wir wollen doch nicht den Feudaladel wieder heraufbeschwören!" – Der Schloßverwalter beruhigt die etwas aufgebrachten Gäste. „Keine Bedenken! Die historischen Musiken von Tänzen erlebt ihr weiter konzertant aus allen Epochen. Nehmt euch Mut und Freiheit, Tänze in ihrer vollen Schönheit, ohne Etikette einer uns fremd anmutenden Zeit kennenzulernen. Bewegt euch in den gepflegten und museal erhaltenen Räumen, die ihr überall mit geschärften, offenen Sinnen wahrnehmen könnt. Hier könnt ihr die historische Musik und den entsprechenden Tanz als Ganzes nachempfinden. Die Kleidung verwandelt sich in das entsprechende historische Gewand – prunkvolle Roben, lange Schleppen, flache Schuhe mit bis zu 60 cm langen Spitzen. Männer tanzten mit pelzverbrämten Umhängen, Hut und Degen, wie auch auf den Gemälden zu sehen ist.

Wir leben in *unserer Zeit*, aber wir er-leben ein Stück Vergangenheit, ohne uns dabei aufzugeben."

„Und was ist hierbei gesundheitlich zu erwarten?" wirft ein junger Mann skeptisch ein. Die Antwort kommt aus den eigenen Reihen: „Na, man lernt eine aufrechte Haltung nach feierlicher Musik, – langsames Schreiten ohne Hast und Hektik! Und, im Bewußtsein beginnt man innerlich und äußerlich zu wachsen – seht, das bin ich! Es tut wohl, auch einmal beachtet und bewundert zu werden." Floritzel, der sich lange mehr im Hintergrund aufgehalten hatte, unterstützt das: „Ja, der große Spiegel im Saal gibt euch diese Bestätigung. Jeder braucht einmal das Gefühl, das ihn aus seinem Alltag zu seinem wahren Selbstwertgefühl emporhebt.

Auch in Volkstänzen, wie wir sie schon gemeinsam getanzt haben, findet man derartige Parallelen. Und, dieses Selbstvertrauen, Vertrauen in die eigenen Fähigkeiten, ist immer auch ein Grundstein zum gesunden Leben!"

Der Blick der vielen Interessierten fällt nun auf ein Gemälde eines unbekannten süddeutschen Meisters an der Längswand des Saales: „Augsburger Geschlechtertanz" (um 1500). Der Schloßverwalter gibt dazu Auskunft: „Die Paare tanzen sicher eine Pavane. Wir hören einen viermaligen Trommelrhythmus als Auftakt. Danach setzen die Paare mit dem linken Fuß zu einem ‚Simple-Schritt' im Volltakt ein[2]."

Shakespeare erwähnt die Pavane öfter in seinen Werken, und der Komponist PRAETORIUS (1571–1621) beschreibt sie als den „herrlichen, prächtigen und gravitätischen Dantz". Zur Reverence sagte Goethe einmal, man brauche ein Lebensalter zum Einstudieren, um mit ihr bei Hofe nach strenger Vorschriftsetikette bestehen zu können. Wir nehmen heutzutage eine schlichte Verbeugung vor dem anderen Menschen, so, wie sie zum Teil auch in den Volkstänzen ausgewiesen ist.

Die Tanzenthusiasten spüren, der Schloßverwalter scheint mehr als nur das zu sein! Ein Kenner und Könner historischer Tänze, ein Universalgenie! Er schildert weiter, daß zu den höfischen Festen nach dem großen Tanz „Pavane" stets ein obligatorischer Nachtanz folgte, z. B. die „Gaillarde", der uns vom Namen her auch aus Konzerten bekannt ist. Der berühmte Kupferstich von Giacomo Franco „Die Gaillarde aus Coroso il Balorino" (1581) gibt die nötige Erklärung: Es handelt sich um einen Paartanz, einen ausgesprochenen Werbetanz. Er enthielt sehr viele Spannungsmomente aus seiner Gegensätzlichkeit einerseits von Ernst und Getragenheit, andererseits umsprang der „Werbende" seine

---

[1] „Höfische Tänze". Schott's Söhne Mainz, Schott Edition 5945

[2] s. Tanzbeschreibung „Pavane", S. 200 f.

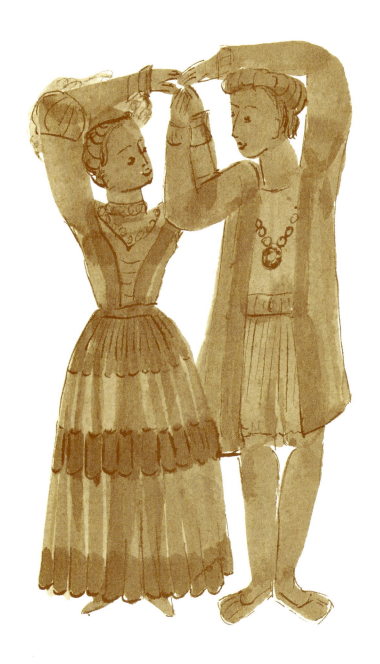

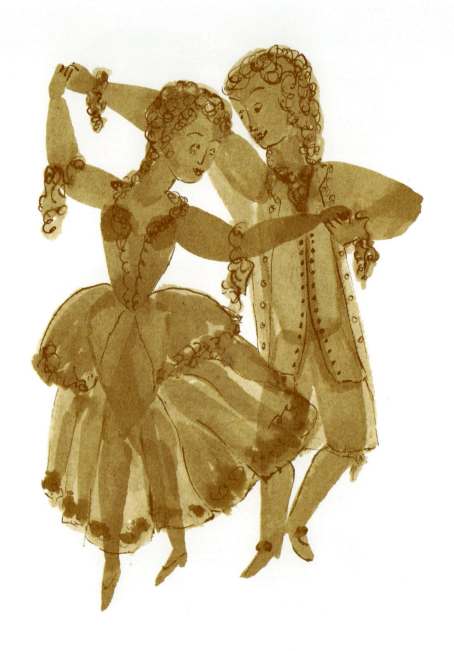

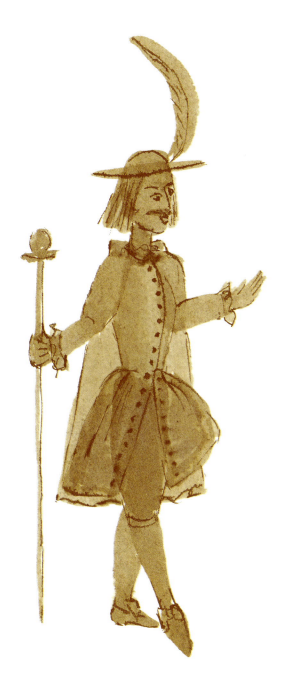

Partnerin mit wilden „Beinstößen". Weil er so fröhlich-wild ist, wurde er auch „Geißtanz" genannt.

Obwohl der Tanz sehr anziehend scheint, verzichtet die Tanz-Touristen-Gesellschaft darauf, ihn tanzen zu lernen.

Eine Allemande ist leichter aufzunehmen, die Mittanzenden möchten ja auch in den Genuß der Bewegung kommen können! Der Tanzmeister – alias Schloßverwalter – gibt eine geschichtliche Einführung (es ist die Visitenkarte von Schloßführern!). Die Allemande sei vom deutschen Tanzboden ausgegangen, obgleich sie auch als Tanzbezeichnung schon in Frankreich erwähnt worden war. Während des Siebenjährigen Krieges hätten französische Soldaten diesen deutschen, gefälligen, ansprechenden Tanz mit nach Frankreich genommen. Arbeau sagt zu dieser Tanzform: „Die Allemande ist ein bei den Deutschen gebräuchlicher Tanz von mittlerem Zeitmaß, von dem ich glaube, daß er zu den ältesten unserer Tänze zählt." (ARBEAU, 1588) „... er ist ein geselliger Tanz, den Sie mit mehreren zugleich tanzen können, indem Sie eine Dame an der Hand führen – natürlich wurden zu jener Zeit damit nur die Herren angesprochen (Anm. durch Ch. Ulbrich) und andere Paare sich hinter Ihnen aufstellen." (ARBEAU, 1588).

Zu dieser an sich ruhigen Form entwickelte sich im Laufe der Zeit ein 3. Teil, der sogenannte Tripla-Takt, der mit federnden Sprüngen ausgeführt wurde. Die Aufstellung erfolgt in Kiekbuschfassung[1]. Nun bittet der Schloßführer, dem berühmten Kupferstich Aufmerksamkeit zu schenken: „Le Bal Paré" (Die Allemande) von A. de St. AUBIN (um 1763), denn in der Barockzeit lebte dieser deutsche Tanz noch einmal auf. Viele Armverschlingungen und Drehungen des ganzen Körpers charakterisieren diesen Tanz. Bevor der Tanz-

---
1 s. dazu Tanzschlüssel S. 168

meister nun das Wort hat zum Einstudieren des Tanzes, widmen die gebannten Besucher ihre Blicke einem köstlichen Kupferstich aus dem Ständebuch des Christoph Weigel (1654–1725) mit Versen von Abraham Santa CLARA (1699) „Der Tantzmeister":
„Es schwebt auf leichtem Fuß
der Eitelkeit Genuß."
Nach dem Trockenkurs für alle Schloßbesucher setzt nun eine besonders schöne Musik ein: „Allemande"[1]. Alle Tanzenden sind sich darin einig, diesen geselligen Tanz in ihrem Gesundheits-Tanzhaus einzuführen, nicht nur weil eine Stimme ruft: „... und tut außerdem gut für Arme und Schultergürtel ...".
Der „braune Saal" wird jetzt verlassen und damit zugleich die Periode der Renaissance. Die *Barockzeit* erschließt sich den Betrachtern schon in der Ausschmückung der Stuckdecken, in der kostbaren Goldverschnörkelung an den Wänden, in Form und Gestaltung der Wandleuchter und Spiegelrahmen.
Der „blaue Saal" – ein Saal mit lichtblauer Damasttapete – erwartet die immer noch Tanzfreudigen. Sie werden zu einem Tanz aus der Zeit des Frühbarock eingeladen. Seine Akzente, die temperamentvollen Klatsch- und Stampfmotive – auch mit Partnerwechsel – lassen auf Einflüsse aus italienischen Volkstänzen schließen. „Schirazula Marazula" heißt er, ist ein Tanz des Frühbarock und geht auf Scharamuzza zurück, einer Figur aus der Commedia dell' arte. Andreas Holzschneider's „Galantes Paar" (Gemälde aus dem 17. Jahrhundert, Kupferstich am französischen Hofe zur Zeit Ludwig's des III. von Le bland nach Abraham Bosse).
Im anschließenden Saal – dem roten Salon mit dunkelroter Damasttapete – werden die vielen Tanzerfreuten von der fröhlichen Musik einer Courante empfangen. Sie wurde um 1540 als „Hüpfende Hanna" bezeichnet. In seinen Tanzsuiten (Tanzfolgen) widmete Bach diesem lebhaften Tanz später viele Kompositionen. „Wußtet ihr denn schon, daß der große Meister des Barock ungefähr 300 Tänze komponierte?" überrascht der Schloßverwalter seine Besucher. „Zwar sind sie nicht alle tanzbar, aber wir wählen aus den ‚Vier Orchestersuiten' (Ouvertüren) Nr. 1 C-Dur den zweiten Titel aus, die Courante. Danach läßt sich gut frei improvisieren, d.h. ad libitum bilden sich Reihen, Schlangen, Spiralen, Tore, Brücken. Jeder von euch kann sich dazu ein zartes Tuch holen. Ich habe euch Tücher in Pastellfarben bereitgelegt."
Das nun beginnende leicht-wogende Tanzspiel wirkt wie Bewegungen des Wassers von Springbrunnen. Im Vorbeihüpfen fällt der Blick auf die „Holländische Bauernhochzeit" (1740), wohl nach dem Motiv der früheren hüpfenden Courante entstanden. Bald darauf bekommen die Tanzenden „Herrn Ludwig" zu hören, der in der Schenke den Auftakt zu „Wir geh'n nun, wo der Tudelsack" singt. „Ist das nicht aus der Bauernkantate von Bach?" – „Ja, ganz richtig", bestätigt das Universalgenie von Schloßverwalter die ahnungsvollen Vermutungen. „Versuchen wir mit unseren schöpferischen Einfällen daraus eine Art Tanz zu Dreien in Reihen zu formen. Je drei Mittanzende stehen in einer Reihe, einer anderen Dreiergruppe gegenüber. So haben immer sechs Tanzende guten Bewegungs- und Blickkontakt und kommen mit dem „Durchgang" laufend zu neuen Dreierreihen. Musikalisch geht es genau auf" – versichert der Tanzmeister.[2]
Bauernspaß im Schloß ist zu sehen! Warum nicht? Holten doch früher die Tanz- und Zeremonienmeister die

---

[1] Choreografie und Melodie aus St. Guillaume Positions et attitudes de L'Allemande, Paris, 1768. – Instrumentalsatz: Karl-Heinz-Taubert: „Höfische Tänze". Schott's Söhne Mainz, Schott Edition 5945

[2] s. Tanzbeschreibung „Geselliger Tanz zu Dreien", Choreografie Ch. Ulbrich

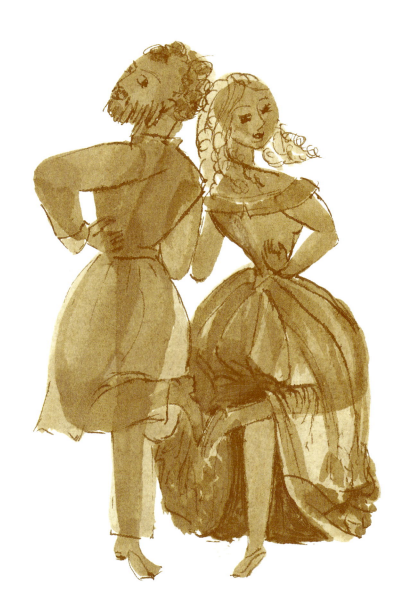

schönsten Bewegungsmotive aus Volkstänzen, um sie bei Hofe entsprechend der jeweiligen Stilarten zu „frisieren". Um diesen Gedanken deutlich zu machen, weist der Schloßführer auf eine bildliche Gegenüberstellung „Hof- und Bauerntanz" von Theodore DE BRY, Lüttich (1528), Frankfurt/M. (1598).

Nachdem der ganze Saal auf die beschriebene festgelegte Weise in Bewegung war, müßte sie nun aber wieder aufgelockert werden. Um BACH jedoch nicht sofort zu verlassen, zitiert der Schloßverwalter Franz Magnus BÖHME, der BACH's Verbindung zwischen Musik und Tanz einer näheren Betrachtung unterzog: „... wieviel süße Weltlichkeit liegt in einer BACH'schen Kantate! Wieviel bestimmte Tanzrhythmen könnte man ihren Zeilen unterlegen! Und welche tänzerische Rhythmik ordnet den guten Fugenbau und die Abschnitte der Arien! ... Das Genie BACH hatte den sterbenden Gesellschaftstanz synfoniert. Das Genie HAYDN synfonierte ihn, ehe er geboren. Der Tanz führt nicht mehr die Musik – die Musik führt den Tanz." (BÖHME, 1967) Nach diesen Worten macht der Tanzmeister eine längere Zäsur und gibt dann folgende Anregung: „Wer möchte, kann sich nach dem Air von Bach für sich allein einmal aus-tanzen – frei-tanzen. Breitet eure Flügel aus, um euch durch die weiten Räume zu schwingen. Versucht zu fliegen. Keiner beobachtet den anderen, denn dies schließt sich aus durch das Erleben: das eigene Empfinden dieser großen, getragenen Musik verlangt euch ganz."

Nach einer längeren Pause, die alle ins Freie geführt hat und wohl nötig war, um sich mit beiden Beinen wieder fest auf die Erde zu stellen, begegnen sich alle bei den virtuos angelegten Wasserspielen im Schloßpark. Schon erklingt die „Wassermusik" des großen Barockkomponisten Georg Friedrich HÄNDEL. Der Tanzmeister wird aktiv: „Wir möchten dazu die Gigue[1] tanzen, die an 3. Stelle der Suite G-Dur der Orchestermusik Nr. 25 steht." In den geradlinig angelegten Parkwegen lassen sich gut je vier Paare zu zwei Reihen gegenüber – in mehreren Gruppen verteilt – aufstellen. Die Tanzbeschreibung wird nun vom Schloßverwalter interpretiert. Die Besucher wollen nicht nur schauen, sondern – wie hüpfende Kristalle der Fontänen – aktiv sein und tanzen – meist in Kreisen, als Symbol der Verbundenheit um ein sich bewegendes Zentrum. Die Musik setzt ein. Während der 8 Takte Vorspiel stellt sich jeder auf die Gigue ein.

Eine große Rasenfläche ist reserviert für Menuett-Tanz-Liebhaber, ringsherum ausharrende Rokoko-Plastiken in zierlichen Tanzpositionen – gute Vorbilder! Wieder kommt Goethe's Beschreibung über seine vielseitigen Menuett-Studien in den Sinn, mit seinen langjährigen Bemühungen, die strengen Vorschriften bei Hofe zu beherrschen. Das Menuett war ursprünglich ein wild gesprungener Tanz des französischen Bergvolkes in Poitou. Es galt als die Tochter der Courante und wurde von Tanz- und Zeremonienmeistern in die „kleine Form" (menue bedeutet „klein frisiert") gebracht, der damaligen höfischen Etikette angepaßt. Das Menuett hat über 100 Jahre, bis zur französischen Revolution, als „Königin des Gesellschaftstanzes" in den Ballsälen dominiert und dadurch viele Abwandlungen erfahren. Durch Mozart's Musik lebte dieser Tanz – ein „Tanz künstlich vollendeter Schönheit" – wieder auf. Heute werden Menuette nur noch im Divertimento als stilisierter Tanz konzertant gehört. Um sie wieder in ihrer eigentlichen Form, mit tänzerischer Bewegung zu erleben, sind Menuette als Tänze mit vereinfachten Schritten und Figuren neu entstanden. Sie geben den Tanzenden den Genuß, sich im Dreivierteltakt in einer verhaltenen, zarten Menuett-Stilart zu bewegen, wie z. B. im „Ochsenmenuett" nach

---

[1] s. Tanzbeschreibung S. 206, Tanzform von Ch. Ulbrich

Musik von HAYDN[1], im „Tupfmenuett" (Paartanz) nach Musik von MOZART oder im „Menuett" (Paartanz) nach Musik von HÄNDEL.

Nachdem die immer noch Tanzbegierigen eine Reihe von Menuetten kennengelernt und getanzt haben, geht die Musik schließlich in Walzermelodien über, wie es der tanzgeschichtlichen Entwicklung entspricht. Die Menuett-Epoche mit den doch recht starren, gekünstelten, gezierten Manieren verlangte eine Ablösung, einen Aufbruch, der sich eben in der weiteren Tanzgeschichte zeigte. Der Walzer mit seinen bäuerlichen Impulsen gab allen das Privileg, miteinander zu tanzen. Bisher waren das Betreten der Ballsäle und das Tanzen der in dieser Weise festgeschriebenen Tänze lediglich der sogenannten „gehobenen Gesellschaft" erlaubt.

---
[1] Tanzformen von Ch. Ulbrich, weitere Beispiele und Tanzbeschreibungen im Teil 4

Der Walzer aber sprengte alle Türen. Die Reaktion der Gesellschaft darauf: „1797 erschien eine Broschüre, die in Deutschland den Walzer anprangerte, er sei die Quelle des kranken Körpers und des schwachen Geistes dieser Generation." (SORELL, 1983)

Weitere strenge Verbote des „unflätigen Walzers" wurden verhängt: 1. aus gesundheitlichen Gründen, weil man sich im Drehen um die eigene Achse und im gleichzeitigen Herumwirbeln in der Kreisrunde des Saales „echauffierte", und 2. aus moralischen Gründen, weil man „Brust an Brust" in enger Umschlingung tanzte. Empörungsschriften an „alle ehrhaften Männer" (JACOBI) und Predigten von Bischöfen gegen die Anrüchigkeit dieses Tanzes veranlaßten Gendarme mit wallenden Schnauzbärten und Messinghelmen, den Walzer streng zu verbieten und die Ballsäle zu schließen. Doch Johann Strauß ließ mit seinen unsterblichen Melodien ganz Wien auf den Straßen und in den Ballhäusern tanzen. Man walzte und walzte – was Goethe übrigens als „strolchen" beschrieb. Von da an trat der Walzer seinen Siegeszug in alle (zivilisierte) Welt an!

Selbst im Schloßpark sind alle Gäste von den Melodien inspiriert; sie walzen und drehen die Gartenwege entlang bis zu einem Tor, das von beiden Seiten mit wunderschönen Fontänen eingerahmt ist. Aus den aufspringenden Wassertropfen hüpfen Melodien zu den musizierenden und tanzenden Putten, die das Tor eines unbekannten Bildhauers vergangener Zeiten schmükken. Der Durchgang zwingt zunächst zum Verharren, doch dahinter offenbart sich eine andere Welt.

Die hier versammelten Tanzenthusiasten kommen in den Genuß, den Geist eines Gleichgesinnten, nicht weniger als den des Geheimrates Johann Wolfgang von Goethe, zu inhalieren, der selbst bei Hofe als ein leidenschaftlicher und begehrter Tänzer seine Aufwartung machte. In seinen vielseitigen Balladen-, Hochzeits- und geselligen Liedern jedoch rühmte er den ursprünglichen, gesunden Tanz vor den Toren der Stadt. Wolle man ihn erleben, so mische man sich unter das Volk und tanze mit um die Linde seinen Tanz, den Volkstanz.

„Der Schäfer putzte sich zum Tanz,
mit bunter Jacke, Band und Kranz,
schmuck war er angezogen.
Schon um die Linde war es voll,
und alles tanzte schon wie toll.
Juchhe, juchhe!
Juchheißa, heißa, he!
So ging der Fidelbogen."
(GOETHE, Tanzlied aus „Faust", Band 1, S. 949–972)

Die Gäste – vom Tanze begeistert einst in der alten und doch jungen Turnhalle – nehmen nun Abschied vom Ausflug in die tanzende höfische Vergangenheit. Sie schreiten durchs Tor: weite Wiesen, Anger breiten sich aus. Das tanzende Volk nimmt jeden auf im Jauchzen und Springen, ringsherum um die Tanzlinde. Von ihrem Holzpodest herab spielen Musikanten die überlieferten alten Weisen zum Tanze. Erst als der letzte sein Instrument zusammenpackt und kein Ton mehr zu hören ist, schlendert das tanzerglühte Volk pfeifend, trällernd, plaudernd, lachend in erneuerter gesunder Lebensfreude heimwärts.

Kasper Floritzel hat sich schon längst zurückgezogen und sitzt in seiner gemütlichen Entspannungsposition, mit angezogenen Beinen, und philosophiert auf seine herzgescheite Weise: *„Am Anfang war der Tanz"* mit einem sich bewegenden „Fröhlichen Kreis". Er kreise und kreise und zog seine Kreise, allein schon in vielen bunten Bildern bis unter die Tanzlinde. Oh, ihr Menschen! Schwingt euch weiterhin ein in dieses tanzgesunde Kreisen! Das ist kein Problem, so harmlos, ganz einfach!

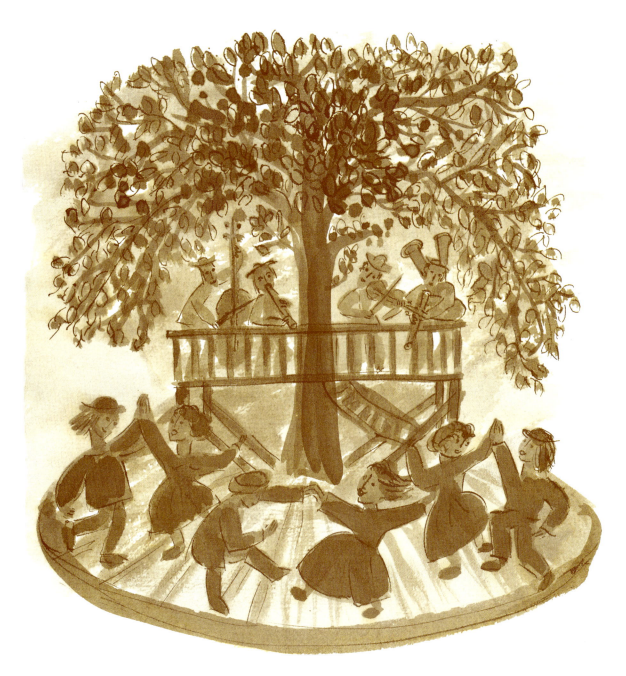

Bevor ich mich nun – in tänzerischer Reverence – von euch verabschiede, öffne ich in tiefer Ehrerbietung den unsichtbaren Vorhang in aller Weite für die nun folgenden geistigen Beiträge, gedacht als Begründung und Bestätigung meiner Feststellung.

Euer *Kasper Floritzel*

D'rum:

Tanzen
– ist für alle da
– nicht nur für Geübte, Trainierte, Studierte, um hohe Künste in vollendeter wunderbarer Darstellung zu vermitteln.

Tanz
– nimmt jeden auf,
– schenkt Bewegung für jeden Menschen, auch wenn er sich nicht bewegen oder fortbewegen kann,
– das innere Bewegen wird zum Erleben,

zum *Tanz*
– und verleiht Schönheit.

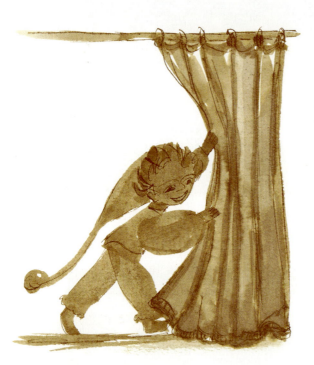

Der Kasper schwingt sich vom Tanzpodest hinab und singt in die Nacht hinein das alte Volkslied:
„Wenn ich zum Tanze geh'
tut mir mein Fuß nicht weh!"

2. Tanztherapeutisches
Es war einmal und bleibt kein Märchen

2.1. Aus der Sicht der humorvollen Resonanz

2.1.1. Eine ernstzunehmende Einleitung

Der „Kompaß-Zeiger" für eine Breitenwirkung der Tanzmedizin (vgl. S. 38) zeigt auf Sanatorien und Erholungsheime. Kuralltägliche Gegebenheiten rücken ins Blickfeld: „Wir wünschen guten Kurerfolg" ist der letzte Wunsch von den Arbeitskollegen und den winkenden Familienangehörigen auf dem Bahnsteig. Am Abend eines ausgefüllten Kur-Tages ist in fast allen Kliniksanatorien und Kurorten für die Kur-Patienten der Besuch eines Tanzabends möglich und auch sicher erwünscht. Sie sollen sich nach Musik bewegen. Die Tanzabende stehen unter dem Motto „Patientendisko" oder „Patientenball" im „Goldenen Löwen", in der „Blauen Kugel", im „Grünen Kranze" oder im „Schwarzen Ochsen". Blaskapellen oder Drei-Mann-Bands (die Töne fallen ab und zu unter den Tisch – macht nichts!), aber auch Disco-Fans oder schmissige Combos spielen in den Hallen der Kureinrichtungen zum Tanze auf. Der erste Blick scheint uns das Gelingen dieser Absicht zu bestätigen: Die Patienten strömen 2 x wöchentlich dahin, amüsieren sich tanzend und pilgern in Gruppen singend, lachend oder in still vertrauter Zweisamkeit pünktlich 21.30 Uhr in die Unterkunft zurück – schon um den Zerberus an der Pforte nicht zu erzürnen. Das mittelalterliche Zölibat des Tanzes ist zum Wohle der Patienten aufgehoben. Paare (auf Initiative der Herren) bilden sich: attraktive schöne Damen haben immer eine Chance, Interessengruppen vom Wandern, Kinobesuch oder die (un-)heimlichen Räuchermännchen-Weibchen-Gruppen finden sich in den Tanzpaaren wieder. Die Stimmung steigt, Alkoholgenuß (in Maßen) und Musik erhöhen die freudige Atmosphäre.

Doch was zeigt uns der zweite Blick?

Jetzt erst nehmen wir wahr, was am Rande geschieht oder eben nicht geschieht: Äußerlich nichts auffallendes, gar nichts. Sie sitzen alle ruhig, verharrend, wartend voller Hoffnung, auch einmal tanzen zu dürfen, jedoch enttäuscht, zerschlagene Wunschträume! Es betrifft meist Frauen (auch Männer) im „Alleingang", ohne Anschluß an die Tisch- oder eine andere Gemeinschaft, ohne Kontakt. Die „Damenwahl" und mittwochs der „Verkehrte Ball" genügen nicht, den „Anderen" zum Tanzen zu ermuntern. Die Erfahrung, „mich holt sonst auch keiner", erstickt jede Initiative. So entsteht ein wesentlicher Beitrag zum Kur- Miß-Erfolg! Warum sind wir nicht so weit, daß sich jeder allein nach Lust und Laune zwischen den Tanzpaaren oder am Rande der Tanzfläche bewegen oder drehen kann und das Miteinandertanzen der Frauen nicht verpönt ist? „Wir wünschen guten Kurerfolg!" – Trägt der Tanzabend dazu bei? Die Antwort muß lauten: Nicht für alle. Gibt es keinen Ausweg? Oh, doch. Die Kappellen und Discjockeys sollten eine praktische Schulung zur Psyche der „sitzengebliebenen" aber „gerne-tanzenwollenden" Frauen (und Männer) erhalten: Viele Tanzspiele (Beispiele s. im Teil 4) können alle Anwesenden erfassen. Alle dürfen sich ohne „Jacke-zuknöpfende Aufforderungsgeste" zum Tanz einreihen. Der übliche Pärchenbetrieb wird zu einem Gemeinschaftsspaß erweitert. Die Siegerpaare der Tanzspiele werden zum Solotanz aufgefordert, vorher Ausgeschiedene avancieren zu Jury-Mitgliedern. Oder der „alte Zopf" des Marschwalzers: Alle reihen sich mit in die Marschkette ein und haben sicher eine Chance, beim Walzer durch den Saal zu wirbeln (oder zu schlürfen). Mitunter werden sie als sympathische oder gute Tänzer(in) entdeckt und zum nächsten Tanz geholt. „Ich hab' getanzt heut' Nacht" – trällernd, sinkt die sonst Unaufgeforderte in die Kissen ... das Stimmungsbarometer pendelt zum „guten Kurerfolg". Der Tanz in dieser Form trägt als ein Mosaikstein zur Erhaltung oder Wiedergewinnung einer gesunden Lebensbejahung und Freude bei. Unserem wachen Auge entgehen auch die vielen Gehbehinderten in den Kurorten nicht. Nach festgefahrener Sitte bleibt für sie und die Rollstuhlfahrer kein Platz auf dem Tanzparkett. Sie sitzen dabei, keiner wagt, einen der Betroffenen aufzufordern und ihn zu bewegen. Weshalb eigentlich nicht? Lohnt ein Versuch? Warum ist das gemeinsame Tanzen mit ihnen nur in abgeschlossenen Gemeinschaften in konfessionellen und staatlichen Einrichtungen möglich? Dort werden Rollstuhlfahrer mitten auf der Tanzfläche oder ringsum im Raum mit in den Tanz integriert. Deshalb folgt hier der kategorische Verbesserungsvorschlag für die Kur: In der Einweisung über ihren Sinn und Zweck wird verkündet: „Nehmt Euch der Behinderten und Rollstuhlfahrer an. So selbstverständlich, wie Ihr mit ihnen an Eurem Eßtisch oder in den Kuranlagen plaudert, so selbstverständlich tanzt auch mit ihnen." (Beispiele im Teil 4). Diese geschenkte Freude strahlt doppelt zu Euch zurück. Dann ist die alte Etikette verblaßt, unlesbar geworden, nicht mehr existent. Durch den Tanz können die Behinderten Gleichberechtigung erfahren und sind in den Alltag einbezogen. Der Tanz hat eine neue, soziale Funktion erhalten und unterstützt die anderen Kurbehandlungen.

Die Betrachtungen zum Tanz als ergänzende Form der Bewegungstherapie führt uns zuerst zu einer Wortmalerei.

2.1.2. Zur Wortmalerei *„Tanz dich gesund"*

Der Titel dieses Buches verpflichtet uns zu Überlegungen:
Worin sehen wir den Schwerpunkt?
In   Tanz –
dich   –   oder
gesund   ?

Sollte die Eingangsstory von der tänzerischen Zugkraft des Kaspers Floritzel verstanden worden sein, erübrigen sich weitere Kommentare zu den drei Begriffen. Sie bilden für dieses Thema eine Einheit. Sobald die drei Wörter „Tanz dich gesund" ausgesprochen werden, spritzen spontane Regungen in verschiedenen Versionen hervor – von

Laien und Ahnungslosen:	gutmütiges Schmunzeln
Psychologiestudentinnen:	schallendes Lachen (wohlwollendes)
Kollegen vom Fachgebiet Rehabilitationspädagogik:	Gibt es das Buch noch? Wohl schon vergriffen!
Kollegen Tanzpädagogen:	Vielleicht ist etwas zu lernen. Wann erscheint es?
weitläufigen Familienangehörigen:	Na, die hat sich wieder etwas Absurdes vorgenom-

	men. Die kann's nicht lassen mit der Tanzheilerei! Zumutung!
einem Skeptiker:	Sehr gewagt, dieses Thema.
einem 2. Skeptiker:	Wann hört die Ulbrich endlich mit der Tanzerei auf?
Antwort (nonverbal, also im Stillen):	„Ich tanze mit dir in den Himmel hinein..."

Armer Skeptiker, wie sollte er seinen Traum, das Geschenk eines Tanzerlebnisses mit seiner einstmals bevorzugten Tänzerin, wahrmachen können? Nach einer langsamen Walzermelodie mit ihr im langen, schwebenden Ballkleid im weiten Saal dahinzuschmelzen. Noch dazu mit ihm, einem gutaussehenden elegant tanzenden Partner, in organisch geführten, phantasiereichen Kurven und Figuren, von Neidblicken ringsum begleitet! Diese Assoziation eines Jugenderlebnisses (Freud hätte seine Freud') animiert zu einer Parodie auf meine heutige Situation im Alter – „Ein Puppenspiel über ein Tanzleben": Die im Eigenbau entstandenen Puppen demonstrieren das Finale: Ein alter weißhaariger Herr (besagter und betagter Jugendfreund) in schwarzer Samtjacke und schwarzer Fliege, überreicht einer alten weißhaarigen Dame im schwarzen Spitzenkleid mit weißen Rüschenkräusel am Hals, eine langstielige rote Rose, die sie würdig verneigend aufnimmt. Der vorgesehene Handkuß für Madam ging daneben, weil beide konditionszittrig sind! Aber die Melodie „... in den siebenten Himmel der Liebe ..." verjüngt beide im Tanz, geschmeidig, in aufrechter Haltung, wachsend im Adagio ihrer zauberhaften Bewegung. (Die Jugend nimmt diese Wandlung staunend wahr.) Die begleitende zwingend dynamische Musik – eine Interpretation von „Ötte" (– Kennen Sie nicht? Es ist Otto Ludwig, von Jugend an bis heute Konzert-Pianist, der einzigartigste Tanzmusik-Interpret) entfacht das Wunder dieser Tanzwiedergabe, im schönsten Saal der Welt in Schloß Elmau. Dessen Reichtum ist die Schmucklosigkeit der klaren Deckenkonturen in Wölbungen und die Leuchter aus Kiefernholz im Jugendstil. Seine Schönheit ist die Weite des Raumes, die das „Sich-aus-tanzen-können" schenkt, der Ausblick auf Alpenwiesen und Bergwände. Sein Niveau sind die miteinander tanzenden Menschen dieser Begegnungsstätte. Seine Atmosphäre – die einfühlsame, virtuose Musikalität von Öttes Tanzmusik.[1] Das alte Puppenpaar hat sich längst verabschiedet. Das Leben und unsere Gedanken zum Buchtitel gehen den roten Faden aufnehmend weiter: Ich tanze mit dir in den Himmel hinein ... Welche Gesundheitsbejahung verbirgt diese irdisch harmlose Antwort in sich, voller Optimismus ins Traumland – ins Schwerelose zu entschweben ...

Die Erlebnisse bewirken Unterschiedliches: die Fähigkeit des Aufnehmens und Genießen-Könnens oder die Unfähigkeit für Wahrnehmung und Beachtung der natürlichen Ereignisse in der Umwelt.

„Wer nie tanzte und nie liebte, nie den Duft der Blumen suchte und nie beim Klang der Musik erbebte, ist kein Mensch, sondern ein Esel."

Dieses Sprichwort aus Arabien bewahrheitet einerseits diese Behauptung, andererseits haben wir keine Befugnis, unseren Tanz-Skeptiker zu maßregeln. Welche Ursachen motivieren ihn zur Skepsis? Ein Jugend-

---

[1] Die internationale Begegnungsstätte in Schloß Elmau bereitete den Weg der Autorin schon in jungen Jahren für ihre besondere Aufgeschlossenheit für die breite Palette des Tanzes und prägte ihre Entscheidung, Tanzpädagogin zu werden. Sie „inhalierte" hier den Geist von Johannes Müller, der ihr später die Berufung, den Tanz in der Medizin einzusetzen, schenkte.

trauma stempelte ihn zum Tanz-Feind. Seine spätere Freundin war eine leidenschaftliche Tänzerin und vermochte ihn nicht zum Mittanzen zu animieren. Sie heiratete – ohne Liebe – einen begabten Tänzer. Hier ist GOETHES Erkenntnis angebracht: „Ich weiß, wem du den Vorzug beim Tanzen gibst, dem, der mit Anmut tanzt und nicht dem, den du liebst." Diese Schockwirkung verpanzerte seine Abneigung gegen das Tanzen noch stärker. Wir verurteilen unseren Skeptiker nicht, vielleicht wird ihm bei einer Kur auch Tanz-Therapie als eine psycho-physische Behandlung verordnet.

2.1.3. Ein Tanztherapie-Auftakt

Er wird mit den anderen „Patienten-Leidensgefährten" in der Wartehalle sitzen, Kurausweis mit der Verordnung in der Hand. Er erträgt qualvolle Minuten. Zufällig hat ein Pressefotograf Erlaubnis, die Tanztherapie-Schnappschüsse *vor* der ersten Stunde einzufangen. Die Bilder geben untrügbaren Aufschluß von Mimik und Gestik. Die Männer: Einige mit stumpfem Mienenspiel, vor sich hinstarrend, andere flüstern sich etwas Witziges zu (Verlegenheitsmanöver). Die Frauen: Einige ältere schieben nervös ihre Kurkarte von einer Hand zur anderen (etwas ängstliches Verhalten), wagen kaum aufzusehen, die anderen rücken in Positur, wippen den Oberkörper nach oben, nesteln die Frisur zurecht und den Busen, schmeißen vielsagende Blicke. Es ist aus der Gestik ablesbar: Na, wann geht es denn endlich los mit den scharfen Sachen?
Die Tanztherapie-Schnappschüsse *während* der ersten Stunde sehen nun so aus: Türen auf! Stummes Hineingehen, zögerndes Vorlegen der Kurkarte, stammelnde Worte wie: „Ich glaube, es muß eine Verwechslung sein mit der Verordnung!"
„Schwester, ich kann gar nicht tanzen ...!"
„Gestatten Sie eine Frage? Mein Mann kann linksherum Walzer drehen, ich nicht. Werde ich es bei Ihnen kapieren?"
„Ach Fräulein, ich möchte endlich mal richtig Tango tanzen lernen."
Die verbale Einführung über Sinn und Wesen der Tanztherapie läßt die Teilnehmer nur gleichgültig hinhören. Der Aufforderung zur Kreisaufstellung folgen sie nur träge. Falls diese Methode des Beginnens angewendet werden sollte, ist eine andere Reaktion nicht zu erwarten (andere Wege siehe „Einstiegsmöglichkeiten" im Teil 4). Im Stundenverlauf entstehen die Eindrücke vom ersten Tanz:

Für die Lebensmutigen:	Positive Überraschung dieser Tanzart in der Gemeinschaft
Für die Nihilisten:	Bestätigung ihrer Einstellung.
Für die Skeptiker:	Angenehme Enttäuschung ihrer Überzeugungen, zumindest ein Aufhorchen und zugeneigtes Mitgehen.
Für die Kessen:	Ooch, so ein Kindergarten-Ringel-Reihen!
Für die besonderen Musik-Feinschmecker:	Empfindung eines Haut- und emotionalen Erlebnisses – wie Balsam-Ölung.

Nach dem zweiten Tanz setzt bereits ein allgemeiner Wandlungsprozeß ein, die Stimulans schwillt langsam zum Crescendo an: hier schnell noch einen beliebten Tanz einfügen, er erhöht den Abschluß. Applaus! Ausrufe folgen: „Was, schon Schluß? Wann dürfen wir wiederkommen? Können wir noch jemanden mitbringen?" Die Schnappschüsse *nach* der Tanztherapie zeigen nun folgende Bilder: Türen auf! Lachendes Hervorquellen von gelockerten Körpern der gelösten Menschen, heftiges Gestikulieren untereinander und sprudelnde Gespräche: „Hat Spaß gemacht – Hätten Sie auch nicht gedacht, daß es so'n schönes Tanzen gibt – Zur Hochzeit meiner Tochter bau ich gleich solch einen Tanz ein! – Mal so ganz anders! – Müßte öfters sein. – Na klar, auch zu Hause, in der Ambulanz oder von der Kultur organisiert."

Weiteres Nachwehen der ersten erfolgreichen Therapiestunde wird sichtbar: Die Bilddokumente schmücken bald die Informationstafel in den Durchgangs- und Aufenthaltshallen. Sie sind Blickfang für alle und werden von den dargestellten Teilnehmern und allen Passanten lachend aufgefangen, zumal die Kontrastwirkungen ein optimistisches Kolorit widerspiegeln. Sie entsprechen der Wahrheit eines Wandlungsvorgangs. Das „Bitte recht freundlich – lächeln" erübrigt sich von allein. Der Fotograf weiß, daß diese Aufmunterung zu einem fotogenen Erfolg führen soll, aber als Menschenkenner schießt er den Schnappschuß realitätsgerecht *vor*, *während* und *nach* der ersten Stunde. Sie kann mißstimmen, umstimmen, erheitern. Die meisten erlebten Wirkungen aus Kurbädern geben ausgesprochen lustbetonte Schilderungen – neben allen medizinisch fundierten Begründungen in Vorträgen, Zeitungen und Fachzeitschriften. Auch das Positive macht in der „Flüsterpropaganda" der Patienten von sich reden. Die Begeisterung steckt an, viele Patienten möchten an der Tanztherapie teilnehmen. Soll der Tanz eine spezifisch ausgerichtete Wirkung erhalten, muß er nach entsprechender ärztlicher Verordnung eingesetzt werden. Dafür sind Fachkräfte erforderlich. Jede Einrichtung wird zunächst nach ihren Möglichkeiten diese Therapie mit Hilfe des Tanzes durchführen.

Die *Tanz-Therapie* als solche ist als zielgerichtete und ergänzende Therapie zu verstehen. Eine klare Trennung von Tanz-*Therapie* und Tanz-*Geselligkeit* ist zu ziehen. Gibt es aber eine willkommene ärztliche Genehmigung, dann heißt die Parole: Gemeinschaft, Geselligkeit, Gesundheit – genügt. Freude! Wohl bekomm's!

2.2. Aus der Sicht der Nicht-Medizinerin

Eigenes Erleben führte mich zu der Erkenntnis, als Rheumakranke anderen Leidensgefährten zu helfen. Meine Kindheit und Jugend erlebte ich im erzgebirgischen Forsthaus. Im Kontakt zur Folklore der Dorfgemeinschaft wuchsen vielseitige musische Qualifizierungen. Die Berufsausbildung als Kindergärtnerin, Hortnerin, Jugendleiterin und Tanzpädagogin erbrachten Erfüllung zur Berufung. Die frühzeitige Erkrankung am Gelenkrheumatismus führte mich zu der Erkenntnis: Musik – Bewegung – Tanz – ein Phänomen! Ich empfand Linderung der Schmerzen und Lockerung der Gelenke. Diese Erfahrung übermittelte ich meinen Ärzten, welche mich in Spezialkrankenhäusern behandelten. Bereits mit 16 Jahren, noch während der Berufsausbildung, wurden mir folgende Bewegungseinschränkungen auferlegt: Schwimmverbot, Unterlassung solcher körperlichen Bewegungen wie Sport, Gymnastik, Tanz usw. Bei Befolgung aller dieser Maßnahmen wäre meine Berufsausübung und damit meine Berufung gescheitert. Aus der gegenteiligen Überzeugung „Bewegung tut Wunder" entstand mein Vorsatz, anderen in gleicher Weise Erkrankten den Genuß des Tanzens und den daraus resultierenden Erfolg zu vermitteln.

Aus meiner Sicht als Tanzpädagogin führte die Erkenntnis, Tanz könnte Therapie sein, zu einer Entwicklung. Diese wird nun im Vergleich zu den fünf Grundbewegungsformen des Tanzes vorgestellt. Zu diesen *Bewegungsformen* gehören: Gehen (Schreiten) – Laufen – Federn (Hüpfen) – Schwingen – Springen.

Gehen: Der erste Tanzschritt im zaghaften Gehen beginnt. Im Rheumatologischen Fachkrankenhaus Mahlow bei Berlin war ich 1961 ein Vierteljahr als Patientin zur wiederholten Behandlung aufgenommen. Zur natürlichen „Wasser-Wickel-Wechselbäder-Therapie" in diesem wunderschön gelegenen Klinik-Sanatorium gehörten auch Bewegungssport und Hockergymnastik. Als Patientin unterbreitete ich den Ärzten, Masseuren und Physiotherapeuten den Vorschlag, eine Art Sitz-Tanz-Therapie nach Musik zur Ergänzung aufzunehmen.

Die Leitung für diese praktischen Übungen wurde mir anvertraut. Daraus ergaben sich weitere Anregungen für tänzerische Bewegungsformen. Auf der einladenden Terasse der Frauenstation fanden die ersten Versuche statt. Die Patientinnen, welche aufstehen und sich ohne Unterstützung bewegen konnten, waren die aktiven Teilnehmer unter Aufsicht des medizinischen Personals. Nach Musik von Schallplatten mit flotten Mixer-Melodien bewegten sich die Frauen zu zweit nebeneinander auf der Kreislinie. Einfache Formen, wie rechte oder linke Hand reichen, sich umgehen, im Kreis durchfassen, zur Mitte gehen und zurück brachten viel Spaß. Die nächste Tanzform war etwas schwieriger: Eine Gegenüberstellung der Partner mit gegenseitigem Grüßen nach rechts und nach links und danach mit Nachstellschritten weitertanzen. Dann kam der Zuruf: „Partnerwechsel". Es wurde deutlich, daß die einzelnen Teilnehmer ihre eigenen „Gebrechen" nicht mehr so wichtig nahmen, weil sie selbst Verantwortung für die ihnen Entgegenkommenden übernommen hatten, deren körperliche Verfassung vielleicht viel schwieriger war. Einige Frauen, die am Rande saßen oder auf Krücken gelehnt dem fröhlichen Tanztreiben zusahen, gesellten sich nach einer kurzen Pause bei der neuen Tanzerklärung freiwillig dazu. Wir erlebten, daß zwei Frauen ihre Gehstützen zur Seite stellten, um nun trotz ihrer behinderten Verfassung einfach mitzutanzen. Über eine dritte Patientin gab es besondere Verwunderung: Sie hatte sich immer als die „bedauernswerteste Kranke" mit ihren rheumatischen Beschwerden bezeichnet, sich in ihrer schweren körperlichen Fülle bei Übungen der Gangarten auf dem Stationsflur auf die sie führende zarte Physiotherapeutin gestützt. Sie ließ sich mehr schleifen, versagte beim Aufbringen der eigenen Energie, war völlig willenlos. Jetzt – nicht zu fassen – tanzte sie ohne Aufforderung in den Partnerwechseltänzen mit, lachte und scherzte mit den anderen. Die Ärzte stellten an mich die Frage: „Sind Sie eine Zauberin? Was geschieht hier an unerwarteten Eindrücken?" Meine Antwort war: „Es ist nur das Phänomen Musik und Bewegung." Die Tanzversuche wurden wiederholt, meist mit gleicher Resonanz. Die Reaktion der Männer von der unteren Station ließ nicht lange auf sich warten: Ich erhielt eines Tages einen wunderschönen Herbstblumenstrauß mit einem Gedicht des Inhaltes: „Wieso nur Tanz für die Frauen...?" Auch die Männer erwarteten diese Tanztherapie im Zuge der Gerechtigkeit. Der Chefarzt gab seine Zustimmung. Zweimal wöchentlich wurde im Gymnastikraum Tanz in dieser begonnenen Form unter dem prüfenden Blick medizinischer Aufsicht für Frauen und Männer gemeinsam durchgeführt. Die Physiotherapeuten und Masseure erhielten nun für einfache Tanzformen eine Anleitung. Ein „Tanz-Plan" zur Anwendung entsprechend der Indikationen wurde gemeinsam entwickelt.

Die Reaktionen der Patienten ließen vor allem auf eine psychische Belebung schließen. Sie äußerte sich als Freude auf die Therapie durch Tanz, Spaß am Miteinander, am Kranksein vergessen können, während der Bewegung kaum noch Schmerzen spürend. Die Patienten sagten uns: „Ich wußte nicht, daß ich überhaupt tanzen kann. Von Kindheit an rheumakrank, kam der Tanz nicht in Erwägung, man fühlte sich immer abseits von dieser Fröhlichkeit." Oder der Ausspruch eines 50jährigen Mannes: „Ich weiß, daß ich nun wieder mit meiner Frau ausgehen werde, die so gern tanzt. Ich habe mir es nicht mehr zugetraut. Es ist bestimmt das beste Geschenk, das ich ihr mitbringe." Eine 40jährige Frau äußerte sich so: „Mein Mann wird Augen machen, wenn ich ihn überrasche und sage, daß ich auf einmal Lust zum Tanzen habe. Er ist ein leidenschaftlicher Walzertänzer." Die spontane Reaktion eines jungen Abiturienten hörten wir so: „Ich bin sehr dankbar, daß Sie mich zum Mittanzen animiert haben. Ich habe den Mut gefunden, in Zukunft ein Mädchen zum Tanz aufzufordern. Meiner versteiften Wirbelsäule wegen habe ich mich bei Tanzveranstaltungen zurückgezogen. Ich habe hier durch den Tanz mein Selbstbewußtsein wiedergefunden." Abschließend noch der Bericht über „Unser Klärchen": Sie war mit 28 Jahren „über Nacht" an Morbus Bechterew erkrankt und mußte jahrelang vom Fenster aus bei fröhlichen und festlichen Höhepunkten auf dem Bauernhof zusehen, ohne mit einbezogen zu werden. Als „unnützes Familienmitglied" wurde sie damals vom Hofe ihres Mannes und dessen Eltern verwiesen. Sie war auf die Hilfe ihrer berufstätigen Schwester und deren Nachbarschaft angewiesen. Hier im Kliniksanatorium Mahlow fand sie, nun weit über 50, in dieser tanzenden Gemeinschaft selbstverständliche Aufnahme. Klärchen wurde im Rollstuhl gefahren, konnte aber auch auf Station herumlaufen. Ihrer so liebenswerten Art zu Ehren und ihrer Kondition angepaßt entstanden Tanzformen im langsamen Tempo, mit Fortbewegung und Partnerwechsel. Die Patientin lebte auf, mit strahlenden Augen versicherte sie allen Teilnehmern und den Ärzten, daß das Leben für sie einen neuen frohen Inhalt gewonnen habe. Glücklich darüber ließ sie sich Material besorgen und fertigte die wunderschönsten Handarbeiten an. Der Wunsch, die Melodien der Tänze in ihrem Zimmer zu hören, wurde ihr erfüllt. Tanzmusikplatten wurden ihr nach Hause geschickt. So konnte sie den Mahlower Tanz nacherleben.

Den Bericht über meine ersten Erfahrungen möchte ich mit folgendem Beispiel abrunden: Stundenbild eines eigenen Erlebnisses im Beruf.
Bei einer Weiterbildungswoche für Musik- und Bewegung mit Lehrern, Kindergärtnerinnen und Hortnerinnen wurde ich als Dozentin für meine Arbeit eingeladen. Nach einem sehr heiteren Improvisationsspiel („Rumpelstilzchen") mit rhythmisch-musikalischen Elementen kam es nun mit allen zum geselligen Tanzen in einer eiskalten Turnhalle. Die Tanzpädagogin Christel ULBRICH konnte angeblich nicht tanzen, weil sie wegen schwerer rheumatischer Schmerzen von der Hüfte bis zum Fußknöchel mit dem rechten Bein nicht auftreten konnte. Aber die Tanzschritte der Teilnehmer mißfielen ihr so sehr, daß sie den Pelzmantel auf die Bank warf, um die Schritte etwas präziser zu zeigen. Sie stand mitten in den Reihen und Kreisen, bewegte sich mit, um sich selbst zu erwärmen und die anderen mit Temperament anzufeuern. Zwei Stunden non stop! Als sie die Turnhalle verließ, hielt sie ein Selbstgespräch: „War ich nicht mit einem schmerzenden, nachschleifenden Bein hereingekommen? Keine Selbsttäuschung sondern erlebte Wirkung. Die Schmerzen kaum zu spüren, der Gang hat sich normalisiert. Durch Tanz ein Bein vom Schmerz befreit." Dieses Beispiel ist

natürlich eine *Kann*-Variante, dem Tanz eine derartig verblüffende Wirkung zu verdanken.

Daraus resultieren *Überlegungen:* Es kann infolge einseitiger Belastung durch ausdauerndes Training (z. B. der Mazurka) zu Ermüdung und Schmerzen als Zeichen der Aktivierung der Gelenkentzündung kommen. Dagegen können gesellige Tänze im Wechselspiel von Spannung und Entspannung Linderung der Schmerzen, Munterkeit sowie fröhliche Aufgeschlossenheit bringen.
Deshalb Vorsicht bei Entzündungen, Ischialgien u. ä., keine selbständigen Gewaltkuren einsetzen und nur die Arztvorschriften beachten!

Laufen: Non stop, laufendes Crescendo in andere Einrichtungen, infolge einer Ärzte-Tagung im Kliniksanatorium Mahlow.
Ich fühlte mich verpflichtet, meine Kenntnisse durch das Studium wissenschaftlicher Literatur und die Teilnahme an Konferenzen und den Erfahrungsaustausch mit Fachkollegen zu fundieren. Ich wurde aus diesen Gründen Mitglied der ehemaligen „Gesellschaft für Rehabilitation in der DDR" und der AG Musiktherapie der Sektion Musik, Bewegung, Gestaltung der „Gesellschaft für Ärztliche Psychotherapie".

Federn – Hüpfen: Der Kongreß tanzt. Zu einer „Gemeinschaftstagung deutscher und tschechoslowakischer Rheumatologen mit internationaler Beteiligung" in Bad Elster (1967) sollten geschulte Physiotherapeuten Tanzdemonstrationen mit gehbehinderten Patienten vorführen. Um die notwendige Aufmerksamkeit zu erwecken, wurden alle Tagungsteilnehmer zu einer Polonaise aufgefordert. Der riesige Saal war für diese geschrittenen Raumornamente wie geschaffen. Im Anschluß daran hüpften alle in drei konzentrischen Kreisen zum ungarischen Volkstanz „Hoida".

Dieser lebhafte Bewegungsspaß schenkte allen Beteiligten das besondere Verständnis für das therapeutische Tanzen mit den schwer gehbehinderten Patienten. Der damals bekannte Modetanz „Letkiss" erhielt eine Abwandlung, um die Belastung der Füße zu vermindern. Die Patienten hatten berechtigt das Gefühl, wir können modern tanzen und sind nicht von geselligen Tanzereignissen ausgeschlossen. Die Fragen der Chefärzte: „Wann führen Sie in unserer Einrichtung entsprechende Lehrgänge durch?" „federn" durch den Saal und bringen den Terminkalender der Inspiratorin ins Hüpfen und Galoppieren.

Schwingen: Heraus aus formalen Grenzen.
Berechtigte skeptische Bedenken von medizinischen Fachkräften über dieses „Tanzen mit festgelegten Formen – stark leiterzentriert" führen zu neuen Beweggründen meiner Aufgaben. Sie geben Anstoß zur Erweiterung der bisherigen Palette. Tastende Vorstellungen erhalten konkret fundierte Pläne. Die therapeutischen Zielstellungen schwingen sich in Einrichtungen mit anderen medizinischen Aufgaben ein. Sie entsprechen der Bitte, mit rhythmisch-musikalischen Elementen die Arbeit mit geschädigten Kindern und Jugendlichen zu bereichern. Das Geschenk „Mit-tanzen-können" wird für sie möglich. (s. auch BRÜCKNER/MEDERACKE/ULBRICH, 1991)

Springen: Rhythmus steckt an.
Physiotherapeuten, Ärzte, Psychologen, Pädagogen und Sonderpädagogen, Mitarbeiter bei geschädigten Kindern und Jugendlichen sowie in der Geriatrie, Krankenschwestern und Sportpädagogen in medizinischen Einrichtungen „Springen vor Freude" über eine Einladung zu Grund – und Aufbaulehrgängen mit der Thematik: „Tanztherapie – eine Form der aktiven Gruppentherapie". Meine Feststellung war, daß sich bisweilen die Tänze mit vorgegebenen Formen und

Figuren mehr und mehr zu einem gesellig-unterhaltenden Charakter verselbständigt hatten. Die freien Tanzbewegungen im Ausdruck der nonverbalen Körpersprache, *in Kontaktübungen zu mir (ich), zum Partner (du) und zur Gruppe (wir) sollten nun mehr an Wert gewinnen.* In den Lehrgängen werden den Teilnehmern eine praktische Anleitung und die Grundelemente des tänzerischen Könnens vermittelt. Die Möglichkeit des Selbsterfahrens schafft die Motivation für das Umsetzen in der eigenen Arbeit. Das Verständnis, mit Hilfe von tänzerischen Mitteln die physische und psychische Gesundheit des Menschen wieder herzustellen, wird geweckt. Diese Lehrgänge gab es seit 1967 an den Bezirksakademien des Gesundheitswesens und von 1986 an in den ehemaligen „Gesellschaften für Rehabilitation in der DDR" und „für Physiotherapie der DDR".

2.3. „Ein" Wort an die Kollegen Therapeuten und Lehrer

Im folgenden soll der Tanz in seiner Beziehung zur Therapie und zur Förderung dargestellt werden.

Tanz als Zuordnung in das sonstige Arbeitsprogramm: Sollte infolge von Qualifizierungsmöglichkeiten noch zusätzlich Tanz im Therapieprogramm zuerkannt werden, erweitert sich das Spektrum der Aufgaben. Bevor wir ihn therapeutisch aufnehmen, wollen wir uns mit dem Begriff auseinandersetzen.

Definition: Lassen wir nur eine der vielen Definitionen von großen Interpreten sprechen: v. LABAN (1920): „Tanz erfordert Überwindung der Trägheit. Er schmeichelt also einem der Grundinstinkte des Menschen keineswegs. Tanz bringt aber auch Befreiung, und ich persönlich glaube, daß der Mensch die Schwelle überschritten hat, an der die Trägheit über den Freiheits- oder Leichtewunsch überwiegt. Nicht überall in jedem Einzelnen, aber in der Mehrzahl der Menschen lebt Tanz – Tanz der erweckt werden will."

Tanz als Phänomen: Musik und Bewegung erwecken den Tanz, dieser bewirkt Bewegung für den Menschen in seiner Ganzheit, für „Körper-Geist-Seele"(Holismus). Der Tanz regt nicht nur zur körperlichen Bewegung, sondern auch zum inneren Bewegtsein an. Das Erkennen dieses Wertes befugt, den Tanz der Therapie zuzuführen. Die Zielstellung erhält beispielsweise den Schwerpunkt, den Schulterbereich zu bewegen. Mit Hilfe der tänzerischen Elemente setzt eine Lockerung der Spannungen ein. In den verbalen und körperlichen Äußerungen des Behandelten ist auch die innere Entspannung ablesbar.

Tanz als Behandlungsmittel: Therapie heißt Behandlung. Der Tanz ist unser Behandlungsmittel und richtet sich nach den physischen und psychischen Voraussetzungen der Patienten. Der Therapeut weiß dieses Arbeitsmittel nach der Zielstellung einzusetzen. Er ist jederzeit für alle Hinweise einer neuen Entwicklung dankbar. Gedanken über die unterschiedlichen Wirkungen des Tanzes gibt es nicht erst in jüngster Vergangenheit. Während ihrer Jenaer Zeit beschäftigten sich GOETHE und SCHILLER mit dem Problem „Nutzen und Schaden der wahren Kunst" (DIEM, 1948) und so auch mit dem „Dilettantismus im Tanz". Für das Laienschaffen stellen sie vor (auch zu berücksichtigen für den heutigen Therapeuten, Anm. der Autorin):

„Grundgesetze für den Tanz
– Nutzen – Ausbildung des Körpers
– Schaden – Falsche Bildung des Körpers
– Nutzen – Gesellschaftigkeit mit Lebhaftigkeit

- Schaden – Unmäßigkeit und wildes Vergnügen
- Nutzen – Gelenkigkeit schöner Bewegungen, Gefühl und Ausübung des Rhythmus durch alle Bewegungen. Geregeltes Gefühl der Froheit. Körperliche Fertigkeiten, musikalische Körperstimmung, Maß der Bewegungen zwischen Überfluß und Sparsamkeit.
- Schaden – Zerbrochenheit der Glieder und Affektion. Steifigkeit und Pedanterrey. Zerflossenes schlaffes Wesen."

Tanz als ergänzende Therapie: Die Tanztherapie erlangt ihren Stellenwert als Ergänzung zu anderen Therapieformen, gleich ob sie mit rhythmischen oder tänzerisch-kreativen Bewegungen durchgeführt wird oder nach dem Regelwerk der geselligen Tänze. Der Therapeut bereitet sie entsprechend der Zielstellung vor und nutzt den passenden methodischen Zugang.

Tanz als Durchdringung: Tanzfachkräfte bringen die tänzerischen Voraussetzungen mit, Physiotherapeuten die medizinischen Forderungen. Rehabilitationspädagogen haben ihre spezifischen persönlichkeitsbildenden Ziele zu berücksichtigen. Die Sicherheit der Anwendung kann im gegenseitigen Verstehen und voneinander Lernen garantiert werden. Auf diese Weise wird das Entstehen von Dilettantismus, z. B. für die Interpretation von Tänzen, vermieden. Die gleichen Voraussetzungen gelten auch für den Einsatz von tänzerischen Elementen aus dem Bereich der Rhythmik und dem der schöpferischen Kräfte der Improvisation. Die Gruppenleiter verschiedener Aufgabenbereiche stehen während der Lehrgänge, Tagungen und bei Begegnungen in „Werkstätten" im Erfahrungsaustausch. Tänze werden angeboten, die dabei zu bedenkenden Wirkungen von ausgebildeten Therapeuten kritisch kontrolliert. Die Pädagogen betrachten diese Tänze nach ihren erzieherischen Vorstellungen, wobei Pädagogik und Therapie oft ineinander übergehen.

Tanz mit unterschiedlicher Methodik: Gesellige Tänze und Volkstänze erfordern leiterzentriertes und direktives Vorgeben. Die Improvisation hingegen ermöglicht, sich freier zum Selbstausdruck zu entfalten, mitunter nur dadurch, daß der Leiter mit Impulsen anregt. Seine Aktivität zeigt sich im „passiven Verhalten". Sein „inneres Mitgehen" spornt nonverbal zur Aufgeschlossenheit der Beteiligten an. Er wird die Entwicklung eines dynamischen Prozesses der Gruppe überlassen, helfend nur sparsam verbale Hinweise einstreuen … Bei Lernbehinderten und Geistigbehinderten sind Vorgaben für Nachahmungen oft unerläßlich. Die Inspiration zur Bewegung kann dadurch entwickelt werden.

Tanztherapeut als Universalgenie: Er kann durchaus diesen Fähigkeitsrang anstreben! Wichtig ist, daß er im Engagement, in der Einsatzfreude mit dem Herzen dabei ist. Diese Grundeinstellung mixen wir mit Humor, Wissen, Können und Sicherheit. Diese Mixtura wird mit Fingerspitzengefühl *über*-tragen und nicht *auf*-getragen!

Tanz als Idealform für den Therapeuten: Wir stellen sie uns für diese Aufgabe zusammen. Mit Hilfe Ihrer Fantasie gelingt das Meisterstück vortrefflich. Der pädagogisch-moralische Zeigefinger ist völlig fehl am Platze, da bereits alle Tugenden der „Terpsichore" ähneln. Ein Vergleich zu den eigenen Fähigkeiten ist jederzeit erlaubt, erwünscht und ratsam, Ergänzungen sind willkommen.

Tanz als Demonstration der guten Eigenschaften: Lassen wir alle bereits oben genannten und weitere positiven Voraussetzungen aufmarschieren oder besser, sich in tänzerischer Gestik präsentieren! Welche Ratschläge entnehmen wir zwischen den Zeilen? Fühlen Sie sich angesprochen, animiert oder inspiriert? Zuerst die *Körperbeherrschung* in Anmut und Grazie. Moment, was will denn plötzlich die gestellte *Pose* dazwischen? *Damit* imponieren wollen? Wem? Etwa den Patienten? – Sie erschrecken im Glauben, diese unnatürliche Konstruktion sei als Tanzvorbild zu betrachten. Doch da erscheinen nochmals die *natürlichen Bewegungen* im Einklang mit *Harmonie* und *Ausgewogenheit*, im ästhetischen Genuß für den Betrachter. Es zeigen sich das *Ganzkörperliche Nachvollziehen* von Musik und Bewegung als Einheit, das *Ausbalancieren* im Ursprung von und im Zurückfinden zum Zentrum des Körpers, das „Sich-der-Mitte-bewußt-Werden" (SCHOOP, 1981). Es folgen das Verstehen und Beherrschen der Mittel der *Körpersprache* und *des -ausdruckes*: Der Therapeut kann sich nur mit Gefühlen identifizieren, die er selbst nachzuvollziehen in der Lage ist. Seine Fähigkeit zur *Gestaltung* von *Improvisationen* wird deutlich. Wir sehen das Darstellen- und Erleben-Können von *Spannung* und *Entspannung*, das Gefühl für den *Raum* und die *Raumorientierung* und die Fähigkeit, Raumwege zu erschließen.

Und nun reihen sich noch andere Eigenschaften aneinander: das Interesse an der *Fachliteratur*,
das Bemühen um Kenntnisse der *tanzgeschichtlichen* und *tanztherapeutischen Entwicklung*,
künstlerische, rhythmisch-musikalische Fähigkeiten,
Notenkenntnisse
ein *Melodie-Instrument* spielen können,
Erfahrungen mit dem *Instrumentarium* von C. ORFF,
Beherrschung von *tänzerischen Grundelementen*, wie Gang- und Schrittarten, Fassungen, Haltungen,
das Verstehen eines „*Tanzschlüssels*",
Arbeit mit der *Tanzbeschreibung*,
die Fähigkeit, einfache *Tanzformen* entwickeln zu können,
das *Beherrschen* der *Tänze* (mit Musik, Einsätzen und Vorspiel) und die *manuelle Geschicklichkeit* zur *Herstellung* von *Requisiten* und einfachen *Kostümen*.

Die Ideal-Gestalt betrachtet sich nun mit all den Wesenszügen selbstkritisch im Spiegel und stellt fest, daß ihr doch etwas Wichtiges fehle: Die *Hinwendung* zu den ihr anvertrauten Menschen. Und also schreitet sie zur *Behandlung*.

Wir bemerken nun weitere Eigenschaften: die *Toleranz, gütiges Verstehen* und *Hilfsbereitschaft* für Schwache und Geschädigte, ebenso wie für Teilnehmer mit ungeschickt wirkenden Bewegungen oder fehlendem rhythmischen Empfinden, *Korrekturen* werden nicht persönlich vorgenommen, sondern im allgemeinen Erklären oder Wiederholen mit allen, „geschickte" Partner werden den anderen zur Hilfe unauffällig zugesteuert, *Hilfe* in der Überwindung von Trägheit und Hemmungen wird angeboten und vorlaute und störende Teilnehmer werden *freundlich* und *kategorisch* beruhigt. Wichtig ist weiterhin, die *psychischen Regungen* der Beteiligten aus deren *Körpersprache* ablesen zu können. Sie lassen sich nicht ausklammern und schwingen als Skepsis, Ablehnung, Kummer oder Verzweiflung mit. Verbale Äußerungen der Patienten können allein durch das *Zuhören mitgetragen* werden, oft helfen auch eine *Ermutigung* oder *Trost*. Es erweist sich als eine gute Möglichkeit, wenn ein Psychologe an der Tanztherapie aktiv teilnehmen kann. Verhaltensbeobachtungen sind möglich, und er erfährt aus erster Hand von den Schwierigkeiten der Patienten. Eine gemeinsame Betreuung mit physio- und psychotherapeutischen Mitteln und Methoden kann so angebahnt werden. WILDA-KIESEL (1987) drückt das Verhalten des Therapeuten mit den Worten „Aktion – Beobachtung – Reaktion" aus. „Bei allen fachtechnischen Fertigkeiten, die Sie mittels Ihrer Befähigung und des Talents erlangen können, vergessen Sie nicht die *eigene Ausstrahlung*. Die Teilnehmer brauchen Ihr Vorbild hinsichtlich der Haltung und Bewegungen, aber auch als aufgeschlossener, zugewandter, fröhlicher Mensch. Aufregung, Verstimmtheit und Verkrampfung sind ablesbar und spürbar. Sie sollen nicht auf die anderen übertragen werden." Das wird nicht immer und vollständig gelingen – diese Aufgabe ist aber auch nicht unlösbar: „Tief Luft holen" und das Bewußtsein, „alle freuen sich auf diese Stunde. Die, die Sie ihnen schenken können", stellen bereits eine gewisse Hilfe dar. Wichtige Hinweise zu diesem Problem finden wir bei Trudi Schoop. Sie schreibt: „(Ich glaube), wir sollten uns unserer eigenen Schwierigkeiten und Unzulänglichkeiten bewußt werden und daran arbeiten. Wenn wir uns ehrlich darüber Klarheit verschafft haben, werden sie unsere Arbeit nicht mehr negativ beeinflussen. Im Gegenteil, das Wissen um unsere eigenen Schwierigkeiten erleichtert uns das Verständnis für die Schwierigkeiten anderer." (Schoop, 1978)

Alle diese körperlichen, geistigen und emotionalen Auszeichnungen eines Tanztherapeuten fließen immer wieder in die Erkenntnis des Ganzheitsprinzips ein: *Körper – Geist – Seele* (Holismus) gehören untrennbar zusammen.

„Wer einen Unterschied von Leib und Seele macht, hat keins von beiden."

(Oskar Wilde)

Tanz-Call, der Zuruf mit der Stimme: Zum festen Handwerkszeug eines Tanztherapeuten gehört die Stimme. Die Beine können versagen und zwingen uns, im Sitzen zu unterrichten, das ist in der Tanztherapie möglich. Ein echtes Problem entsteht dann, wenn die Stimme versagt oder nicht „trägt". Die Tanzerklärung und der Ablauf sind von der Stimme abhängig. Der *Call*, der Zuruf, muß kurz, präzise und vor allem rhythmisch gesprochen werden. Halten Sie beim Tanzdurchlauf kein Referat über die Bewegung des rechten Fußes und des linken Armes, die Musik hat keine Geduld, sie läuft in ihrem Tempo, ihrem Metrum, ihrem Rhythmus erbarmungslos weiter. Die Aufgabe besteht darin, sich diesen Bedingungen anzupassen, die Anweisungen am Ende des Vorspieles für den Tanzbeginn und *vor* jedem Figurenwechsel zu geben. Es wird z. B. nur „rechts – links", „geradeaus", „Dos-à-dos" oder „Drehung" gerufen. Diese rhythmischen Rufe auch in die Melodiepause – zack – hineingeben. Die Call-Sprache paßt sich natürlich dem Tempo der Musik an. Der Call wird eingestellt, sobald sich der Tanz im Selbstlauf befindet, d. h., er wird nur dann gerufen, wenn sich an einer Stelle eine Unsicherheit ergeben sollte. Bei großer Teilnehmerzahl im weiten oder sehr hohen Saal sollte ein Mikrophon genutzt werden. Hierbei ist eine gute Aussteuerung der Lautstärke wichtig. Die Anweisungen sollten ebenso knapp wie markant gegeben werden. Die Stimme darf nicht schrill oder schreiend wirken, aber sie sollte die Musik angenehm beim Tanzablauf übertönen. Die Raumatmosphäre „callt", die Musik „callt", die Tanzenden „callen" innerlich selbst mit (vom Gedächtniskästchen bis zur Fußzehe).

2.3.1. Tanz-Teilnahme nach Verordnung

Sind die Voraussetzungen mit Therapeuten, räumlicher und zeitlicher Planung in der jeweiligen Einrichtung gegeben, steht der Verordnung der Tanztherapie nichts mehr im Wege. In diesem Buch sind die Ansichten von Chefärzten aus dem Kur- und Bäderwesen aufgeführt. Der Tanz als eine Form der aktiven Gruppentherapie für Patienten mit den verschiedenen Erkrankungen findet seine Begründung.

Die Beispiele umfassen die Behandlung von Patienten mit
- degenerativen Erkrankungen des Bewegungsapparates und mit Weichteilrheumatismus,
- chronischen Herz-Kreislauf-Erkrankungen und
- Zustand nach Herzinfarkt.

Arzt, Therapeut und Psychologe haben miteinander die Durchführung nach folgenden Prinzipien festzulegen:

- Die Tanztherapie bildet eine ergänzende Therapieform.
- In welcher Verbindung steht sie zur Gymnastik? Zum Beispiel lassen sich gymnastische Bewegungsformen des Schwingens für die Vorbereitung der Tänze gut nutzen.
- Werden heterogene Gruppen zusammengestellt, aus Patienten mit unterschiedlichen Krankheitsbildern?
- Werden Gruppen nach der physischen Belastbarkeit geführt?
- Kann eine günstige Gruppengröße von 10 bis 20 Teilnehmern realisiert werden?
- Wie lange und wie oft wird die Therapie durchgeführt?
- Wird es offene oder geschlossene Gruppen geben?

Diese Fragen bilden nur einen Ausschnitt der Anforderungen in Vorbereitung der Tanztherapie. Spezielle Fragen ergeben sich noch aus den entsprechenden Fachgebieten (Innere Medizin, Pädiatrie, Geriatrie, Neurologie, Psychiatrie, Gynäkologie u.a.). Soweit wohltuende Erfolge (Schmerzlinderung, Lockerung von Spannungen, neue Lebensfreude, wiedergewonnenes Selbstvertrauen) nachweisbar sind, ist es ratsam, ihnen weiteres Tanzen in ambulanter Betreuung zu empfehlen. Dieser Wunsch läßt sich dort realisieren, wo *medizinische Einrichtungen in gemeinsamer Aktion mit Kulturorganisationen* für die Durchführung des geselligen Tanzes Sorge tragen, damit sich das Motto erfülle:

Tanz dich weiterhin gesund!

2.3.2 Tanz-Therapiestunde in Vorbereitung

Der Raum oder Sportsaal für die Tanztherapie sollte so eingerichtet sein, wie für die Gruppengymnastik. Gymnastikhocker und Liegematten gehören ebenso zum Inventar, wie Instrumente aus dem Klingenden Schlagwerk von C. ORFF sowie Tücher und andere Requisiten zur Improvisation. In seltenen Fällen steht ein *Musiker* mit Klavier zur Verfügung. Sollte es doch so sein, ist seine Position im Raum sehr wichtig. Er braucht Blickkontakt zu den Teilnehmern und zum Therapeuten.

In den meisten Fällen wird die Musik über *Wiedergabetechnik*, also Spulentonbandgeräte oder Kassettenrecorder eingespielt. Es empfiehlt sich, kleine Spulen oder Kassetten mit nur 1 bis 3 Titeln zu verwenden. So kann man relativ schnell wechseln und muß nicht so oft umspulen. Außerdem bleibt das sogenannte „Mutterband" in Reserve, und oft genutzte Aufnahmen können selbständig erneuert werden. In manchen Einrichtungen erscheinen die Teilnehmer in „normaler" *Kleidung* zur Tanztherapie. Es ist immer auf leichte Kleidung und Turnschuhe bzw. -schläppchen wertzulegen. Oft wird jedoch auch Gymnastikbekleidung vorgeschlagen, um rein äußerlich das therapeutische Anliegen zu betonen. Außerdem haben Therapeut und Teilnehmer eine bessere Kontrolle über die körperliche Haltung. So wird die Vorbereitung und Durchführung rhythmischer Bewegungen erleichtert. Nur die Gymnastikbekleidung ist für die improvisatorischen Kontaktübungen geeignet.

Wie tritt nun der *Therapeut* in Erscheinung? Im Kittel, im Tanzrock, mit legeren Mode-Look, mit Trainingsanzug? Auf alle Fälle mit Turnschläppchen und möglichst nicht im Abendkleid. Als günstig erweist sich, daß der Therapeut die Kleidung trägt, die er für die Patienten verlangt. Während eines Kur-Durchganges sollte ein Wechsel der Therapeuten möglichst vermieden werden.

Wird die Therapie von *einem Therapeuten* durchgeführt, hat sich folgendes für das Ausfüllen der „technischen Pausen" bewährt: Alle können sich ausruhen, im Stehen, Sitzen oder Liegen. Jeder Teilnehmer entscheidet das für sich selbst. Die Anregung zum ruhigen Gehen und bewußtem Atmen (am geöffneten Fenster) ist eine zweite Möglichkeit. Es kann auch die Aufgabe gestellt werden, einfache rhythmische Übungen, wie Klatschen, Stampfen im bestimmten Rhythmus oder Sich-grüssen oder Durcheinandergehen, in Vorbereitung des folgenden Tanzes auszuprobieren.

Wird die Therapie durch *zwei Therapeuten* durchgeführt, ist die abgestimmte Arbeitsweise günstig: Ein Therapeut führt die Gruppe (Demonstration der tänzerischen Bewegungen, Zeigen und Erklären, Üben und Korrigieren mit und in der Gruppe). Der zweite bedient die Technik, er kann auch Hilfestellungen geben, bei der Demonstration dabei sein oder einen fehlenden Tänzer ersetzen.

Die *Auswahl der Tänze* ist von zwei Gesichtspunkten abhängig:

– dem didaktischen Prinzip der Steigerung der Schwierigkeit im Verlaufe der Stunde und
– dem physischen Vermögen der Teilnehmer, welche in der Verordnung durch den Arzt bereits eingeschätzt sein muß.

Darin eingeschlossen ist die *Auswahl der Musik*. Sie gibt der Bewegung ein zusätzliches emotionales Kolorit. Die tänzerische Bewegung soll zweckerfüllt sein, die Musik kann jedoch befremden, Unbehagen bringen, unverstanden vorbeigleiten, aber auch die Begeisterung für die Tanzform erhöhen. Die Musikauswahl richtet sich nach der Gruppenzusammensetzung, speziell nach dem Alter. Sind überwiegend *Jugendliche* in der Gruppe, sollten ihre Bewegungs- und Musik-Gewohnheiten berücksichtigt, also mitreißende und zündend wirkende Mixer, Country- und Square-Dances ausgewählt werden. Von *Älteren*, junggebliebenen Mit-Tanzenden werden Melodien für Polka, Rheinländer und Evergreens, Walzer und Francaisen bevorzugt. Bei *gemischten Gruppen* kann eine geschickte Auswahl getroffen werden, verbunden mit der erklärenden Bitte, das Verständnis für die unumgänglichen Bevorzugungen aufzubringen. Die Erfahrung lehrt, daß alle Teilnehmer große Aufgeschlossenheit für die *Volkstanzmelodien* zeigen. Damit werden gesunde Empfindungen für die deutschen Volkstänze erweckt, und gleichzeitig wird die Aufgabe der Pflege des kulturellen Erbes erfüllt. Ebenso großes Interesse besteht am Kennenlernen der internationalen Folklore. Junge Menschen sind für historische Musik und alte Tänze aus der Renaissance- und Barockzeit sehr zugänglich.

„Die Musik ist als die universelle Sprache der Menschheit zu bezeichnen, durch welche das menschliche Gefühl sich allen Herzen in gleich verständlicher Weise mitteilen kann."
(Franz LISZT)

Daher ist die zusätzliche Bitte zu beachten: Ihre Lieblingsmelodie, Ihr beliebtester Tanz entspricht nicht immer dem Geschmack der Gruppenteilnehmer. Es sei denn, er wird derart überzeugend interpretiert, daß er die letzte Abneigung dieses Angebotes in freudige Zustimmung verwandelt.

„Um Entscheidungen treffen zu können, muß man nicht Himmel und Erde in Bewegung setzen, sondern nur sich selbst."

(André BRIE, 1983)
(... und damit die Patienten!, Anm. d. Autorin)

2.3.3. Tanz-Therapiestunde im Aufbau

Eine Therapiestunde gliedert sich in drei Teile:

a) *Der Auftakt*
Der Einstieg für die erste Stunde ist nicht immer leicht. Wir packen diese Situation mit Fröhlichkeit an. Freundliche Erklärungen über Wert und Sinn dieser etwas ungewöhnlichen und relativ jungen Therapieform werden in kurzen Worten gegeben. Zum Auftakt für das freie Gehen im Raum erklingt eine Mixer-Musik. Die Reaktionen bestehen gewöhnlich aus Hemmungen. Deshalb mischt sich der Therapeut als „Teilnehmer" unter das zaghafte „In-Gang-Kommen" und ermuntert zu forscheren Bewegungen, zum Blickkontakt und schließlich zur Begrüßung der sich Begegnenden. Es wird spürbar, es rhythmisiert etwas im Raum: Verlegenheiten gleiten ab, Leben beginnt, Lächeln schenkt andere Atmosphäre. Spontane Zurufe, wie: „Einem Partner die rechte Hand reichen, einander ansehen und dabei umtanzen!", „Links ebenso!", „Beide Hände reichen und sich miteinander am Platz drehen – das ist der Paarkreis!" fordern spielerisch zur Bewegung auf. Nun folgt die nächste Aufgabe: „Neuen Partner suchen und rechts einhaken!". Was geschieht häufig? Die meisten haken sich nebeneinander ein zum Promenieren. Der Therapeut zeigt das Einhaken und gibt Gelegenheit zum Ausprobieren.
Der rasche Wechsel bringt immer Heiterkeit hervor. Aus dem einfachen Reaktionsspiel läßt sich die Stunde weiterentwickeln, „Vom Ich zum Wir". Die Paare gehen nun in Promenadenfassung, querfeldein durch den Raum, wie auf dem Marktplatz oder im Kurpark. Auf Zuruf soll nun mit einem entgegenkommenden Paar ein Viererkreis gebildet werden. Was ist das? Vier Tanzfreudige schließen einen Kreis, jawohl einen richtigen Ringelkreis. Dieser bewegt sich nach der Musik auf der Stelle nach links herum, im Uhrzeigersinn oder mitsonnen genannt. Die rhythmischen Bewegungen der Teilnehmer werden durch lustige Zurufe des Therapeuten unterstützt, z. B.:

Dadudel,	dadudel,	dadudel,	dadudel,
1	2	3	4
dadudel,	dadudel,	dadudel,	dada.
5	6	7	8.

Das kommt genau mit acht Zählzeiten hin. Dann den Kreis mit Richtungswechsel wenden lassen, einige beginnen schon mit Hüpfschritten zu tanzen. Es folgt ein neuer Zuruf: „Die beiden „oberen" Kreise bilden einen Achterkreis, ebenso die anderen Kreise!" Dann: „Es bilden sich nur noch zwei Kreise im Raum!" Auch diese mit Richtungswechsel und nun als Abschluß bewegt sich ein einziger geschlossener Kreis, von einigen Enthusiasten in eine bestimmte Richtung geführt. Der Bewegungsfluß reißt nicht ab. Der Therapeut führt ihn mit 4 Schritten zur Mitte und ebenso rückwärts zum Platz. Nun wechseln verschiedene federnde Fuß- und Knieübungen, Armschwünge vor und zurück, kreisende Bewegungen usw. Damit wäre eine Körper- und Atmosphären-Erwärmung, eine freudige Einstimmung, eine mühelose Aufstellung zum geschlossenen Kreis, zu Paaren nebeneinander erreicht. Der Auftakt zu den nachfolgenden Therapiestunden wird variiert (Beispiele s. bei „Mixer", „Tanzspiele", „Einfache Modelltanzformen" im Teil 4). Dieser sehr beschwingte Auftakt kann nicht immer gewählt werden. Je nach Zielstellung können oder müssen auch ruhige Tanzformen den Reigen eröffnen. Das methodische Vorgehen zum Auftakt wird in Tabelle 1 zusammengefaßt (vgl. RICK, 1987)

Tabelle 1 Die Gestaltung des Auftaktes

Voraussetzungen der Gruppe:	Raumwahrnehmung, Raumerschließung, Raumorientierung		
Zielstellungen:	– Entwicklung des Körpergefühls – Entwicklung der Kontaktfreudigkeit – tänzerische Form: Kreisaufstellung – sozialer Bezug: Individuum wird zur Gemeinschaft geführt		
Musik:	mit Aufforderungscharakter zum Einstieg und für Freude an der Bewegung, sehr beschwingtes Tempo		
Aufforderung/Ausführung	Partnerschaftsmodalitäten A-aufeinander zu B-voneinander weg C-miteinander D-gegeneinander	Strukturierungsgrad A-unstrukturiert B-teilstrukturiert C-strukturiert	Rahmen A-räumlich B-körperlich C-leistungsfordernd
I. EINSTIMMUNG 1. Jeder bewegt sich nach der Musik frei im Raum, ohne an andere anzustoßen	(eigene Entscheidung für Bewegungsart) Rücksichtnahme	A-unstrukturiert	A-Hindernisse umgehen B-schnelles Reagieren beim Ausweichen
2. Einem Partner die rechte Hand reichen, sich ansehen und am Platz im Uhrzeigersinn umtanzen, Wechsel auf linke Hand und gegen Uhrzeigersinn	A-aufeinander zu C-miteinander	B-teilstrukturiert	B-Blick- und Körperkontakt C-Anpassung, neue Beziehung
3. Durcheinandergehen, neuen Partner finden, Motiv wiederholen	B-voneinander weg A-aufeinander zu C-miteinander	B-teilstrukturiert	A-Raum durchschreiten B-Blick- und Körperkontakt C-Anpassung
II. PARTNERÜBUNGEN 4. Mit tänzerischen Gesten sich einem neuen Partner nähern, ihn umspielen, nicht anpassen wollen	A-aufeinanderzu D-gegeneinander	B-teilstrukturiert	A-Raum durchschreiten C-erhöhte tänzerische Aussage

Aufforderung/Ausführung	Partnerschaftsmodalitäten A-aufeinander zu B-voneinander weg C-miteinander D-gegeneinander	Strukturierungsgrad A-unstrukturiert B-teilstrukturiert C-strukturiert	Rahmen A-räumlich B-körperlich C-leistungsfordernd
5. Beide Partner bewegen sich mit tänzerischen Improvisationen umeinander herum	C-miteinander	B-teilstrukturiert	A-Raum durchschreiten C-gemeinsames Spiel
6. Mit diesem Partner einhaken und kreuz und quer promenieren	C-miteinander (Partnerbezogenheit festigen)	B-teilstrukturiert	A-Raum durchschreiten C-Mut zur Entscheidung
III. VOM „ICH" ZUM „WIR" 7. Mit einem anderen Paar einen Vierer-Kreis formieren	C-miteinander	B-teilstrukturiert	A-neue Raumperspektiven B-figurenbildend C-Geborgenheit
8. Je zwei Kreise bilden einen doppelt so großen Kreis ... bis sich nur noch zwei große Kreise bewegen, Richtung wird von den Teilnehmern bestimmt	C-miteinander (noch räumlich geteilte Gemeinschaft)	B-teilstrukturiert	A-neue Raumperspektiven C-Sicherheit, Geborgenheit, Führungsrolle, Anpassung
IV. DAS ZIEL 9. Ein einziger Kreis bildet sich und bewegt sich ohne Richtungsangabe durch den Gruppenleiter, die Entscheidung fällt in der Gruppe	C-miteinander	C-strukturiert (das Ziel ist erreicht: der Kreis hat sich über verschiedene Entwicklungsphasen gebildet)	A-klare Raumperspektive C-Erfolgserlebnis für die Teilnehmer

b) *Der Hauptteil*
Zum Ende des Auftaktes wird eine Gemeinschaft in Kreisform sichtbar, „Wir haben uns den Kreis ertanzt. Es folgt nun eine Tanzform mit vorgegebener Struktur, z. B. der *Neue Stern*. Die spielerische Weise der Kontaktaufnahme finden wir auch in diesem Tanz ähnlich wieder." Diese einleitenden Worte sollen die Zielstellungen, den therapeutischen Sinn erklären: „Den *Neuen Stern* tanzen wir mit einem Partner, der uns ständig begleitet" ... (soziale Anpassung) ...„Immer

wieder bilden wir mit anderen Paaren „neue Sterne" ... (Soziale Umstellfähigkeit) ..." und dann kommt noch ein besonderer Spaß im „Tauchmotiv", wo es buchstäblich „drunter-und-drüber-geht". Wir beachten dabei das Beugen und Strecken des Oberkörpers" ... (Vermittlung von Haltungsbildern) ... „Dann müssen wir ganz schnell schalten, weil der Wechsel im Tauchen rasches Handeln verlangt" ... (Gewandtheitsübung) „Jetzt lassen wir die Musik mit ihren drei verschiedenen Melodieteilen erklingen" ... (diese werden verdeutlicht) ... „Wir behalten ihre Klangfarbe und das Tempo im Ohr und bewegen uns nun frei im Raum. Die Figurenbildung des Tanzes werden wir uns auf spielerische Weise zu eigen machen.

Tabelle 2   Die Gestaltung des Hauptteiles

Voraussetzungen der Gruppe:	wie bei Auftakt		
Zielstellungen:	– Förderung der Gewandtheit und Raumorientierung – Vermittlung von individuellen Haltungsbildern – soziale Anpassung an den eigenen Tanzpartner – soziale Umstellfähigkeit zu den Wechselpaaren		
Musik und Tanz:	Titel des Tanzes: *Neuer Stern* (Tanzform Hannes HEPP[1]) Musik: gleichbleibendes, mittelmäßiges Tempo, Aufforderungscharakter: beschwingt		
Die Musik wird den Teilnehmern zu Beginn vorgespielt. So können sie deren Charkter, das Tempo und die Klangfarbe hören und in sich aufnehmen. (Weitere Erläuterungen s. Text und Tanz-„Einstudierung")			
Aufforderung/Ausführung	Partnerschaftsmodalitäten A-aufeinander zu B-voneinander weg C-miteinander D-gegeneinander	Strukturierungsgrad A-unstrukturiert B-teilstrukturiert C-strukturiert	Rahmen A-räumlich B-körperlich C-leistungsfordernd
I. *Vorbereitung* 1. Paarweise durcheinander durch den Raum gehen	C-miteinander	B-teilstrukturiert	A-Raum durchschreiten
2. Zwei Paare finden sich, Kontrapartner schräg gegenüber die Hand geben (Sterne bilden sich; siehe Tanzschlüssel)	A-aufeinander zu C-miteinander	B-teilstrukturiert	B-figurenbildend C-Anpassung, neue Beziehung
3. Paarweise durcheinander durch den Raum gehen	C-miteinander	B-teilstrukturiert	A-Raum durchschreiten

1 nach der amerikanischen Tanz- und Melodienvariante von Green Sleeves, weiße Cassette, Kögler MC 3061-6 (s. a. Tanzbeschreibung Kap. 4, S. 176)

Aufforderung/Ausführung	Partnerschaftsmodalitäten A-aufeinander zu B-voneinander weg C-miteinander D-gegeneinander	Strukturierungsgrad A-unstrukturiert B-teilstrukturiert C-strukturiert	Rahmen A-räumlich B-körperlich C-leistungsfordernd
4. Jeweils ein Paar bildet mit den Armen ein Tor und geht so weiter, das nächstbegegnende Paar geht durch	A-aufeinander zu C-miteinander	B-teilstrukturiert	A-Raum durchschreiten B-Beugen und Aufrichten des Oberkörpers
5. Zum Kreis ordnen in Tanzrichtung, Promenadenaufstellung	C-miteinander	B-teilstrukturiert	A-Bewegungsrichtung wählen, Abstände beachten

II. *Ablauf der Tanzform*
   (Paare 1 und 2 in Tanzrichtung abzählen, Paar 2 dreht sich probeweise zu Paar 1, danach *alle* in Tanzrichtung)

1. „Promenade" in Tanzrichtung gehen	C-miteinander	B-teilstrukturiert	A-vorwärts gehen auf der Kreislinie
2. „Sterne bilden" Paar 2 dreht sich zu Paar 1, alle bilden rechtshändige Sterne, dann Wechsel auf links	A-aufeinander zu C-miteinander	ab hier C-strukturiert	A-Raumorientierung B-figurenbildend
3. „Tauchen" (Paar 2 dreht in Tanzrichtung)... und geht *rückwärts* durch das Tor von Paar 1, dieses geht drüber, – danach geht Paare 1 rückwärts durch das Tor von Paar 2 und zum Schluß Paar 2 durch das Tor von Paar 1 und bleibt dahinter stehen	C-miteinander		A-weit und eng, vorwärts und rückwärts B-Gewandtheit, Beugen und Strecken des Oberkörpers

(Paar 1 hat ein *neues* Vorderpaar und tanzt mit ihm das nächste Durchspiel = neuer Stern!)

„Paarkreis"	C-miteinander	B-teilstrukturiert	C-Koordination von Bewegungsrhythmus und musikalischem Rhythmus

III. *Tanzdurchführung mit Musik*

IV. *Wiederholung des Tanzes*

In der *Vorbereitung* (Tab. 2) sollen die Teilnehmer Gelegenheit haben, die Bewegungsabläufe auf ihre eigene Weise aufzubauen. Wenn der Therapeut erkennt, daß die Formen Gestalt annehmen, wird die Vorbereitung abgeschlossen. Falls diese Formbildung nicht von allen Tänzern verstanden wurde, greift der Therapeut helfend ein, z. B. kann er

– auf humorvolle Weise einen Wechsel der Tanzpartner oder Tanzpaare anregen und damit gegenseitige Hilfe ermöglichen oder
– die Demonstration des Bewegungsablaufes durch Tanzpaare vorschlagen.

Nun folgt der *Ablauf des Tanzes* ohne Musik, im „Trockenkurs". Einzelne Figuren aus dem *Auftakt* und der *Vorbereitung* werden dabei zu einem organischen Bewegungsablauf gefügt. Es folgt die *Tanzdurchführung* mit *Musik*. Die drei verschiedenen Melodieteile der Musik im *Neuen Stern* führen die drei verschiedenen Bewegungsabläufe. Der Charakter dieser Musik schwingt gleichmäßig im Raum. Wiederholte eigene Beobachtungen der Teilnehmer zeigen uns – zunächst aufgehellte Mienen bei gelungener Stern-Bildung, dann gespannte Konzentration bei den Tauchbewegungen und besondere Heiterkeit im Paarkreis, weil die komplizierten Formen bewältigt wurden. Die *Wiederholung des Tanzes* erhöht die Sicherheit in den Bewegungen und kann zu einem Tanzgenuß führen, zu einem Erfolgserlebnis. Die Freude am Gelingen dominiert, die physiotherapeutischen Absichten scheinen untergeordnet, doch das Ziel, die Bewegung im Wechsel von Spannung und Entspannung ist integriert.

Je nach Aufnahmebereitschaft und Zeit wird ein zweiter Tanz angesetzt, der in seiner Anforderung einer Steigerung entspricht. Therapeutische Zielstellungen können auf diese Weise gefestigt werden. Es besteht aber auch die Möglichkeit, weitere ergänzende Übungen durch den zweiten Tanz einzubringen.

Ist die Belastungsfähigkeit der Teilnehmer zu berücksichtigen, wird einer sehr lebhaften Form ein ruhiger Ausgleich folgen.

Der Höhepunkt einer Stunde muß *nicht* im Hauptteil liegen. Er kann sich bereits in der Einstimmung (Auftakt) herauskristallisieren oder sich erst im Ausklang entwickeln.

c) *Der Ausklang*

Dieser kann ruhig verlaufen und/oder durchaus mit einem freien wildbewegten Tanz den bis dahin fehlenden Höhepunkt ergeben. Es kann auch zu Veränderungen im Programm kommen: ein Tanz kommt nicht an, ist zu langweilig oder zu anspruchsvoll. Das rasche Handeln im Verzicht auf das vorgenommene Pensum beweist die *Flexibilität des Therapeuten*. Er behält jedoch den roten Faden zum Nutzen seiner Zielstellung im Auge.

Die *Dauer* einer *Therapiestunde* sollte 60 Minuten umfassen. In dieser Zeit können alle organisatorischen Dinge gelöst werden, und der Ablauf der Stunde ermöglicht auch eine Verschnaufpause. Eine zu kurz bemessene Therapiestunde bringt keine Befriedigung und somit auch für den freudigen Einsatz des Therapeuten keine Resonanz. Das Beenden und Ausklingen im *geschlossenen Kreis* symbolisiert noch einmal die Verbindung zu allen Anwesenden. Diese gemeinsame Verabschiedung kann auch optisch von allen Teilnehmern wahrgenommen werden. Spontane Reaktionen der Freude oder Gleichgültigkeit, des Frohsinns oder Mißbehagens spiegeln dem Therapeuten die emotionale Wertung dieser Stunde wider.

2.3.4. Tanz-Einstudierung

Unser Interesse richtet sich zuerst auf das Vorspiel. Es ist sehr wichtig, gibt es doch den verbindlichen Auftakt zum Tanzbeginn. Der Therapeut muß sich fest die Art des Vorspieles einprägen: sind es vier Takte oder nur ein Akkord zum Einsatz. Ist kein Vorspiel vorhanden, wird der Therapeut einem rhythmischen Akzent (körpereigen oder mit einem Schlaginstrument) setzen. Er erklärt den Teilnehmern den sofortigen Beginn und daß sie unverzüglich reagieren müssen. Ansonsten ist die Musik auf und davon gelaufen, die Tanzmotive hinken hinterdrein. Das aktive Mittanzen des Therapeuten, sein Call unterstützen das rhythmische Bewegen der Teilnehmer besonders zu Beginn des Tanzes. Konzentrieren wir uns nun auf die *Struktur des Tanzes*. Der Therapeut informiert sich über die Quelle des Tanzes und berichtet auch der Gruppe davon, aus welcher Nation er hervorgegangen ist, wie seine musikalischen und tänzerischen Charakterzüge sind, welches Tempo er vorschreibt. Nun werden in einem „Trockenkurs" die Motive nacheinander vorgetanzt, Schritte und Fassungen geübt. Besteht der Tanz aus drei Teilen (A, B, C) so wird zunächst nur Teil A erklärt, probiert und wiederholt. Danach folgt Teil B ebenso, beide werden aneinandergefügt und gemeinsam wiederholt. Teil C wird aufgebaut, alle drei Teile werden miteinander verbunden, und nun kann die Musik eingesetzt werden. Laufen Musik und Bewegungen noch nicht synchron, wird die Musik unterbrochen und der schwierige Teil nocheinmal „trocken" wiederholt.

Methodische Hinweise für die Arbeit in der Tanztherapie:

Hinweis zur Reinhaltung der Visitenkarte: Der Therapeut vermeide seine eigene Blamage, indem er nicht von einem Zettel in der Hand die Tanzbeschreibung abliest. Deshalb immer *frei* aus dem Kopf *ansagen* und eigene Fehler offiziell korrigieren. Eine *Probe* im stillen Kämmerlein, ohne Publikum, verschafft Sicherheit im späteren Auftreten vor der Gruppe. Beim *Versagen der Technik* kann sich der Therapeut mit rhythmischen Übungen oder Singtänzen und Singkanons helfen. Es ergeben sich Entdeckungen verborgener Talente und mit diesem Erfolgserlebnis ist auch das Therapie-Erlebnis gewonnen.

2.3.5. Tanz als Hilfe, das Gefühl für die eigene Körpermitte wiederzufinden (vgl. SCHOOP, 1978 u. 1981)

Eine Wiedergewinnung setzt einen Verlust voraus. Wir können auch von einer Neubelebung latent vorhandener Anlagen sprechen. Mit Hilfe des Tanzes können solche Werte neu aktiviert werden. Sie bilden mitunter nur einen kleinen Anstoß, um damit dem Menschen einen neuen Lebensinhalt zu schenken. Die Wahrnehmung und Erkenntnis der eigenen Körpermitte kann gewonnen werden. Von diesem Zentrum gehen die Sendungen aus, finden Resonanz und kommen wieder zurück. Es ist ein ständiges Weg-Geben und Auf-Nehmen. Ist das Bewußtsein der Körpermitte verloren gegangen, kann der Mensch nicht im körperlichen und dadurch auch nicht im geistig-psychischen Gleichgewicht sein. Er wird mit sich selbst und mit seiner Umwelt nicht fertig. Wir versuchen, mit den Vorübungen zum Tanz und seinem Ablauf ausgleichend einzuwirken, vor allem zum körperlichen und seelischen Ausgleich zu verhelfen. Die tänzerischen Bewegungen erfassen nicht nur den Körper, sondern sprechen auch gleichzeitig die Emotionen an. Die folgenden Beispiele sollen anregen, wie man Tänze und rhythmische Übungen zu bestimmten Zielstellungen einsetzen kann. Sie sind nicht als fertige Rezepte, sondern als Anregung anzusehen.

BEISPIEL 1
Spannung und Entspannung
Die Aufmerksamkeit wird zunächst bewußt auf den Körper in seiner aufrechten Haltung gelenkt, auf das feste Stehen mit dem imaginären Dreieck jedes Fußes. Ein äußeres und inneres „Wachsen" von unten nach oben über die Körpermitte setzt ein. Diese Streckung wird langsam wieder von oben nach unten „losgelassen". Dazu wird die bewußte Atmung eingesetzt, und es kommt zur Entspannung. Nach Wiederholungen dieser Übung setzen wir mit Gewichtsverlagerungen, vom rechten zum linken Fuß und wieder zurück, ein. Wir beginnen ruhig und kommen dann mit Dynamik zum Schwingen, immer ausgehend von der Körpermitte. Dazu wird Musik mit entsprechendem Charakter eingesetzt. Weitere Übungen können am Platz, dann in der Fortbewegung, partner- und gruppenbezogen durchgeführt werden. Requisiten (leichtschwebende Tücher, Bälle, ein großes Tuch, welches mehrere Teilnehmer im Schwingen verbindet)[1] finden Verwendung. Viele Varianten stehen für die Vorbereitung von Motiven, die den Tanz im ruhigen Balancieren formen, zur Verfügung. Die Auswahl fällt auf Tanzformen mit Ballance- und Wiegeschritten, z.B. gesellige Blues-Formationen oder Paartänze („Promenade zum Nachtclub", „Nostalgie"), und alle Tänze mit wiegenden Körperbewegungen („Rumänisches Wiegenlied", „Black Mothers" oder „Das Licht für die Kinder der Welt", „Ma Na Vu", „Glocken des Friedens" – Beispiele im Teil 4, „Im Tanz zur Ruhe kommen")

---

[1] weitere Übungen s. S. 113

BEISPIEL 2
Auspendeln zur Ruhe
Nach Beobachtungen in Patientengruppen und aus den Äußerungen von Teilnehmern war festzustellen, daß die Konzentration für das Erlernen von Schritten, Fassungen und schnellen Partnerwechseln Mühe macht, die innere Unruhe übertrage sich als Unsicherheit in die Bewegungen. Weiterhin können Tänze, die zur Spirale führen, bei denen eine bedrängende Enge entsteht, Ängste auslösen. Dagegen vermittelt eine geschlossene Kreisform Geborgenheit und Sicherheit, soweit die Bewegungen in ruhigem und gleichmäßigen Schrittzeitmaß nach entsprechender Musik eingesetzt werden. Aus der Gruppenatmosphäre ist zu spüren, wann die Ruhe wahrnehmbar ist. Das „In-sich-ruhen-Können" spiegelt sich äußerlich wieder und ist an der körperlichen Gelöstheit und am entspannten Mienenspiel erkennbar. Allmählich kann von einem einfachen Gehschritt zu einem Wiegeschritt, mit Gewichtsverlagerungen im ausgewogenen Pendeln, übergegangen werden. Die Kreismitte wird unbewußt oder bewußt wahrgenommen. Es ist ein zu erspürender Raum vorhanden. Wir nehmen Beziehung dazu auf und füllen den Raum mit einfachen Geh- und Wiegeschritten. Je nach Umfang der Kreisrunde lassen sich zwei oder vier Schrittmotive zur Kreismitte und zurück ausführen. Diese Figuren können bereits einen Tanz ergeben, ähnlich wie bei „Glocken des Friedens", mit meditativer Wirkung. Ein Gespräch mit verbindenden Gedanken zur Erhaltung des Friedens kann für diesen Tanz ein besonderes Verständnis erwecken. Als Vorbereitungen für diese Art der Tänze können auch Motive aus den „Kontaktübungen" und „Führen und Folgen" (im Teil 3) aufgenommen werden: Ein Partner führt den anderen an der Hand. Er faßt mit seiner Linken die Linke des Anderen, während die rechte Hand zwischen den Schulterblättern des Geführten liegt. Durch diese kör-

perlichen „Strömungen" fühlen beide die gegenseitige Übermittlung von Beruhigung oder Unruhe des anderen. Sobald Vertrauen für den Führenden eingetreten ist, wird sich ein Sicherheits- und Ruhegefühl ausbreiten. Diese Wechselbeziehung kann sich nur bei gegenseitiger Sympathie entfalten, sie kann auch Unbehagen bringen. Gleichzeitig wird die Toleranz erlebbar: Ich lasse den anderen gelten, wie er ist. Die Sensibilität für das „Sich-zuneigen-Können", das Verstehen für den anderen wird angesprochen. Ein Rollentausch sollte nicht zu früh angeboten werden. In der neuen Rolle kann nun auch der bisher Geführte eine Stärkung des Selbstvertrauens, die Verantwortung in der Funktion der Führung und in seiner Sicherheit für Raumorientierung erfahren. Improvisierte Schrittvarianten in einfacher Form bleiben den Partnern überlassen, nachdem sie sich vorher abgestimmt haben. Diese tänzerischen Vorübungen vermögen „Balance von Ruhe und Aktivität" (LANDER, 1983) auszulösen.
(Beispiele im Teil 4, „Im Tanz zur Ruhe kommen")

BEISPIEL 3
Wachsen zur äußeren und inneren Haltung
Die Einstimmung zum „Im-Lot-Stehen" gibt eine sichere Position für einen Standpunkt. „Man muß im Leben einen Standpunkt haben." (SPIESS-JAENICKE, mündl. Mitteilung). Von da aus läßt sich in Ruhe das körperliche Wachsen spüren: Wir nehmen es über die Körpermitte, suchen uns ein Haar (wer hat) von der obersten Kopfdecke, ziehen uns daran hoch bis zum Zehenstand und balancieren uns aus (Anregung Susann NAVILLE). Nun lösen wir uns *langsam* aus dieser Position oder lassen uns abrupt *zusammenfallen* und kommen so zur körperlichen Entspanung. Diese Übung kann mehrmals wiederholt werden. Nun im Raum gehen, zum Schreiten kommen und den Unterschied zum Marschieren erarbeiten. Es folgen verschiedene Möglichkeiten des Schreitens: vorwärts, rückwärts, zum Partner, von ihm weg, ihn umschreiten. (Achtung, nicht die Schultern wie im Schraubstock halten, sie sind völlig gelöst!) Dieses Schreiten ist auch in Gruppen möglich. Das Ziel liegt in der bewußten aufrechten Haltung, im bewußten Erleben des „aufrechten" Menschen. Als Tänze eignen sich: „Sonderburger Doppelachter", „Tampet", „Der Böhmische", „Pavane", „Gigue" (Wassermusik von HÄNDEL, G-Dur Suite; Tanzform: Christel ULBRICH), „Ochsenmenuett" (HAYDN, Tanzform: Christel ULBRICH) und alle Polonaisenformen. Die Emotionen der Tanzenden schreiten innerlich mit. Sie können raumgreifend, raumweitend erlebt werden.

BEISPIEL 4
Mut zur Entscheidung
Bei einer Hospitation zeigte sich folgendes: Die „Tanztherapie" wurde mit einer Gruppe von 40 Patienten mit Neurosen durchgeführt. Zwanzig Paare fanden sich nach Patientenaufforderung des Therapeuten zum sogenannten „freien" Tanzen zu einer modernen (in diesem Falle Beat-) Musik zusammen. Manche trotteten stur dahin, nur wenige im Metrum der Musik. Alle bewegten sich marschmäßig, phantasielos, mit einer gleichbleibenden, nach außen gleichgültig wirkenden „Einheitsmaske". Die Aufforderung zum nächsten Tanz sollte mit einem Partnerwechsel beginnen. Manche blieben, ohne sich anzusehen, beieinander, einige Tänzer standen unentschlossen herum. Sie griffen beim Einsetzen der Musik irgendwie zu, sobald ein „Jemand" gerade vorbei- oder entgegenkam. Die Entscheidung, der schnelle Entschluß, fehlte hier ganz offensichtlich. Sie kann aber in der Tanztherapie gefördert werden: Mit dem Zuruf zur Trennung vom augenblicklichen Partner verbindet sich der Hinweis (dieser gehört auch zur Therapie) ihm einen freundlichen

Gruß zur Verabschiedung zu gönnen: Ich lasse nicht einfach einen Menschen stehen, um mich an einen nächsten zu wenden. Auch dieser wird grüßend aufgenommen. Genügt ein Blick nicht, nehmen wir ganz gebräuchliche Worte hinzu: Guten Tag! Auf Wiedersehen! Schon erhellten sich die Gesichter, es kam Leben in das stumpfe Nebeneinander. Die Entscheidungen zum Partnerwechsel können auch von einem Signal ausgelöst werden, etwa im Wettspielcharakter: Achtung! Beim Gongschlag haben alle einen neuen Partner. Ich zähle: 1 – 2 – 3 – (abwartende Spannung – wo finde ich den Neuen?) – Gong! Plötzlich war Spaß da, jetzt natürlich ohne große Begrüßungszeremonien, im raschen Handeln, Aneinanderklammern. Das Anlachen bekräftigte den Kontakt: Wir haben uns gefunden! Auch das Tanzspiel „Kikeriki" hilft zur Wahl eines anderen Mittanzenden. Dieses Spiel brachte in der oben beschriebenen Gruppe jedenfalls für diese Stunde den Erfolg: Mut zur Entscheidung.

Kohler und Kiesel (1972) beschreiben diese Entwicklung der Entscheidungsfindung in Gruppen so: „In der psychotherapeutisch orientierten tänzerischen Bewegungstherapie kommt es zu einer starken Konfrontation des Einzelnen mit seiner neurotischen Fehlhaltung. Der Patient wird vor Entscheidungssituationen gestellt ... (und) ... erhält ... indirekte Intensionen, seine Ich-gerichtete Verhaltensweise aufzugeben und sich auf seinen Partner, auf die ganze Gruppe einzustellen, sich einzuordnen, einzufügen, aber auch in Gegenbewegung mit allen zu agieren." Dazu kommt, daß der gelungene Tanz mit seinen einheitlichen Bewegungen zu einem ästhetischen Erlebnis führt."

Beispiel 5
Stärkung des Selbstvertrauens
Aus vorangegangenen Hinweisen geht hervor, daß das Selbstvertrauen, das Selbstbewußtsein angesprochen ist, wenn der Einzelne „Mutproben" besteht und Aufgaben übernimmt. Wir kennen Tänze, in denen eine Führung erforderlich ist, z. B. im Anführen einer tanzenden Reihe eines „halben" Kolotanzes, im Anlegen einer einfachen Polonaisenform im Raum, im Vortanzen einer Figur innerhalb des Kreises oder der Reihen. Der Therapeut wird entscheiden, ob er das Anführen einer Spirale einem Teilnehmer übertragen kann. Es gehören Mut und innere Freiheit dazu, die Einengung der Spirale zu übernehmen. Das Zusammenziehen aller Tanzenden zu einem geballten Zentrum kann beängstigend wirken. Findet der Führende ohne innere und äußere Beklemmungsgefühle wieder aus dieser räumlichen Einschränkung heraus? Hat er den Mut, die engen Wege im Gegenzug zu beschreiten? Genießt er die Raumweite, die sich beim Aufwinden der Spirale ergibt? Ist das Erleben des Symboles der gesamten Gruppe zu-Mut-bar? Will ich bewußt damit ein Ziel erreichen? Die Enge, in die wir gerieten, mutig auf uns zu nehmen, um danach das Sich-weiten-Können als Befreiung zu erleben. Wer wird eine neue Spirale im Raum anlegen? Lander (1983) schreibt: „Wie alle anderen Tanzwege auch, ermöglicht die Spirale Raumerfahrung und Raumgestaltung in einer spezifischen Weise. Deutlich kann Raummitte und Peripherie körperlich erfahren und architektonisch gestaltet werden. Die wohl wesentlichste Erlebnis- und Gestaltform der betanzten Spirale wird der Kontrast von Verdichten und Ausweiten sein." Als Tänze eignen sich irische ruhige Volksweisen, wie „King of Fairies" (Elfenkönig) sowie das Einziehen der „Schnecke" in Polonaisenformen. Zum fröhlichen Engagement bietet sich das Tanzspiel mit der „Cha-Polka" ebenso an, wie tänzerische Reaktionsspiele. Beim „Klapperklatsch" (Gass-Tutt, 1972) muß zum Schluß der Anführer nach hinten tanzen und der zweite übernimmt automatisch die Leitung. Er wird vor vollendete Tatsachen „getanzt". Der

Zuruf vom Therapeuten: „Der Vierte führt!" oder „Die ganze Reihe kehrt!", kann verblüffend schnell auch andere Teilnehmer in verantwortliche Funktionen bringen und Entscheidungen abverlangen.

BEISPIEL 6
Raumerschließung
Das Gefühl für Raumerleben und Raumorientierung kann verloren gegangen oder nicht vorhanden sein. Die Erfahrung zeigt vor allem in Nicht-Patienten-Gruppen oft den gleichen Vorgang: Der Gruppenleiter gibt Anweisungen für die freie Bewegung im Raum, und es zeigen sich nur „Gestalten" voller Hemmungen und Zögern, mit Verlegenheitslachen. Summa summarum: Unsicherheit mangels Gewohnheit. Dieser Einstieg funktioniert sofort bei einer Teilnehmerschar, die zum geselligen Tanzen voller Erwartungen auf Überraschungen eingestellt ist oder bei Teilnehmern, die sich bereits zu einer Gruppe formiert und eine Interaktion erlebt haben. Bei Neulingen ist kaum eine aufgeschlossene Resonanz vorauszusetzen. Sie wollen erst einmal ein geordnetes Führungsprinzip aufnehmen und darin „untergehen". LANDER (1983) schreibt: „In der Regel ist es leichter, bei tanzungewohnten Menschen mit vorgegebenen Tanzmustern oder Tänzen zu beginnen. Wirklich kreativer Tanz erfordert tänzerische Grunderfahrung und die Freiheit, sich tänzerisch auszudrücken."
Wir setzen daher Tänze im Kreis oder in Reihenaufstellung an. Später kommen Vier-Paar-Tänze im Quadrat (Quadrillen oder Squares) dazu. Polonaisen, zunächst in einfacher, später in anspruchsvollerer Form können wir zur Raumerschließung nutzen. Die geführten Wege können im Nachhinein rekonstruiert werden. Um für schwierige Muster einen reibungslosen Verlauf zu erreichen, müßten diese Raummuster mehrmals ausgegangen und bildhaft erklärt werden. Der Raum und seine Formung, die hineingebracht wird, geben nun die Sicherheit in der Wahrnehmung. Der Raum erhält Gestalt, durch die Bewegung gefüllt, führt er den Einzelnen zum Raumerleben. Vorgegebene Formen können intensiver erlebbar angeboten werden, wenn sich jeder auf den imaginären Linien von Quadraten, Rechtecken, Dreiecken im Raum bewegt. Es sind strenge Linien, die Konsequenz und scharfes Wenden an den Ecken erfordern. Eine entsprechende Musik (z. B. „Heilsberger Dreieck"[1]) läßt die Tanzenden ohne verbale Hinweise von allein in eine strenge Körperhaltung kommen.

Wir tanzen eine 8, das Zeichen der Unendlichkeit ∞
Im Kontrast dazu steht das Tanzen einer imaginären „8" im Raum. Wir wollen die Raum-Mitte optisch und bewegungsmäßig erspüren und nutzen dazu die Form der gedachten Zahl „8". Sie wird zunächst in kleinsten und kleinen Dimensionen nur mit den Fingern, Händen und Armen vor dem Körper in die Luft gemalt. Die Schwingungen werden dann weiter und größer, bis sie ganzkörperlich nachvollzogen werden. Wir malen eine große imaginäre „8" in den Raum, wie wir sie dann in der Fortbewegung anlegen wollen. Die Raum-Mitte markiert den unsichtbaren Schnittpunkt. Ein Teilnehmer beginnt die „8" als Raumweg auszugehen, im bewußten Erleben der Beziehung der Raum-Mitte zur eigenen Körpermitte. Zwei große Schlaufen entstehen, die sich immer wieder im Zentrum verbinden. Die Gehschritte werden zu Laufschritten, die „8" formt sich in fließenden Bewegungen: Der jeweilige vorgestreckte Arm führt uns in die Kurven dieser Schlaufen, der rechte für die nach rechts, der linke für die nach links angesetzte Schlaufe. Wir erleben in eigener Bewegung das Symbol der fließenden Unendlichkeit. Dieses

---
[1] Schallplatte: Walter Kögler 23060 b

Sinnbild findet sich in vielen Volkstänzen – vor allem in englischen – wieder. In diese gleitenden Bewegungen der „8" ist nun jeder hineingekommen. Die gedankliche Konzentration liegt in ihrem Schnittpunkt. Es wird immer wieder ein Reagieren gefordert, damit Zusammenstöße oder Stockungen der harmonischen Laufbewegungen vermieden werden. Die große Form der „8" kann nun in kleinere und wieder kleinste Bewegungen frei im Raum aufgelöst werden. Jeder Teilnehmer kann nun nach seinem Vermögen die Phantasieform von der inneren Vorstellung körperlich ausdrücken. Der Einzelne tanzt wohl solistisch, ist aber in der gemeinsamen Gruppenbewegung integriert, ist Teil des Ganzen.

Der Raum kann in der Weite und in der Höhe erschlossen werden, mit der Führung der Arme, mit Dehnung und Streckung des ganzen Körpers in der freien Fortbewegung. Begonnen wird mit kleinen Bewegungen, welche zum großen dynamischen Sich-öffnen-Können geführt werden. Dies ist mitunter ein zeitlich langer Entfaltungsprozeß. Beispiele für hohe Anforderungen an räumliches und zeitliches Vorstellungsvermögen sind der „Galopp durch die Gasse" und „Virginia Reel"[1]. Wird es in den Vorbereitungen begreifbar gemacht, dann erst gibt der Tanz im Ablauf einen wahren Genuß.

Beispiel 7
Festigung für das Zeitgefühl

Musik und Bewegung sind Helfer für die Festigung des Zeitgefühles. Wir suchen uns zunächst wieder einen festen Standpunkt im Raum, mit freiem Platz für ausladende Bewegungen. Die Musik spielt uns eine Phrase mit acht Zählzeiten. Wir klatschen mit und ergänzen durch Stampfen am Platz, Drehen am Platz, mit Richtungswechsel entsprechend der Melodie. Nun sucht sich jeder von seiner Position einen beliebigen Punkt am Boden aus. Die Entfernung zu diesem Punkt soll in der Dauer der gehörten musikalischen Phrase durchschritten sein. Mit dem Anhören der Melodie wird der Weg bis zu dem Fix-Punkt, bei Wiederholung ebenso wieder zurück zum Ausgangspunkt gegangen. Die Überlegung erwacht: Bin ich mit meinen Schritten genau bis zu meinem gedachten Punkt gekommen? Das Mitzählen entfällt, sobald die Musik gefühlsmäßig in Vereinigung mit der Zeit erlebt wird. Neue Fix-Punkte werden aufgenommen. Die Phrase verdoppelt sich, der Weg ebenso. Habe ich meinen gewählten Punkt zur rechten Zeit erreicht? – Das „Abmessen" der Zeit verbindet sich mit der Raumorientierung. In den Kreisformen werden z. B. vier Takte mit acht Schritten im Uhrzeigersinn gegangen – die Länge der Musik bestimmt die Zeitspanne für die Bewegung. Nicht das mathematische Mitzählen soll entscheiden, sondern das musikalische Erfühlen. Die Musik schreibt den Richtungswechsel durch „fragende Töne" vor. Nach der Umkehr schließt die Bewegung ab, die Musik findet zum Grundton oder zum Melodieabschluß, welcher hörend im Zeitgefühl wahrgenommen wird. Hörend und bewegend kann die Zeit ermessen werden.

Eine andere Übung: Zwei Partner stehen sich im Raum gegenüber. Der eine schlägt ein Metrum in einer bestimmten Länge (z. B. acht Schläge) auf eine Handtrommel, der andere umtanzt ihn und soll am Ende dieser Phrase wieder am Ausgangspunkt stehen. Danach werden die Rollen gewechselt. Das Zeiterleben spielt auch in Reihentänzen eine wichtige Rolle. Hier und bei dem Durchhüpfen einer Gasse muß die Zeit beim Bewegen musikalisch genau ermessen werden, um rechtzeitig wieder an den Ausgangsplatz zurückgetanzt zu sein. Geeignete Tänze sind: z. B. der Rheinländer (Jede Figur hat ihre genaue Zeiteinteilung.) und der „Mexikanische Walzer". Das Erfassen der Zeit kann

---
[1] s. Tanzbeschreibung S. 188

tänzerisch bewußt aufgebaut und aufgenommen werden. Das ganzheitliche Erleben prägt das Gefühl zum Ermessen der Zeit.

Beispiel 8
Begeisterung für Rhythmus wecken
„Rhythm and Syncopation, that is the true Foundation, of the Rumba and the Samba and the Cha – Cha – – –Cha." Übersetzt heißt dieser amerikanische Kanon-Sing-Tanz: Rhythmus und Synkopen sind die wahren Grundlagen für Rumba, Samba und Cha Cha Cha. Man spricht davon, daß der eigene Rhythmus verloren gegangen sein kann. Dann muß eine psychotherapeutische Behandlung unter ärztlicher Aufsicht einsetzen. Sollte der Tanztherapeut mit einbezogen sein, müßte mit vorsichtigen Versuchen begonnen werden. Zum Beispiel durch das Vertraut-Werden mit einem Metrum: es aufnehmen, nachklopfen, klatschen usw. Zunächst wird mit teilkörperlichem Nachvollziehen begonnen, um dann das Metrum in der ganzkörperlichen Fortbewegung erleben zu lassen. Das Wahrnehmen des eigenen Pulses folgt. Dieser erfühlte Puls wird mit einem Finger in die Luft getippt. Eine Unregelmäßigkeit des Pulses kann einen Rhythmus ergeben. Er wird individuell nachempfunden, in die Luft getippt oder teilkörperlich hörbar vorgeführt. Weitere Wege bestehen darin, ein anderes Metrum zu wählen oder Rhythmen zum Nachsprechen mit Stimmlauten, Klatschen, Stampfen und für Raumbewegungen zu erfinden. Tänze verlangen oft die exakte Wiedergabe von akzentuierten rhythmischen Motiven. Sie können, ohne sture Schulung, für sich trainiert werden. Dadurch kann der Genuß im Tanz gesteigert werden. (Beispiele für „Rhythmus-Späße" in den Teilen 3 und 4)

Beispiel 9
Ansporn zur Energie
Temperamentvolle, ausdrucksstarke Tänze können Energie anregen. Gemeint sind hiermit der Abbau von Hemmungen, die Entwicklung von Mut für Entscheidungen, für solistische Darbietungen, zu Kontakt und Vertrauen zur Gruppe. Energie gehört zum allgemeinen „Mitgehen", zum Einordnen, zum Durchhalten, zu verbalen Vorschlägen. Energie (und Mut) gehören auch zum Nein-sagen aus Überzeugung. Energiegeladene Menschen können ein Störfaktor im Gruppengeschehen sein. Ein vorsichtiges Abbauen, Abfangen ist möglich, aber auch ein abruptes verbales Eingreifen (Konfrontation). Der Gruppenleiter/Therapeut sollte diese Situation mit Feingefühl „fest in der Hand" haben und sich in seinem Handeln sicher sein.
Tänze wie „Hava Nagila", „Sirtaki-Variationen mit Temposteigerung", „Herr Schmidt", rumänische und bulgarische Kolo-Tänze wirken sehr energieanspornend.

Beispiel 10
Anregung zur Phantasie
Ein formeller Figurenablauf erhält in der Vorstellung seiner Ornamente eine phantasievolle Form. Ohne diese Vorstellungswelt kann kaum ein Tanz Wirkung erhalten. Überlieferte Tänze aus der Folklore aller Welt oder Balladentänze haben ihre symbolische Aussage. Im Nacherleben von Inhalt und Form, ob heitere, sehr gewitzte oder besinnlich getragene Bewegungsgestaltung: die Tänzer der Gegenwart können sie ohne Phantasie weder aufnehmen noch wiedergeben. Griechische Tänze bringen legendär aus Sagen der Antike bruchstückartig deren Symbolik zum Ausdruck.
Die Phantasie der Tänzer wird angeregt, nicht nur vom Erzählen in akustischer Wahrnehmung oder vom visuellen Eindruck eines Bildes, sondern vom ganzheitli-

chen Erleben in der Bewegung. Alle Zunft-Tänze sprechen in Gebärdenspiel und Raumformen vom Handwerk, z. B. seien als deutsche Volkstänze der „Snidertanz" mit den tänzerisch ziehenden Bewegungsformen des Einfädelns durch ein Nadelöhr oder die Verkörperung der Windmühlenbewegungen im „Windmüller" erwähnt. Bei Loos (1986) lesen wir: „Nichts ist wiederholbar, nichts gleicht sich. Immer ist der Mensch und sein Bedürfnis der Motor der Phantasie, die das Spiel in Gang setzt und am Leben hält."

Beispiel 11
Bejahung zum Leben
… sagt der Tanz an sich als Form des pulsierenden Lebens aus, soweit nicht eine Melodie traurige Erlebnisse assoziiert. Sogar einem „Toten-Tanz" liegen Motive des aufsteigenden Lebens zugrunde: Den Tod verkörpernde Burschen werden von den Mädchen mit einem Kuß aus dem „Winterschlaf" erweckt. Sie tanzen gemeinsam als Frühlingspaare. Die Vorbereitungen zu Tänzen mit ausgesprochen lustbetonter Struktur („Fröhlicher Kreis", „Klapptanz", „Vogelsteller", alle Rheinländer- und Polkaformen u. v. a.) führen zu entsprechenden Gesten, Mimiken und Gebärden. Sie sind stark partnerbezogen und geben damit einen Kontakt, der zum fröhlichen Sich-äußern animiert. Viele Vorbereitungsmöglichkeiten bieten sich an: gegenseitiges Klatschen, einhaken, sich umtanzen, einer tanzt um den anderen, beide hüpfen kreuz und quer durch den Raum (rempeln auch mal versehentlich an – deshalb keine Verärgerung, weiter geht's auf eigenen Raumwegen), erfinden Schritte und improvisieren Raumformen. Daraus entwickeln sich tanzende Gruppengebilde. Sowohl die Tanzform als auch die Musik steigern die Lebensfreude. Dieses positive Ergebnis kann spontan erreicht werden, aber auch einen langen Weg der Geduld beanspruchen, einen Weg zur Gruppe, zu seinem Leiter und weiter gedacht zur Familie, zum Beruf, zur gesamten Umwelt, um mit dieser und sich in's „Reine zu kommen". Mit einem klaren JA tragen diese Tänze als kleiner Mosaikstein zur Lebensfreude bei.

2.4. Aus der Sicht der Philosophen

Es ist bekannt, daß Bewegung und Musik (in diesem Falle Gesang und einfache Instrumentalbegleitung) schon in der Antike als heilbringende Faktoren erkannt wurden. Aristoteles sagte: „Wer die Bewegung nicht kennt, kennt die Natur nicht …" Seine Lehre galt der Gegenüberstellung von „medizinischer Leistung am kranken Körper und Musikeinfluß für die Seele und das Leben in der Gemeinschaft durch Pflege des guten und Wiederherstellung des Entarteten". Er wies auf die starke psychische und physische Einwirkung der „Katharsis" auf die Zuschauer hin. Unter Katharsis verstand Aristoteles ein „Abreagieren krankhaft überschwenglicher Gemütsbewegungen" (zitiert nach Schwabe, 1969). Die emotionale Wirkung des Tanzes und der Musik wurde therapeutisch bei psychisch Kranken genutzt. Es galt, Harmonien und verlorene Ordnungsgesetze im Menschen selbst wiederzugewinnen. Platos poetische Schilderung von Musik und Bewegung in den „Gesetzen" schlägt wie von ungefähr die Brücke von Kind zu Kind über Jahrtausende. Für ihn ist die Bewegung bei ganz kleinen Kindern eine Elementarsache, insbesondere die erfahrene Bewegung. Er verdeutlicht, „daß jedem Körper Erschütterungen und Bewegungen, denen er ausgesetzt ist, zuträglich sind, wenn sie nicht zur Ermattung gehen." So folgert er auch, „wenn die Mütter ihre Kinder, die keinen Schlaf finden, zum Einschlummern bringen wollen, so wenden sie nicht das Mittel der Ruhe bei ihnen an, sondern im Gegenteil das Mittel der Bewegung, schaukeln sie immerfort in den Armen, schweigen dabei nicht, nein, sie trällern irgendein Liedchen und musizieren die Kinder geradezu ein" (zitiert nach Gertrud ORFF, 1974). Aus Goethes Ambitionen zum Tanz geht hervor, daß auch er ihm therapeutisch wohltuende Wirkungen zuschreibt: „Getanzt hab ich und die Älteste (Oliva) Pfingstmontags von 2 Uhr nach Tisch bis 12 Uhr in der Nacht, in einem fort, außer einigen Intermezzos von Essen und Trinken. Der Herr Amt Schulz von Reschweg (Dorf bei Sesenheim) hatte einen Saal hergegeben, wir hatten brave Schnurranten erwischt. Da ging's wie Wetter. Ich vergaß des Fiebers und seit der Zeit ist's auch besser." (GOETHE, Bd. 16) „Das Gespräch fiel auf's Vergnügen am Tanze: Wenn diese Leidenschaft ein Fehler ist, sagte Lotte, so gestehe ich ihn gern, ich weiß mir nichts übers Tanzen und wenn ich was im Kopfe habe und mir auf meinem verstimmten Klavier einen Contretanz vortrommele, so ist alles wieder gut. Ich weiß es an mir, wenn mich etwas neckt und mich verdrießlich machen will, springe ich auf und sing ein paar Contretänze den Garten auf und ab, gleich ist's weg." (GOETHE, Bd. 16) „Bewegung ist das Urelement der Musik und alles Geschehen in der Musik geht von der Bewegung aus." (TRUSLIT, 1938)

2.5. Aus der Sicht der Tanz-Persönlichkeiten

Aus der jüngeren Tanzgeschichte ist ebenfalls eine enge Verbindung von Tanz, Musik und therapeutischem Anliegen bekannt. Der Blick aus der tänzerisch-musikalischen Richtung soll durch folgende Beispiele veranschaulicht werden: „Der Tanz ist ein historisches Phänomen, das eng an die gesellschaftliche Entwicklung gebunden ist. Durch sein dialektisches Verhältnis zur menschlichen Genesis werden seine vielfältigen und wandelbaren Funktionen und Inhalte bestimmt, die sowohl kultisch, synkretisch (griech.: verschmelzend), produktiv oder sozial geprägt sind und sich so als Ausdrucksform gesellschaftlicher und individueller Verhaltensweisen manifestieren ... Im Tanz werden in differenzierter Art und Weise Empfindungen und Gefühle dargestellt. Die Tanzinhalte beeinflussen die Psyche und auch Erkenntnisprozesse von Tanzenden und Zuschauern." (PETERMANN, 1983). Erinnert sei weiterhin an eine historische Betrachtung: „... die Erkenntnis alles Psychosomatischen, aller Wechselbeziehungen zwischen Körper und Seele, (ist) gar nicht so neu. Schon im Jahre 1435 hat eines der Renaissance-Genies, Leon Battista ALBERTI, geschrieben, daß die Bewegungen der Seele durch die Bewegungen des Körpers erkannt werden können." (zitiert nach SORELL, 1983)

Eine der bedeutendsten Tanztherapeuten ist die ehemalige Tänzerin Trudi SCHOOP. Sie sammelte in jahrelanger aufopferungsvoller Arbeit mit Patienten und in Patientengruppen wertvolle Erfahrungen. Ihre erstaunlichen Erfolge mit psychisch Kranken führte zur wissenschaftlichen Untersuchung ihrer Arbeit an der psychiatrischen Klinik „Camarillo" (7000 Patienten) in Los Angeles. Ausschnitte aus dem Vortrag der nunmehr über 80jährigen Therapeutin zum 6. Internationalen Seminar für Rhythmische Erziehung in Remscheid 1977 (SCHOOP, 1978) seien hier wiedergegeben: „... Vielleicht bin ich ein wenig voreingenommen, wenn ich sage, daß gerade der tanzende Mensch wohl eines der glücklichsten, ausbalanciertesten Wesen auf der Erde sein kann. Er kann im Einklang mit dem Rhythmus des Geschehens sein, er kann die Veränderung lieben und jeden Ausdruck vom Harmonischsten bis zum Konfliktvollsten ... Er ist es, der sich seinen eigenen Raum schaffen kann, in welchem er sich bewegt. Diese begeisterte Bejahung des Lebens ist seine Stärke. Seine Geborgenheit, Rhythmus und Melodie, Energie und Raum-Empfinden begleiten ihn innerhalb seiner Lebensdauer hier auf unserer Erde ... In unserem Tanz liegen die Gebärden und Bewegungen aller Wesen, die wir in unserer Entwicklungsgeschichte durchlebt haben. So hat der tanzende Mensch in seinem zeit-, raum- und energiebegrenzten Tun auch Anteil an unendlicher Zeit, unendlichem Raum, unendlicher Energie ... Ich sorge mich nicht um Einzelteile eines Menschen. Aus meinem ganzen Ich wende ich mich an ein ebenso ganzes Gegenüber ... Wenn ich vollkommen da bin (präsent bin) mit meinem ganzen Körper, Geist und allen meinen Empfindungen, dann bin ich im Gleichgewicht. Wenn ich als Therapeut völlig offen bin, so kann ich durch den Patienten die Unterschiede und Gemeinsamkeiten erfahren. Entsprechend meiner Auffassung von der Ganzheit des Menschen wohnt in uns allen das ganze Spektrum aller Gefühle, Gedanken ... Manche Gefühle, Handlungen, Gedanken müssen unterdrückt, andere betont werden. Viele Patienten unserer psychiatrischen Kliniken machen uns eine Einseitigkeit im hohen Maße klar ... Aber (die) ... Gegenseite kann gerade durch die Bewegung, durch den Tanz wieder belebt werden ... *In der Kunst, im Tanz kann eine negative Haltung in eine positive Kraft umgewandelt werden.*" „Es begann schon mit Isadora DUNCAN ... Sie wollte alles, was den Geist bedrücken kann, durch den Körper befreien. – Ein freier Geist soll den Körper bewohnen – sagte sie. Der Mensch werde den Körper tanzen, der aus jahrhundertelanger zivilisierter Vergeßlichkeit auferstehen wird, doch nicht in der Nacktheit, nicht in Krieg mit Seele und Geist, die eins werden in glorioser Harmonie ... Mary WIGMAN erinnert sich in ihrer Autobiographie an Szenen auf Monte Verità, in denen Rudolf v. LABAN kranke, sogar im Rollstuhl lebende Kurgäste dazu brachte, sich zu bewegen und Tanzschritte zu machen ..." (zitiert nach SORELL, 1983) SORELL (1983) schreibt weiter: „Der Patient muß ermutigt werden, mit seinem eigenen Körper besser bekannt zu werden, denn nur das, was man kennt, kann man lieben ... Daß natürlich Spannung durch rhythmische Aktivität reduziert und Blutzirkulation erhöht wird, wodurch eine normale Muskelentspannung einsetzt, ein Gefühl wohliger Müdigkeit, ist etwas, was als Nebenprodukt der Tanztherapie angesehen werden kann."

„Und gerade im therapeutischen Bereich dürfte es wichtig sein, daß elementare Kräfte nicht in Methodik und Didaktik steckenbleiben, daß sie vielmehr im ständigen und unmittelbaren Umgang mit den Bewegungskünsten Musik, Sprache, Gebärde und Tanz zur Steigerung der menschlichen Qualität beitragen, die die Freude am Leben wecken und stärken." (LORENZ, 1978) „Während der Patient diese Urthemen der Bewegung ausführt, ahnt er vielleicht zum ersten Mal, daß er ist und wer er ist. Er beginnt zu begreifen, daß dieser Körper, der kriecht, hopst, hüpft, läuft, lacht und weint, ihm gehört. Ein vages Körperbild beginnt sich abzuzeichnen – wir nähern uns dem Tanz." (SCHOOP, 1981)

Damit findet diese exemplarische Darlegung der internationalen Entwicklung ihren Abschluß, und die Rolle der Tanztherapie in der Bewegungstherapie wird dargelegt.

2.6. Aus der Sicht der Mediziner

Wie bereits aus der „Sicht der Nichtmedizinerin" zu entnehmen war, ist das Interesse an der Tanztherapie in den medizinischen Einrichtungen sehr groß. Die Erfahrungen in der Durchführung der Tanztherapie, der tänzerischen Bewegungstherapie und der Improvisation werden eingangs mit ausgewählten Beispielen dargelegt (s. Kap. 2.6.1.). Die angegebene Literatur führt den interessierten Leser weiter. Das breite Spektrum therapeutischer Zielstellungen wird durch die Auffassung verordnender Ärzte der medizinischen Einrichtungen verdeutlicht (s. Kap. 2.6.2.). Einen unmittelbaren Einblick in die Situation „Tanztherapie" geben abschließend Berichte aus der Arbeit mit den Patienten (s. Kap. 2.6.3.)

2.6.1. Tanz-, Musik- und Bewegungstherapeuten bitten um's Wort

„Die Einheitlichkeit von Bewegungsvollzug, Atmung und Ausdrucksgeschehen bilden gleichsam diejenigen Erlebnis- und Verhaltensmodelle, die sich als therapeutische Anliegen auf Bewegungsarmut, verkrampfte und ausdrucksgehemmte Bewegungen und Kurzatmigkeit sowie Ausdruckseinschränkungen richten. Damit hat die Tänzerische Gruppenmusiktherapie ebenfalls ein breit gefächertes therapeutisches Anliegen zum Gegenstand ... Im Tanz ... finden (die Patienten) wieder Zugang zum echten Miteinander, zu partnerschaftlichem Verhalten." (SCHWABE, 1983) „In Anlehnung an die Konzeption von SCHWABE für eine Eingliederung der Musiktherapie in die Kurortbehandlung mögen ... (die folgenden Sätze) aus ... bewegungstherapeutischer Sicht das Anliegen verdeutlichen:

– Einbeziehung der Bewegungselemente der Musik und des Tanzes bei Gymnastik und Bewegungstherapie,
– Singtänze vereinigen wichtige Wirkungsfaktoren der Atem-, Sing- und Bewegungstherapie.
– Tanz ist gestaltete Bewegung und von daher besonders haltungsbildend.
– Die körperliche Motorik wird durch die Musik aktiviert.
– Die beim Zusammenwirken von Musik und Bewegung sich entfaltende Dynamik bewirkt eine gesteigerte Lebensfreude beim Patienten.

Wie anfangs bereits erwähnt, wird die Gesundheitserziehung durch *Einübung* ... nicht zuletzt ... (auf dem Gebiet) ... der Bewegungsschulung in naher Zukunft zu den wichtigsten Kurmaßnahmen gehören." (SCHULZ, 1976)

„Die 'Tänzerische Bewegungstherapie' ist eine Verbindung von Musiktherapie und rhythmisch-kommunikativer Bewegungstherapie." Sie entstand aus der Zusammenarbeit von SCHWABE (Musiktherapie) und KIESEL (Sport- und Physiotherapie).

Von seiten der Bewegungstherapie führte das rhythmisch-musikalische Element zu Tanzschritten und damit zum Tanz als gestaltete Bewegung. Von seiten der Musiktherapie verlief der Weg von der improvisatorisch-körperlichen Umsetzung von klassischer Musik, von Kanons und Tanzliedern zum Tanz. „Der Tanz als gesellschaftlicher Ausdruck von Geselligkeit und Lebensfreude ist besonders dazu angetan, den therapeutischen Prozeß des Einstellungswandels, der Veränderung neurotischer Erlebens- und Verhaltensweisen zu unterstützen, neurotische Fehlverhaltensweisen zu korregieren und die Patienten zum gemeinsamen, aktiven, gestalterischen Agieren zu führen." (KOHLER und KIESEL, 1972) „Warum Rhythmus und Musik in der Therapie? Der musikalische Rhythmus, der in engen Beziehungen zum körperlichen Bewegungsrhythmus steht, ist ein überaus wertvolles methodisches Mittel, diesen impulsgebend zu unterstützen und zu schulen. Körperlicher Bewegungsrhythmus und Motorik sind nicht wesensgleich, sie stehen in einem Bedingungsverhältnis. Die Motorik äußert sich auch an arhythmischen Bewegungen, aber der Rhythmus bedarf des Körpers und seiner Motorik als Instrument. Die körperrhythmischen Äußerungen sind strukturierte motorische Leistungen ... Auch die einfachsten musikalisch-rhythmischen Äußerungen zwingen zu einer partnerschaftsbezogenen Einstellung ...

Selbst wenn dieser Partner fehlt, schaffen die jeweiligen Einsätze die notwendige Aufgeschlossenheit, Anpassungsfähigkeit und Kontaktbereitschaft ..." (GÖLLNITZ und SCHULZ-WULF, 1976) „Aus der Einheit von Sprache, rhythmischen Lauten, der Mimik, der Körperbewegung und Musik entwickelte sich der Tanz zu einer fast immer mit Musik verbundenen Kunstgattung. Er bringt die Gefühle, Gedanken, Ideen, Haltungen, aber auch Arbeitstätigkeiten und Erlebnisse durch die verschiedenartigsten, den Gesetzen des Rhythmus und der Raumverteilung unterworfenen Körperbewegungen und Gestik zum Ausdruck ... Die allgemeinen Ziele des Tanzes als Therapie bestehen:

– in der Verbesserung der Koordination, der Körperbeherrschung, der Körperhaltung, Gewandheit und Geschicklichkeit,
– in der Vermittlung von Bewegungserfahrungen in Verbindung zu Rhythmus und Metrum,
– in der Verbesserung der Konzentrations- und Reaktionsfähigkeit,
– in der Verbesserung des Sozialverhaltens (Einordnen, Anpassung an einen Partner, Kommunikationsfähigkeit),
– in dem Wecken des ästhetischen Empfindens, der Vermittlung von Wohlbefinden und Freude." (ULBRICH, 1982)

„Tanz als Therapiemöglichkeit am Kurort: Unter Tanztherapie verstehen wir eine aktive Gruppen-Bewegungs-Therapie, in welcher die Tanztherapeuten eine anleitende und begleitende Funktion haben, aber letztlich die Bewegungs- und Handlungsimpulse durch Rhythmus und Musik angeregt werden. Diese Therapieform erlangt in einem komplexen Behandlungsprogramm dann ihre Bedeutung, wenn in Ergänzung zur Krankengymnastik den Patienten Möglichkeiten zur:

– ganzheitlichen, koordinierten Bewegung des Körpers,
– Überwindung des Bewegungsmangels und
– Erweiterung seiner Bewegungsfertigkeiten

eröffnet werden sollen.

Mit ihren Zielstellungen grenzt sich die Tanztherapie von allen Formen der aktiven oder passiven Freizeitbeschäftigung der Kurpatienten ab (ungeachtet dessen, daß Musik und Tanz auch hier ihre Wirkung entfalten) und verbleibt als integrierter Bestandteil in einer ganzheitlich begründeten Kurorttherapie. Die Aufgaben zur Weiterentwicklung der Tanztherapie lassen sich aus zwei Gegebenheiten ableiten:

– Die therapeutischen und rehabilitativen Elemente dieser Behandlungsform sind noch nicht in der möglichen Tiefe ergründet.
– Die Ergänzung und Wechselwirkung mit anderen Therapieformen ist noch ungenügend realisiert.

Unser Augenmerk richtet sich deshalb auf die Beschreibung der Anforderungen durch die Tänze

bezüglich des Bewegungsapparates und des Herz-Kreislauf-Systems. Weiterhin wollen wir den Patienten individuelle Haltungsbilder vermitteln und ihnen anbieten, ihre Bewegungsfähigkeiten zu erweitern."
(FISCHER, KIRCHNER und KOSELLEK, Staatsbäder Bad Brambach – Bad Elster, 1987)

2.6.2. Die Auffassungen der verordnenden Ärzte

„Tanztherapie" – eine neue Form der Bewegungstherapie und ihre Anwendung bei Kranken mit primär-chronischer Polyarthritis (pcP)"
Prof. Dr. H. EDEL und W. STRAUCH, Institut für Rheumatologie Dresden

Im Rahmenprogramm der Gemeinschaftstagung deutscher und tschechoslowakischer Rheumatologen mit internationaler Beteiligung, die vom 1. bis 3. Juni 1967 im Staatsbad Bad Elster stattfand, wurden die dort anwesenden Ärzte erstmals mit einer neuen Form der Bewegungstherapie von Kranken mit primär-chronischen Gelenkrheumatismus bekannt gemacht und zwar der Tanztherapie. Die Vorführungen fanden lebhaften Widerhall (Sie wurden von ... Prof. Dr. H. EDEL und ... dem ... leitenden Physiotherapeuten W. STRAUCH ... in Zusammenarbeit mit der Tanzpädagogin Ch. ULBRICH und ... Physiotherapeutinnen des Institutes beigesteuert ...)
Was soll man sich unter dem Begriff „Tanztherapie" vorstellen? Welche Bedeutung hat sie, und welche Vorteile bietet sie gegenüber den bisher angewandten Formen der Bewegungsbehandlung speziell für die Kranken mit pcP?
Den Anstoß zur Einführung dieser Therapie für die pcP-Kranken unseres Institutes gab der begeisterte Widerhall einer „Tanztherapie"-Vorführung von Frau Ulbrich im Rahmen eines Fortbildungsprogramms für Gruppengymnastik ... In ihrer impulsiven Art hatte es die Vortragende, besser gesagt: die Vorgestaltende verstanden, sofort alle Anwesenden zum Mittun anzuregen. Die oft in der Alltagsroutine auf Eis gelegten schöpferischen Gestaltungsimpulse der Krankengymnasten waren wachgerufen und warteten auf Verwirklichungsmöglichkeiten. Der Tanz bietet in seinen komplexen rhythmischen Bewegungen Möglichkeiten, die einachsige Bewegungsübungen deutlich übertreffen können. Das Repertoire an komplexen Bewegungen, wie sie als Tanzschritte bzw. Schrittkombinationen gerade bei modernen Gesellschaftstänzen (z. B. dem Letkis) vorkommen, ist reich und wartet eigentlich nur darauf, therapeutisch genutzt zu werden. Wo Orginalschritte als Bewegungen nicht geeignet erscheinen, war es leicht, sie abzuwandeln oder auch auszulassen oder durch andere zu ersetzen. Hier ist die geschulte Physiotherapeutin die geeignete Kraft, ihre anatomischen und physiologischen Kenntnisse anzuwenden. Was trotz aller Abwandlungen bleibt und bleiben muß, ist die Freude am Tanz zu nutzen. Wer könnte schon ruhig sitzen bleiben, wenn Tanzrhythmen erklingen. Was lag näher, diese neue Bewegungstherapieform für eine Krankheit zu benutzen, bei der die Bewegungsbehandlung, wie wir sahen, nach Ansicht aller Ärzte das A und O der physikalischen Maßnahmen darstellt. (Der pcP-Kranke) ... muß zur Bewegungstherapie angetrieben werden, geschoben werden, aktiviert werden, sonst geschieht nichts oder zu wenig. Die Tanztherapie bringt nun das Wunder, möchte man bei diesen Kranken fast sagen, fertig, sie zu aktivieren und ihnen damit insgesamt mehr Bewegungsaktivität zu verleihen. Wie sich die steifen, zögernden, unbeholfenen Bewegungen im Tanz auflockern, ist immer wieder ein Erlebnis. Die gesamte Muskulatur löst sich entkrampft, man kann es

an der Gesichtsmuskulatur ablesen. Das leidgeprägte Gesicht kann wieder lachen. Das Warmwerden beim Tanz tut den kranken Gliedmaßen gut. Noch etwas bringt die Tanztherapie zustande, was nicht zu unterschätzen ist. Sie sprengt die Isolierung, zu der gerade diese Menschen neigen. Der Tanz gibt mehr als eine bloße Bewegungschulung. Partnerbeziehungen werden wieder geknüpft, Kontakte hergestellt. Hoffnung und Lebensfreude werden geweckt ... So hat sich diese Therapie in unserem Behandlungsplan einen festen Platz erobert. Ihre Anziehungskraft läßt nicht nach. (Diese) seltene Kombination im therapeutischen Bereich zu nutzen und gleichzeitig Freude zu machen, räumt der Tanztherapie eigentlich reale Chancen ein, nicht sobald aus dem Behandlungsplan zu verschwinden. Haben Sie nicht auch schon Lust bekommen, sie einzuführen? (gekürzt)

„Tanztherapie bei Patienten mit überstandenem Herzinfarkt im Kurort"
Prof. Dr. D. REINHOLD und G. SCHÜTZE, Kliniksanatorium Bad Gottleuba

In der Möglichkeit, Tanz als Therapie zu nutzen und gezielt in Behandlungsprogramme für Herz-Kreislauf-Patienten einzusetzen, wird vorrangig eine freudebetonte Form der Bewegungstherapie gesehen. Für die Anwendung der Tanztherapie ergeben sich drei medizinisch relevante Aspekte:

1. bewegungstherapeutischer Aspekt als körperliche Beanspruchung mit deutlichen Übungs- und Trainingseffekten an der Muskulatur,
2. Koordinationsschulung im Sinne eines Lernvorganges für bestimmte Bewegungsabläufe und
3. psychotherapeutische Aspekte, welche als Abbau von Scheu und Hemmungen, Förderung von positiven Emotionen, Entspannung und Beschwingtheit infolge der emotionalen Wirkung der Musik zu beschreiben sind.

Die Tanztherapie ist also mehr als körperliche Übung oder Training oder Psychotherapie allein und ist in der Lage, den Menschen in seiner psychophysischen Einheit zu beeinflussen. Welche Patienten können an der Tanztherapie teilnehmen?
Alle Patienten, die die Krankenhausbehandlung nach dem Herzinfarkt erfolgreich durchlaufen haben und eine ausreichende körperliche Leistungsfähigkeit (in der Regel über 50 Watt) aufweisen, eignen sich für die Teilnahme an der Tanztherapie. Wichtig ist, vor Beginn der rehabilitativen Maßnahmen durch den Arzt die Situations- und Leistungsdiagnose zu stellen. Daher werden die Infarktpatienten am Anfang der Behandlung einer ergometrischen Leistungsprüfung unterzogen. Nicht geeignet sind Patienten, die noch Zeichen einer Herz-Kreislauf-Insuffizienz, einer schweren Angina pectoris, gefährliche Herz-Rhythmus-Störungen oder entzündliche Erkrankungen aufweisen.
Durchführung der Tanztherapie:
Die Tanztherapie findet 2 × wöchentlich mit ca. 15 Patienten statt. Besonders Gruppen mit Herzinfarktkranken stellen hohe Anforderungen an den Übungsleiter. Dieser sollte über genügend Erfahrungen mit Herz-Kreislauf-Patienten verfügen. Einfühlungsvermögen und gute Beobachtungsgabe des Anstrengungsgrades beim Patienten sind äußerst wichtig! Übereifrige müssen gebremst werden, Träge sind zu aktivieren, Schwerfällige muß man spüren lassen, wie gut es schon geht. Eine Tanztherapie-Stunde, die nicht von fröhlichem Lachen begleitet wird, verfehlt einen großen Teil ihrer Wirkung. Nach der Begrüßung der Patienten folgt eine Erwärmung und Einstimmung. Der Hauptteil besteht aus 2 bis 3 Tänzen. Nach dem ersten Tanz erfolgt zur Kontrolle der Belastung die

Pulsmessung. Diese Messung und die Erklärung des zweiten Tanzes stellen für die Patienten zugleich eine Erholungspause dar. Der zweite Tanz ist etwas ruhiger. Der Abschluß sollte ausgesprochen freudebetont sein. Besonders geeignet sind Improvisationen nach vorgegebener Musik. Es ist erstaunlich, mit welchem Einfallsreichtum sowie Kontaktfreudigkeit und Gelöstheit die Patienten reagieren. Auch Spiele oder ein langsamer Paartanz sind als Ausklang gut geeignet. Springen, Hopsen und Drehungen sind nicht gestattet. Der überstandene Herzinfarkt mit seinen einschneidenden Veränderungen des gewohnten Lebensrhythmus führt nicht selten zu gesunkenem Lebensmut, Pessimismus und Verkrampfungen. Gerade für diese Patienten ist die Tanztherapie, das Aufgenommenwerden in eine Gemeinschaft, das Miteinander und sich Bestätigtfühlen eine hervorragende Medizin. Tanztherapie ist gut geeignet zur Förderung der physischen und psychischen Leistungsfähigkeit sowie Stabilisierung des Gesundheitszustandes der Patienten. (gekürzt)

„Tanztherapie bei degenerativen Erkrankungen des Bewegungsapparates in einer Kureinrichtung"
Dr. E. Volkmer, Sanatorium „Dr. Friedrich Wolf"
Bad Klosterlausnitz

Seit 1974 wird im Sanatorium „Dr. Friedrich Wolf" in Bad Klosterlausnitz Tanztherapie durchgeführt. Die Anregung und Ausbildung unserer Ärzte und Tanztherapeuten erhielten wir von Frau Ulbrich, welche nicht nur einen ausgezeichneten Unterricht erteilte, sondern auch alle Teilnehmer der Lehrgänge für das neue Therapiegebiet begeisterte. Wir haben bis jetzt mit fast 10 000 Patienten Tanztherapie durchgeführt und können aufgrund der dabei gewonnenen Erfahrungen eine Übersicht geben. Die meisten Kurpatienten haben degenerative Erkrankungen des Bewegungsapparates und ihre Beschwerden oft durch falsche, einseitige Bewegungen bzw. Bewegungsmangel im Alltag bekommen. Einige Patienten kommen mit Gelenkerkrankungen der größeren Gelenke (z. B. Coxarthrose, Gonarthrose u. a.) zu uns. Alle Patienten erhalten neben der passiven Therapie (Hydrotherapie, Elektrotherapie, Massagen u. a.) vor allem aktive Therapie in Form von Krankengymnastik, gezielt nach dem Beschwerdebild und der Belastbarkeit. Gerade durch die Kombination der passiven mit der aktiven Therapie gelingt es, die Beschwerden zu verringern und die Belastbarkeit des Bewegungsapparates zu verbessern. Für weniger belastbare, auch übergewichtige Patienten bietet sich als zweite aktive Therapieform die Tanztherapie an. Dazu werden vor allem Patienten mit erheblichen Gelenkveränderungen und meist jahrelang starken Beschwerden in diese Therapie einbezogen. Diese Patienten, bei denen sich dadurch ein falsches Bewegungsmuster fixiert hat, sind für die Tanztherapie besonders gut geeignet. Sie können im Rhythmus der Musik Bewegungen wesentlich leichter, unterbewußt ausführen, als z. B. nach dem Kommando in einer Krankengymnastikgruppe. Nach unseren Erfahrungen sind die Erfolge der Tanztherapie in den Gruppen am größten und die Patienten am dankbarsten, wo der Bewegungsspielraum des Einzelnen am stärksten eingeschränkt ist und die Beschwerden schon sehr lange bestehen. Gerade Patienten, welche durch ihre jahrelangen Beschwerden kaum noch an eine Besserung glaubten und für die es unvorstellbar war, jemals wieder tanzen zu können, konnten durch die Tanztherapie ein neues Lebensgefühl erhalten. Durch die freudebetonte Therapie im Rhythmus der Musik kann hier ein Gesundheitserlebnis sehr gut demonstriert werden. Für Kureinrichtungen halten wir es besonders wichtig, daß zwischen der Tanztherapie und dem öffentlichen Gesellschaftstanz für Patienten eine strenge Trennung eingehalten wird. Die Tanztherapie soll von Beginn an vom Patienten als eine vom Arzt verordnete Therapie empfunden werden. Zusammenfassend können wir sagen, daß in einer Kureinrichtung für Erkrankungen des Bewegungspparates die Tanztherapie als besonders aktivierend in den Komplex der aktiven Gruppentherapie eingeordnet werden sollte. (gekürzt)

„Tanztherapie bei Erkrankungen des rheumatischen Formenkreises und des Bewegungsapparates in einer Kureinrichtung"
Dr. U. WEBER, Staatsbäder Bad Brambach – Bad Elster

Tanztherapie wird in unserer Kureinrichtung im Indikationsbereich „Erkrankungen des Bewegungsapparates" schon seit vielen Jahren durchgeführt. Sie ist ein Glied in der Kette unserer komplexen Kurorttherapie. Die klassische Form der Bewegungstherapie ist die Krankengymnastik. Da es aber darum geht, den Patienten die Lust, Freude und den Mut zur Bewegung wiederzugeben, sind Methoden gefragt, die über die Grenzen der Gymnastik hinausgehen. Die Tanztherapie ist wohl das jüngste Kind dieser Bestrebungen. Wir sehen in ihr mehr als eine Ergänzung zur indikationsgerechten, gezielten Krankengymnastik. Freude, Gelöstheit und Impulse zu allen Lebensqualitäten, besonders auch für Behinderte, sind Charakteristika der Tanztherapie, die andere Behandlungsarten in diesem Maße nicht auslösen. Nach unserer Erfahrung kann die Tanztherapie hohe Anforderungen an Kondition und Leistungsfähigkeit des Herz-Kreislauf-Systems stellen. Eine Gestaltung der Programme nach der Belastbarkeit der Patienten mit entsprechender Gruppierung erscheint durchaus angebracht, um weniger belastbare oder ältere Patienten nicht primär ausschließen zu müssen. Bei den Erkrankungen des Bewegungsapparates mußten wir die Erfahrung machen, daß bei ausgeprägter entzündlicher und schmerzhafter Symptomatik, wie sie z. B. bei Rheumatoid-Arthritis, Spondylitis ankylosans (M. BECHTEREW), Hüft- und Kniearthrosen sowie akuten radikulären Symptomen auftreten kann, von den Patienten die Tanztherapie *nicht* vertragen wird. Bei der übergroßen Zahl der vertebragenen Syndrome, wie sie meist im Bereich der Hals- und Lendenwirbelsäule auftreten, und bei nicht akuten Gelenkerkrankungen erweist sich die Tanztherapie als objektiv nützlich und erhöht das subjektive Wohlbefinden der Teilnehmer. Angemessene allgemeine Konditionierung, Verbesserung gestörter Bewegungsabläufe, Ausgleich von muskulären Dysbalancen, Lösung von psychosomatisch bedingten Verspannungen sowie Stärkung des Selbstvertrauens und Lebensgefühls sind in dieser Komplexität von anderen Behandlungsformen kaum zu erreichen. Diese Ergebnisse sollten dazu ermutigen, für bestimmte Indikationsgebiete, wie z. B. des Bewegungsapparates, spezifische Programme der Tanztherapie zu erarbeiten. In unserer Einrichtung bewährt es sich, in Gemeinschaftsarbeit zwischen Arzt, Psychologen, Physiotherapeuten und anderen talentierten Mitarbeitern diese Therapieform fachlich weiter zu fundieren.[1] (gekürzt)

„Tanztherapie bei Erkrankungen des Haltungs- und Bewegungsapparates in einer Kureinrichtung
Dipl.-Med. A. WARTENBURGER, Moorbad Bad Düben

In unserer Kureinrichtung behandeln wir vorwiegend Patienten mit degenerativen Veränderungen am Haltungs- und Bewegungsapparat. Eine große Breite neh-

---

[1] Die Autorin hatte nach dem rheumatologischen Kongreß 1967 in Bad Elster spontan den Auftrag erhalten, dort einen Lehrgang für medizinisches Personal einzuführen. Es wurden Wiederholungen und Erweiterungen in den folgenden 10, dann in weiteren 3 Jahren daraus.

men funktionelle Störungen sowie Fehlhaltungen im sensomotorischen Bereich ein. Viele unserer Patienten kommen völlig „gestreßt" zur Kur, deshalb spielt auch der Erholungsfaktor während der Heilkur eine große Rolle. Dabei hat sich die Tanztherapie als eine geeignete Therapieform bewährt. Zur Aufnahmeuntersuchung werden die Patienten ausgewählt, für die die Tanztherapie in Frage kommt. Anfängliches Erschrecken, Reserviertheit oder sogar Angst des Patienten vor dem Tanzen sollte der Arzt einfühlsam und verstehend aufnehmen. Nur in Ausnahmefällen ist es notwendig, die Tanztherapie später wieder abzusetzen. Meist sorgt schon das gemeinsame Erleben dafür, daß diese Therapieform als angenehm empfunden wird. Das Heilziel kommt dem Patienten selten zum Bewußtsein, es handelt sich für ihn mehr um eine „Vergnügunstherapie". Es lohnt sich, dies zu nutzen.

Als Ärztin in einer Kureinrichtung habe ich den Gemeinschaftstanz als Therapieform schätzen gelernt. Wichtig ist dabei die Kontaktaufnahme zum Partner (Blick- und Hautkontakt), die zur Abreaktion von Spannungen führen kann. Beim Tanz beobachten wir eine Antriebssteigerung und Enthemmung. In der Regel kommt es zu einer Koordinierung der vorher gestörten Bewegungen. Verkrampfte Bewegungen werden flüssiger, gleichsam spielerisch-fröhlicher. Es entsteht eine Freude an der aktiv gestalteten Bewegung. Allein das Erreichen dieser Freude rechtfertigt meiner Meinung nach die Aufnahme des Tanzes als Form der Gruppenmusiktherapie in den Therapieplan unserer Kureinrichtung. Dazu kommen die gruppendynamischen Vorgänge, die sich natürlich auch in einer Tanzgruppe abspielen. Wichtiges Anliegen ist es dabei, den Einzelnen von sich selbst weg zu einer Zuwendung zur Gruppe oder zum Partner zu bewegen. Je mehr das gelingt, um so schneller wird der Patient auch von seinen Beschwerden „abgelenkt". (gekürzt)

2.6.3. Aus der Arbeit der Therapeuten[1]

„Tanztherapie zur Unterstützung der Freude an aktiver Bewegung"
K. KÖNIG, Moorbad Bad Düben

Im Moorbad Bad Düben führen wir die Tanztherapie seit 1977 durch. Durch die Musik wird unser Anliegen, die Freude an der aktiven Bewegung wieder zu wecken, positiv unterstützt. Es ist für uns Behandler immer wieder erstaunlich, was wir über die Stimulation der Musik an Bewegungsverbesserung erreichen. Durch die Harmonisierung der Bewegungsabläufe steigert sich bei unseren Patienten das Selbstwertgefühl. Sie werden kontaktfreudiger und offener für ihre Umwelt. Dieser positive psychische Effekt bleibt nicht ohne Wirkung auf das körperliche Wohlbefinden. Unsere Patienten kommen 4 x zur Tanztherapie in einer Gruppe von 18 Teilnehmern. Sind die Patienten zur 1. Stunde bei uns, geben wir eine kurze Einführung in die Therapie. Die Tanztherapiestunde beginnen wir jedesmal mit einer Einstimmung, d. h., nach vorgegebenem Rhythmus werden Schrittkombinationen getanzt, Partnerkontakt wird aufgenommen, die Patienten werden also erwärmt und stimuliert. Der 1. Tanz ist meist der „Adams Gag", da der Rhythmus sofort von allen Patienten erfaßt wird. In der ersten Stunde erlernen unsere Patienten in der Regel 3 Tänze. Diese werden in der nächsten Therapie-Stunde wiederholt. Je nach Aufnahmebereitschaft der Gruppe kommen neue hinzu. Wichtig ist es, als Behandler individuell auf die Gruppen-Mitglieder einzugehen. Es ist selbstverständlich, daß man bei den einzelnen Tänzen die Schwierigkeitsgrade abwägen muß: Es besteht ein großer Unterschied im Erlernen

---

1 Alle, die hier ihre tanztherapeutischen Erfahrungen schildern, sind aus Lehrgängen der Autorin hervorgegangen.

des „Dos-à-dos-Mixers" oder eines „Sirtakis". Ist eine Gruppe sehr lebendig, kann z. B. der „Adams Gag" nach einer Beatform getanzt werden, während eine andere Gruppe „nur" mit einem „Abklatsch-Walzer" belastet werden kann. Zur letzten Therapiestunde sollen sich die Patienten selbst einstimmen. Nach unserer Erfahrung gelingt das jedoch nicht immer, die Patienten möchten lieber geführt werden. Wir können sagen, daß die Tanztherapie großen Anklang findet. Die freudebetonte Seite dieser Therapie wird von den Patienten besonders geschätzt. (gekürzt)

„Tanztherapie einmal anders?"
R. KIRCHNER, Staatsbäder Bad Brambach – Bad Elster

Das Kurjahr 1987 beginnt. Wir sind gut gerüstet, alle Vorbereitungen waren getroffen, es kann losgehen ... Wir wußten noch aus dem vergangenen Jahr, mit 20 Patienten zur Tanztherapie würde es so richtig „gemütlich" in unserem Sportsaal. Sie kamen auch zur ersten Therapiestunde des Jahres, sie strömten regelrecht zu uns – zu fünft. Damit wurde es zur Gewißheit, der „Neue Stern", „Fröhliche Kreis", all' unsere Mixer sind nicht durchführbar, wir sind zu wenig Tänzer. Also werden Hocker geholt, und wir beginnen mit Sitz-Tänzen und erzählen die „Geschichte" von der Anreise bis zur Teilnahme an dieser Therapie: Wir fragen zu Beginn in die Runde: „Wer hat Wolle zum Stricken mit?" Drei der fünf Patientinnen melden sich sofort. Also: zum Anfang (Anreise) haben wir „Wolle gewickelt" (Arme in Vorhalte, Unterarme vor der Brust angewinkelt und umeinander kreisen lassen). Die nächste Frage: „Wer weiß genau, was Tanztherapie ist?" Antwort: Schulterzucken! (Anheben und Fallenlassen der Schulter mit locker hängenden Armen). „Aber hingegangen sind wir doch!" („Bürste" des linken und des rechten Fußes, abwechselnd). Schon ist er angelegt, der Sitztanz „Weiß ich nicht". Nach der Musik der „Zigeunerpolka" sind wir nach fünf Minuten in Schwung. Gleich danach folgt der Sitztanz „Viererklatsch". Hier müssen wir uns schon sehr auf den anderen Tänzer im gemeinsamen Klatschmotiv einstellen. Beim „Schunkeln" dagegen können wir uns ausruhen. Die Beine sollen auch noch bewegt werden. Die Hocker rücken wir zur Seite und stellen uns im Stirnkreis auf. Wir haben uns für den „Hava Nagila" entschieden, weil wir in diesem Tanz alle gemeinsam ohne Paaraufstellung beteiligt sind. Auch andere Kolo-Formen sind in diesem Sinne sehr gut geeignet. Also Tanztherapie einmal anders? Unserer Meinung nach nicht. Das was sich hier liest wie „aus der Not geboren", sollte therapeutisches Prinzip sein: Der Patient kommt nicht zu uns, damit mit ihm Tänze irgendwie durchgeführt werden. Nein, gerade andersherum wird ein „Tanz-Schuh" daraus: Wir haben die Aufgabe, uns nach den Möglichkeiten der Patienten (Leistungsvermögen, Bewegungsfähigkeit) und – wie beschrieben – auch der Anzahl der Patienten zu richten und unsere Mittel (Tanz, Rhythmus, Bewegung) so auszuwählen, daß die Therapie durchgeführt werden kann und die Patienten gefordert, aber nicht überfordert werden. (gekürzt)

„Erfahrungen mit Sitztänzen"
F. JUNGE, Feierabend- und Pflegeheime Erfurt

Seit einigen Jahren werden von mir im Feierabend- und Pflegeheimbereich vorgegebene, abgewandelte und improvisierte Sitztänze durchgeführt. Daran nehmen alle noch gehfähigen Heimbewohner trotz unterschiedlich ausgeprägter Zerebralsklerose teil. Durch die Sitztänze wollte ich versuchen, die Teilnehmer zu aktivieren und durch gemeinschaftliches Erleben zu sozialen Kontakten anzuregen. Die Gruppe verhielt sich zu Beginn der ersten Stunde dem ungewohnt

Neuen gegenüber abwartend. Aber bereits während der praktischen Tanzanleitung wurden die Teilnehmer zunehmend aufgeschlossen und machten die Tanzbewegungen konzentriert mit. Nachdem sie mehr und mehr vertraut wurden mit dem rhythmischen Zusammenpassen von Musik und Bewegung, gewannen sie Selbstvertrauen und Freude, wurden aufgelockert und hatten Spaß, auch neue Bewegungen in den Tanz einzubringen. Da die Sitztänze bei den Heimbewohnern großen Anklang fanden, wurden sie fester Bestandteil des wöchentlichen Veranstaltungsangebotes.

"Tanztherapie im Sinne der ganzheitlichen Therapieauffassung"
G. PRADE, Solbad Bad Salzungen

Der Inhalt der ganzheitlichen Therapie besteht darin, den Patienten die geselligen Tänze in einer freudebetonten Atmosphäre zu lehren. Das therapeutische Anliegen ist abhängig von der jeweiligen Gruppenzusammensetzung und von Kur- zu Kurdurchgang recht unterschiedlich. Durch längere Erfahrungen, auch aus der Gymnastik, besitzt man die Beobachtungsgabe, eine Gruppe in ihrem dynamischen Zusammenspiel zu erkennen und dementsprechend die Reihenfolge der geselligen Tänze auszuwählen. Rhythmusgefühl ist Ausdruck primären Selbstempfindens. Den Patienten soll die Möglichkeit gegeben werden, ihren ganz eigenen Rhythmus in dem einen oder anderen Tanz wiederzufinden. Die einen bevorzugen Country-Tänze, die anderen moderne Mixer oder Walzer, und selbst die Nichttänzer werden von der Freude an der Bewegung aus ihrer Reserve gelockt und passen sich sehr schnell den Einwirkungen, die sie von außen nach innen spüren, an. Gerade für den Walzer hat nicht jeder das Gehör und die Leichtfüßigkeit mit in die Wiege gelegt bekommen. Hier sollte man nicht gleich mit dem Dreierschritt beginnen. Biete ich beispielsweise den „Mexikanischen Walzer" an, findet sich eine schnelle Bereitschaft und Fähigkeit, den 3/4-Takt umzusetzen, weil das Rhythmusgefühl durch den Wiegeschritt vorbereitet wird. Die Scheu, sich beim Walzertanzen auf der Kreislinie ständig einem neuen Partner anpassen zu müssen, wird durch die offene Handfassung im „Wiegeschritt zur Seite" abgebaut. Hier fordere ich, den Schwung gut auszubalancieren und übe den Anfang dieses Tanzes mit den Patienten so lange, bis sie die ganze Drehung zum nachfolgenden Handklapp beendet haben. So werden die Patienten mit den Gesetzmäßigkeiten menschlicher Bewegungsabläufe wieder vertrauter. Die nächsten Wiegeschritte „aufeinander zu" kommen selbstbewußter und finden im Klatschen hinter dem Rücken oder Nacken des Tanzpartners einen freudigen Akzent. Spüren sie auch beim paarweisen Tanzen das Gleichgewicht ihrer Kräfte und Bewegungsimpulse, ist es einfacher, sich dann auch auf den Dreierschritt zu konzentrieren. Hier achte ich besonders auf die aufrechte Körperhaltung, damit der Schwung nicht verloren geht und die Bewegungen tänzerisch aus der Körpermitte heraus eingeleitet werden. Das wird nicht etwa theoretisch begründet, sondern durch Selbstmittanzen gesteuert. Spüre ich das Gelingen des Tanzes im Gesamtablauf, werden die Tänzer miteinander vertrauter, verzichte ich auf weiteres Perfektionieren im Interesse der aufkommenden Kommunikation, die die beabsichtigte Zielstellung – Geselligkeit zu erreichen – ausdrückt.

"Tanzen mit Blinden und Sehschwachen"
R. FRÖMMING, AG Rhythmik und Tanz in der Gesellschaft für Rehabilitation e.V.

Blind oder sehschwach sein ist ein tiefgreifender Einschnitt im persönlichen Leben. Bei einem Sehgeschädigten ist der Drang zur Bewegung auf Grund der visuellen Wahrnehmungsminderung stark eingeschränkt. Er muß seine intakten Sinne mehr einsetzen. Es ist daher erforderlich, diese Sinneswahrnehmungen zu schulen. Eine besondere Form der Förderung ist der Tanz, der, durch die Musik unterstützt, vielfältige Möglichkeiten dazu bietet. Der gemeinschaftliche, gesellige Tanz schafft für den Geschädigten eine Vielzahl von Situationen, denen er sich stellen muß. Begriffe wie Körperkontakt, Rhythmusgefühl, Gemeinschaft und Vertrauen sind über den Tanz für ihn erlebbar. Ein freudvolles Bewegen nach Musik kann Worte ersetzen und viel schneller zum Ziel führen. Was ein Mensch an seinem eigenen Körper erlebt hat, das verändert ihn maßgeblich. Durch die Fähigkeit, seinen Körper beherrschen zu lernen, wird der Geschädigte selbstbewußter, lockerer, und er legt schneller Hemmungen ab. Sich koordinierter zu bewegen, eine bessere Raumorientierung zu bekommen sind gerade bei eingeschränkter Kontrolle durch das Auge sehr entscheidend. Tanzen soll vor allem Freude bereiten und nicht unbedingt etwas zum Vorzeigen sein, eher zum Mittanzen anregen. Die Geschädigten begrüßen es, das Tanzen in kleinerem Kreis zu erlernen. Je früher ihnen die Möglichkeiten zum Tanzen geboten werden, desto leichter wird es von ihnen als etwas Normales, Selbstverständliches, aber auch Besonderes angesehen. Von anfangs ungeschickt und steif wirkenden Bewegungen sollte man sich nicht entmutigen lassen. Mit Geduld und Geschick, der Wirkung der Musik vertrauend, ist es möglich, den gesamten Bewegungsablauf zu harmonisieren. Dies wirkt zurück auf die Persönlichkeit, und in ihrem täglichen Leben werden die Sehgeschädigten sicherer. Eine Anfrage von Jugendlichen der Blinden- und Sehschwachen-Schule Berlin-Mitte an den Blinden- und Sehschwachen-Verband führte 1988 zur Gründung eines Tanzzirkels.

Hier werden Gesellschaftstänze, gesellige Tänze und moderne Diskotänze erlernt. Seit dieser Zeit möchten alle Beteiligten nicht mehr abseits stehen, wenn irgendwo Musik erklingt und das Tanzbein geschwungen wird. Sie haben sich als ein sehr geselliges und unternehmungslustiges „Völkchen" entpuppt. Da sie hauptsächlich sitzende Tätigkeiten ausüben, ist es für sie ein körperlicher Ausgleich. Weil sie den Spaß daran längst entdeckt haben, sind sie auch schon bereit, sich frei nach der Musik zu bewegen. (gekürzt)

2.7. Tanz in der Bewegungstherapie – Standpunkte und Ausblick

Die vorangegangenen Beispiele spiegeln nur unvollständig die Verbreitung der Tanztherapie in den medizinischen Einrichtungen wider. Außer im Kur- und Bäderwesen wird sie in der Sportmedizin, in Kinderkureinrichtungen, in der Geriatrie, in Sprachheilschulen, Ausgleichsklassen für Verhaltensgestörte, in psychiatrischen Einrichtungen, in der Therapie für Sucht- und Alkoholkranke, in Hilfs- und Sonderschulen, in Einrichtungen für Seh- und Hörgeschädigte durchgeführt ... Auch das gesellige Tanzen erlangte in verschiedenen Bereichen seine Bedeutung, in der ambulanten Arbeit medizinischer Einrichtungen für die Prophylaxe und in der Nachsorge, im Musikunterricht der verschiedenen Schulen, in den Schulhorten, in der Freizeitgestaltung ... Im Tanz überschneiden sich physiotherapeutische und psychotherapeutische Aspekte. Diesem Umstand sollte in der Praxis durch die Zusammenarbeit von Ärzten, (Physio-)Therapeuten und Psychologen Rechnung getragen werden. Auf diese Weise können Kontraindikationen in bezug auf verschiedene Krankheiten und Störungen erkannt und schädigende

Effekte ausgeschlossen werden. Die Anwendungsbereiche des Tanzes unter therapeutischem oder Förderungsaspekt lassen sich zusammenfassend darstellen:

– Tanz zur Unterstützung der Bewegung(s-Therapie) umfaßt u. a. die Koordinierung der Bewegungen, die Konditionierung, die Entwicklung motorischer Fähigkeiten und Fertigkeiten.
– Tanz als Mittel zur Unterstützung übergreifender therapeutischer oder Förderungsziele nutzt z. B. die körperliche und geistige Aktivierung, die Realisierung des rhythmischen Grundanliegens, die Förderung der Kommunikationsfähigkeit und der sozialen Kompetenz.
– Tanz in der Psychotherapie trägt u. a. zur Entwicklung des Ausdrucksvermögens, der Spontanität und Kreativität und sozial-kommunikativer Fähigkeiten bei.
(Gedanken von Dr. Uta-Kristein TAMMASCHKE)

Durch unterschiedliche therapeutische Zielstellungen tritt ein bestimmter Anwendungsbereich in den Mittelpunkt. Die anderen Bereiche können und dürfen jedoch mit ihren Wirkungen nicht außer acht gelassen werden. Die Tanztherapie in der Bewegungsbehandlung stützt sich vorrangig auf Tänze mit festgelegten Formen, z. B. aus geselligen folkloristischen Überlieferungen oder Neuschöpfungen. Die Wirkungseinheit von Bewegung und Musik wird genutzt. Ästhetische Ansichten und Verhaltensweisen im Sinne einer Persönlichkeitsbildung werden entwickelt, und gemeinschaftsförderliche Faktoren sollen das bewegungstherapeutische Anliegen unterstützen.

Die Konsequenzen für die zukünftige tanztherapeutische Arbeit für die Bewegungstherapeuten liegen in der:

– medizinischen, psychologischen, physiotherapeutischen und musikalischen Fundierung der verwendeten Tänze,
– kritischen Übernahme der rhythmischen Arbeitsweise nach DALCROZE, FEUDEL u. a. in die Bewegungsbehandlung,
– praktischen Weiterbildung der Gruppenleiter in den Bereichen der Körpersprache, der Bewegungsimprovisation und nonverbalen Kommunikation.

Nonverbale Kontaktspiele, das Improvisieren, das Entdecken der Ausdrucksmöglichkeiten des eigenen Körpers – das ganzheitliche Aufnehmen der Bewegungen – sind für die Patienten wichtige Ergänzungen auf dem Weg zum Erfolg: dem Erleben eigener Fähigkeiten, dem Selbstbewußtsein und der Erfahrung, sich Möglichkeiten der Krankheitsbewältigung erschließen zu können. Jeder Gruppenleiter wird mit eigener Methodik auf Grund seiner Persönlichkeit eine andere Atmosphäre aufkommen lassen. Jede Gruppe ist in ihrer Gefühlswelt anders zusammengesetzt. Es ist eine ausgeglichene Balance, ein unsichtbares Geben und Nehmen infolge der „Gruppenschwingungen" und der Stimmung des Einzelnen.

3. Improvisatorisches, Gestalterisches und Meditatives
Was mich bewegen kann

3.1. Improvisation[1]

3.1.1. Bedeutung der Improvisation für die Tanztherapie

Den Tanz erlebend und meine starken rheumatischen Schmerzen spürend kam ich zur Erkenntnis, daß ich mit vielen geselligen Tänzen auch anderen „Leidensgefährten" Hilfe bringen konnte. Der Geist der „Hellerauer Ära", den ich während meiner Ausbildungszeit in den Jahren 1925 bis 1933 aufnahm, ließ mich dieses Aufgabengebiet in einem größeren Rahmen begreifen. Immer mehr Ideen aus dem Bereich der „Rhythmik" flossen in meine Arbeitsmethoden ein und wurden durch meine Begegnungen mit Tanz- und Bewegungspersönlichkeiten erweitert. „Tanz und Bewegung sind also keineswegs nur ein Mittel musikalischer Erziehung, mit dessen Hilfe musikalische Begriffe ganzheitlich erfahren werden können, sondern sie sollen über diese wichtige Aufgabe hinaus als selbständige, der Musik nahe verwandte Kommunikations- und Ausdrucksformen erlebt und verstanden werden, die sich gegenseitig motivieren." (HASELBACH, 1970) Physiotherapeuten konnten sich mit dem Gedanken einer Übertragung in die Therapie zunächst nicht anfreunden. Dennoch haben sie dieses „Sich-entfalten-dürfen" als wohltuende Einwirkung aufgenommen. Wir einigten uns, diese *ICH*-, *DU*- und *WIR*-Kontakte als Einstimmung für unsere gesamte bewegungstherapeutische Arbeit aufzufassen, sie als „Auftanken" aus einem musischen Quell anzuerkennen. Aus Gesprächen mit Lehrgangsteilnehmern geht eindeutig die Meinung hervor, daß man das Sich-Aufschließen, das Dasein für Partner und Gruppe nun unbeschwerter einsetzen kann. Das positive Wort, „In jedem Menschen wohnt ein Künstler" von Trudi SCHOOP, kann ich ihnen immer wieder übermitteln. Es unterstützt das Bewußtsein – ich kann mehr, als ich mir je zutraute, ich kann improvisieren und Kreativität entfalten. Die Teilnehmer wachsen in diese Aufgabe hinein. Inzwischen sind ihre eigenen Erfahrungen gereift – wie, wann und wo diese kommunikativen Anregungen die Tanz- und Bewegungsaufgaben bereichern können. Bei Vorbereitungen für Tänze mit vorgeschriebenen Formen erhält die bewegungstherapeutische Absicht mit dieser Methode der freien Bewegungsentfaltung mehr Gewicht. Der Tanz selbst wird zum Genuß, sobald er mit rhythmischen Elementen, Bewegungsimprovisationen und Humor vorbereitet wurde. Auf diese Erfahrungen begründet sich die Auffassung, in diesem Tanztherapie-Buch auch Anregungen zur Improvisation und Ausdrucksgestaltung aufzunehmen. Aus der internationalen Entwicklung in der Tanztherapie wissen wir, daß diese der freien Bewegungsimprovisation weitaus größere Beachtung schenkt (ULBRICH, 1988):

---

[1] Zur Verdeutlichung meines Anliegens ist es in diesem Kapitel erforderlich, die Übungen und Tanzangebote in den laufenden Text einfließen zu lassen und nicht, wie in den anderen Kapiteln praktiziert, im Kap. 4 anzufügen. Zur Stimulierung und zum Abbau von Hemmungen bei den Teilnehmern ist es ratsam, die Angebote zum Thema „Trau dich" (s. Kap. 4, S. 322) den hier folgenden Übungen und Tänzen voranzustellen.

Wenn ich meinen Körper nicht kenne, vermag ich wenig oder nichts mit ihm anzufangen, als nur anerzogene Gewohnheiten auszuführen. (Bewegungs-)Therapeutische Ansatzpunkte zielen auf die Änderung unzweckmäßiger Gewohnheiten. „Tanz richtet sich immer an die gesunde Seite der menschlichen Natur, die in jedem noch so kranken oder verwirrten Menschen vorhanden ist ... Jeder, der die Welt des Tanzes erlebt hat, weiß, wieviel Freude der Körper uns geben kann. Deshalb möchte ich das angeborene Talent des Körpers zur Freude an sich selbst aufleben lassen ..., in dem ich den Menschen ein neues und positives Gefühl zu seinem eigenen Körper zu vermitteln versuche." (SCHOOP, 1981)

Im Verlaufe unserer Arbeit haben sich folgende Grundsätze herausgebildet:

- Wer sich selber noch nicht die Fähigkeit des Improvisierens zuspricht, ist auch nicht in der Lage, seine Gruppenmitglieder dazu anzuregen.
- Die Anwendung von Tänzen mit festgelegten Formen kann von vornherein interessante Abschweifungen enthalten: Ein Auftakt mit Durcheinandergehen im Raum, Grüßen, Blickkontakt, raschem Händereichen zeigt, daß jeder Teilnehmer anders reagiert. Mit dieser spielerischen und lockeren Weise können die Sich-frei-Bewegenden zu weiteren Improvisationen ermuntert werden. Sie werden so zu einer Aufstellung geführt oder zu einem Tanz und sind weiterhin für solistische Rollen mit einfallsreichen Bewegungen aufgeschlossen.
- Die Teilnahme an allen Übungen beruht auf freiwilliger Basis. Das Zugehörigkeitsgefühl soll nicht erzwungen werden.
- Oft hat es sich als günstig erwiesen, nach einem gemeinsamen Bewegungsgeschehen ein Gespräch in der Gruppe zu führen. Individuelle Eindrücke können verbal geäußert werden, Vergleichsmöglichkeiten bestehen. Es ist zu beachten, daß das Bewegungserlebnis nicht zerredet wird.

Aus der Fülle der kreativen Bewegungsmöglichkeiten mit tänzerischen Elementen werden nur einige aufgezeichnet. Sie können zwei großen thematischen Bereichen zugeordnet werden:

- Improvisationen mit tänzerischen Elementen als Kontaktübungen,
- Improvisationen mit tänzerischen Elementen und Requisiten.

Die Beispiele dienen als Anregungen, da sich aus den gegebenen Bedingungen in der Praxis (Raum, Gruppe, Gruppenleiter) andere Situationen ergeben. Nachfolgend werden einheitlich die Begriffe „Gruppenleiter" und „Teilnehmer" verwendet, da die Beispiele sowohl für therapeutische Ziele als auch in der Förderung und Freizeitgestaltung eingesetzt werden können.

3.1.2. Einführung zur Improvisation
Christine STRAUMER

„Die Möglichkeit eines Menschen, improvisieren zu können, ist eine Eigenschaft seiner Persönlichkeit. Meist wird angenommen, daß das Improvisierenkönnen von der Qualität der Fähigkeiten und Fertigkeiten auf dem speziellen Gebiet abhängig ist, was nur bedingt als richtig gelten kann. Praxisrelevante Erfahrungen beweisen: Große Spezialisten ihres Fachgebietes können nicht improvisieren, während weniger Geübte gute Improvisatoren sein können. Fähigkeiten, Fertigkeiten und Kenntnisse sind erforderlich, jedoch nicht allein ausschlaggebend. Bei günstiger Ausprägung können sie den Prozeß der Improvisation befördern und ein hohes künstlerisches Niveau ausprägen. Improvisieren fordert von der Persönlichkeit Flexibilität, Originalität,

Fantasie, Selbstbewußtsein, Reflexionsfähigkeit, Freude am Verändern und Variieren. Improvisation in der Gruppe erfordert Kooperationsbereitschaft, Einfühlungsvermögen, Vertrauen, Rücksicht. Künstlerische Improvisation verlangt außerdem musikalische und ästhetische Urteilsfähigkeit. Um mit Bewegungselementen improvisieren zu können, braucht der Betreffende neben den bereits genannten Merkmalen eine Basis verfügbarer Bewegungen, welche man als Bewegungsrepertoire bezeichnen kann. Dieses Repertoire ist von den erfahrenen Bewegungen sowie von der Besonderheit der individuellen Entwicklung abhängig. Das gesunde Kind kann mit Bewegungen improvisieren, während der Erwachsene durch negative Erfahrungen, Nicht-Übung sowie Bewegungseinschränkungen und -verbote die Möglichkeit spontaner Bewegungsäußerung weitgehend verloren hat. Obwohl der Vorgang der Improvisation mit Lernprozessen verbunden ist und größtenteils ins Bewußtsein rückt, verlaufen verschiedene Bereiche unbewußt. In der Bewegung sind hier vor allem Bereiche motorischer Reflexibilität und stereotype Bewegungen einzuordnen. Improvisation schafft dem Individuum Neues, Noch-Nicht-Dagewesenes. Die Hauptmotivation der Improvisation liegt nicht im Erreichen eines bestimmten Handlungszieles, sondern in der Freude am Vorgang, an der Handlung selbst. Improvisationen mit Bewegungselementen können allein, mit einem Partner oder in der Gruppe durchgeführt werden. Sie können mehr oder weniger festen Regeln gehorchen (metrische Vorgaben, Einschränkungen in der Bewegungsform, der an der Bewegung beteiligten Körperteile) oder einen freien Verlauf haben. Weitere Einschränkungen sind durch ideelle Handlungsinhalte oder situative und kommunikative Aufgabenstellungen möglich. Soll eine Bewegungsimprovisation durchgeführt werden, sind sachliche Voraussetzungen, Kenntnisse und Fähigkeiten des Leiters sowie der Entwicklungsstand der Gruppe zu beachten. Entsprechend einer vorausgegangenen Analyse und der zu erreichenden Zielstellung entscheidet der Leiter über den zu beschreitenden methodischen Weg, über die Form der Improvisation und eventuelle Hilfsmittel. Der Verlauf einer Bewegungsimprovisation ist gekennzeichnet von Phasen der Aktivität und der Ermüdung. Während in den erstgenannten der Improvisationsvorgang nicht unterbrochen werden sollte, nutzt der Leiter die Phase der Ermüdung, um neue Impulse zu geben oder die Improvisation in die der Zielstellung entsprechende Richtung zu lenken. Die Funktion des Impulsgebers können auch andere Gruppenmitglieder übernehmen.

Außerpersonelle Impulsgeber von hohem Aufforderungscharakter sind Musik und Sprache, Geräte und Materialien (Tücher, Seile, Bälle, Kugeln, Schwebepuppen, Schwungbänder, Naturmaterialien). Die Improvisationsmittel, die der Mensch zur Improvisation mit Bewegung zur Verfügung hat, sind seine Mimik, Gestik, sein Repertoire an natürlichen Bewegungen sowie erlernte (trainierte) tänzerische Bewegungen." Diese Ausführungen sollen durch einen weiteren Gedanken ergänzt werden: Aus den einmaligen Erscheinungsformen der Improvisation können Wiederholungen entstehen, welche sich zu einem festen Gebilde aneinanderfügen – einen Tanz, ein Spiel, eine Darstellung oder Handlung. Damit ist zwar die Improvisation als augenblicklicher, nicht wiederkehrender, momentaner Handlungsakt zerfallen. Sie hat aber schöpferische Kräfte entfacht und den Auftakt zur kreativen Gestaltung gegeben.

3.1.3. Improvisationen zum Erlebnisbereich „Mein Körper"

Die Improvisation mit tänzerischen Elementen kann unterschiedlich vorbereitet werden:
Wende ich mich zuerst an das Wahrnehmen und Bewußtwerden meines Körpers und erschließe ich danach das Erwachen zum Raum, in dem ich mich befinde? Oder gebe ich primär dem Erleben zum Raum in seiner Vielseitigkeit den Vorrang und stelle dann bewußt den Körper mit aller Aufmerksamkeit in den Raum?
Beide Erlebnisbereiche durchdringen einander und bilden auf diese Weise eine Einheit. Aus diesem Grunde werden die Körperebenen (frontal, horizontal, sagittal) in ihrer Beziehung zu den räumlichen Gegebenheiten benannt. „Zur Verdeutlichung dieses Themas soll eine Beschreibung von LABAN herangezogen werden. Die Frontal-Ebene (von lat.: frons = Stirn) bezeichnet er auch als „'Tür-Ebene', also die Ebene oder Fläche, die wie eine Tür die Richtungen 'hoch-tief', 'rechts-links' einschließt. Die Horizontal-Ebene nennt er 'Tisch-Ebene', sie umfaßt die Richtungen 'rechts-links' und 'vor-rück'. Die Sagittal-Ebene heißt 'Rad-Ebene' und beinhaltet die Richtungen 'hoch-tief' und 'vor-rück'." (zitiert nach HASELBACH, 1970, S. 59)

In den nachfolgenden Improvisationen werden wir dem Wechselspiel zwischen Körper und Raum immer wieder begegnen.[1] Dazu empfehlen wir in den einzelnen Übungen verschiedene Musikbeipiele. Sie fanden in meiner Praxis berechtigte und geeignete Anwendung, meist in einmaliger Situation. Für gleiche oder ähnliche Einsätze ergaben sich oft ganz andere Melodieführungen. Sie sollten deshalb nicht als feststehende Rezepte gelten, sondern als Hilfe für das etwaige Genre der Musikauswahl betrachtet werden. Jeder Leiter wird sich nach seinem Empfinden, nach den Zielgruppen und Zielsetzungen die Musik zusammenstellen, die nach *seiner Auffassung* für gegeben erscheinen. Die Auswahl der Musik soll nach verschiedenen Schwerpunkten folgende Anliegen erfüllen:

– physiotherapeutische
– sozialpädagogische
– künstlerische.

Im Angebot der Musik hat sich der Gruppenleiter dem Thema entsprechend vorzubereiten. Dabei wären zu beachten:

– Zeitepochen
– Jahreszeiten
– gegebene Inhalte, Formen und Ausdruck.

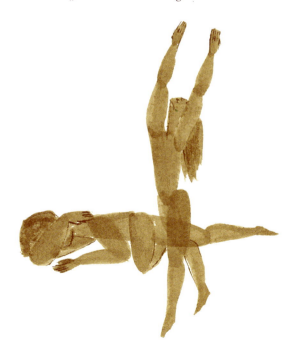

---
[1] weitere Tanzbeschreibungen s. Kap. 4, S. 322ff.

Stets sollte sich der Übungsleiter *seiner Zielsetzung* bewußt sein. Schallplatten mit Titelangaben ehemaliger DDR-Verlage, z. B. Amiga und Eterna, sind in Musikbibliotheken auszuleihen. Der erste Einstieg zu einer eigenen Wahrnehmung ist für Ungeübte (auch für Nicht-Patienten) schwierig. Diese ungewohnte Aufforderung erzeugt plötzliches Sich-verschließen-Wollen, Hemmungen, und diese blockieren das Zu-sich-selbst-Finden. Was soll ich mit meinem Körper anfangen?

Übung: Einstieg

Stille-Entspannung: Classic Tranquility „Die schönsten Irischen Melodien", bekannt aus: „Bitte umblättern", Titel: „The Spinning Wheel" und „Maggie"; Antonio Vivaldi (1678–1741) „Concerto G-moll op. 10 Nr. 2"; Georg Friedrich Händel (1685–1759) „Konzert B-Dur op. 4 Nr. 6 für Harfe und Orchester"; „Virtuose Musik für Flöte und Gitarre", gespielt von Eckhart Haupt und Monika Rost; verschiedene Klangfarben alter Meister mit z. T. feinsinnigen, nach innen gewandten Klangspielen.

Für Einstimmungen mit Bewegung im Raum: nach verschiedenen Themen: Johann Pachelbel (1653–1706) „Kanon D-Dur für Streicher und B-c"; Angelo Branduardi (geb. 1950) „Musica" (eigene Texte); Antonio Vivaldi „Concerto D-moll P 259"; Jean Michel Jarre Equinoxe: verschiedene Titel (moderner Komponist) für beschwingte Weisen im Genre von Mixern einsetzen; Thomaso Albinoni (1671–1750) „Adagio G-moll für Streicher und Orgel", „Barock zum Träumen"; Lina Singers; Schallplatte „Die helle Flöte", Musik von Hufeisen und Plüß; Klavierimprovisationen von Gulda, Wien.

Der Gruppenleiter kann zunächst eine solche Atmosphäre abfangen und mit frischen Impulsen aufmuntern: „In die Hände klatschen – schnipsen – auf Körperteile klatschen (sich von den Knöcheln an nach oben klatschend massieren, mit einer Hand den ausgestreckten Arm beklatschen usw.)."

Diese einfachen Aktivitäten lösen Spaß aus und dienen der äußeren und inneren Erwärmung. Der Körper ist besser durchblutet, Kreislauf und Stimmungen sind angeregt. Nun wird eine Fortbewegung im Raum vorgeschlagen, ein neuer Standpunkt ist gefunden, die Klatschbewegungen wurden dabei fortgesetzt und gehen jetzt in ein Streichen über, auch in ein Streicheln („Seid ruhig einmal gut zu Euch selbst."), bis allmählich eine andere Atmosphäre, eine Ruhe, eine Stille spürbar ist. Jeder kann sich setzen oder legen und nur die Stille wahrnehmen. Der Gruppenleiter gibt seine Hinweise nun mit gedämpfter Stimme: „Auf den natürlichen Atemvorgang lauschen – den Atem kommen und gehen lassen – fühlen wie das Herz klopft – den Puls spüren." Dieser wird in der Luft oder auf Körperteilen nachgetippt. Aus den Tupfbewegungen formen sich spielende ineinanderfließende Bewegungen der einzelnen Körperteile zueinander. Eine Musik gibt dazu unaufdringliche Führung und kann durch langsam zunehmende Lautstärke eine körperliche und emotionale Dynamik bringen. Die Bewegungen der Arme, Beine, des Körpers nehmen Gestalt zueinander an. Ein Gruppenmitglied nach dem anderen steht auf und erschließt sich mit großen Bewegungen den Raum. Wer sich nicht offenbaren kann, wird das Gruppenerlebnis spüren, sich an den Rand setzen und durch Beobachten das Gefühl verlieren „Ich kann mich nicht so entfalten". Aber es kann sich zunächst auch im mimosenhaften Zurückziehen verstärken.

Folgende Gesprächsäußerungen hörten wir wiederholt: Mein Körper und Musik, was geschieht da aus mir heraus, um mich herum? – Ich komme zum schöpferischen Entfalten – ohne Vorgabe der einzelnen Bewe-

gungen. – Ich erlebe meinen Körper – mein „Ich" – geführt von einer Musik, die mich trägt.
Aber die Musik kann auch unangenehme Gefühle auslösen und dadurch ein kreatives Entfalten einschränken. Es gibt Teilnehmer, die berichten, sie gehen im Betrachten des Geschehens mit, in dem sie von Anfang an zusehen, ohne Mißmut, und dadurch in ein inneres Mitschwingen kommen. Eines Tages stehen sie in der Bewegungsgestaltung mitten drin, ohne besondere Aufforderung. Sie brauchen eine längere Anlaufzeit und sind beglückt über die überwundene Hemmschwelle.

Übung: Wir kreisen mit dem Körper
(Anregungen von C. DE THIER)

Jacques Loussier-Trio, Play-Bach: „Toccata et Fugue et re mineur" oder eine Musik im anderen Stil, sie muß ein rasches Tempo haben.

Beispiel 1
Alle stehen einzeln verteilt im Raum. Der Gruppenleiter gibt vor: „Der kleine Finger kreist, er macht kreisende Bewegungen ... Der Zeigefinger kreist usw."
Auf Zuruf eines Teilnehmers: „Rechte Hüfte kreist!" „Linkes Ohr kreist!", „Beide Schultern kreisen!".
Die Gruppe reagiert in der Ausführung der Vorschläge.

Beispiel 2
Die kreisenden Bewegungen können auch mit einem Zeh beginnen, alle Zehen nacheinander durchkreisen, danach Füße, Beine bis der gesamte Körper von unten nach oben durchkreist ist. Die kreisende ganzkörperliche Welle wird wieder reduziert bis zum letzten Zeh. – Diese Erfahrungen führen zur Erkenntnis: Mein Körper ist das Instrument!

Nach diesen ganzkörperlichen Übungen widmen wir uns dem

Spiel mit den Fingern

Den Begriff „Fingerspiele" übernahmen Kindergärtnerinnen von Friedrich FRÖBEL, der 1848 den ersten Kindergarten ins Leben rief. In seinen Mutter- und Koseliedern sind viele Fingerspiele überliefert. Sie gewinnen jetzt, nachdem sie lange als „altmodisch" verpönt waren, wieder an Bedeutung. Das Kleinkind erlernt im spielerischen Gestalten und im Verwandlungsprozeß phantasievoller Figuren den Zugang zu den eigenen Fingern, im Kennenlernen und Begreifen ihrer Namen (s. auch Thilde LORENZ[1]). Die Finger „spielen" kleine kindgemäße Handlungen aus der Märchen- oder realen Umwelt. Sie sind Teil eines schöpferischen Spiels im Wortgepräge eines Reimes oder Liedes. Die Kinder reagieren mit Eifer im Mitspielen und fordern unzählige Wiederholungen. Spontan ergreifen sie die Hände der Mutter oder Kindergärtnerin, um das Vorgegebene selbsttätig nachzuahmen. Die Sprache wird dabei rhythmisch eingesetzt. In dieser Phantasiewelt werden Sprache, Rhythmus, Bewegung gleichzeitig erfahren.

Übung: Formenspiele

Die Übung besteht aus einfachen Bewegungen der einzelnen Finger. Der Gruppenleiter beginnt ein Finger-

---

[1] Spieltüte „Allerhand" Zu den elementaren Hand- und Fingerspielen, verbunden mit lustigen Reimen,
mit Geräten von Thilde LORENZ, zu beziehen durch Bauerstube Gisela Portmann, Handarbeits- und Bastelbedarf, W-5942 Kirchhunden, 5–Heinsberg, Talstr. 33.

spiel und muntert die Teilnehmer zu eigenen Versuchen auf. Eine zarte Musik kann ihn dabei unterstützen. Der Hinweis: „Seht einmal über Eure eignen Hände hinweg zu den Mustern der anderen, ohne Euer Spiel zu unterbrechen!", löst neuen Ansporn aus. Wie von selbst finden sich Paare zueinander, jeder noch mit eigenen Formen – bis sich ein neues gemeinsames Bewegungsmuster bildet.

Übung: Führen und folgen in der Spiegelreflexion

Es ist alles erlaubt, nur kein Sprechen über das „Wie und Was". Wer führt zuerst? Wann werden die Rollen getauscht? Die Anpassung im Nachahmen, schnelles Reagieren, nicht Versagenwollen, Sensibilität für Überraschungen, Verzichtenkönnen bei der Abgabe der Führung wecken immer wieder eine auffallende Intensität und Freude am spielerischen Geschehen. Ungern wird der Hinweis des Gruppenleiters zum langsamen Auflösen der Übung angenommen („Schade!", ist der oft gehörte Ausruf der Teilnehmer).

Übung: Statische Formen

Beispiel 1
„Fingerbau-Gebilde, nach oben wachsend"
Ein Teilnehmer ergreift die Initiative, stellt sich frei im Raum auf und streckt einen Daumen etwa in Brusthöhe aus. Ein Zweiter sieht sich „genötigt", mit einer Faust diesen Daumen zu umschließen, läßt aber den kleinen Finger daraus hervorgucken. Ein weiterer „Anbauer" legt eine flache Hand über die Faust, so daß zwei seiner Finger den kleinen Finger des Zweiten berühren. Es ensteht nach und nach ein Turmgebilde, das vom letzten „Türmer" nur noch auf Zehenspitzen zu erreichen ist. Das Gebilde kann nun auf Zuruf mit einem Ruck entzaubert oder durch Rekonstruktion abgebaut werden.

Beispiel 2
„Fingerbau-Gebilde, zur Seite wachsend"
Ein Mutiger stellt sich, beide Hände etwa in der Körpermitte haltend, frei im Raum auf. Die Handflächen zeigen nach unten, die Daumen berühren sich. Der Anbau erfolgt von zwei Seiten in gleicher Form, bis sich eine große Kreisrunde schließt, verbunden durch das Aneinanderketten von kleinen Fingern. Jede Gruppe merkt sich ihre Phantasieprodukte, um sie den anderen vorzuführen. Sie werden sich etwas verändert haben, weil sie ursprünglich improvisiert wurden als erste und einmalige Gepräge.

Übung: Dynamische Formen

Wind in Bäumen, wogendes Kornfeld usw: Tänze: „Elfenkönig" („King of Fairies", Musik aus Irland, Choreographie von Bernhard Wosien); israelischer Tanz: „Palmwedel" oder „Zederntanz"; „Musette" aus dem Notenbüchlein der Anna Magdalena Bach; Karl Ditters von Dittersdorf (1739–1799): Konzert A-Dur für Harfe und Orchester; Gitarrenmusiken ohne Gesang.

Beispiel 1
„Fingerbau-Gebilde in Bewegung"
Die beschriebenen statischen Formen können auch in Bewegung gebracht werden. Ein Bewegungsfluß beginnt im Auf- und Abwärtsführen der Finger, Hände, Arme, im Kreisen der gesamten Runde, im Bogen von oben nach unten führend, bis die Bewegung wieder abschwillt und zum Stillstand kommt. Es kann eine Musik dazu gegeben werden, doch ohne Melodiebegleitung haben die eigenen Rhythmen und Tempi freiere Entfaltungsmöglichkeiten.

Beispiel 2
„Wogendes Kornfeld"

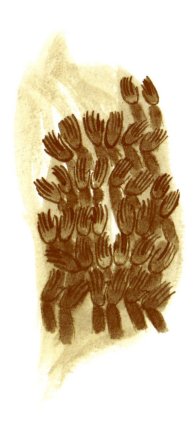

Ein Teilnehmer kniet sich frei im Raum auf den Fußboden. Beide Hände liegen mit ihrem Rücken auf dem Boden, die Fingerspitzen nach oben gerichtet. Sie sollen so die „Saat" symbolisieren. Rechts und links, auch dahinter, reihen sich andere Mitspieler in gleicher Weise ein. Alle verharren, bis einer beginnt, sein „Samenkorn" langsam wachsen zu lassen, sich mit erhobenen Armen und lockeren Fingern aufrichtet und ein imaginärer Wind das „Kornfeld" hin- und herwiegt. Die Phantasie jedes Einzelnen erfüllt sich in diesem gemeinsamen Erlebnis.

Beispiel 3
„Wehender Wind in Bäumen"
wird von der Musik entfacht. Alle stehen frei im Raum, als „Bäume", und bewegen sich mit den Fingern beginnend („säuselnder Wind") in die Steigerung bis „Sturm" mit dem gesamten schwingenden Oberkörper. Langsam flaut der Sturm wieder ab, und wir pendeln aus. Tücher können eine verstärkende Wirkung hervorbringen. Auch kann ein Teilnehmer mit seinen Tüchern, als durchtanzender „Wind", zur Bewegung animieren.

Beispiel 4
Eigene Stimme einsetzen, Geräuschkulisse erzeugen; Jean Michel; Percussion today Schlagzeug-Improvisationen, ebenso Schlagzeugkonzerte von Armin Schibler; Tomita Elektronische Bearbeitung von „Bilder einer Ausstellung" von Modest Mussorgsky; Improvisationen mit dem Orff-Instrumentarium; Angelo Branduari (geb. 1950).

„Eine Maschine entsteht"
Bizarre, eckige, gleichbleibende und eigenwillige Bewegungen werden nur von Fingern und Händen ausgeführt. Es können große und kleine verwirrende, aber auch klar übersichtliche Gebilde entstehen. Die Maschine ist defekt, oder es ist Arbeitsschluß. Sie hört schlagartig auf zu arbeiten. Dieses Beispiel ist mit Musik zu führen.

Hände tanzen

„Eine der beredtesten Stimmen des Körpers ist die Hand. Es ist ihre Funktion, jeder Bewegung, jeder Geste eine Vollkommenheit zu geben. Die Hand besiegelt die Tat ... Jede menschliche Geste ist um Sekunden rascher als das Wort, das unsere Zunge und Lippen formen können." STANISLAWSKI, der den Schauspieler von innen heraus seine Figuren gestalten ließ, sagte: Die Hände sind die Augen des Körpers, und die Geste wurde ihm zum Spiegel der „inneren Persönlichkeit". „Das Gesicht kann das stereotype Lächeln haben, das alle Ballerinen auf der Bühne tragen ... Auch die Hand kann lächeln, doch ihr Lächeln kann nur aus der Tiefe einer Empfindung kommen. Wie in einem Wechselspiel gehen Impulse vom Körper in die Hand und von der Hand auf den Körper über ..." (SORELL, 1983)

Übung: Spiegelreflexion in Handspielen

Ruhige fließende Melodien von moderner oder klassischer Klangfarbe; Menuette von Mozart, Beethoven, Händel; langsame Walzermusik; bizarre Rhythmen für „absetzende" Handbewegungen; das Golden Quartett singt Negrospirituells „Glory Hallelujah".

Die Spielregel sagt aus, daß die Verständigung ohne Worte geschieht. Zwei Partner haben sich gegenübergestellt. Einer beginnt mit seinem Formenspiel, der andere paßt sich genau der Führung an. Der gesamte Körper reflektiert in den Bewegungen, auch die Fortbewegung im Raum. Die Führungsrolle sollte nicht so oft gewechselt werden, denn die Anpassungsphase braucht Zeit und Ruhe, um ein Wohlempfinden zu erreichen. Ein rascher Figurenwechsel kann natürlich als Spaß überraschend mit eingebaut werden. In anschließenden Gesprächen kamen geteilte Meinungen der Beteiligten auf: „Ohne Musik ist die Einstellung zum Partner intensiver, man ist nur auf seinen Rhythmus, seine Formensprache konzentriert." „Die Musik regt zu neuen Impulsen an. Die Führung des Partners, dessen Reaktion auf Musik, Tempo, Stimulanz und sein Melodie-Empfinden gleichzeitig aufzunehmen und in Einklang zu bringen, ist reizvoller." Es können beide Variationen verwendet werden, zumal die gegenseitige Einstellung auf den Partner zunächst ohne jegliche Bestimmung durch Klang, Tempo, Rhythmus usw. nur das „Fluidum zueinander" wirken läßt.

Übung: Kontrastierende Darstellungen

Mit den Händen lassen sich viele Kontraste bilden: eckig – rund, flach – gewölbt, hart – weich, klein – groß, spitz nach oben – spitz nach unten und andere Motive mehr.
Der Wechsel zu den verschiedenen Darstellungen kann durch Signale angeregt werden.

Übung: Imaginäre Handmalereien

Mit den Händen werden kleine, große Figuren, Ornamente oder Linien in die Luft, an die Decke, an die Wände, auf den Fußboden „gemalt".

Übung: Schattenspiele mit der Hand

Vor einer hellen Wand, einem gespannten weißen Tuch oder hellem Transparentpapier werden Spielgeschichten inszeniert. Die Hände sind die Schauspieler. Eine Hand ist ein beweglicher Enten- oder Gänsekopf mit weit aufgesperrtem Schnabel. Oder es kommt ein Häschen gehüpft, rennt wieder davon, andere Phantasiegestalten kreuzen auf, tanzen, rollen sich zusammen, verstecken sich und treiben allerlei Spektakel. Probieren macht Spaß!

Übung: Schwarzes Theater mit Händen

Eine verblüffende drastische Wirkung wird mit diesen künstlerischen Mitteln erzeugt. Die Ausführenden sind völlig schwarz verhüllt, nur die Hände werden von vorn beleuchtet. Sie tanzen ein Figurenspiel oder führen in schwarzen Handschuhen einzelne angestrahlte Gegenstände in der Luft. Die Hände sind die Darsteller.

Betrachtung: Die spendende, gebende und empfangende Hand; Hände können einen „unsichtbaren" Gegenstand in offener Haltung, mit nach oben geöffneten Handflächen weitergeben oder übergeben. Sie können etwas von oben reichen, d. h., die Handflächen sind nach unten gerichtet, den empfangenden Händen zugewandt, um etwas zu spenden oder auch ohne Gegenstand sich dem Erwartenden zuneigend.

Füße tanzen

Sie tragen den Körper auf dem Boden.

Übung: Bewußtes Stehen

Die Teilnehmer suchen sich einen festen „Standpunkt" im Raum. Die Konzentration geht zur bewußten Vorstellung des flach stehenden Fußes, zu seiner spürbaren „Dreiecks-Form" mit der Spitze an der Ferse. Aus dieser Position wird das aufrechte Stehen, das Erdgebundensein, die Vorstellung, in den Boden sinken zu können (bei offenen oder geschlossenen Augen) erspürt. Eine leichte Gewichtsverlagerung auf den rechten Fuß, dann zum linken usw. führt zum Ausbalancieren des Körpers.

Übung: Füße tanzen in der Fortbewegung

Musik mit Staccatorhythmen; Barockmusik alter Meister für „Malen von barocken Ornamenten auf den Fußboden"; Tupfen und Schwingen im Wechsel mit den Füßen: „Gesänge Meißner Glockenspiel"; Tänze: „Die Indische Königin" („The Indian Queen") aus „Alte Kontratänze", Möseler Verlag Wolfenbüttel (von J. Playford, übertragen von G. Götsch und R. Gardiner), 1928; „Naked Ladies" and „Electric Ragtime" für Tupfbewegungen.

Die Füße tanzen selbständig ihre eigenen Aussagen. Sie können schleichen, schleifen, gleiten, Bögen führen, hüpfen, sie setzen leicht oder fest auf, werden unbelastet herangeführt, sie erfinden oder übernehmen einfache oder virtuose Schrittkombinationen. Sie haben Beziehungen zum anderen Bein, zu den Händen, zu anderen Körperteilen. Die Füße tanzen malend, malen tanzend: kleine und große, gerade oder verschnörkelte Ornamentik auf den Boden, in die Luft. Sie malen mit spielerischen Bewegungen mit denen eines Partners oder knüpfen mit seinen Füßen Kontakte.

Übung: Formbildungen im Sitzen

Die Teilnehmer sitzen zu zweit gegenüber, die Hände hinter dem Rücken in Stützhaltung, die Fußsohlen aneinandergestellt. Verschiedene Bewegungsmuster entstehen: Alle Sohlen sind mit der Hacke aufgesetzt in senkrechter, waagerechter oder vorgestreckter Haltung. Die Versuche der einzelnen Paare können durch ein Gruppengeschehen nach entsprechenden Signalen erweitert werden.

Übung: Formenbildung mit Requisiten

Stäbe und Tücher können mit den Füßen aufgenommen werden. Zehen haben nicht die Ausdruckskraft wie Finger, aber sie können tänzeln, sich strecken und krümmen, Stäbchen greifen oder Tücher. Sie können damit tänzerisch balancieren, Kontakte im Weiterreichen zum Nachbarn rechts und links aufnehmen.

Der Körper im Raum

Übung: Darstellung von kontrastierenden Begriffen

Beispiel 1
Auf Zuruf des Gruppenleiters oder Teilnehmers ist mit der Darstellung kontrastierender Begriffe zu reagieren. Die Teilnehmer stehen frei und erwartungsvoll im Raum. Der Begriff „klein" zeigt sich in einer kleinen Form, evtl. nur mit zwei Fingern. Danach geht sie sofort in die Bewegung „groß" über, schon teilkörperlich mit den Händen. Es folgen erweiterte teilkörperliche oder auch ganzkörperliche Darstellungen.

Beispiel 2
In der Fortbewegung soll sich ein ausdrucksstarkes Entfalten entwickeln. Der Impuls kommt aus der Spannung: Laufen und dann ein abrupter Stillstand. Der Gruppenleiter gibt ein schnelles Metrum auf dem Rand einer Rahmentrommel an. Die Gruppe bewegt sich mit Laufschritten auf einem weiten Kreisbogen. Ein Schlag auf das Fell der Trommel fordert alle zur sofortigen Reaktion auf: Jeder stellt ganzkörperlich den Begriff „klein" dar, dann wieder „groß". Weitere Begriffe werden vorgeschlagen, z. B. „eng und weit". Jetzt ergeben sich völlig andere Körperformen. Bei dem Begriff „eng" ist ein Zusammenziehen und bei „weit" ein Dehnen des Körpers zu erwarten. Begriffspaare wie „eckig und rund", „hart und weich" und andere Kontraste geben reizvolle körperliche Reaktionsmöglichkeiten.

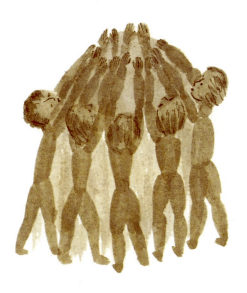

Beispiel 3
„Bau-Gebilde mit dem Körper nach Themenvorschlägen"
Die Körper sind in diesem Falle das Baumaterial für das Haus, die Brücke, das Spinnennetz, das Boot mit Segel, das Flugzeug, die Maschine usw. Im Raum entsteht Spannung mit der Frage: „Wer legt den Grundstein?"

Ein Teilnehmer beginnt den Hausbau, legt sich lang auf den Boden. Nach und nach bauen die anderen an, es kann flächig angelegt werden, aber auch als Palast oder Dom in die Höhe und Breite wachsen. Körper-Bau-Gebilde können sich in kleineren Gruppen entwickeln. Der Vorteil dabei ist, daß die anderen die künstlerische Aussage betrachten können. Ein einziges großes Bauwerk wiederum festigt die Gemeinschaft, kann aber nicht von „außen" betrachtet werden. Kann sich ein Teilnehmer nicht zur Beteiligung entschließen, wird er zum „kritischen Architekt" ernannt und begutachtet oder deutet die entstandene Baukunst. Auf diese Weise ist er mit einer Aufgabe integriert.

Übung: Symmetrie und A-Symmetrie (nach Anregungen von C. RICK)

Zwei Stücke aus „Passage" für Gitarre von William Ackermann; Gitarrenbegleitung von William Ackermann; am besten für diese Übungen keine Musikbegleitung.

Beispiel 1
Jeder Teilnehmer improvisiert zunächst mit Motiven, die beide Begriffe darstellen sollen. Es sind zunächst statische Formen, die gebildet werden. Beim Probieren zeigt sich, wie viele Symmetrie-Achsen es im Körper gibt. Wurde diese Vielfalt entdeckt, besteht die Aufgabe darin, die unterschiedlichsten Symmetrien und Asymmetrien des Körpers zu arrangieren.

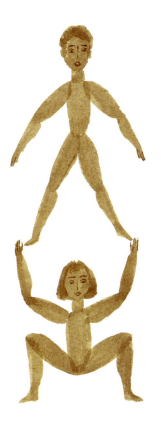

Beispiel 2
Zwei Partner finden sich und stellen sich im Raum einander gegenüber auf. Nun stellen sie gleichzeitig einen Gestaltungsvorgang zur „Symmetrie" nach ihrer Vorstellung dar. Es zeigt sich, daß zwei das Gleiche aussagen wollen und doch nicht das Gleiche tun. Die Unterschiede können auf zwei Wegen ausgeglichen werden. Entweder durch die Spiegelreflexion oder der eine Teilnehmer kontrolliert die Form des anderen, ob sie seiner Meinung nach überzeugend dargestellt ist. Danach wird das Thema „Asymmetrie" ebenso erarbeitet.

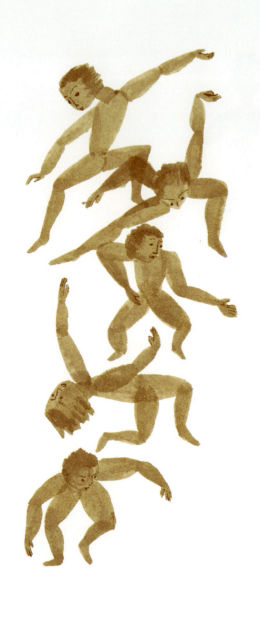
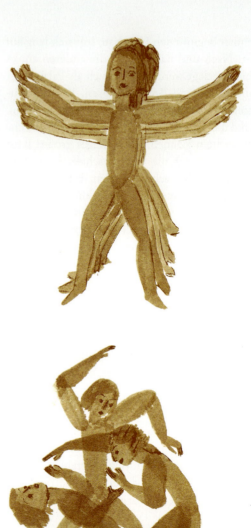
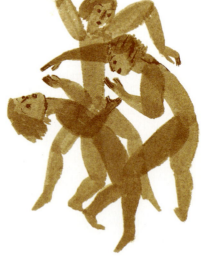

Beispiel 3

Aus den statischen Formen können Fortbewegungsarten im Raum entwickelt werden. Wie fassen die einzelnen Teilnehmer eine Symmetrie oder Asymmetrie in der Bewegung auf? Es finden sich Bewegungsgruppen, welche symmetrische Bewegungen darstellen wollen. Andere finden sich mit ihren asymmetrischen Formen. Diese Handlungsabläufe haben eine ganz unterschiedliche Charakteristik. Nach den Übungen sprechen wir über verschiedene Fragen: Was wollen wir mit diesen Versuchen erreichen? – Wie balanciere ich mein Gleichgewicht aus? – Fällt mir eine symmetrische Haltung leichter als eine asymmetrische? – Habe ich den Mut, nicht-symmetrische Bewegungen auszuführen?

Übung: Zur Ruhe kommen

Im Gruppenspiel entfalten sich die schönsten Bewegungsbilder im tänzerischen Geschehen und enden meist mit einer Ruhe-Stellung, welche auch als inneres Zur-Ruhe-Kommen ablesbar ist. Ein gemeinsames Ruhespiel gibt einen besinnlichen Abschluß. Alle stehen frei im Raum verteilt, in gesammelter Position. Die Augen sind geschlossen, um die innere Ruhe wahrnehmen zu können. Nach einer Weile stellen wir uns vor, einen imaginären Ball in beiden Händen zu halten. Die Rundung des Balles und seine handliche mittlere Größe wird ertastet. Wir lassen ihn von einer Hand in die andere gleiten und fühlen sein Gewicht. Der Ball ruht nun auf einer flachen Hand. Wir führen ihn um unseren Körper, er gleitet hinter dem Rücken in die andere Hand. Die Umrundung um den Körper wird fortgesetzt. Nun lassen wir den Ball hochsteigen und herunterschweben, ohne Geräusche, ohne Laut. Wir spüren, wie unser Ball größer und größer wird, unsere Hände zeigen die großen Rundungen. Die eine Hand führt den Ball von oben, die andere stützt ihn von unten. Der Gedanke an unsere kreisende Erde verbindet uns. Unsere Ruhe erzeugt die Stille im Raum. – Die Augen sind wieder offen. Wir sind ganz da, für das Leben, füreinander auf unserer Erde.

3.1.4. Improvisationen zum Erlebnisbereich „Raum"

Der Körper sitzt, liegt, steht und bewegt sich im Raum. Der Mensch wird aus der Geborgenheit im Mutterleib in einen anderen Raum hinaus- und gleichzeitig hineingeboren, in einen häuslichen Raum, umgeben vom kosmischen Raum, der Unendlichkeit. Der Tanz vollzieht sich im Raum, ob im Freien, auf einem Platz, auf Straßen, auf einer Wiese, unter Bäumen oder im Raum eines Zimmers, eines Saales – der Raum umschließt das tänzerische Geschehen. Ein Raum löst Emotionen aus. Ein enger, feucht-kalter, düsterer Raum verängstigt, gibt keine wohltuende Atmosphäre. Ein weiter, gepflegter Raum kann Kälte ausstrahlen infolge seiner vornehmen Strenge. In unserer Vorstellung begeben wir uns in einen hellen, weiten Raum, einladend mit seinem Licht für all unsere Bewegungsstudien, die wir mit dem Körper improvisieren oder nach vorgegebenen Raummustern aufnehmen und erleben möchten. Wir beginnen mit der

Übung: Raumerschließung

Nach einer ruhenden Wahrnehmung der Raumbeschaffenheit (Eindrücke von Farben, Formen und Temperatur) nehmen wir bewegungsmäßig die drei Dimensionen Weite, Höhe, Tiefe auf. Eine Musik, auch der dynamische Klang einer Rahmentrommel und die Stimme des Gruppenleiters geben die Bewegungsimpulse.

Beispiel 1
„Weite, Höhe und Tiefe"
Antonio Vivaldi: „Concerto F-Dur op. 10 für Flöte und Streichorchester" und B. c. „La Tempeste di Mare" (Meeresstürme). Antonio Vivaldi „Concerto grosso Nr. 1", ruhiges Beginnen, dann Allegro; Vivaldi Concerti und Sinfonia: „Al Santo Sepolcro", Concerto D-moll 3. Allegro, jubelnd, wieder ruhig werdend; Gheorghe Zamfir: „Flute De Pan et Orgue", oder mit seiner Panflöte und dem großen Orchester Harry van Hoof; Plüß und Hans Jürgen Hufeisen: „Die helle Flöte" Titel „Champagner"

Die Arme werden ausgebreitet, und wir nehmen die Weite auf. Die Beine greifen aus der Hüfte heraus mit großen Schritten in die Weite des Raumes. Wir strecken uns in dieser Fortbewegung nach oben, die Arme werden erhoben und ermessen die Höhe. Mit Bewegungen nach unten, Drehungen, Windungen mit gebeugten Knien wird die Tiefe, die Verbindung zum Boden räumlich erfaßt. Diese Formen können wiederholt, auch im Wechsel angeregt werden.

Beispiel 2
„Vertrautwerden mit dem Boden"
Im Liegen kann seine Beschaffenheit und Temperatur wahrgenommen werden. Eine veränderte Lage bringt neue Feststellungen. In ausgestreckt liegender oder auch zusammengekrümmter Haltung kann unser Körper auf dem Boden entlangrollen, auf dem Bauch robben, Purzelbäume schlagen usw. So entdeckt er die Bodenfläche.

Übung: Die Raummitte im Rücken spüren

... fällt mitunter schwer, z. B. beim „Jiffy-Mixer" und anderen Tänzen mit „Rückwärtsgang" von der äußeren Kreislinie zum Mittelpunkt des Kreises. Das Tanzbild zeigt immer wieder, daß das Gespür für strahlenförmige Linien zum Zentrum fehlt. Es werden Wege schräg am Mittelpunkt vorbei bevorzugt, so daß (meist) der linke Neben-Tänzer verdeckt wird und dieser nur mit Mühe aus seinem „Versteck" heraus den neuen Partner im Außenkreis ansteuern kann. Wie können wir den Tänzern helfen? Zum Beispiel markieren wir die Kreismitte mit einem Tamburin oder einer Handtrommel. Von da legt jeder Teilnehmer ein Sprungseil nach außen zu seiner Ausgangsposition. Von dort tanzen alle vorwärts an der Schnur entlang, nachdem der Therapeut ein akustisches Signal gegeben hat. Klatschen im Schrittmaß, Summen eines Tones oder Singen einer Melodie können die Übung unterstützen. Der Weg wird so beendet, daß innen alle wenden können, um danach wieder vorwärts zum Platz zurückzutanzen. Manche Teilnehmer erkennen ein Bild der Sonne mit ihren Strahlen und können sich über dieses uralte Symbol in den Tanzwegen erfreuen. Nun gehen (laufen, hüpfen) wir einzeln nacheinander, später auch gemeinsam vorwärts nach innen, rückwärts nach außen und umgekehrt. Dieser Spaß wird nun ohne Markierungen wiederholt, mit dem Erfolg, daß der Strahlenweg zur Kreis- oder Raum-Mitte im Rücken zu spüren ist. Dieser Versuch lohnt sich und erspart später unnötig lange verbale Erklärungen.

Übung: Formen in den Raum bringen – runde Raumwege

„Das Fenster" für Formen mit federnden Schritten (gelbe Cassette, Kögler MC 3061-4) und „Heilsberger Dreieck" für strengere geometrische Formen (gleiche Cassette); für eine getanzte „8" im Raum: leichte fließende Melodien wie englische Kontratänze, z. B. „the Black Nag" oder „The Indian Queen"; „6 Ländlerische Tänze" von Mozart. Formen für Kreis- und Halbkreis: Reihen im strengen Gehen: „Das lebendige Tanzornament", Polonaisenmusik im Barockstil von Anneliese Gaß-Tutt, Kallmeyersche Verlagsbuchhandlung, 1988; 2 Märsche von A. Mozart KV 249 und 408; „Die musikalische Schlittenfahrt" von Leopold Mozart.

Beispiel 1
Wir wollen die Raum-Mitte optisch und in der Bewegung erspüren, mit der Form einer gedachten Zahl „8" (s. Kap. 2, Beispiel 6, S. 93. Wenn alle Teilnehmer ihre „8" gehen oder laufen, müssen Zusammenstöße oder Stockungen der harmonischen Laufbewegung vermieden werden. Die großen Formen werden kleiner und kommen langsam zur Ruhe.

Beispiel 2
Aus den vielen einzelnen Teilnehmern kann auch eine gemeinsame Bewegung in runden Raumwegen gebildet werden. Einer ergreift die Initiative und die Hand eines anderen, weitere Teilnehmer schließen sich an. Es entsteht eine Schlange, die im großen Bogen zu einem Kreis geschlossen wird. Aus diesem Kreis sollen wieder zwei Halbkreise entstehen. Die Entscheidung muß gefällt werden, wo geöffnet wird. Die beiden Schlangen werden durch den Raum geführt, oder es bilden sich Paar-, Vierer- und Achterkreise.

Beispiel 3
Die Schlange kann auch zur Spirale, als Symbol der aufsteigenden Frühlingssonne, geführt werden. Nach dem Verharren in der Enge des Zentrums wird die immer größer werdende Weite bewußt erlebt. Im Richtungswechsel windet sich die einfache zur Doppel-Spirale. Die Spirale kann auch von den Teilnehmern einzeln angelegt werden und vermittelt so ganz ähnliche Eindrücke.

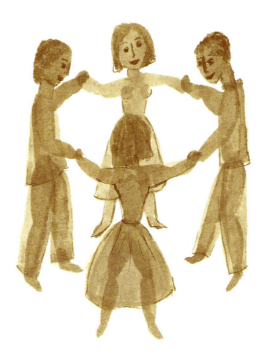

Beispiel 4
verbindet runde und gerade Raumwege. Ein großes Kreuz wird von den Teilnehmern im Raum gebildet, indem vier Gruppen auf geraden Wegen aufeinander zugehen. Dann verwandelt sich diese Aufstellung in vier drehende Kreise, als vierblättriges Kleeblatt.

Übung: Formen in den Raum bringen – gerade Raumwege

Musik s. „Runde Raumwege" sowie Renaissance-Musik: Michael Praetorius (1571–1621) aus „Terpsichore" (Wolfenbüttel, 1612) Archiv Prod.

Kontraste geben reizvolle neue Einfälle für Bewegungsmuster. Nach den weichen fließenden Bewegungen folgen nun strenge Linien.

Beispiel 1
Alle Teilnehmer stehen am Rande des Raumes verteilt. Jeder zeichnet in Gedanken mit seinen Händen Dreiecke, Rechtecke, Quadrate, diagonal und parallel laufende Linien nach seinen Vorstellungen in den Raum. Eine streng führende Musik setzt ein, und jeder schreitet seine gedachten geometrischen Formen vor- und rückwärts aus. Dabei achten alle auf ihr Raumgefühl, was geschieht hinter mir? Rücksichtnahme ist gefordert.

Beispiel 2
Mehrere Paare bilden mit ihren Körpern gerade geometrische Figuren wie Dreiecke, Vierecke, Mühlen, Sterne. Diese können in der Bewegung immer wieder umprofiliert werden[1].

Beispiel 3
Nun bilden sich Gruppen. Sie stehen im Raum auf den Diagonalen und begegnen einander: eine Gruppe mit erhobenen Armen für den Durchzug der anderen. Danach wird ein großes „Z" angelegt. In der nächsten Begegnung heben und senken beide Gruppen abwechselnd die Arme (Auf- und Niederweben).

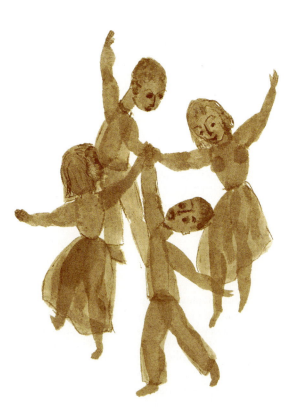

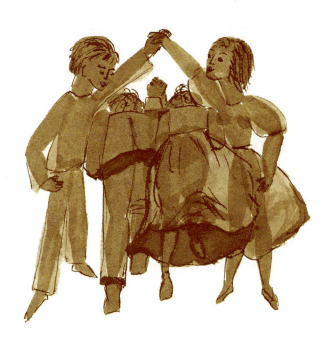

Beobachtung: Eine Enten-Wasser Choreographie

Schwimmende Enten erzeugen auf der glatten Wasseroberfläche interessante Linienführungen. Legen sie

---

1 (s. auch Tanzbeschreibung „Neuer Stern", S. 176)

ihren Weg von links nach rechts an, so zeichnet sich unmittelbar hinter ihnen die Form eines „Decrescendo" ab (>). Schwimmen die Enten entgegengesetzt, so formt sich das Zeichen eines „Crescendo" (<). Die Wasservögel schwimmen geschickt aneinander vorbei, das Formenspiel wiederholt sich unentwegt und bleibt in der Länge von 2 bis 3 Metern als Bild auf dem Wasser bestehen. Sobald die Enten Kurven nehmen, bilden sich organisch fließende Bogenzeichnungen auf dem Wasser. Nicht nur Choreographen hätten ihre Freude an diesem Flach-Wasserspiel.

Übung: Musikalische Zeichen

wollen wir versuchen, räumlich nachzuvollziehen. Als aufrechter Mensch gehen wir geradeaus (von links nach rechts) und spüren hinter uns die sich bildende Form eines „Decrescendos". Von unserem Rücken aus (Spitze) formen sich zwei Linien gleichmäßig weit auseinander. Je länger die Entfernung, desto weiter wird die Form. Wir wenden um und gehen zurück, die Arme nehmen die weiterführenden Linien auf. Die Zeichnung ist unsichtbar, imaginär aber erlebbar in Vorstellung und Bewegung. Auch das „Crescendo" ist entsprechend aus der anderen Richtung nachzugehen, von einem Linien-Ende bis zur Spitze, von da bis zum anderen Linien-Ende. Ein musikalisches an- und abschwellendes Formen-Tanz-Spiel kann sich aus den Versuchen entwickeln und das Raumgefühl bestärken.

Übung: Raumwege nach Musik führen

Beispiel 1
Zwei Gruppen sind zu Schlangen durchgefaßt im Raum verteilt. Sie erhalten die gleiche Musik, welche z. B. zu Laufschritten geeignet ist. Sobald sich die erste Schlange nach „ihrer" musikalischen Phrase (von 16 Takten) im Raum frei bewegt hat, verharrt sie. Sofort setzt die zweite Bewegungsgruppe ein. Jede Schlange geht eigenwillige Raumwege.

Beispiel 2
Georges Bizet (1838–1875) „Kleine Suite für Orchester" (Kinderspiele) op. 22, 1. Marche, Schreiten, 2. Berceuse (La Poupée) leicht-spritzig, schnell.

Eine Gruppe reagiert auf eine Melodie mit fließenden, gleitenden Tanzschritten, die andere zu einer stark betonten, markanten Musik mit Stampfschritten. Die Musikstücke erklingen abwechselnd, entsprechend reagieren die Gruppen. Bei diesem Spiel vereinen sich das Reagieren auf unterschiedliche Musikstrukturen, improvisierte Bewegungen und Raumorientierung.

Übung: Die Raum-Mitte
(nach Anregungen von C. DE THIER)

Beispiel 1 „Gruppenbewegung zur Mitte mit Stop-Reaktion"
Ihr Vorhandensein wird bewußt oder unbewußt wahrgenommen. Die Mitte wird nicht optisch markiert (außer wenn notwendig bei Geschädigten zur Orientierung), dennoch ist sie spürbar, auch wenn sich in der Raum-Mitte der Tanzenden keine Bewegung vollzieht. Aber sie kann auch, wie in vielen Volkstänzen und Formationen des Gesellschaftstanzes, mit Bewegungen der Tänzer gefüllt werden. Unabhängig davon lassen sich mittels Bewegungsimprovisationen Kontakt-Studien zu einem Zentrum, einem Mittelpunkt gestalten.

Moderne, stark akzentuierte Rhythmen, „Gloria Hallelujah", das Golden Gate Quartett singt Negrospirituals „Lulu Swing" und Häns'che Weißquintett und „Cumasc Part".

Ein Teilnehmer nimmt in der Mitte des Raumes Aufstellung. Zu ihm nähern sich die anderen mit Bewegungsimprovisationen. Jeder hat freie Gestaltungsmöglichkeiten nach einer ruhigen Musik. Auf den Zuruf „Stop" bleiben alle stehen, mit dem Wort „Weiter" werden die Bewegungen zur Mitte fortgesetzt, bis zum nächsten „Stop". Haben alle den Mittelpunkt erreicht, wird zu dem dort stehenden Teilnehmer Kontakt mit Händen und Armen aufgenommen. Der „Umspielte" reagiert ebenso mit Bewegungen und gibt das Zeichen für den Rückweg an.

Beispiel 2
Jetzt wird eine andere Musik gespielt. Sie ist stark rhythmisiert und schnell. Dadurch regt sie zu bizarren tänzerischen Aussagen an. Jetzt sollen alle auf Umwegen den Mittelpunkt erreichen und sich danach auch so von ihm entfernen. Die Stop-Reaktion wird ebenfalls wieder eingesetzt. Diesen Kontaktstudien liegen die Motive der gemeinsamen Bewegungsgestaltung zugrunde unter Beachtung gemeinsamer, abgestimmter Raumwege.

Übung: Der Raum erhält Klang

mit der Stimme. Die bekanntesten Arten sind das Singen und Bewegen zu den Liedern in Sing- und Kanonsing-Tänzen. Ein „Ton-Raum" wird hörbar und erlebt. Das Zwerchfell wird in Schwingung versetzt, das Innere weitet sich. Über die körperliche Resonanz kann das Klangerlebnis zu harmonischen, wohlgestimmten Emotionen führen.

Beispiel 1 „Töne füllen den Raum"
Jeder Teilnehmer summt einen Ton vor sich hin und bewegt sich dazu im Raum. Aus dem gleichtönenden Bienenschwarm-Summen entsteht ein Crescendo. Es füllt den Raum, wird dann abklingen bis zum leisesten Mückensummen.

Beispiel 2
Jeder trägt einen Ton zu einem anderen Teilnehmer und vergleicht mit dessen Ton. Auch hierbei kann sich die Lautstärke ändern.

Beispiel 3
Ein Ton wird im Kreis weitergegeben. Es bildet sich eine Tonwelle mit einem Crescendo, diese läuft wieder zurück. Jeder ist vom Klang eines einzelnen Tones erfaßt und kann von ihm innerlich bewegt werden.

Beispiel 4
Rhythmisch stark akzentuierte Töne geben Impulse zu tänzerischen Bewegungen, kurz und spitz ausgestoßene Laute sind eine sehr lustbetonte Aufmunterung für ein neckisches Ton-Tanz-Spiel.

Beispiel 5
Ein Partner steht mit dem Rücken zum anderen, in gebeugter, entspannter Haltung. Durch seinen offenen Mund strömt mit seinem Atem ein Ton ein und aus. Der andere massiert leicht klopfend den Rücken zwischen den Schulterblättern. Bei dieser Übung wirkt der Rücken wie ein Trommelfell.

Beispiel 6
Jeder summt oder singt einen Ton (auf „la" oder eine andere Silbe) vor sich hin und läuft ihm mit ausgebreiteten Armen und weiten Schritten nach. Der Atemraum des einzelnen weitet sich aus. Die individuelle Form kann von einer geschlossenen Formation einer Gruppe abgelöst werden.

Beispiel 7
Ein Wegstöhnen wird mit dem völligen Entspannen

des Körpers, sich los-lassen verbunden. Der Atem wird tönend weggegeben und kann befreiend wirken.

Beispiel 8
Mit einem nochmaligen Wegstöhnen und einem einzigen Juchzer kann das Ton-Bewegen abgeschlossen werden.
Achtung! Auch ein Juchzer will gekonnt sein und muß aus dem Inneren kommen! (Anregung von Kirchenmusiker Dr. SCHMIDT, Domkantorei Meißen)

3.1.5. Tänzerische Improvisationen mit Instrumenten

„Der Tanz ist unsere Mutterkunst. Musik und Dichtung verlaufen in der Zeit, den Raum formen Bild, Strich und Baukunst. Tanz aber lebt in Zeit und Raum zugleich … rhythmische Bewegung im Neben- und Nacheinander, gestaltetes Raumgefühl, lebendige Nachbildung erschauter und erlebter Welt – tanzend schafft sie der Mensch im eigenen Körper, bevor er Stoff und Stein und Wort zwischen sich und sein Erleben setzt." (SACHS, 1933) Das Vertrautwerden im Umgang mit Schlaginstrumenten aus dem Instrumentarium von Carl ORFF oder selbstgebauten Instrumenten wird in Vorübungen ermöglicht. Nach dem die Handhabung bekannt ist, setzen die Bewegungsversuche dazu ein.

Beispiel 1
Schrittarten und -kombinationen bringen dem Körper Bewegung. Wir können uns dazu begleiten, z. B. bei Gehschritten führt ein Metrum, das auf einer Holzblocktrommel oder Röhrentrommel angeschlagen wird. Klanghölzer geben eine rhythmische Untermalung zu meinen Hüpfschritten. Nach meiner Melodie auf der Blockflöte kann ich mich tanzend bewegen, ebenso zu dem Spielen mit Kastagnetten oder Rasseln. Der Anschlag mit einem Schlegel auf den Rand eines Beckens erzeugt einen nachhaltenden Klang. Ich bewege mich, solange er zu hören ist.

Beispiel 2
Ich schlage einen Gong an und schwinge diesen in meinen Körperbewegungen mitnehmend langsam hin und her. Mein Anschlag bringt den Klang in den Raum und füllt ihn aus. Diese Klangresonanz bewegt wiederum meinen Körper. Es ist ein gegenseitiges ins Schwingen bringen.

Übung: Ein Klang-Bewegungs-Spiel entwickelt sich

Beispiel 1
Mehrere Gruppen sind im Raum verteilt. Jede Gruppe hat mehrere Instrumente der gleichen Sorte. Ein „Solist" mit einem Gong hat etwas abseits Aufstellung genommen. Er läßt seinen Körper am Ort leicht schwingen und schlägt in dieser Bewegung den Gong an. Seine körperliche Zuwendung „spricht" jeweils eine Gruppe an. Sie reagiert in gleichen oder Gegenbewegungen. Einige schlagen dabei ihre Metallinstrumente (z. B. Becken) an. Die Schwingungen des Körpers und des Klanges können dynamisch gesteigert und wieder gedämpft werden. Wendet sich der „Gongschläger" zur anderen Gruppe, reagiert diese z. B. mit dem Anschlagen auf Handtrommeln. Diese haben kein Nachklingen. Deshalb geben sie mit rhythmischen Akzenten in das anhaltende Tönen des Gonges eine andere Klangfarbe hinein.

Beispiel 2
Der Solist animiert nun die eine, dann die anderen Gruppen zur Bewegung im Raum. Er führt sie umeinander herum, aufeinanderzu- und zurücktanzend. Er

kann sich in eine der Gruppen integrieren und überläßt das dramatische Geschehen der Gruppeninteraktion. Es kann auch ein Chaos entstehen, welches sich durch geschickte Einzel- oder Gruppeninitiative wieder zur klaren Bewegungshandlung steuern läßt, abklingt oder mit einem vollen Forte aufhört.

Übung: Die Wahrnehmung zur Handtrommel

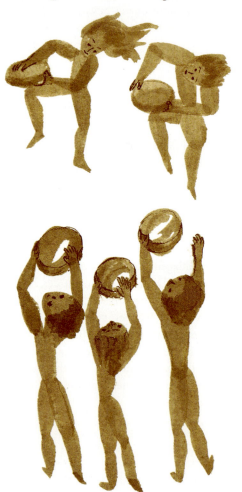

und das Entdecken der vielfältigsten Begleitmöglichkeiten auf dem Instrument zu meinen tänzerischen Einfällen benötigen viel Zeit. „Meine Trommel und ich" gepaart mit Phantasie zu Rhythmus und Bewegung ergänzen einander. Das Austanzen zu einem Trommelschlag kann sich bis zur wilden Gestik steigern. Auf diese Weise lassen sich Gruppenbewegungsspiele auch nur mit Handtrommeln im Miteinander und Gegeneinander, mit dem Einsatz von „Kontrast-Instrumenten" (z. B. mit Trommeln und Zymbeln, Triangeln sparsam Klang gebend) improvisieren. Auch andere Zusammenstellungen regen zu Tanzphantasien mit eigener Begleitung an.

Übungen: Rhythmus-Späße

In diesen Beispielen wollen wir uns mit dem Metrum und Rhythmus vertraut machen, zunächst im teilkörperlichen Nachvollziehen, dann mit ganzkörperlicher Fortbewegung. Musikalischer und Bewegungsrhythmus werden in Übereinstimmung gebracht. Wir erfinden Rhythmen zum Nachsprechen mit Stimm- und Mitlauten, zum Klatschen, Stampfen und für Raumbewegungen.

Spaß 1 „4/4-Takt im Metrum"
mit Auftakt

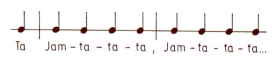

Spaß 2 „3/4-Takt im Metrum"

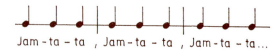

Diese Lautmalereien werden teil- und ganzkörperlich nachvollzogen. Dazu eignen sich Klatschen, Stampfen, aber auch das Schwingen des Körpers. Bis es gelingt, den musikalischen und Bewegungsrhythmus zu koordinieren, ist es günstig, andere Rufe zu erfinden, z. B.:

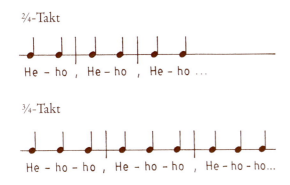

Spaß 3
„Rhythmische Einfälle"
Wir steigern nun die Schwierigkeit der Übung und erfinden rhythmische Strukturen, z. B.:

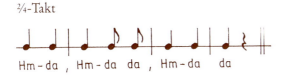

Die Teilnehmer stehen nun in Kreisaufstellung, nehmen diesen Rhythmus im Nachsprechen auf und versuchen, sich danach zu bewegen, vorwärts und rückwärts:

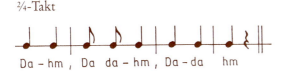

Spaß 4 „Rhythmus wird weitergegeben"
Alle haben Kreisaufstellung. Jemand fragt seinen Nachbarn im rhythmischen Sprechen: „Guten Tag, wie geht es Dir?" Antwort: „Danke gut, ganz wunderbar!" Die Spielregel besagt: Die Frage bleibt immer die gleiche, die Antwort ist immer eine andere. Der Rhythmus kann auch ohne Worte im Kreis weiter- und wieder zurücklaufen.

Spaß 5
Mit Resonanzkörpern (Büchsen, Holzstäben, Steinen oder Schlaginstrumenten von C. ORFF auf Stuhlkanten) lassen sich rhythmische Gesprächsrunden nonverbal oder auch mit verschiedener Lautstärke inszenieren. Ein Rhythmus-Chaos kann sich entfachen mit der erwartungsvollen Spannung: Wird eine rhythmische Dominante zur Einigung führen? – Ausprobieren!

Spaß 6
Drei Gruppen mit jeweils gleichen Instrumenten sind im Raum verteilt. Die Trommlergruppe bewegt sich im stark akzentuierten Rhythmus mit entsprechenden Schritten und gestischem Ausdruck zur Kreismitte vorwärts und rückwärts. Danach setzt die Gruppe ein, die nur Gongs weich, aber voll anschlägt. Sie nimmt ein gleichmäßiges Schwingen am Platz zu dem angeschlagenen Klang in die Bewegung auf. Die dritte Gruppe hat nur Becken während ihres schnellen Vor- und Rückwärtslaufens anzuschlagen. Aus diesem rhythmischen Nacheinander-Spielens kann sich ein gemeinsames Bewegungsgeschehen mit rhythmischen Elementen entwickeln, welches von der Gruppe in Bewegung und wieder zum Abklingen oder zu einem abrupten Auflösen gebracht wird.

Spaß 7
Dieser Spaß kann unmittelbar zur Vorbereitung des Tanzes im nachfolgenden Spaß 8 genutzt werden. Alle

bewegen sich mit 4 Schritten zur Kreismitte vorwärts:

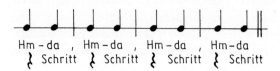

und danach rückwärts:

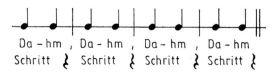

Spaß 8 „Jiffy Mixer"
Ein geselliger Tanz wird angeboten und erhält rhythmische Vorbereitungen. Der Tanzschritt wird stark betont aufgenommen. Im Teil A ist er unkompliziert: Der rechte Fuß wird weggesetzt und wieder herangeführt, und es folgen Anstellschritte. Dasselbe wird mit links wiederholt. Für den Teil B wird das Rückwärtstanzen geübt.[1] Es beginnt mit der Kombination „Schritt – Klatsch – Schritt – Klatsch …" Das erleben wir zunächst als freien Spaß im Raum. Die Wörter können mitgesprochen werden. Beim anschließenden Vorwärtsgehen wird erst der Ballen aufgesetzt und dann die Ferse. Der sprachliche Rhythmus zu dieser Fortbewegung kann sein:

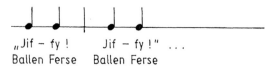

oder auch „tapp – tipp! tapp – tipp!" …

---

1 (s. auch Übung „Die Raummitte im Rücken spüren", S. 124)

Die Erfahrungen zeigen, der „Trockenkurs" verläuft trotz der rhythmischen Studien nur mühsam. Jedoch beim Einsetzen der Musik werden alle Teilnehmer mitgerissen, vom Rhythmus der zündenden Melodie. Es kommt Bewegung in den Raum, die Gesichter erhellen sich, und alle nehmen den Partnerwechsel im freudigen gegenseitigen Anerkennen, mit rhythmischen Grüßen und Blickkontakt auf. Der Tanz gewinnt sehr schnell in seinen rhythmischen Vorschriften infolge der differenzierten vorangegangenen Späße.

Spaß 9 „Höhepunkt der Rhythmusstudien"
(nach Anregungen von C. RICK)
Zunächst werden teil- und ganzkörperliche Bewegungsformen frei improvisiert. Dann folgt ein Ordnungsprinzip nach strenger musikalischer Gesetzmäßigkeit in 8 Zz: Zwei Reihen stehen sich im Raum auf gerader Linie oder diagonal zur Wand mit weitem Abstand gegenüber. Reihe 1 bewegt sich je Takt mit 2 Zz zunächst am Platz in grotesken oder bizarren individuellen Gesten, während Reihe 2 in Spannung verharrt und sofort nach dieser, aber mit eigenständiger Bewegungsfolge einsetzt. Reihe 1 verharrt nun „regungslos" in der letzten Position, setzt erneut mit Bewegung ein, während Reihe 2 „in stiller Pose" verweilt. Auf Gruppeninitiative hin kann dieses Wechselspiel nun mit Fortbewegung im Aufeinanderzugehen oder mit einer Durchdringung beider Reihen und Platzwechsel einsetzen. Musik dazu: z. B.: Kassette Tracy Chapman. Kas. CROSS ROADS UK: Ekt 61 C 960 888-4 France We 491, Titel: Born to fight.

Tänze verlangen oft eine exakte Wiedergabe akzentuierter rhythmischer Motive. Sie können, ohne sture Schulung, für sich trainiert werden. Unsere Rhythmus-Späße geben in eigenen Varianten eine Hilfe. Jeder Tanz kann so in seiner Struktur zum Genuß werden!

3.1.6. Tänzerische „Malereien"

Eine interessante Verbindung ergeben tänzerische Bewegung, Musik und Malen.

Musikauswahl von Melodien, die in sich von selbständiger Klangfarbe geprägt sind, wie z. B. bei Debussy und Ravels „Bolero"; Tomita Bearbeitung zu „Bilder einer Ausstellung" von Mussorgsky; irische Volksmelodien; Jean Michel Jarre; Ecossaisen von Friedrich Chopin.

„Tanz ist eine Sprache der bewegten Materie in Raum und Zeit und als solche vierdimensional, Graphik und Malerei sind zweidimensional, Skulptur ist dreidimensional. Verbindend zwischen den Medien Tanz und Bildende Kunst sind vor allem Raum und Form, aber auch Inhalt und Ausdruck. Während die Bildende Kunst ihre Werke (mit Ausnahme der kinetischen Kunst und des Films) in einer zwar oft bewegt scheinenden, aber doch unveränderlich verharrenden Gestalt prägt, ist das Wesen des Tanzes Veränderung. Bildende Kunst ist Gleichzeitigkeit, Tanz ist zeitliches Nacheinander. Bemüht man sich um eine Entsprechung oder Übertragung von einem Medium ins andere, so werden wesenseigene Charakteristika aufgehoben und gestaltverändernde Prozesse hinzugefügt." (HASELBACH, 1970)

Die Musik gibt mit ihrem emotionalen Gehalt die Impulse zur Gestaltung einer weißen Fläche. Pinsel und Farbe stehen zur Verfügung, große Zeichenblöcke liegen bereit. Großzügige Bewegungen des Farbpinsels auf dem Papier sind erlaubt. Jeder Künstler hat Gelegenheit, von seinen Motiven und Eindrücken zu berichten. Nun werden die Bilder zur Seite gelegt, und es beginnt die folgende Übung.

Übung: Imaginäres Malen

Schallplatte „Classic Tranquility".

Den Stimmungsgehalt unserer Bilder wollen wir jetzt nacherleben. Unsere Bewegungen können klein bemessen sein, als Miniaturausgabe, oder in großen Linien in die Luft, auch auf den Fußboden malend. Als Pinsel können die Finger, Hände, Ellenbogen, der Kopf, die Nasenspitze, Fußspitze, der ganze Körper oder nur die Hacke usw. eingesetzt werden. Der Raum füllt sich mit Malereien. Wände, Fußboden und Decke sind „bemalt".

Übung: Zu zweit malen

Schallplatte „Classic Tranquility".

Ein Partner malt ein unsichtbares Bild, der andere schaut zu. Dann setzt er das begonnene, nicht vollendete Bild fort. Danach beginnt der zweite, und es wird vom ersten fortgesetzt. Nach der Übung erfährt dieser im verbalen Austausch, welches Motiv den anderen zur Bildgestaltung veranlaßte, ob es eine inhaltliche Aussage ausdrücken sollte oder ein formales Spiel mit Schnörkeln und starren Linien war. Nun berichtet auch der zweite über seine Eindrücke.

Übung: Einem Denkmal Farben geben

Ein Teilnehmer begibt sich in die Positur einer Statue. Seine Augen sind geschlossen, um die Nähe des anmalenden Künstlers spüren zu können. Dieser beginnt, die Statue kunstvoll zu bemalen, ohne sie zu berühren. Nach dem Wechsel der Rollen können sich beide über ihre Erlebnisse verbal austauschen.

Übung: Eine Wandfläche wird bemalt

Zwei „Maler" beginnen gleichzeitig, eine Wand zu bemalen. Der eine fängt rechts, der andere links an, sich in großzügigen imaginären Linien und Formen auszuschweifen. Andere schauen zu. Sobald sich die Bilder in der Mitte treffen, wird die Malerei beendet. Beide Teilnehmer können nun nacheinander in großer Geste den Inhalt ihres Bildes erklären: Vielleicht eine Landschaft mit hohen Bergen oder ein Porträt mit Hut? Die Zuschauer schalten sich mit ihren Eindrücken in das Gespräch ein.

Übung: Eine Glaskugel wird ausgemalt
(nach Anregungen von Renate NEUMANN)

Metronom LP 823 895-1 Titel 1–7 und 8 „The Town i loved so Well".

Jeder Mensch ist von einem Raum umgeben: In unserer Phantasie schlüpfen wir in eine Glaskugel. Sie ist mein mich umgebender Schutz. Ich fühle mich in ihr wohl, weite und breite mich in ihr aus. Sie ist mein Raum, den ich nach meinen Empfinden ausmalen möchte. Ich will mich nicht abdichten und von der Außenwelt isolieren. Meine Farben sind transparent für all meine Gefühle. Sie strömen mit verbindenden Gedanken zu allen Menschen dieser Erde. Aus meinen Bewegungen heraus bin ich bereit, von anderen Menschen die Schönheiten, das Gute und das Leid in meine „Glaskugel", in mich aufzunehmen. Ich bin nicht für mich allein, sondern für alle da!

3.1.7. Tänzerische Improvisationen mit Materialien

Übung: Ein großes Tuch

Walzer von Chopin; „Ländlerische Tänze" von Mozart; „Frühlingsstimmenwalzer" von Schubert, Volkstänze oder Ländler; auch moderne Musik („Morning has broken" von St. Wonder).

Beachte auch methodische Hinweise!

Arbeitsmittel: Ein großes Tuch aus leicht fallendem Material (Nylon, Dederon, Kunstseide, Chiffon) in der Größe von ca. 1,5 bis 2 m², alle vier Ecken sind verknotet, um ein Abrutschen beim Anfassen zu vermeiden; Luftballons oder andere leichte Gegenstände.

Übungsziele: Entwicklung des Gemeinschaftsempfindens, der Bewegungsphantasie, des rhythmischen Empfindens und der sozialen Anpassung, Mutprobe. Musik und Tanzbewegungen in harmonischen Einklang bringen und gemeinsame Schwingungen teil- und ganzkörperlich aufnehmen.

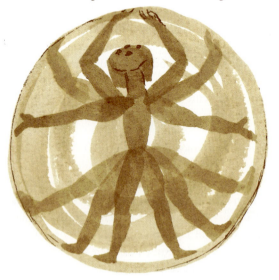

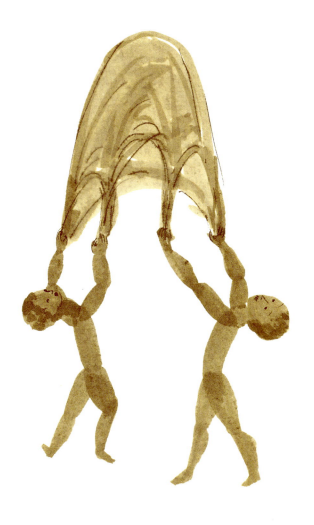

Gegenbewegung ein „Tonnengewölbe" entstehen: Wer hat Lust, darunter hindurchzulaufen?
– Nacheinander wickelt sich jeder drehend in das Tuch ein, verschiedene Varianten sind nun möglich: Kontrapartner wickeln sich gleichzeitig ein, alle vier gleichzeitig.
– Zwei Teilnehmer an einer Seite tanzen zu ihren Kontrapartnern, grüßen mit dem Tuch in einer Geste, die anderen beiden wiederholen dieses im Gegenzug.
– Ein Luftballon, Schwamm oder anderer leichter Gegenstand wird auf das Tuch gelegt, beim Auf- und Abschwingen wird dadurch die Freude am Agieren erhöht.
– Alle vier schwingen das Tuch hoch und „kuscheln" sich danach darunter. Wer von den anderen läßt sich vom Tuch „einkuscheln"?
– Das Tuch kann auch als schiefe Ebene gehalten, als Teppich genutzt oder als Zelt geformt werden.

Methodische Hinweise: Die musikalische Begleitung kann für das Schwingen anregend sein. Ruhige, gleichmäßig durchgängige Walzermelodien sind dafür besser geeignet als schnelle, da bei letzteren die Bewegungen mit dem Tuch zu ruckartig ausgeführt werden.

Übung: Wir tanzen mit bunten Tüchern – Bunte Tücher tanzen mit uns

Übungsinhalt: Das Tuch wird in der Mitte des Raumes auf den Boden gelegt. Vier Teilnehmer nehmen nach eigener Entscheidung je einen Zipfel auf und ergründen die Bewegungsmöglichkeiten:

– Tuch hin- und herschwingen, nach oben und unten.
– Ein gleichmäßiges Hochschwingen läßt dann in der

Arbeitsmittel: Bunte Tücher aus möglichst leichtfallendem Material (Dederon, Nylon, Kunstseide, Chiffon).

Übungsziele: Entwicklung der Phantasie für Symbole und die Formgestaltung, Ergründen der Materialeigenschaften, Entwicklung der Bewegungsphantasie und der sozialen Anpassungsfähigkeit.

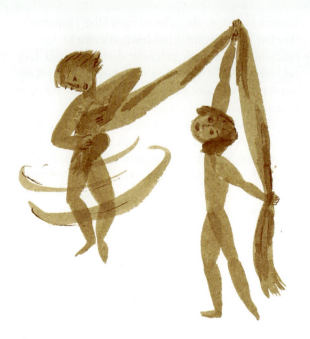

Übungsinhalte:
- Jeder sucht sich ein Tuch aus und läßt es ausgebreitet vor seinem Körper sichtbar hängen. Jeder kann nun sagen, was ihm zu der Farbe seines Tuches einfällt: grün wie eine Wiese, grau wie bei Regenwetter, gelb wie die Sonne, bunt wie ein Karussell.
- Das Tuch kann auch eine symbolische Funktion erhalten: als Kopftuch, blaue Schürze, für den Stierkampf, als Segel ...
- *Zauberkunststück mit dem Tuch* (nur mit dem Chiffonmaterial möglich)
Das Tuch verschwindet in einer Hand, die sich zur Faust schließt und kein Zipfelchen hervorgucken läßt. Nach einem langsam angedeuteten Signal öffnet sich sehr zögernd die Faust, so daß sich nach und nach eine Blüte entfaltet (Rose oder Wasserrose usw.). Diese ermöglicht Figur- und Formgestaltungen auf dem Fußboden. Jeder Teilnehmer legt eine Figur. Möglicherweise lassen sich verschiedene Figuren zu einer gemeinsamen Aussage entfalten. Die entstandenen Kunstwerke werden nun von allen erraten und interpretiert.

– *Modell eines Tüchertanzes*

Ländler oder Volkstanzwalzer in A-B oder A-B-A oder A-B-C-Form; sehr geeignet in A-B-Form ist „La Cucaracha", Mexikanischer Couple Dance; Deutsche Tänze von Mozart; "Spanish Lady und The Dubliners"; aus Chaplin-Filmen: „Limlight, Titina"; Angelo Branduardi; Kleine Klavierstücke von Gulda (moderner Komponist aus Wien).

Jeder improvisiert nach der Musik mit seinem Tuch. Im weiteren Verlauf sind auch Fortbewegungen im Raum möglich, der Kontakt zu anderen kann aufgenommen werden. Eine festgelegte Form wird nun entwickelt z. B.:
- A-Teil: Alle halten zwischen sich die Tücher an den Zipfeln und stehen zu Paaren im Stirnkreis. Zur Musik tanzen alle in Tanzrichtung und schwingen die Tücher zur Mitte und nach außen und wechseln entsprechend der Musik die Tanzrichtung.
- B-Teil: Zu Paaren die rechten Arme einhaken, mit der linken Hand wird das Tuch hoch geschwungen, entsprechend der Musik wird auf links gewechselt.
- C-Teil und weitere: entstehen durch die Einfälle der Teilnehmer.

Methodische Hinweise: Für die Vorbereitung eines festgelegten Tanzes eignet sich am besten ein Dreiertakt zum Schwingen, z. B. ein langsamer Volkstanz-Walzer (s. oben).

Übung: Improvisationen mit Schwungbändern

Valse triste op. 14 von J. Sibelius (1865–1957).

Übungsinhalte:
Die Körperbewegungen passen sich den vielen Bänderformen wie zu *einem* fließenden Spiel an. Ein langer Schal kann zu wechselvollen Bewegungserfindungen zwischen zwei Partnern animieren.
Aus einfarbigem Baumwollstoff gerissene Bänder (ca. 6 cm breit und 80–90 cm lang) regen auch zu phantasievollen Bewegungsgestalten und -mustern an.

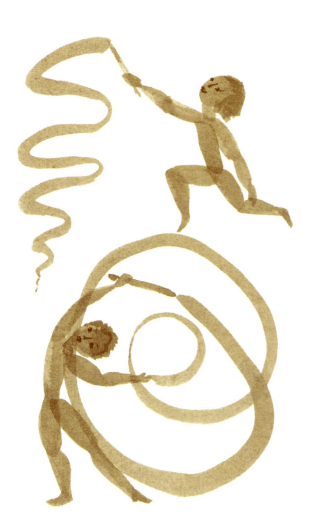

Übung: Tanz mit Schwebepuppen
(nach Anregungen von Brita GLATHE)

Aus dem Notenbüchlein der Anna Magdalena Bach: „Musette"; Jean Philipp Ramau (1683–1764): „Troiséme Conzert A-Dur, Sätze 1–3; Georg Friedrich Händel: „Konzert B-Dur op. 4 Nr. 6 für Harfe und Orchester"; Karl Ditters v. Dittersdorf (1739–1799) „Konzert A-Dur für Harfe und Orchester"; 6 Tänze von Michael Praetorius (1571–1621), 1. Satz: „Entrée-Courante"; W. A. Mozart: „Konzert Nr. 3 G-Dur KV 216 Rondeau, Allegro für Violine und Orchester", „Konzert Nr. 5 A-Dur KV 219, 3. Satz: Rondeau, Tempo di Menuetto"; gesellige Tänze: „Shoo Fly"; „Tarantella" (Sizilien) Schallplatte Kögler, Stuttgart; Fr. Chopin: „Tristess" op. 10 Nr. 3, instrumentiert v. James Last.

Arbeitsmaterial (kurze Bauanleitung): Kopf: Styropur-Ball oder Softball; Körper: Chiffon-Tücher oder Haarnetze in dreieckiger Form; 2 Stäbe aus Rundholz mit 4 Angelschnüren (je 2 x 20 cm, 2 x 25 cm lang); Hände: 2 kleine Holzkugeln. Aus dem Ball wird ein Kopf mit Gesicht gebastelt, das Tuch wird mit einer Stoffspitze an der Unterseite des Kopfes befestigt.
Die beiden anderen Enden des Tuches werden an den längeren Schnüren befestigt, welche an den Enden des einen Spielstabes (Rundholz) angebracht sind. Der Kopf wird mit seinem Spielstab durch die beiden kürzeren Schnüre verbunden. Eventuell können noch Haare angebracht werden.

Übungsziele: Entwicklung der Bewegungsphantasie und Geschicklichkeit während der Aufgabe, „nur die

Puppe tanzen zu lassen", Entwicklung des kreativen Gestaltungsvermögens.

Übungsinhalte:
– Vorübungen ohne Puppe zur Verbesserung der Beweglichkeit in den Schultern und den Handgelenken, Spiel mit den Händen und Fingern vor dem Körper mit Musik.
– Nachahmungsspiel: Der Puppenspieler bewegt sich in seiner natürlichen Art, die Puppe „vollzieht" die Bewegungen nach.
– Tänzerische Ideen und Vorstellungen: Nach einer Musik im ¾-Takt wird die Puppe in verschiedenen Richtungen geschwungen. Nach einer Musik von PACHELBEL oder BACH bewegt sich die Puppe – Kopf nach vorne und Körper nach hinten – in einer tragenden Form, vergleichbar mit dem „Schwebenden Engel" von BARLACH, im Dom zu Güstrow.
Nach Musik im ¾-Takt vibriert die Puppe mit dem Kopf in staccatischen Bewegungen, während der Körper straff nach unten gezogen ist, oder die Beine trippeln klappernd auf dem Fußboden dahin. Nach einer beliebigen Musik nähert sich nun die Puppe einer anderen und nimmt mit ihr Kontakt auf, nonverbale Spiegelreflexionen mit Rollenwechsel sind möglich; sich nähern und entfernen, Bewegungen neben- und umeinander. Aus einem Spiel zweier Partner ergeben sich Bewegungen der Gruppe, als Reigen, als Tanz zur Mitte, als gemeinsame Schwingungen vor und zurück …

Methodische Hinweise: Je einfühlsamer der Spieler selbst tanzt (im ganzkörperlichen Erleben der Musik), um so wirkungsvoller tanzt die Puppe. Die Puppe übernimmt die Funktion eines Partners: Wer hat die Führung? Spieler und Puppe stehen und bewegen sich in Wechselwirkung und animieren sich gegenseitig.[1]

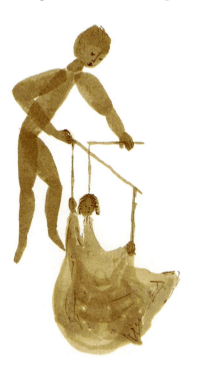

Übung: Tanzspaß mit Zeitungen

Marschmusik, Musik mit rhythmischen und dynamischen Kontrasten; Orff-Instrumentarium; Pop- und Soulmusik.

Arbeitsmittel: alte Zeitungen

Übungsziele: Entwicklung von Phantasie, Ausdauer, der Fähigkeit zum schöpferischen Umsetzen von Bewegungsaufgaben

---

1 Glathe, Brita: Rhythmik, Lernspiele. Übungsfolgen mit Textilien, Steinen, Papier, Worten, Bildern und Marionetten. Kallmeyer Verlag, Wolfenbüttel 1985, jetzt: Kallmeyer'sche Verlagsbuchhandlung.

Übungsinhalte:
- Zur Einstimmung nehmen sich alle im Vorbeigehen eine Zeitung – vom Zeitungsverkäufer, Kiosk, aus dem Briefkasten oder vom Fußboden. Beim Weitergehen im Raum sind nützliche Ideen gefragt – Schürze, Umhang, als Regen- oder Sonnenschutz, weit ausgebreitet oder eng zusammengefaltet. Alles ausspielen lassen. Ein- oder Zerreißen jedoch vermeiden!
- Jeder betrachtet nun seine Zeitung näher (nach Anregungen von Gisela Spieß-Jaenicke): betrachten, stutzen über Artikel oder Schlagzeilen, blättern, über den Rand sehen, Artikel lesen. Dabei wird auch zunehmend die Stimme eingesetzt, erst murmeln, dann werden die Schlagzeilen lauter gesprochen. Alle treffen sich in der Mitte und lesen ihre Neuigkeit stark rhythmisch betont vor. Wichtig ist die rhythmische Akzentuierung. Das Stimmgewirr wird leiser, klingt allmählich bis zum Flüstern ab, in dieser Ruhe zieht sich auch jeder räumlich zurück.
- Geräusche erzeugen – Die Zeitung kann flattern, vibrieren, man kann mit ihr Wind erzeugen oder daran schnipsen, sie hinter sich herschleifen.
- je 2 Partner finden sich zu Paaren, breiten ihre Zeitungen aus und tragen sie durch den Raum, ohne sie zu zerreißen. Die Musik untermalt die Bewegungsaufgabe.
- Die Zeitung im Spiegelbild. Die beiden Partner stehen nahe einander gegenüber und halten ihre Zeitungen vor sich. Einer führt sein Blatt, der andere ahmt dieses nach, z. B. können Balancierübungen mit einem gefalteten oder zerknüllten Blatt angeboten werden.
- Pantomimische Spiele: Die Zeitungen werden als große Fläche gehalten – führt der eine Partner in ruhigen Bewegungen sein Blatt nach oben, geht der andere mit dem seinen zornig stampfend nach unten, einer klemmt seine gefaltete Zeitung unter den Arm und geht arrogant hin und her, während der andere ihm folgt und vergebens versucht, seine Zeitung mit ihm zu tauschen – ein Partner erklärt in aufgebrachter Mimik und Gestik den Inhalt seiner Zeitung, der andere reagiert gleichgültig.
- Ballspiele: Zeitungsreste werden zu Bällen zusammengeknüllt – verschiedene Möglichkeiten werden ausprobiert (werfen, kullern, balancieren, um sich herumführen) – in dieser Art sind auch Ballspiele zu zweit möglich.
- Schneeballschlacht: Es erklingen flotte musikalische Rhythmen, die „Schneebälle" fliegen durch den Raum, bricht die Musik ab, versucht jeder so schnell wie möglich in Besitz eines Balles zu kommen und stillzustehen.
- Zeitungen rhythmisch in Streifen zerlegen: Auf dem Stabspiel werden einzelne Töne angeschlagen, bei langen Tönen wird langsam ein Stück von der Zeitung gerissen, bei kurzen Tönen schnell, es kann ein sehr anspruchsvoller Rhythmus entstehen.
- Wettspiele mit Zeitungen: Nach einer Musik (z. B. Quickstepp) tanzen alle Paare auf der Kreislinie, dabei tragen sie eine zusammengefaltete Zeitung mit sich. Bricht die Musik ab, müssen sie diese sofort auseinanderfalten und sich darauf stellen, die letzten scheiden aus. Das Siegerpaar darf sich einen Tanz oder ein Spiel wünschen.

Übung: Masken-Spiele

Improvisierte Begleitung auf dem Orff-Instrumentarium (Schallplatte Orff-Schulwerk, Carl Orff, Gunild Kettmann, Musik für Kinder, Teil II, S. 4 „Rhythmische Übungen"), „Schlagzeugkonzerte" von Armin Schibler; Klangspiele Orffinstitut 1982: „Sound-Plays", gesprochen, gesungen, instrumental; „Percussion today"; Hochschul-Percussion Trossingen, Schlaginstrumente; „Elementare Rhythmen als motorische Bewegungsfolge oder signalhafte Artikulation ..."; Schallplatte „Tomita", Bearbeitung von Mussorgsky „Bilder einer Ausstellung", Titel: „Gnomen, Neugierde, Das alte Schloß" usw.; Igor Strawinsky: „Petruschka"; Humperding: aus der Oper „Hänsel und Gretel": „Hurr, hopp, Galopp mein Besengaul"; Melodien von Tracy Chapman: „Gross Roads"; Georges Bizet (1838–1875): Digital Recording 725173, Titel: „L'Arsésienne-Suiten, Kinderspiele"; op. 22. A. Chatschaturian: „Masquerade"; Robert Schumann: „Wilder Reiter", „Knecht Ruprecht" aus dem Album „Für die Jugend", Musikstück in A-B-A-Form (ruhiger Mittelteil in Dur).

Arbeitsmittel: Weißer Zeichenkarton, Schere, Wollreste, Flachs, Gummiband, Instrumente des Klingenden Schlagwerkes, Stabspiele.

Kurze Herstellungshinweise: Ein Blatt falten und der Gesichtsform entsprechend ausschneiden, Augen ausschneiden, Mund ausschneiden (geradlinig, nach unten oder oben geschwungen, je nach beabsichtigter Wirkung), Haare werden oben am Rand oder an den Seiten angebracht, Bemalung – eine Seite ohne (Nullmaske), eine Seite mit Bemalung zur Hervorhebung von Augenbrauen, Falten, u. a. m.

Übungsziele: Befähigung zur Ausdrucksgestaltung, Entwicklung von Gruppeninteraktionen, Entwicklung der Bewegungsfantasie, die Wirkung der Maske entdecken (Schutzfunktion, Tarnung)

Übungsinhalte:
– Beobachten und vergleichen: Alle kommen mit ihrer Nullmaske in den Raum und beobachten die Wirkung der Masken. Danach suchen sich die Maskenträger, die den gleichen Ausdruck haben. Später finden sich entgegengesetzte Masken. Die Wirkung der

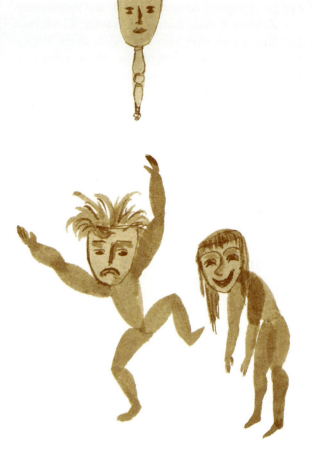

bemalten Maskenseite wird auf gleiche Art und Weise erprobt. Wenn die Masken getauscht werden, wird jeder spüren, wie sich die Reaktionen der anderen geändert haben.
– Ausdruckgestaltung: Die Teilnehmer gestalten den Ausdruck ihrer Maske mit ihrem Körper. Danach wird ein der Maske entgegengesetzter Ausdruck gestaltet.

- Gestaltungen im Paar: Jeweils paarweise gestalten beide Partner einen identischen Ausdruck oder Kontraste.
- Ausdruckgestaltung in der Bewegung: Die bisherigen Übungen können auch in der Fortbewegung im Raum gestaltet werden. Unter Umständen fordert ein Teilnehmer die Masken mit gleichem Ausdruck zum Mitmachen auf.
- Ausdrucksgestaltung in der Bewegung als Gruppengeschehen zum Thema „Zuneigung und Abwehr":

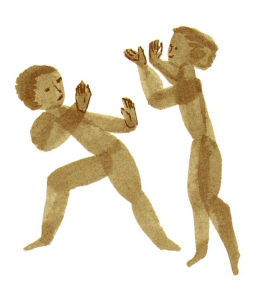

Die Gruppenmitglieder haben mit einem Schlaginstrument im Raum Platz genommen. Ein einzelner kommt hinzu und versucht, mit seinem Instrument die anderen zum Mittanzen zu animieren, diese wenden sich jedoch ab. Der einzelne resigniert, setzt oder legt sich hin. Erst als er in einem zweiten Versuch einen Rhythmus schlägt und in der Mitte tanzt, wenden sich die anderen ihm zu, reagieren vorsichtig mit ihren Instrumenten. Einer steht auf und nähert sich. Diese Annäherung überrascht den ersten zu sehr und er zieht sich zurück. Die Gruppe bemüht sich nun den „Verzagten" wieder einzubeziehen um gemeinsam zum Abschluß zu tanzen.

Methodische Hinweise: Alle Übungen können unter bestimmte Themen gestellt werden, z. B.: Meine Maske drückt meine jetzige Stimmung aus, meine gewünschte Stimmung, die entgegengesetzte Stimmung usw. Im nachfolgenden Gespräch kann die Wirkung der Maske ergründet werden (Abbau von Hemmungen, Wirkung des Kontrastes von körperlichem Ausdruck und Ausdruck der Maske u. a.).

Übung: mit Steinen

Eigene Rhythmen mit Steinen erfinden!; Anneliese Gass-Tutt: „Kinderparty"; „Im Rhythmus lateinamerikanischer Tänze"; „The best of Country Beat"; Rock'n Roll; „Tomita" (s. Masken-Spiele), Titel: „Ballett der Kücklein in ihren Eierschalen"; das Arrangemet vom Japaner Isao Tomita „bringt Klänge, Geräusche sowie abstrakte oder naturalistische Effekte und erreicht eine imponierende Fülle von Klangvariationen und Mixeffekten"; Orff-Instrumentarium (Orff-Schulwerk; Carl Orff, Gunild Keetmann, Musik für Kinder, „Rhythmische Modelle auf Trommeln)".

Arbeitsmittel: Steine vom Meeresstrand in unterschiedlicher Größe, ORFF-Instrumentarium

Übungsziele: Materialerfahrung vermitteln, Schulung der rhythmischen Fähigkeiten, des Reaktionsvermögens, der Kontaktfähigkeit

Tanz der Steinfiguren:

Text und Melodie: Christel Ulbrich

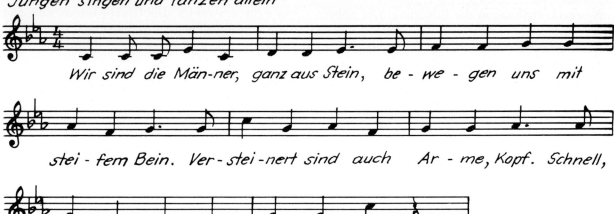

Jungen singen und tanzen allein

Wir sind die Män-ner, ganz aus Stein, be-we-gen uns mit stei-fem Bein. Ver-stei-nert sind auch Ar-me, Kopf. Schnell, Ri-ta, drük-ke auf den Knopf.

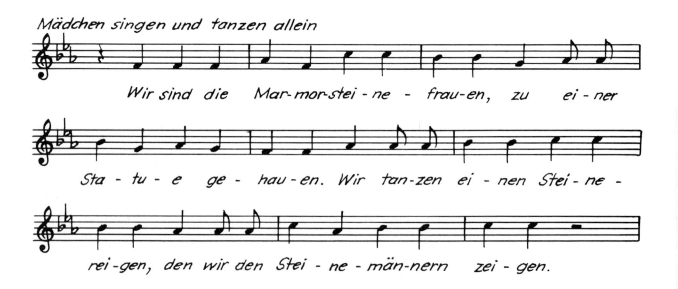

Mädchen singen und tanzen allein

Wir sind die Mar-mor-stei-ne-frau-en, zu ei-ner Sta-tu-e ge-hau-en. Wir tan-zen ei-nen Stei-ne-rei-gen, den wir den Stei-ne-män-nern zei-gen.

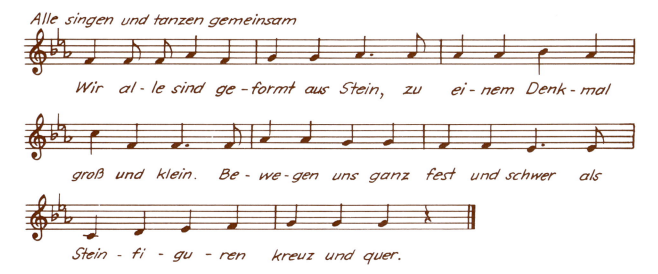

Übungsinhalte:
- Einstimmung und Fantasiebildung: In der Mitte des Sitzkreises liegt ein Berg Steine. Die Aufforderung lautet, auf die Gedanken und Erinnerungen zum Thema Steine zu achten – wo sie am Meer gelegen haben, ob man selber schon gesammelt hat, vielleicht wurden sie zum Burgen bauen verwendet.
- Taktile und akustische Wahrnehmungen: Wer Lust hat, holt sich 2 Steine und wird aufgefordert, die Oberfläche zu ertasten, die Schwere abzuwägen, die Temperatur zu erspüren. Mit den Steinen können Klänge erzeugt werden (aneinanderschlagen, fallenlassen, gemeinsam mit dem rechten oder linken Nachbarn anschlagen). Verschiedene Spielformen sind nun möglich:
- Begrüßung der Nachbarn rechts und links mit rhythmischem Klopfen und den entsprechenden Gegengrüßen. Dann beginnt ein Teilnehmer, seine Steine aneinander zu schlagen, wenn sein Nachbar fortfährt, hört der erste auf usw. bis das „Steingeflüster" wieder bei ihm ankommt.
- Rhythmische Übungen entstehen dadurch, daß rhythmische Motive genau weiterzugeben sind oder ein Rhythmus vorgeklopft und von den anderen wiederholt wird. Danach können auch rhythmische „Gespräche" einzelner Teilnehmer miteinander folgen.
- Übungen mit Fortbewegung im Raum lassen sich anschließen. Nach einer Musik bewegen sich die Teilnehmer im Raum. Beim Abbruch der Musik schlagen alle den Rhythmus der Melodie nach oder legen ihre Steine (laut, leise, normal) auf den Fußboden. Erklingt die Musik wieder, umtanzen alle ihren Stein, wechseln zu anderen Steinen und kehren wieder zu dem eigenen zurück.
- „Rhythmus"-Späße werden nach einer Beat-, Pop- oder Charleston-Musik erfunden. Das rhythmische Steine-Klopfen verbindet sich mit grotesken Tanzerfindungen. Es entsteht ein völlig freies Sich-Austoben. Ein schneller Abbruch oder ein langsames Ausklingen sind möglich.
- Anregungen zur Fantasiebildung. Die Steine können

nun zu einem oder mehreren Mustern auf dem Boden gelegt werden. Diese Muster werden dann gedeutet. Wenn die Steine in umgekehrter Reihenfolge wieder abgebaut werden sollen, zeigt sich, wer auch auf die Reihenfolge geachtet hat.
– Stein-Spiel mit verteilten Rollen. Die Gruppe erfindet eine Geschichte und teilt den Steinen entsprechend ihrer Größe und Farbe bestimmte Rollen zu. Beim Erzählen reagieren die Steine auf ihre Art, z. B. der „Stein des Weisen", der „Stein des Anstoßes", der „Stein der Gerechtigkeit" oder der „Stein des Friedens".

Übung: mit Gräsern, Zweigen und Ästen
(nach Anregung von Gisela SPIESS-JAENICKE)

für Gräser: Kantele-Melodien; Gitarrenspiele ohne Gesang; Harfenmusik; Robert Schumann: „Blumenstücke" op. 19, zarte Melodien auf Cembalo gespielt, Menuette; Stabspiele auf dem Orff-Instrumentarium (Schallplatte Orff Schulwerk, Carl Orff, Gunild Keetmann, Musik für Kinder, Teil I + II; für Zweige und Äste: Rhythmen von Geräuscheffekten, Trommelrhythmen verschiedener Nationen; Robert Schumann: „Drei Romanzen" op. 28; für Zweige sehr markiert, für Äste zart und einfach; Orff-Instrumentarium (Schallplatte Orff Schulwerk, Carl Orff, Gunild Keetmann, Musik für Kinder, Teil II, S. 4 „Rhythmische Übungen").

Arbeitsmittel: 50–60 cm lange Grashalme, Zweige und Äste je nach Jahreszeit mit oder ohne Laub, Stabspiele

Übungsziele: Materialerfahrung, Entwicklung der Bewegungsfantasie, Kommunikationsfähigkeit und des rhythmischen Empfindens, Fähigkeit, ruhig zu verharren und Stille wahrzunehmen.

Übungsinhalte:
– Einstimmung und Fantasiebildung: Die Gräser wurden von den Teilnehmern gesammelt und stehen jetzt in der Mitte des Raumes in einer Vase. Die Gräser wirken durch ihre natürliche Schönheit, können sehr beruhigend wirken und regen die Erinnerung an, wo wir sie gefunden haben.
– Jeder nimmt nun seinen Grashalm und nimmt seine Eigenschaften durch abtasten, streicheln, wedeln usw. wahr. Es ist auch möglich, sich an den Wangen, auf den Armen zu streicheln.
– Fortbewegung mit dem Halm im Raum. Jeder geht nach einer dezenten Musik mit seinem Halm im Raum spazieren. Die Bewegungen sind leicht und gelöst, unwillkürlich wird das Gras in seinem Verhalten nachgeahmt.
– Kontaktübung im Paar. Es finden sich Paare, einer führt den anderen nur über die Bewegungen des Halmes, welche der andere spiegelbildlich nachvollzieht. Die Musik regt stürmische oder zarte Bewegungen an.

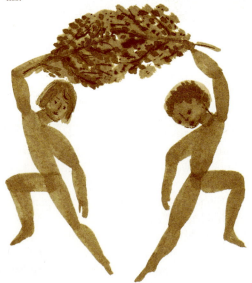

– Übungen in der Gruppe. Aus den Paaren können sich auch Gruppen bilden, welche bewegte Lauben-

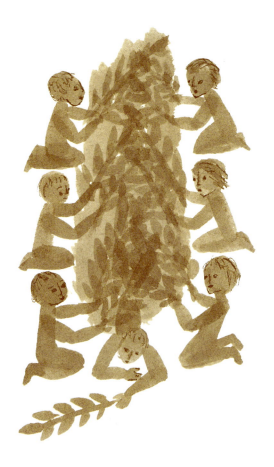

lassen sich Stöcke und Zweige hörbar auf den Boden oder gegeneinanderschlagen.
- Rhythmische Varianten. Nachdem die speziellen Geräusche wahrgenommen wurden, ist es möglich, bestimmte Klangvariationen entstehen zu lassen: Rascheln der Zweige, Klopfen mit Ästen u. a.
- Entwicklung einer Fantasie-Gestalt. Einer aus der Gruppe wird in der Mitte des Raumes von den anderen mit deren Zweigen geschmückt, alle betrachten nun das Gebilde. Nach einer aufmunternden Musik wird es umtanzt und bewegt sich entsprechend seiner Möglichkeiten mit.

3.1.8. Bewegungsimprovisationen in darstellenden Rollen

„Entenchoreographie" (s. S. 126): eine dynamische Melodie improvisieren auf einem Melodieinstrument oder Führung auf einem Beckenteil mit entsprechendem Anschlag oder auf einem Tamburin.

Zum Thema einer Bewegungsimprovisation können alltägliche Beobachtungen herangezogen werden. Aber auch unsere Kenntnisse von Handlungen aus Liedern, Märchen und Geschichten regen uns an, diese Rollen in Bewegung umzusetzen.

gänge, Ranken oder Gras-Gespinste bilden. Die Gebilde lassen sich nach unten senken oder nach oben erheben. Durch eine Bewegung im Raum kann eine kleine Tanzform entstehen.
- Akustische Wahrnehmungen mit Zweigen und Ästen. Im Gegensatz zu Gräsern können nun Geräusche hervorgebracht werden. In der Fortbewegung durch den Raum nach einer Musik wird die dynamische musikalische Steigerung durch Rascheln und Schütteln unterstützt. Zu stark rhythmischer Musik

Übung: Der Aktive – Der Passive

Der Aktive stellt irgendeinen Arbeitsvorgang bildhaft dar. Er versucht, den Passiven zum Mithelfen aufzufordern und setzt dazu allerlei Gesten und Mienen ein. Da alles scheitert, nimmt er ihn an die Hand und zieht ihn hinter sich her, er schiebt und zieht den völlig Willenlosen. Schließlich lädt er ihn auf seinen Rücken und schleppt ihn davon. Plötzlich wandeln sich diese Rollen. Der Passive „dreht den Spieß herum" und wird aktiv. Und der Aktive? Er wird völlig erschlaffen und nur noch lässig reagieren. Diese Übungsaufgabe kann auch an kleine Gruppen gegeben werden, welche dann ein kurzes Spiel daraus entwickeln.

Übung: Der Hektische – Der Ruhige

Der Hektische improvisiert mit seinen Bewegungen: Maschinengewirr, hastiges Hin- und Hereilen, Wäsche aufhängen, Nervosität mit Blicken auf die Uhr, Treppauf-Treppab-Rennen, Koffer packen, in Eile zum Bahnhof flitzen und andere Szenen. Der Ruhige wird durch Sitzen, Hocken, Liegen oder langsames Durch-den-Raum-Gehen dargestellt. Es ist eine andere Position als Passivität, Gleichgültigkeit oder Desinteresse. Bei der Ruhe dominiert die innere Gelassenheit. Und der „Getriebene"? Rast um ihn herum, heftig gestikulierend oder mit bizarren Bewegungen, eine Maschine darstellend …

Übung: Handlungsinhalte improvisieren

Nachdem wir uns mit dem Inhalt der Handlung vertraut gemacht haben, werden die Gestaltungsmöglichkeiten besprochen. Die Rollen sind zu verteilen, die musikalische Begleitung und Geräuschkulisse werden entwickelt. Requisiten und Kostüme kommen sparsam zum Einsatz, z. B. kann ein Tuch einen Mantel oder Umhang bilden. Der Ausdruck des Geschehens liegt vor allem in den Bewegungen des Körpers, im Mienenspiel, in der Gestik. Das „Wort" wird mimisch geäußert, gesungen oder rhythmisch gesprochen. Die Handlung wird durch Instrumente und Geräuscheffekte untermalt.

3.2. Ausdrucksgestaltung

3.2.1. Ausdrucksgestaltung und Tanztherapie
Klaus SCHÄFER

Nichts fasziniert uns so sehr wie der menschliche Körper. Bewußt oder unbewußt sind wir alle auf körperliche Phänomene fixiert. Selbst in einer lebhaften Unterhaltung, wenn uns scheinbar die verbale Kommunikation voll und ganz in Anspruch nimmt, bleiben wir leidenschaftliche Körperbeobachter. Körpersprache ist somit ein ganz wesentliches Mittel zwischenmenschlicher Kommunikation (MORRIES, 1986).

Schon sehr früh in der Evolution haben sich bei sozial lebenden Tieren und auch beim Menschen Verhaltensweisen herausgebildet, die als Mitteilung an den Artgenossen dienen. Diese sozialen Signale (LORENZ, 1963; TINBERGEN, 1951) sind in der Lage, beim Adressaten soziales Verhalten auszulösen. Es konnte eindeutig gezeigt werden, daß jeder Kommunikationsprozeß, jede Nachricht an einen Artgenossen zugleich Ausdruck einer Emotion ist. Während Mimik und Stimme beim Menschen unter seine willentliche Kontrolle kommen, bleibt der emotionale Anteil in jeder nichtsprachlichen und sprachlichen Kommunikation erhalten. Dieser Anteil des Kommunikationsprozesses wird durch ein stammesgeschichtlich älteres Hirnsystem kontrolliert (Limbisches System). Daraus kann man schließen, daß die Art und Weise, in der sich Menschen untereinander verständigen, entwicklungsgeschichtlich außerordentlich alt ist.

Die Körpersprache des Menschen richtet sich überwiegend auf die *zwischenmenschlichen Beziehungen*, während die Informationen über die sonstige Umwelt vergleichsweise spärlich sind. Die Hauptfunktion dieser

Verständigungsmittel besteht eben in der Regulierung der Beziehungen der Individuen untereinander.
Die Körpersprache beinhaltet im wesentlichen Ausdrucksbewegungen:

Im Gesicht ist es die *Mimik*, im Bereich Schulter-Arm-Hand ist es die *Gestik*, im Gesamtkörperbereich die *Pantomimik*.
Alle diese Ausdrucksfelder sind in ihrer ursprünglichen Art und Weise dem Menschen angeboren.
Da der Mensch jedoch von Geburt an in ein soziales Feld der Interaktionen eingebettet ist, das besonders im ersten Lebensjahr maßgeblich durch den sozialen Mutterkontakt geprägt wird, geht die angeborene Bereitschaft, die Fähigkeit zu kommunikativen Beziehungen sofort in das sozio-kulturelle Lernen ein. Gerade beim Säugling in der vorsprachlichen Entwicklungsphase konnten wissenschaftlich interpretierte Beobachtungen Wesentliches zu den Erkenntnissen der Körpersprache beitragen, insbesondere bezüglich der Mimik. Säuglinge können schon in den ersten Lebenswochen lächeln. Das volle soziale Lächeln reift im Kontakt mit der Mutter und erzeugt in ihr ein Glücksgefühl. Die Ausdifferenzierung mimischer Ausdrucksmöglichkeiten entwickelt sich im Laufe der ersten beiden Lebensjahre durch die ständige Interaktion mit den Bezugspersonen.
Die große Bedeutung, die mimische Ausdrucksbewegungen für uns haben, zeigt sich in ihrer Verknüpfung zum unmittelbaren Lichterlebnis, zur *optischen Grundwahrnehmung*.
Wir erleben eine Verfinsterung des Gesichtsausdruckes bei Wut und Zorn, sprechen von dunklen Wolken der Trauer, vom verhangenen Gesichtsausdruck. Bei Angst zeigen sich unruhig flackernde in ihrem „Helligkeitswert" sehr wechselnde Gesichtszüge. Dagegen hellt sich das Gesicht bei Freude auf, es leuchtet, strahlt. Wer kennt nicht helles Lachen, strahlendes Lächeln und leuchtende Augen.
Durchaus verständlich ist deshalb das Wort von Franz WERFEL: „Lächeln ist keine Falte, Lächeln ist Wesen vom Licht. Erst im Menschengesicht wird das Licht als Lächeln geboren."
Die Verschränkung von Information und Emotion als den beiden Aspekten des Ausdrucks ist untrennbar. Die Emotionen oder Gefühle sind wie die Sinnesempfindungen subjektive Erscheinungen und können in ihren spezifischen Qualitäten nicht erlernt werden. Gefühle der Liebe, des Hasses, der Freude und Traurigkeit, der Angst und Wut, der Macht und Niederlage und alle übrigen Emotionen sind allen Menschen primär eigen und an eine Ausdrucksmotorik (Ausdrucksbewegungen) im Sinne der *Erbkoordination* (LORENZ) gebunden.
Der besonderen Form eines *Signals* liegt offenbar eine „Übereinkunft" zwischen Sender und Empfänger zugrunde. Das starre Festhalten an dem einmal entwickelten Kode über Jahrtausende spricht dafür, daß es sich um stammesgeschichtliche Anpassungen handelt. Man kann auf eine angeborene Grundlage schließen, wenn sich bestimmte Neigungen in bestimmten, sonst völlig voneinander unabhängigen Kulturen gegen die Bemühungen der Erziehung und in den verschiedenartigsten Umwelten entwickeln (EIBL-EIBESFELDT, 1984).
Da beim Körper alles zusammenwirkt, ist die Körpersprache *komplex*. Ein Ergebnis der Körperbeobachtung ist, daß wir trotz aller Anstrengungen, unseren Körper anders als alle anderen erscheinen zu lassen und trotz unserer verschiedenen kulturellen Prägungen und Körpergebräuche im Grunde alle gleich sind.
EIBL-EIBESFELDT sammelte bei zivilisatorischen Erstkontakten von Naturvölkern überzeugende Filmdokumente, die im menschlichen *Sozial- und Ausdrucksver-*

halten eine Reihe von bemerkenswerten Gemeinsamkeiten ergaben, die bis in Einzelheiten gehen. So fanden die Forscher z. B., daß Menschen in allen Kulturen beim freundlichen Grüßen lächeln, nicken und mit einer schnellen Bewegung für etwa ⅙ s die Augenbrauen heben.

Dieser Augengruß ist in seiner allgemeinen Bedeutung ein „Ja" zu einem sozialen Kontakt. Die Bedeutung, die dieses Zeichen im zwischenmenschlichen Zusammenleben auch gegenwärtig als wortloses Kommunikationsmittel hat, geht u. a. aus der Tatsache hervor, daß Frauen ihren Augenbrauen so viel Aufmerksamkeit in Pflege und Farbgebung schenken. Sie färben oft auch ihr oberes Augenlid und die Partie unter den Brauen, die dann beim Anheben exponiert wird. Und dennoch war dieser Augengruß der Wissenschaft bis vor kurzem unbekannt. Das erklärt sich aus der Besonderheit, daß wir ganz unbewußt auf dieses Zeichen reagieren.

Inwieweit angeborene Auslösemechanismen (sog. Erbkoordinationen) und darauf abgestimmte „Auslöser" im Sozialverhalten des Menschen eine Rolle spielen, hat K. Lorenz untersucht, z. B. beim kleinkindlichen „Auslöser" von Betreuungsreaktionen: Säuglinge haben einen verhältnismäßig großen Kopf und sehr kurze Extremitäten; sie haben ein kleines Gesicht, die rundliche Stirn ist relativ hoch und vorgewölbt, die Wangen pausbäckig. Die freundlich stimmende Wirkung dieser „Kindchen"-Signale nutzt man in verschiedensten Kulturen dazu, Mitmenschen friedlich zu stimmen und freundliche Absichten zu demonstrieren.

So gibt es beim Menschen offenbar auch „Artsignale", die im Unterschied zu anderen Lebewesen sofortiges Mensch-Erkennen ermöglichen: Der aufrechte Gang mit der nur beim Menschen vorkommenden ausgeprägten Kopfbehaarung, die wie eine Fahne auf die Umwelt wirkt. Körpergröße und -proportion, Haarfülle und -farbe, Bart, Schultern, Brust, Gesäß und Beine signalisieren unmißverständlich Informationen über Geschlecht, Geschlechtsreife, Alter, Kräftezustand und Lebenserfahrung an die soziale Umwelt. Jede Körperregion des Menschen hat so ihre besondere, z. T. einzigartige Signalfunktion (MORRIES, 1986).

Sowohl Körpersignale als auch Ausdrucksbewegungen dienen als soziale Signale der Regulierung des Zusammenlebens einer Menschengruppe, der Herstellung eines *sozialen Gleichgewichts* (Homeostase), das unbedingt erforderlich ist, damit die soziale Gruppe sich als solche empfindet, lebt und überlebt.

Beondere Ausdrucksbewegungen als Mittel der Einwirkung auf den Mitmenschen beinhaltet der *Tanz*, ein Urphänomen menschlichen Verhaltens, entwicklungsgeschichtlich wohl älter als die Sprache und Musik anzusetzen.

Auch heute hat die Pflege des tänzerischen Ausdrucks und der tänzerischen Darstellung einen wichtigen Platz in unserer Gesellschaft. Diese Ausdrucks- und Darstellungsbewegungen werden von unserem Erleben her geformt und sind zugleich gesellschaftlich fixiert. Sie haben vielfach symbolische Bedeutung.

Als Mittel der nonverbalen Kommunikation sind auch der Bewegungsrhythmus und der Tanz sowohl Vermittler und Auslöser einer Emotion als auch Bewegungsanstoß. Tänzerischer Bewegungsrhythmus besitzt eine „ansteckende" Wirkung. Man wird in den dynamischen Ablauf hineingezogen. Wenn zum gut ausgeprägten Tanzrhythmus entsprechende Musik hinzukommt, wird die kommunikativ aktivierende (ansteckende) Wirkung noch intensiver (MEINEL, 1966).

Es kommt zum Mitvollziehen der Bewegung über zentral nervöse Reaktionen. Diese Tatsache ist im praktischen Leben als auch in der Wissenschaft seit langem bekannt. Das Mitvollziehen der Bewegung kann in allen Graden der Deutlichkeit geschehen, angefangen von der unsichtbaren Mitinnervation der beteiligten Muskulatur – PAWLOW spricht von einem „abortiven" Mitvollziehen – bis zum sichtbaren Hochreißen der Arme und Beine. Bereits im 19. Jahrhundert formulierte der englische Anatom und Physiologe CARPENTIER das „ideomotorische Gesetz": Jede Wahrnehmung oder Vorstellung einer Bewegung ruft im Wahrnehmenden oder Vorstellenden einen unwiderstehlichen Antrieb zur Ausführung dieser Bewegungen hervor. Das Tanzen ist demnach ein *sicher wirkendes Körpersprachesignal* zum sichtbaren oder unsichtbaren Mittanzen.

Die Herausbildung von Gruppenrhythmen in der körperlichen Arbeit, das Einschwingen und Sicheinordnen in den Gruppenrhythmus erleichtern nicht nur die Arbeit und helfen nervliche Energie sparen, sondern wecken auch Gefühle der Lust und Freude und vermindern Ermüdungsgefühle.

Die therapeutische Anwendung dieser Erkenntnisse ist naheliegend und wird z. B. in der kommunikativen Bewegungstherapie genutzt.

Der Tanz als möglicher Bestandteil der Medizin und Psychotherapie mutet uns noch fremd an, obwohl seine Wirkweise von altersher *als Therapeutikum* beschrieben ist. Der Tanz umfaßt all das, was wir heute in neuen Therapieformen anstreben, um einer zunehmenden Zahl von Menschen mit Umwelt-Individuum-Beziehungsstörungen Hilfe geben zu können. Grundlage ist die Vermittlung ganzheitlicher Erlebnisfähigkeit und ganzheitlichen Erlebens nicht nur theoretisch, sondern ganz praktisch.

Tanztherapie vermittelt neue, differenzierte Umgangsmöglichkeiten mit der äußeren Objektwelt im Schutze einer tragenden Gemeinschaft. Die Erfahrung des Ausgegrenztseins sowohl in körperlicher als auch psychischer Hinsicht wird korrigiert.

Da die Tanztherapie einen Sozialisierungsprozeß, soziales Lernen, beinhaltet, bedürfen noch unkundige Patienten der Orientierungshilfe im Raum durch vorgegebene Tanzformen (z. B. griechische Kreistänze).

Im Fortschreiten der Therapie und der Befähigung der Teilnehmer treten dann immer mehr kreative Tanzschöpfungen in den Vordergrund, die schließlich zu einem Profil der individuellen Bewegungsdynamik führen. Therapeutische Effekte zeigen sich in der Kombination von Tanztherapie mit anderen psychotherapeutischen Verfahren in einer Reihe von Persönlichkeitsdimensionen, insbesondere im Abbau psychosomatischer Beschwerden und in der Korrektur des somatischen Selbstbildes.

Die Ganzheitlichkeit des tänzerischen Erlebens ist ebenso unbestritten wie der Tanz als nonverbales Kommunikationsmittel, als Körpersprache in der Auseinandersetzung des Menschen mit der Natur und der ihr innewohnenden Kräfte.

3.2.2. Emotionen und Bewegung

Bevor wir uns einigen Ausdrucksstudien zur Körpersprache zuwenden, lassen wir Gedanken von Trudi SCHOOP (1981) zu uns sprechen:

„1. Der Mensch tritt durch seinen Körper in Erscheinung...

2. Geist und Körper stehen in dauernder gegenseitiger Wechselbeziehung, so daß, was vom inneren Selbst erfahren wird, sich im Körper voll auswirkt – und was vom Körper erfahren wird, das innere Selbst beeinflußt.

3. Ob die Gedanken und Gefühle rational oder irrational, positiv oder negativ sind, angenommen oder verdrängt werden – der innere Zustand verkörpert sich im leiblichen Dasein. Er zeigt sich in der Haltung des Kör-

pers, in der Art, wie er zentriert ist, in seinem Rhythmus ... Diese Faktoren bestimmen die Ausdrucksfähigkeit des Körpers ...

4. Der Mensch erfährt die Außenwelt durch seinen Körper. Die Sinne informieren ihn über das eigene Sein. Sie sagen dem Menschen, wie er sich fühlt, wer er ist und wo er ist.

5. In ihrer aufeinanderwirkenden Beziehung bilden Geist und Körper eine Einheit. Ihre Zusammenarbeit gewährleistet die Harmonie des Menschen.

.. Wenn die Psychoanalyse eine Änderung der seelischen Verfassung eines Menschen bewirken kann, müßte gleichzeitig eine entsprechende körperliche Veränderung vor sich gehen. Wenn die Tanztherapie eine Veränderung im Körperverhalten bewirken kann, müßte sie eine Veränderung der geistigen Haltung und der seelischen Verfassung zur Folge haben ... Wenn also der Psychotherapeut und der Tanztherapeut dazu gebracht werden könnten zusammenzuarbeiten, könnte dem Patienten besser geholfen werden."

Einige praktische Anregungen sollen diese Betrachtungen verstehen helfen: Optische, akustische und bewegungsmäßige Wahrnehmungen wurden im und zum Raum aufgenommen. Der Körper kann sein Wohlbehagen zu sich selbst, zur Gruppe und zum Raum gefunden haben. *„Der Körper ist das Instrument, die Bewegung das Material.* Diese Begriffe sollten nicht verwechselt werden, um die Lust am Tanzen nicht zu nehmen mit einer Flucht zum Zuschauer" (METTLER, 1983).

Mit unserem Körper wollen wir improvisieren, d. h. ihm die Chance geben, sich künstlerisch so auszudrükken, daß es mir selbst Spaß macht, ich finde Gefallen am gestaltenden Spiel mit mir selbst, erfreue mich an den Formen, die meine Glieder bilden oder an den Äußerungen meiner Gefühle. Der Ausdruck wird zur Sprache meines Körpers, zur Körpersprache, die sich durch

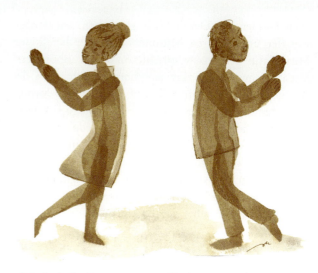

schöpferische Bewegungen offenbart. Musik wirkt sich auf meine Stimmung und meine Emotionen aus. Im Konzertsaal kann ich sie innerlich erleben und sie bewahren. In unserem Raum aber wird es mir nun möglich, mich aus-zubewegen, aus-zuspielen, aus-zutanzen.

Die Mittanzenden werden von dem Selbst-Tanzenden kaum wahrgenommen, sind aber spürbar in der gesamten Bewegungsatmosphäre. Wer seine Scheu überwunden hat, wird seine „Entdeckerfreude der eigenen schöpferischen Kräfte erleben" (METTLER, 1983). Positive Emotionen können das tänzerische Improvisieren zu stärkerem Bewegungsausdruck animieren. Eine bescheidene, ruhigere Bewegung, die der Individualität des Bewegenden entspricht, kann auch schon ein beglückendes Erlebnis auslösen.

Dieser kreative Prozeß *Musik – Bewegung – Tanz* ohne Thema, ohne Festlegungen, nur als freies Erleben gedacht, ist Erfüllung genug und trägt zur *Persönlichkeitsentfaltung* bei. Diese wiederum ermuntert, ermutigt und spornt zu weiterem schöpferischen Bewegungsausdruck an.

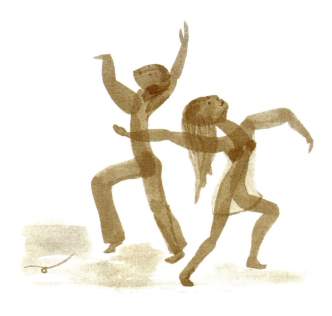

Wir stellen Themen für die individuelle, partner- und gruppenbezogene kreative Entfaltung mit und durch den Körper vor.

Ausdrucksstudien mit der Hand

Robert Schuman: „Kinderszenen" op. 15.

Einer Handstellung ist zu entnehmen, ob sie ausdruckslos, schlaff heruntergängt, ob sie eine gequälte Aussage preisgibt, ob sie zornig geballt ist oder sich in bittender oder betender Haltung befindet. Meine Zuwendung gehört der Hand, die Hilfe braucht. Auch in der teilkörperlichen Verbindung erfasse ich den gesamten Menschen, seinen Körper, seine Emotionen. Die Ausdrucks-Studien der Hände können in ihrer vielfältigen Aussage nachvollzogen werden. Es ist zu beobachten, daß das Mienenspiel und die gesamte Körpergestik nicht auszuklammern sind.

Alle diese Eigenschaften vermag die Hand in konzentrierter Wiedergabe auszudrücken.

Übung: Ich fühle deine Hände

Zwei Partner stehen sich einander gegenüber, betrachten gegenseitig ihre Hände, betasten, erfühlen sie im Feststellen der Hautbeschaffenheit, der Handgröße, im Erfühlen der Adern. Mit geschlossenen Augen wird die taktile Wahrnehmung intensiver aufgenommen. Nach einem guten Einprägen verlassen sich die Partner, gehen im Raum umher, um dann mit geschlossenen Augen die vorher erspürten Hände wiederzufinden.
Deine Hände teilen mir deine Gefühle mit, ich vermag sie mitzuempfinden, anzuerkennen, oder ich kann sie nicht annehmen.
Diese Übung kann ohne Musik und rhythmische Signale zur Förderung der Sensibilität und des Tastsinnes durchgeführt werden.

Übung: Zuwendung zu einer Hand – zögerndes Reagieren

Meine Handbewegungen in einfachster Form versuchen, den Kontakt zur Hand des Partners herzustellen. Es ist vorerst keine oder nur eine zögernde Reaktion zu erwarten. Ich nehme mich der Hand an, die das Spiegelbild einer Seele, einer Stimmung ist. Ich kann nur die Hand halten, streicheln, sanft hin- und herbewegen, den Hautkontakt wirken lassen. Fühlend stelle ich fest, ob eine Zuwendung zu meiner Hand da ist. Es kann sich ein wortloses Handspiel entwickeln, getragen von beginnendem Vertrauen. Damit nehmen beide Spieler auch die innere Erwärmung wahr und können sich der Spielführung durch die Hände des anderen überlassen.

Aber auch Abwendung, Verkrampfung, Gleichgültigkeit und teilnahmsloses Mit-sich-geschehen-Lassen können sich einstellen. Scheitert deshalb zunächst der Versuch, so kann er auf andere Weise im Führen und Folgen des Handspieles wiederholt werden.

Übung: Was sagt die Hand als Spiegel des Empfindens aus?

Verschiedene Stimmungen und Emotionen können im Ausdrucksspiel der Hand dargestellt werden. Für alle Themen sollte ausreichend Zeit zum Ausspielen vorhanden sein!

Beispiel 1
Themenauswahl: Neugierde – Erschrecken – Abwehr – Vertrauenwollen – Mißtrauen – Dankbarkeit – Zustimmung – Freude – Zuneigung ...

Beispiel 2
Themenauswahl: suchen – finden – aufnehmen – beschützen – behüten – behutsam tragen – betten – fortgehen – die noch sichtbare Verbindung des zur Ruhe gebrachten Kindes ...

Übung: Gebärdensprache

Zu welchem Ausdruck formt sich die Hand? Wenn sie sich z. B. vom Handgelenk absetzt, kommen folgende Bedeutungen auf: ein entschiedenes Nein!, eine Abwehr, eine Zögerung, eine kesse Geste. Diese Vielfalt ergibt sich aus der speziellen Position, in welche die Handstellung gewiesen wird.

Was geschieht in einer wegwerfenden Geste?
Das Handgelenk wirft die Hand weg – wohl noch locker in der Bewegung, die aber sofort in eine strenge starre Haltung übergeht.

Die „abgesetzte" Hand kann auch, verbunden mit einem grotesken Watschelgang, eine lustige Pinguin-Nachahmung darstellen.

Übung: Hände führen Gruppenbewegungen an

Beispiel 1
Eine Gruppe nähert sich einer anderen in bittender Gebärde. Die Hände bestimmen die Aussage, wie formen sie sich? Sie sind nicht flach gehalten, sondern gewölbt, ein wenig nach oben geöffnet, die Handrücken zeigen nach unten.
Die andere Gruppe weicht zurück – in Abwehrstellung – die Scheu vor einer Verantwortung ausdrückend. Die Hände sind flach, zum Teil gespreizt gehalten, die Handrücken zeigen nach außen, das Innere der Hände will Körper und Gesicht schützen.

Beispiel 2
Motive wie „Aggression zu Aggression" in zwei Gegengruppen können durch Handgesten ihre Aussage bilden, z. B. in geballten Fäusten und in weit gespreizten Handflächen, die zur Kontragruppe eine Abwehrhaltung aussprechen. Die eine Gruppe gibt nach und nach ihr Vorhaben auf, wird willenlos, schwach, resigniert, ablesbar an der Reaktion der Hände.
Handaussagen können von Einzelnen, von kleinen Grüppchen oder der gemeinsamen Gruppe zur Höhe, Tiefe, Weite nach einer Thematik gestaltet werden oder als reines Formgebilde nach Empfindung einer Musik. Wer ergreift die Initiative zur Gestaltung? Kommt es zu einer Gruppendynamik in der Bewegung der Hände?

Bewegungsausdruck von emotionalen Kontrasten

Musik wie „Kleine Stücke" von Gulda, Wien, oder Hufeisen und Plüß aus „Die helle Flöte"; Melodien im Genre entsprechender Klangfarben und Dynamik. Orff-Instrumentarium (Schallplatte Orff-Schulwerk, Carl Orff, Gunild Keetmann, Musik für Kinder).

„Es ist ein rhythmisches Prinzip, daß Gegensätze ein Ganzes schaffen (Bewegung und Nichtbewegung, Laut und Stille)". (METTLER, 1983) Die Skala für die Darstellung gegensätzlicher Gefühlsbewegungen ist breit. Ihre gedankliche Vorstellung bewegt zu Emotionen, diese können körperlich ausgedrückt werden. Die Gefühle lassen sich teilkörperlich andeuten, geben jedoch in ganzkörperlicher Versinnbildlichung überzeugendere Aussagen, sowohl für den Betrachter als auch für den Darstellenden.

Zur Spielregel: Alle Formierungen entspringen aus Bewegungen. Sie können dem Thema entsprechend in sich zu statischen Gebilden ruhen, in Bewegung am Platz oder im Raum fortbewegend wiedergegeben werden. Diese gestufte Steigerung sollte eingehalten werden, ebenso wie die Einteilung, die Übung zunächst allein und dann mit einem Partner durchzuführen. Es ist ratsam, für eine Gruppenaktion Zeit für gemeinsame theoretische Beratung und praktisches Ausprobieren einzuräumen (mind. 15 Minuten). Die künslerischen Ergebnisse können alle Anwesenden miterleben, wenn jeder Gruppe die Gelegenheit zum „Präsentieren" gegeben wird. Bei manchen werden diese improvisatorischen Bewegungen als neu und soeben einmalig entstanden erkennbar sein, während einige ihre Versuche genau wiederholen möchten und damit den Bereich der Improvisation verlassen haben.

Die Themen für unsere emotionalen Aussagen werden vom Gruppenleiter oder von den Teilnehmern vorgeschlagen. Sehr oft kommt es spontan zur folgenden Übung.

Übung: Freude – Trauer

Die bekannten Aussprüche: „Er macht aber einen traurigen Eindruck." oder „Sie sitzt so traurig und verlassen da." weisen auf die Körperhaltung hin. Eine *Trauer* wird unterschiedlich aufgenommen. Sie kann mit Würde um den Verlust eines geliebten Menschen getragen werden, mit seelischer und körperlicher „Haltung"

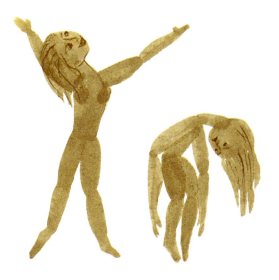

und trotzdem mit Ehrfurcht von der Umgebung akzeptiert werden. Eine Trauer kann versteinern, verbittern – es ist nichts Gelöstes zu spüren. Kälte, furchteinflößend für die Umwelt, die innere Härte, das nicht Fertigwerden mit einer Situation werden von der gesamten Gestik ausgesprochen. Eine Trauer kann sich vom hingebenden Schmerz befreien, die Gefühle fordern eine haltlose Entspannung und stehen in Wechselwirkung zu einer Hilflosigkeit in der Frage „Warum – Wozu?"

Beispiel 1
In unserer Ausdrucksstudie versuchen wir mit jedem Teilnehmer, dieses bewegte Gefühl der Trauer körperlich zu übertragen. Die Offenbarung dieses emotionalen Erlebens kann nur aus Besinnlichkeit und nicht als Reaktion auf ein Signal kommen.
Nach einer Weile des Abklingens startet der Versuch in den Kontrast der *Freude – Lebensfreude*. Diese Aussage benötigt „Leben im Raum", Bewegungen mit Sprüngen, Drehungen, Jauchzen und kann wechseln zu „Himmel-hoch-jauchzend-zu-Tode-betrübt". Im Sinne dieses Ausspruches tobten wir uns schon als Kinder mit Begeisterung auf der Wiese aus.

Beispiel 2
Zwei Partner finden sich gegenüber, das Wechselspiel kann beginnen! Einer stellt *Trauer* dar, der andere sieht sich die Pantomime an, um danach mit *Freude* zu überzeugen. Beide führen die Themensprache gleichzeitig aus. Sie werden sich in ihren Ausdrucksgebärden gegenseitig animieren und ergänzen, auch nach dem Tausch der Rollen.
Als Gruppengestaltung läßt sich eine dramatische Handlung mit oder ohne „Happy-End" entwickeln.

Übung: Spannung – Entspannung

Beispiel 1
„Vorübungen Entspannung"
Nach dem Bekanntwerden dieses Themas gehen die meisten spontanen Reaktionen in Richtung Kraft und Energie. Das ist wesentlich leichter zu dramatisieren, als in eine völlige Entspannung zu gehen. Entspannt sein bedeutet für einen stehenden Menschen in gebeugter Haltung: Wird sein Rücken von einem anderen angetippt, reagiert der Körper mit Nachschwingen. Beim Hin- und Herbewegen des Oberkörpers baumeln die Arme wie bei einer Schlenkerpuppe um den Körper.
Liegt jemand entspannt, wird zur Kontrolle von einem anderen ein Bein oder Arm angehoben, so müssen die angehobenen Glieder willenlos und schlapp herabfallen.
Nach diesen Vorübungen zur Entspannung folgt das

Beispiel 2
„Partnerspiel"
Der Angriffslustige steht schon in Positur, mit weitem Ausfallschritt, Hände zur Faust geballt, Muskeln spielend, Energie sprühend. Der Gegenspieler weicht in Entspannung aus, ohne Furcht, am Platz verharrend (sitzend, hockend, liegend) oder sich im Raum fortbewegend. Nach dem Rollenwechsel übernimmt der Gegenpartner die Funktion des Kraftstrotzenden und stampft beispielsweise um den anderen, nun entspannten, herum.

Beispiel 3
„Gestaltung eines Fußballspieles"
Die Gruppe als Publikum verfolgt mit ganzkörperlicher Spannung im Sitzen, Hocken, Liegen oder Stehen den rollenden und fliegenden Fußball und reagiert auf die rasanten wortreichen Schilderungen eines Reporters, dessen Faust sich zum Mikrophon formt – bis alles „Tor" schreiend hochspringt ... Dann: Verlieren, Enttäuschung, Versagen des Spieles, Entspannung – Auflösen.

Die Themenvorschläge überstürzen sich:

Passivität – Aktivität
Feindseligkeit – Freundschaft
Empörung – Gleichgültigkeit
Mißbehagen – Wohlgestimmtheit
Hektik – Ruhe
und andere Beispiele mehr. Wir schütteln alle im Mixbecher durcheinander. Das Los fällt auf ... , na?

Menschliche Kontakte

Beobachtung: Der Gruß und seine kommunikative Wirkung

Tänze der Renaissance, Pavane, Basse Dance.

Wie positiv, fröhlich und erheiternd kann doch ein Gruß stimmen, aber eine schnippische oder wegwerfende Geste (Hochzucken einer Schulter, Zurückwerfen des Kopfes, Herunterziehen des Mundwinkels) verletzend und mißachtend sein. Die Bewegung eines Menschen mit flehendem hilflosen Blick kann mich als bedeutender Gruß bewegen. Ich muß weiter eilen, nehme diesen emotionalen Eindruck mit und versuche, mit guten Gedanken zu helfen. Hat der andere meine grüßende Wahrnehmung empfangen und nur durch dieses kurze, stumme Grüßen verstanden, daß ich für ihn da bin? Kann es ihm Stärkung seiner Selbst geben?

Übung: Menschen im Gedränge

Beispiel 1
Blicke begegnen sich grüßend, ermunternd. Menschen an Haltestellen, verbunden durch gleiches momentanes Schicksal: Warten, warten! Sie mustern sich gegenseitig. Mut zum Blick-Kontakt kommt auf, heller, freundlicher, zuversichtlicher werdend, verbunden im stillen Gruß, der das Tor zum Gespräch öffnet.

Beispiel 2
Die grüßende Hand bejaht wohlwollend den anderen im Vorbeigehen. Das „handliche" Grüßen ist mal kühl, mal lasch oder kräftig zupackend, fast umwerfend der Händedruck.

Beispiel 3
Das große zeremonielle Grüßen wird in Ehrerbietung als Reverence, ohne Demütigung, erboten und kann als Zeichen der Ehrfurcht vor dem anderen Menschen ausgedrückt werden. In höfischen Tänzen im Verneigen und in vielen Volkstänzen finden wir sie als Ausdruck der menschlichen Würde und Achtung voreinander.

Übung: Wir helfen einander

Diese Kontaktübungen sprechen vor allem soziale Bereiche an. Nach dem Modus „Führen und Folgen" lassen sich viele Varianten aufnehmen. Ein Partner übernimmt die Führung z. B. in Spiegelreflexionen mit teil- oder ganzkörperlicher Bewegung, im Reagieren mit einem Requisit, im Zuordnen von Material für ein Nachahmungsspiel, im Reflektieren auf Blick- und Körperkontakt, in der Führung beim Tanzen. Alle Varianten können partner- oder gruppenbezogen angelegt werden.

Beispiel 1
Zwei Gruppen sind im Raum verteilt. Es geht um das Erkennen spezifischer Gefühle aus der darstellenden Bewegung. Die eine Gruppe übernimmt die Aufgabe, mit der gesamten Gestik wortlos auszusagen: Verzweiflung, Niedergeschlagenheit, Trostlosigkeit, völ-

lige Depression, Gleichgültigkeit, Resignation ... Jeder Teilnehmer stellt eine Gefühlsbewegung dar, im Sitzen, Stehen, Hocken, Liegen und versetzt sich in diese Stimmung.

Die Beobachtenden aus der zweiten Gruppe nehmen die Situation auf und warten geduldig, bis die Darstellenden von den Gefühlen befangen sind. Jeder Beobachter entschließt sich, einem Darsteller zur Seite zu stehen. Ohne Vereinbarung begibt er sich nach und nach zu ihm, die Annäherung äußert sich zögernd oder im willensstarken Vorsatz.

Im anschließenden Gespräch hören wir die gegenseitigen Vermutungen: Die Helfenden lesen am Ausdruck der Körpersprache der anderen deren innere Verfassung ab und versuchen, sich tastend in unaufdringlichen Gebärden oder in sparsamen Worten bemerkbar zu machen. Die „Betroffenen" haben diese Bereitschaft z.T. als zu früh einsetzend, zu eingreifend in ihre Gefühlswelt oder zu wenig animierend empfunden, den Kontakt, der vom Helfenden ausströmen sollte, nicht wahrgenommen.

(Erlebtes) *Beispiel 2*
Eine Teilnehmerin hatte sich in die Gefühlswelt eines völlig resignierenden Menschen hineinsuggeriert und lehnte reglos an der Wand. Die ihr helfen Wollende stellte sich in gleicher Haltung lange verharrend neben sie. Es geschah äußerlich nichts. Im Inneren vollzog sich ein Wandlungsprozeß: Die erste Reaktion der Ablehnung und Empörung über das „Nach-Äffen" wandelte sich allmählich in ein Aufhorchen – „Was will sie von mir? Sie scheint eine Zuwendung zu mir zu empfinden. Ist die echt?" Infolge dieser unausgesprochenen Beharrlichkeit, aus der kein drohender Wille kam („Du mußt mir folgen! Du hast Dich zu ändern!"), waren menschliche „Strömungen" aufzunehmen.

Im Gespräch sagte die „Resignierende": „Ich tastete mit meiner Hand zu ihrer Hand. Nur die Berührung meines kleinen Fingers zeigte ihr meine Bereitschaft, ihr zu vertrauen. Freiwillig schloß ich mich aus meiner Betrübnis heraus ihrer Führung an. Wir standen beide noch lange, während des Gruppengespräches, gebannt von diesem gemeinsamen Erlebnis."

3.2.3. Zusammenfassende Betrachtung

Diese Kontaktübungen dienen dem Verständnis der eigenen Körpersprache und derjenigen unserer Mitmenschen. Sie sollen ohne äußeren Zwang aufgenommen werden und beruhen deshalb auf freiwilliger Teilnahme.

Ein gespielter Versuch kann niemals die reale Situation im Leben widerspiegeln. Es bleibt eine Konstruktion. Dennoch haben die Teilnehmer nur allein aus dem dargestellten körperlichen Ausdruck die Beweg-Gründe ihrer Emotionen erkannt. Der Blick für die Körpersprache der uns anvertrauten Mitmenschen ist geöffnet. Ein kurzes Gespräch im Anschluß kann das erlebte Geschehen ergänzen. Einige Beispiele dafür wurden deshalb an den entsprechenden Stellen wiedergegeben.

„Jeder improvisiert seine ihm eigenen Körperbewegungen, um den Tänzer in ihm zu befreien ... Improvisation ist die zugänglichste aller Tanzerfahrungen. Sie bedeutet, daß der sich Bewegende während des Tanzes fortwährend seine Bewegungen erfindet. Dies kann jedermann tun, weil wir die Bewegungen unseren individuellen Fähigkeiten anpassen ... Die Bedeutung des reinen Tanzes liegt im Bewegungsgefühl. Dieses läßt sich nicht mit Worten ausdrücken. Je mehr der ganze Mensch sich dem Bewegungserlebnis hingibt, desto bedeutsamer ist der Ausdruck." (METTLER 1983)

3.3. Meditation

Der nachfolgende Beitrag wurde eingefügt, um die Erfahrungen von Frau Dr. med. EIBACH bei Patienten mit psycho-somatischen Erkrankungen mit Hilfe alter kultischer Reigen und neuer meditativer Formen nach B. WOSIEN für sich sprechen zu lassen. Diese Therapieform sollte Psychotherapeuten gemeinsam mit Tanztherapeuten zum Nachdenken über ihre Patientengruppen bringen.
Anregungen für einfache Kreis-(Reigen)-Formen finden sich unter „Im Tanz zur Ruhe kommen". Diese können für die eigene Arbeit variiert und während des Gruppenprozesses angepaßt werden.

3.3.1. „Der Tanz aus psycho-somatischer Sicht"
Hannelore EIBACH

Der Tanz als ein möglicher Bestandteil der Medizin und Psychotherapie mutet uns noch fremd an, obwohl seine Wirkweise von altersher als Therapeutikum beschrieben ist. Der frühe Mensch, der physisch und mythisch im Schöpfungsgeschehen eingebunden war, lernte durch Naturbeobachtung und dadurch angeregte Phantasien sich Strukturen zu schaffen, in denen seine elementarsten Empfindungen Ausdruck fanden.
Er fand im Tanz eine Möglichkeit der Auseinandersetzung mit der Natur und der ihr innewohnenden Kräfte. Er vermochte seinen Erfahrungen von Leid und Freude, von Leben und Tod im Tanz Ausdruck und Hoffnung zu verleihen. Als ein Teil der Natur erlebte und durchlebte er im jahreszeitlichen Rhythmus seinen eigenen biologischen Rhythmus und wußte sich den im Kosmos wirkenden Gesetzen und Strukturen unterzuordnen.

Heilender Ansatz im Tanz verstand Heil im Sinne von Ganzsein, Teil eines großen Ganzen. Somit vereinigt sich im Tanz Faßbares und Unfaßbares, Ängstigendes und Beglückendes. Der Tanz war beseelte Handlung und wortlose Gebärde, die einer numinösen Macht galt, er war ein kreativer Schöpfungsprozeß ...
Die Erkenntnis der Bedeutsamkeit von Reigentänzen hat den Tänzer, Choreografen und Pädagogen B. WOSIEN veranlaßt, uns eine neue Tanzform zu vermitteln, den *meditativen Tanz*. Es ist ein Schreiten in die Stille, ein bewegter Einstieg in die Meditation.
Im *Kreis* als Grundform stehen die Tanzenden mit einer empfangenden und einer gebenden Hand, die Tanzrichtung ist dem Licht entgegen, nach rechts. Das Empfangene wird nach links weitergegeben, zurückgebunden, „Religio" im ursprünglichen Sinn. Hier wird die begriffsbildende Funktion von Sprache, z. B. „Ehrfurcht", „Dankbarkeit", „Freude" wieder *verkörpert*, emotional eingebunden und ausdrucksfähig gestaltet. Der Tanzende oder sich Bewegende soll im Um-schreiten, Um-fassen, Um-kreisen zum ganzheitlichen Erleben kommen. Es soll ihm die Möglichkeit gegeben werden, Begriffliches und Unbegreifliches zugleich zu erleben, symbolisch zu gestalten, eingebunden in Raum und Zeit ...
B. WOSIEN stieß bei der Untersuchung des kulturellen Hintergrundes alter Tänze immer wieder auf ähnliche Grundbedürfnisse der Menschen: sich im Ritual und Tanz der Welt zu bemächtigen und sich selbst eine Weltordnung und Lebenssicht zu schaffen.
Tanz lehrt nicht, er diskutiert nicht, er schreitet nur, nichts am Körper ist im Tanz unbeteiligt. SOKRATES hat auf die Frage, warum er tanze, geantwortet: „Weil kein Teil des Leibes ohne die Erfahrung der religio bleiben soll."
So hat der Mensch in frühen Zeiten im Tanz eine Möglichkeit gefunden, in sich selbst eine Antwort auf seine

Lebensfragen zu finden: Freude und Trauer, Leben und Tod nicht als getrennt, als Gegensätze zu erfahren, sondern als Anteile des Ganzen. So diente der Tanz in allen Kulturen der „Be-Zauberung des Bösen, der Be-Seelung der Toten und der Be-Kämpfung von Leid."
Tanz war keine phantasievolle Konstruktion, sondern „gestalt-gewordene Idee selbst, als Ausdruck einer innerseelischen Befindlichkeit". Er war eine „wortlose Sprache im Einklang von Leib, Seele, Geist", er war Therapeutikum ...

Hand- und Hautkontakt (im Kreis) ermöglichen dem Tanzenden grundlegende Erfahrungen wieder wachzurufen: sie knüpfen an die frühe Mutter-Kind-Beziehung an und stellen letztlich die Beziehung des einzelnen zur Welt dar ... Sie können ein Eins-Sein oder ein Getrennt-Sein wiederbeleben, schmerzliche Gefühle wachrufen und an erste Erfahrungen von Berührung und Berührt-Werden anknüpfen. Wo kein stabiles *Körper-Ich* gebildet wurde, ist die Bewegung im Raum angsterfüllt, bedrohlich ungeborgen und von starken Kränkungsreaktionen begleitet: Man schämt sich seines Körpers, verbirgt ihn und wird durch den anderen beschämt.

Die Gruppe hat mütterliche Wahrnehmungs- und Haltefunktion. Sie muß einfühlend sein, Berührung zulassen können, sie spiegelt wider und ermöglicht dem Kranken eine positive Grunderfahrung als neuen Bezugsrahmen seines Selbst und Selbstbildes.

Meine Ausführungen zur Überlegung von Hand und Haut berücksichtigen nur den tiefenpsychologischen Aspekt.

Wesentlich erscheint mir noch einiges zur *Symbolik des Kreises* zu ergänzen.

Der Tanzende erfährt im Kreis ein Eingebundensein, Teil eines Ganzen zu sein, ohne Anfang, ohne Ende und sich selbst als gleichwertigen Anteil. Der Kreis ist immer auf eine Mitte hin ausgerichtet, und diese Mitte ist nur zu finden, wenn der Tanzende mit ihr in Beziehung tritt, seine Mitte findet und dabei das, was ins Ungleichgewicht oder Maßlose geraten ist (z. B. bei Magersüchtigen oder Eßsüchtigen), auf ein Mittelmaß bringt, d. h. als zu sich zugehörig akzeptiert. Solange die Mitte noch nicht gefunden ist, bleibt für viele Patienten die Bewegung im Raum angsterfüllt, der Körper wirkt marionettenhaft, ähnelt einem kantigen Klotz, der sich räumlich verschieben läßt. Manchmal fallen die Patienten buchstäblich aus dem Kreis heraus, es sind Patienten, die aus Angst vor Beschämung und Verletzung sehr früh aus ihrem Körper „ausgestiegen" sind und große Angst verspüren, sich in Bewegungen einzulassen und damit etwas in Bewegung zu bringen. Übungen, die eigene Mitte zu finden, zwischen Mitte und Grenze das Mittelmaß ausfindig zu machen, sind wichtige Bestandteile, um Freude an der Bewegung zu gewinnen, um den Tanz, vor allem den griechischen Tanz, aus der Mitte heraus entwickeln zu können, denn Tanz ist wie Leben, einmal hineingeworfen ist es fortzuführen, hineingenommen in den Ablauf der Bewegung muß der Schritt in die Gegebenheit getan werden, um Halt und Haltung, um Gleichgewicht zu finden ...

Die Befriedigung im *Agieren* ist eine positive Erfahrung bei den psycho-somatisch Kranken, sie dient dem Aufbau des Körper-Ichs, sie ist der Ansatz zu einer zuvor nie erfahrenen positiven Beziehung zum Körper. Damit ist sie sinnstiftend und eine Vorstufe auf der Basis praktisch sinnlicher Interaktion. Der Patient wird empfänglich für die Erkenntnis, daß nicht das Symptom, sondern der im Symptom verborgene Konflikt Ursache seines Leidens ist ...

Wenn wir Therapie als eine Möglichkeit ansehen, die Nahtstelle ausfindig zu machen, wo der Dialog einst entgleiste, erscheinen mir verbale Therapien bei psycho-somatisch Kranken und Frühgestörten ergänzungsbedürftig. Der Tanz kann keine verbale Therapie

ersetzen. Sein Beitrag besteht in der libidinösen Wiederbesetzung des Körpers, der damit Raum im Umraum erhält, um sich neu zu begründen. Somit stellt der Tanzraum einen Spiel- und Bewegungsraum für frühe, nicht gelungene Erfahrungen dar. Er bewährt sich zu gleich als Übergangsraum, als intermediärer Erfahrungsraum zum Aufbau von Beziehungen zum Selbst und zur Welt. Eine tragende Funktion vermittelt dabei die Gruppe im Kreis, im Symbol der Ganzheit, das Geborgensein und Angenommensein vermittelt ...
Das Agieren wird im Rahmen der averbalen Kommunikation zum kreativen Akt, der sich der eigenen körperlichen Identität versichert. Das Eintauchen in den vorbegrifflichen, bildhaften, emotional affektiven Bereich mit der Möglichkeit der Aufhebung der Grenzen von innen und außen läßt die Patienten in eine Welt als einen originären Raum der Kreativität eintreten.
Körper-Ich, Ich-selbst, Du-selbst, diese Teilaspekte in einer ganzheitlichen Zusammenschau erfahrbar werden zu lassen, das ist eine Möglichkeit des Tanzes, und psycho-somatisches Handeln könnte heißen:
Tanz(e), um mit beiden Füßen Erdenkontakt zu haben, verwurzelt zu sein und dennoch reflektieren zu können.

3.3.2. Im Tanz zur Ruhe kommen

Wir wissen aus der Geschichte des Tanzes, daß er so lange vorhanden ist, wie Menschen existieren, wenn auch nicht in den uns geläufigen Formen. Die Urform des Tanzes ist der Kreis als *Sinnbild der Verbundenheit*. Wir finden sie in den meisten überlieferten Volkstänzen wieder, sei es im geschlossenen Kreis oder in der zu Paaren aufgestellten Form auf der Kreislinie.
Im geschlossenen Kreis liegt die ausströmende Kraft von mir zu Dir, von Dir zum Nächsten – bis sie von allen getragen und weitergegeben zu mir in dem beglückenden Gefühl des gemeinsamen Erlebens zurückströmt.
Ein ungeschriebenes Tanzgesetz besagt: Die rechte Hand wird mit dem offenen Handteller (dem Licht entgegen) dem rechten Nachbarn gereicht. Die linke gibt das „Aufgenommene, das Geschenkte, das Empfangene" (das Licht) dem linken Nachbarn weiter und legt sich deshalb von oben in seine rechte Hand. So kann ein unsichtbares Strömen von Kräften in der Kreisrunde weiterlaufen und dadurch eine Verbindung schaffen.
Dies empfindet schon das kleine Kind. Die Mutter faßt ihr Kind und dreht sich mit ihm trällernd im Ringel. Etwa mit dem 3. Lebensjahr entsteht der Wunsch nach Geselligkeit, Nachbars Kinder kommen hinzu: „Ringel-Ringel-Reihe, wir sind der Kinder dreie ...". Immer mehr Kinder wollen in diese „Dreisamkeit" aufgenommen werden.
Es war von altersher für die Augen der Maler und Dichter ein reizvolles Motiv – Kindergruppen, wie sie in natürlicher Weise eine tänzerische Gestaltung durch die Verbindung von Gesang und Bewegung zum Ausdruck bringen. So geben Ludwig RICHTER's Zeichnungen oder der „Kinderreigen" (Kinder tanzen in farbenfrohen Gewändern im geschlossenen Kreis auf einer Frühlingswiese) von Hans THOMA davon einen lebendigen Eindruck.
Jedes Volk hat seine Sitten und Gebräuche, wie sie sich in den vielfältigen kulturellen Äußerungen, am stärksten in Lied und Tanz zeigen. Doch eine Form verbindet alle:

Der Reigen der Völker

Der Kreis gilt als das sichtbare Symbol der Verbundenheit – des Geborgenseins – des Getragenseins – des Miteinander.

Diese uralten Motive des ewig Kreisenden spiegeln sich in den Reigentänzen bis in unsere Zeit hinein wider und gehören zum vielseitigen Bestand der Tänze der Erwachsenen und Kinder. Wir schöpfen aus diesem Reichtum zu unterschiedlichen Tanzmöglichkeiten, wo uns der Kreis sowohl in ausgelassener Wildheit, als auch in gemäßigten, ausgeglichenen Bewegungen ein Erlebnis der Gemeinsamkeit geben kann. Die Struktur vieler hier beschriebener Tänze mit der Form der *geschlossenen Kreisaufstellung* spricht für die inhaltliche Aussage, die in folgenden Beispielen beschrieben wird.

Nach Anregungen von Bernhard Wosien eignen sich die Kompositionen *„Air"* von J. S. Bach und *„Mondschein-Sonate"* von L. v. Beethoven für ein ruhiges Schrittmaß mit einem leichten Wiegen eines Schrittes zurück, während im Tanz eine Hand auf der Schulter des vorderen Tänzers liegt. Die Dynamik der Musik überträgt sich auf das Tanzen der Gruppe, ohne daß verbale Hinweise des Leiters notwendig sind. Das Bild eines wogenden Getreidefeldes kann sich aus zwei konzentrischen Kreisen ergeben. Die Bewegungen können aus inneren Haltungen entspringen: „Wir sind füreinander da". „Einer hilft dem anderen". „Einer trage des anderen Last". „Er spürt Deine Hand, Deine Sicherheit ohne Belastung".

Nach dem *g-moll Flötenkonzert* von Bach entsteht mittels einer Schrittfolge ein kaum wahrnehmbares Schwingen ohne große Fortbewegung: Einem weichen, nicht ausladenden Wiegeschritt folgt eine Wendung zur Mitte und eine Wendung zur Kreislinie, welcher sich wieder der Wiegeschritt anschließt und so fort. Diese unaufdringliche Bewegung zu der zarten Flötenmusik führt in ausgewogener Balance zu einer beruhigenden Verinnerlichung (Sonnentanz von B. Wosien).

Den Tanz *„Enas Mythos"* brachte B. Wosien aus Griechenland mit. In der Flechtfassung wird der Gedanke, meine Liebe gilt nicht nur dem Nächsten, sondern auch den Übernächsten, denen ich nach rechts und links die weit ausgebreiteten Arme reiche, aufgenommen. Die kleine Schrittform symbolisiert die Ornamentik der Mäander-Form, jeder tanzt eine Fazette zum Mittelpunkt im rechten Winkel. Dadurch weitet und verengt sich der Kreis im Wechsel und wird deshalb auch als *Fächertanz* bezeichnet.

Das *rumänische Wiegenlied* verbindet alle durch den Gesang der Mütter (und die später einsetzenden Männerstimmen). Das ruhige ganzkörperliche Wiegen mit vorgehaltenen Armen, das Zurück- und wieder Voranschreiten ohne Lösung der Handhaltung (Statt „Handfassung" berühren sich nur die Daumen rechts und links der Partner, die Handteller sind waagerecht gehalten und nach oben geöffnet.) läßt die starke emotionale Kraft des Gedankens der Erhaltung des Lebens aller Kinder im Frieden spürbar werden.

Im *polnischen Liebeslied* dominiert das Erlebnis der (Liebes-)-Verbindung aller Menschen im gemeinsamen Schwingen. Die Geste mit dem rechten Arm nach unten im Auftakt des Tanzes kann die Deutung des Ausspruches von der „Ehrfurcht vor dem Leben" von Albert Schweitzer erschließen. Die geschlossene Form gliedert sich organisch in zwei Kreise auf: Mit erhobenen Armen bilden die Männer „Tore", durch die die Frauen schreiten, während der Männer-Kreis zurückgeht. In diesem „Hindurchgehen durch Stadt-Tore" wird das Sinnbild der gegenseitigen Anerkennung und Abhängigkeit dargestellt. Im 3. Teil des Tanzes kommt die individuelle Zusammengehörigkeit von Mann und Frau in der natürlichen Verbindung zu anderen Menschen zum Ausdruck. Die Symbole des Überbringens eines Liebesunterpfandes (eines Föhrenzapfens, der wie ein kleines Lebensbäumchen aussieht) und der Unendlichkeit (das ruhige Umeinander-Kreisen, das Tanzen der Form einer „8"), werden getanzt. Die Reigenform im Kreis vermag zu innerer und äußerer Ruhe zu führen. Wird die Geschlossenheit unterbrochen und die Tanzenden gehen zur Spirale, können Enge, ja aufkommende Ängste entstehen; der Weg aus der Spirale heraus braucht eine sich aufschließende Weite. Danach kann wieder ein geschlossener Kreis entstehen oder es wird zur Doppel-Spirale geführt.

Die *beruhigende Kraft* dieser Tänze liegt in dem gleichmäßigen Schwingen oder Gehen neben- und miteinander. Jeder Tanzende kann sie erfassen, soweit er aufgenommen und getragen wird, nicht nur durch das Fassen der Hände, sondern durch die auch im Raum weiterschwingende Stimulanz.

Mit den nachfolgenden Beispielen soll gezeigt werden, daß die *emotionale Wirkung* bei jedem Menschen unterschiedlich sein kann.

Sei es, ein Mittanzender ist *infolge äußerer Unruhe* oder anderer Gründe von der gemeinsamen Ruhe nicht innerlich berührt worden, so werde als Mitmensch, spürend daß der andere neben Dir mit Schritten, Tempo oder Formen nicht zurechtkommt, nicht ungeduldig. Deine Ungeduld, Deine aufkommende Mißstimmung würde sich übertragen – steigert die Unsicherheit des anderen und überträgt sich wiederum auf Dich. Diese Rückkopplung kannst Du positiv steuern: Hilf dem anderen durch Über-Sendung Deiner guten Gedanken für ihn. So kannst Du Deine Ungeduld verlieren, nimmst die Atmosphäre der Gruppe durch die Melodie und die Bewegung des Tanzes auf oder wieder auf und erlebst Wohlbefinden. Dein Nachbar kann sich fangen, seine Unsicherheit kann sich zu innerer Gelassenheit ausgleichen.

Ein Tanz kann *zur Trauer* stimulieren. Damit ist nicht ein „schluchzendes Sich-Gehenlassen" gemeint. Eine Trauer, sie kann schon vor Beginn des Tanzes in mir sein, vermag Tröstung und damit wohltuende Stimmung hervorzubringen. Der Tanzende will die Trauer nicht verdrängen, er kann sie er-leben, aus-leben. Musik und Bewegung helfen, eine Trauer zu bejahen, anzunehmen, ohne die dahinwogende Tanzverbundenheit mit den anderen zu stören, denn die Ruhe in der Gemeinschaft ist tragfähig. Das Erlebnis der Verbundenheit im Kreis gibt die Kraft, zur eigenen Ruhe zu finden.
Diese Situationen wiederholen sich immer wieder, und wir können ein Gespür dafür entwickeln.

Unterschiedliche *Erfahrungen und Reaktionen* auf Musik und Geräusche sind möglich: Musik kann aufwühlen oder beruhigen, ebenso ein dahinplätschernder Bach oder das Rauschen des Meeres.
Das stete Metrum einer tickenden Uhr kann Nervosität entfachen, weil es ein zeitdrängendes Signal ist.
Das Pendel eines „Mobile", Fische im Aquarium, Vogelstimmen, fliegende Schmetterlinge, ein wogendes Getreidefeld können eine beruhigende Stimmung hervorbringen.
All das zeigt mir, es ist Bewegung im Raum, bei mir, in meiner Einsamkeit, im Einklang mit meinem Pulsschlag.
Eine Stille kann unheimliche, gespannte Wirkung haben, in Erwartung, in unbekannten Gegenden, Räumen, in der Nacht. Sie kann aber auch Sammlung zu meinem *ich*, zu einem *du*, zu einem *wir* schenken.

Gemeinsames Schweigen läßt Kräfte wachsen. Es gibt noch heute altrussische Traditionen – in schweigenden Minuten vor dem Aufbruch oder dem Auseinandergehen Abschied zu nehmen.

Das Schweigen in der Reigenform kann zur äußeren und inneren Ruhe führen. Diese Form hat die Kraft, nach einem geselligen Tanzerleben alle Beteiligten noch einmal zu einem nachklingenden Miteinander und zur Besinnung des Einzelnen zu sich innerhalb der Gemeinschaft finden zu lassen.

Diese Beispiele zeigen die Bedeutsamkeit von Tänzen, die zur Ruhe führen, für das Erleben der unterschiedlichsten Emotionen und Stimmungen. Daraus läßt sich ihre Bedeutung für ihre Anwendung in ihrer geselligen Form, in der Prophylaxe oder Therapie ermessen.
„Es gibt viel Lärm und viele Geräusche, aber nur eine Stille."
(Spruch aus einem Forum für Musik und Bewegung in Lenk, Berner Oberland–Schweiz, 1985)

3.3.3. Meditation und Symbolik im Tanz

„Du hast meine Klage in einen Reigen verwandelt."
Dieser Spruch aus dem Alten Testament (Psalm 30, Vers 12) bewegte mich vor etwa 25 Jahren, als ich mit meinen tanzpädagogischen Erfahrungen an das „Haus der Kirche" in Greifswald gerufen wurde. Dort habe ich im Verlaufe von 10 Jahren jährlich in einem Wochenkurs mit Kindergärtnerinnen, Gemeindehelfern und Kirchenmusikern für Kinderpsalmen kleine und große Choreographien entwickelt (z. B. „Die Erde ist des Herrn", „Mein Herz ist bereit"). Es enstanden auch mehrere Kanonsingtänze und darstellende Spiele mit religiösem Inhalt. Die spätere Begegnung mit dem meditativen Tanzen bestätigte nicht nur meine eigene „sakrale" Bewegtheit, sondern erschloß sich zu einer Vertiefung und Erweiterung der Aufgaben.
Volkstänze ermöglichen immer wieder neu die Aufnahme von Kraft und Energie in der Erdverbundenheit.

Tanz und Bewegung im Bereich der Meditation zu erleben, können über die Verinnerlichung im Empfinden zur überirdischen Macht führen.
„Der Mensch erlebt sich eingespannt zwischen Himmel und Erde, zwischen Raum und Zeit." (M. G. WOSIEN, 1988).
Bernhard WOSIEN, Maria Gabriele WOSIEN und Hilde-Maria LANDER geben in ihren Büchern eine Einführung über die vertiefte Wirkung des meditativen oder auch sakral genannten Tanzes.
(WOSIEN, B., 1988; WOSIEN, M.G., 1988; LANDER, H.-M., 1986; LANDER, H.-M. und M.-R. ZOHNER, 1987)
Lassen wir ihre Erfahrungen zu uns sprechen:

Was ist Meditation?
„Meditation als Begriff wird unterschiedlich interpretiert, je nachdem, ob es aus einer religiösen, einer medizinischen, einer psychologischen oder sonstigen Sichtweise geschieht ... Der Begriff Meditation wurde ursprünglich fast ausschließlich im religiösen Bereich verwendet und zwar in verschiedenen Religionen. Dabei wurde Meditation gesehen als das vornehmste Tun der Religion, das Innewenden des Innersten. Einige Entspannungstechniken verstehen sich bewußt im Gegensatz zu dieser Meditationsauffassung mit religiösem Hintergrund. Sie wollen Meditation von Mystik und Magie „bereinigt" sehen, rein funktional, technisch-wissenschaftlich nachprüfbar, aufklärerisch durchsichtig ... Gemeinhin wird angenommen, meditierendes Tanzen sei langsames Bewegen. Grundsätzlich muß das nicht so sein. Es können durchaus auch schnelle Bewegungen, pulsierende Tänze meditiert werden, wenn sie entsprechende Inhalte haben." (LANDER und ZOHNER, 1987)
Das ist z. B. bei vielen israelischen Tänzen der Fall.

Es ensteht nun die berechtigte Frage: *Wann kann sich eine Meditation erfüllen?*
Eine Antwort hat vieles zu berücksichtigen. Die Atmosphäre eines Raumes, das „Bereitsein" einer Gruppe, die Stimme des Leiters, die Musik, die einsetzende Bewegung bestimmen das Harmonisieren, „das in Gang kommen der Schwingungen".
Komplizierte und schnell wechselnde Schrittfolgen und Figuren können zur Unsicherheit führen und übertragen sich störend auf das Gruppengeschehen. Tanz-fachtechnische Schwierigkeiten erfordern zu starke Konzentration und mindern das emotionale Wohlbefinden der Tanzenden. Einfachheit und gleichmäßiges Wiederholen von Bewegungsabläufen führen zu Sicherheit, zur körperlichen und seelischen Entspannung im individuellen und gemeinsamen Erleben. Diese äußere Ruhe schwingt sich zu einem inneren Loslassen-Können von Belastungen ein. Oft entstehen innere und äußere Schwingungen synchron und führen zum Ergriffensein. Beispiele für ruhige Tänze sind: „Sonnentanz", „Lichtgebet", „Knospen des Friedens" (auch als „Glocken des Friedens" bekannt), „Menoussis" und „Blütenkrone" oder nach Taizé-Gesängen („Bleibet hier und wachet mit mir").
Die eigentliche meditative Aussage kann nicht den verbalen Beschreibungen eines Buches entnommen werden. Diese bewegende Tanzart ist nur im „religio" = Eingebundensein zu erleben.
Meditatives Tanzen kann in seiner Bedeutung als Vorbeugung für körperliche und seelische Schwankungen eingeordnet werden.
Sind die innere Bereitschaft und die fachlichen Voraussetzungen des Leiters vorhanden, sollen diese Ausführungen zum Versuch ermutigen.

Für die Einführung dieser Tänze gebe ich immer eine *kurze Einleitung*, die z. B. folgende Gedanken enthält:

Das Schreiten in das Stille-werden:
„Wir schreiten in die Stille hinein und können dadurch die Stille wahrnehmen."
„Über den Einklang der äußeren und der inneren Bewegung können wir die Stille erleben."
„Es beginnt eine Wandlung in mir durch die Musik, die Bewegung und das Erlebenkönnen der Stille".

Diese Tänze können uns zur Wahrnehmung der eigenen „Körper-Mitte" führen, wie bereits an anderer Stelle in diesem Buch dargestellt wurde. In dieser Funktion steht die „Körper-Mitte" in ihrer Ausgewogenheit und Ausstrahlung in gewisser Verbindung zur Raum-Mitte. Auch die nicht mit Bewegung ausgefüllte Mitte eines Kreises ist immer vorhanden, wenn auch nicht ständig bewußt erlebbar. In den uralten Reigenformen bedeutet die Mitte „Zentrum des Göttlichen", „Sammlung des Lichtes und des Gebetes". Das wurde mit entsprechenden Bewegungen und Gebärden ausgedrückt. LANDER und ZOHNER (1987) geben uns eine *Kurzformel* für meditierendes Tanzen:

„Meditari" – lat. „Zur Mitte hin gegangen werden".
„Der Weg um die Mitte, hin zur Mitte, faßt die räumliche Einheit zusammen... Die Umwandlung der Mitte führt unmerklich zur inneren Wandlung, zur Erneuerung des ganzen Menschen, zur Intensivierung des gesamten Lebensprozesses. Tanzend wandelt sich der Mensch von einem bisherigen zu einem künftigen Zustand, dabei ist ein häufiges Motiv der Weg von der Perspektive zur Mitte als Teil des Gesamtthemas des Wandelns auf den göttlichen Spuren." (WOSIEN, M. G., 1988)

Diese Gedanken führen uns zur Deutung der Symbolik der verschiedenen Tanzfiguren, die sich als Figurenreichtum auch in den Volkstänzen widerspiegeln.

Symbolik im Tanz
Dorothea ANGER

Die Tänze, besonders die Reigenformen, sind mit dem Brauchtum des Lebens, dem Rhythmus der Sonne und damit dem des Jahreslaufes eng verknüpft. Die Raumformen sind inhaltlich begründet. In ihnen sind Reste alter kultischer Vorstellungen zu finden, die meistens ihren Symbolgehalt verloren haben und zur bloßen Form geworden sind. Besonders in der deutschen Folklore gibt es viele *Raumformen*, wie den Kreis, den Halbmond, die Schlange, den Stern, die Mühle, die Spirale, die Schnecke, das Viereck, das Kreuz, die Kette, die mit kultischen Vorstellungen erfüllte Symbole darstellen. Es ist gut, sich der ursprünglichen Bedeutung einzelner Formen, die uns immer wieder in den verschiedenen Tänzen begegnen, bewußt zu werden und sie zu erleben. Der sich drehende Tanzkreis ist ein Symbol der sich drehenden Sonne, so werden die Tanzrichtungen noch als „mitsonnen" und „gegensonnen" bezeichnet. Die *Sonnensymbolik* (geschlossener Kreis) verbindet sich mit der *Mondsymbolik* (Halbkreis). Die *Doppelspirale* symbolisiert den Sonnenlauf, die *Umkehrspirale* die sich entfaltende und wieder abnehmende Kraft der beiden Sonnenjahreshälften. Die Sonne ist das Symbol der Lebenskraft, der Erhaltung des Lebens. Auf Sonne, Mond und Sterne, die wetter bestimmend sind, wollte man durch deren Nachzeichnung Einfluß gewinnen.
Symbolcharakter haben besonders die Brauchtänze. (Sonnenwendtänze, Frühlingstänze, Fruchtbarkeitstänze, Erntetänze – Tanz mit der letzten Garbe – Fastnachtstänze, Umzugstänze).

Deutung der Symbolik im Tanz
Eines der stärksten Symbole im Tanz ist der *Kreis*.
Der Kreis „... gilt als uraltes Symbol der Ewigkeit. Im Tanz wird die Welt neu eingerundet und weitergereicht von Hand zu Hand".

Der Reigen hat weitere Symbole:

„– Der geschlossene Kreis ist eine Durchlaufenergie
– Die Verbindung zum *DU* wird eingegliedert, neutralisiert zur Gemeinschaft
– Du bist eingebunden, der Rhythmus führt nach innen."

Der Halbkreis:
–„ ist der geöffnete Kreis, wie z.B. in griechischen Tänzen,
– Der letzte wird der erste, einer hat die Führung.
– Beide Pole sind energiegeladen, plus und minus."
(alle Zitate nach WOSIEN, B., 1988)

Der Kreis oder Reigen kann in zwei Richtungen getanzt werden:

– nach rechts: „in Tanzrichtung" oder „gegen Uhrzeigersinn" oder auch „gegensonnen" genannt oder
– nach links: „gegen Tanzrichtung" oder „im Uhrzeigersinn" oder auch „mitsonnen" genannt.

Ein weiteres Symbol im Tanz ist die *Spirale*.
Sie ist in ihren Windungen, ohne symmetrische Formen, in ihrer Verdichtung des Inneren, des Zentrums als Naturgebilde bekannt. (Die Samen der Sonnenblume sind spiralförmig angebracht, Schachtelhalme, junge Farnblätter, Schneckengehäuse, Mufflonhörner, Spiralnebel als „Giganten am Himmel" sind weitere Beispiele.) Die Menschen haben sich diese Naturzeichen des Ein- und Ausrollens in den tanzenden Bewegungen der Verdichtung und Weite symbolisiert. Ihnen werden verschiedene Bedeutungen beigemessen: „In der Raumform wird die Spirale in der Linksrichtung als die des Todes und die Rechtsrichtung als Geburtsweg des Lichtes dargestellt". (WOSIEN, M. G., 1988)
Der berühmte persische Dichter und Mystiker RUMI (1207–1273) berichtete: „... Wie in großen und kleinen Spiralen tanzten die Derwische des Ordens ... Sie tanz-

ten ein uraltes Symbol, das in schraubenförmiger Bewegung den Abstieg des Göttlichen zur Menschenseele und den Aufstieg der Menschenseele zu Gott darstellt." (zitiert nach SACHS, 1933)

Die Spirale hat weiteren Symbolgehalt:

– „Lösen aus dem Kreis, der Anfang wird das Ende, das wiederum Anschluß an den Kreis findet." (WOSIEN, B., 1988)

Ein bedeutendes Symbol ist auch das *Zeichen des Kreuzes*.
In Polonaisen wird von der Form des „Fensterkreuzes" gesprochen. Im Grunde aber versinnbildlicht das Ausschreiten des Kreuzes dasjenige von Jesus von Nazareth. „Die senkrechte Linie ist die Zeitachse und die waagerechte die des Raumes. So stehen auch hier in dem Symbol Raum- und Zeitbegriff miteinander in Berührung ... Das Kreuz ist das Symbol unseres Lebens". (nach WOSIEN, B., 1988)

„Der Tanz, von tierischen Ahnen her geordneter Bewegungsausdruck seelischer Hochspannung, steigert und weitet sich zur Gottsuche, zum bewußten Titel, in jene Kräfte einzugehen, die über Menschenmacht hinaus das Schicksal formen. Der Tanz wird Opferhandlung, wird Zauber, Gebet und prophetische Schau. Er ruft und bannt Naturgewalten, heilt Kranke und bindet die Verstorbenen über den Tod hinaus an die Kette der Nachfahren, er verbürgt Ernährung, Jagdglück, Sieg, er segnet die Felder und den menschlichen Bund. Er ist Schöpfer, Erhalter, Ordner und Wehrer ... Der Tanz ist gesteigertes Leben schlechthin ... diese Aussage zeichnet sein allumfassendes Wesen und seinen letzten Sinn." (SACHS, 1933)

4. Tanzpraktisches
Eine Angebotsfülle zur Selbstbedienung

4.1. Einleitung zum Phänomen Tanz in Verbindung zur Therapie und seiner vielseitigen Wirkungen

Die hier im Buch so legere und humorvolle Eingangsstory birgt eine tiefgründige Erkenntnis in sich. Die so harmlos gestaltete Handlung soll zu dem Verständnis dafür führen, welche emotionalen und sozialen Werte im zwischenmenschlichen Geschehen durch Tanz und tänzerische Impulse gestärkt werden können.

Dazu finden Sie in allen weiteren Betrachtungen, Gedanken und Anregungen, aus den Beiträgen und Erfahrungsberichten in den 3 Kapiteln des Buches entsprechende Parallelen: Die nonverbalen Kontaktspiele, das Improvisieren für Episoden aus dem Leben, das Entdecken der Ausdrucksmöglichkeiten mit dem eigenen Körper, das Verstehen der Körpersprache der Mitmenschen haben das Ziel, zum ganzheitlichen Aufnehmen eigener tänzerischer Entfaltung zu führen.

Aber auch alle Tänze mit festgelegten Formen haben ihre Berechtigung, um dem Aufruf

Tanz dich gesund

erwartungsgemäß nachzukommen. Sie können zu einem individuellen und auch Gruppenerlebnis führen, soweit der Wert ihrer Aussagen erkannt ist.

Deshalb schließt sich nun eine bunte Palette von Tänzen mit den verschiedensten Strukturen an.

Das Anliegen gibt Physiotherapeuten Hinweise für die hauptsächlichen Körperbewegungen.

Die Bemerkungen zur erlebten Wirkung gehen aus eigenen Erlebnissen und Reaktionen der Gruppe hervor. Sie sind nicht als maßgebendes Rezept zu betrachten. Jeder Leiter wird mit eigener Methodik aufgrund seiner individuellen Persönlichkeit eine entsprechende Atmosphäre aufkommen lassen. Jede Gruppe ist in ihrer Gefühlswelt anders stimuliert. Nicht jeder Teilnehmer kann die Gruppensituation positiv nacherleben.

Musik und *Bewegung* können ebenso angenehme wie unangenehme Erinnerungen erzeugen.

Der Betroffene wird seine Stimmung vielleicht nicht offenbaren wollen. Dennoch kann er infolge der Gruppenschwingungen – im Erlebnis ohne Worte – durch die gemeinsame Verbundenheit im Mitgetragen-werden eine ausgeglichene Balance zu sich selbst erhalten. Es ist ein unsichtbares Geben und Nehmen.

An dieser Stelle sei nochmals in Erinnerung gerufen: Jede Mittänzerin, jeder Mittänzer wird in der großen Auswahl der nun folgenden Tänze für seine Geschmacksrichtung, seine Neigung, für sein Wohlbehagen etwas Zusagendes finden – jedoch niemals allein vom Herumblättern in den Seiten, sondern eben nur vom aktiven Mittanzen in der Gemeinschaft ist die Wirkung des Tanzes zu erfahren.

„Ein Buch kann nur die Brücke zum Weg sein, eine Brücke jedoch, die reizvoll und wichtig ist." Hilde Maria LANDER (aus „Tanzen will ich", S. 34)

Das körperliche und emotionale Be-grei-fen wächst zum Verstehen für die Fanfare: *Tanz dich gesund!*

Frohe Menschen müssen singen
weil sie klingen.
Bewegte Menschen müssen tanzen,
weil sie schwingen.
Klingende Menschen,
schwingende Menschen,
Ihr seid des Lebens
quellende Kraft.

Herbert OETKE

Wegweiser
Gisela PRADE

Sind Sie schon einmal durch aktive Bewegung zu einem Stimmungsumschwung gelangt?
Ach, Sie sind Nichttänzer?
Durch Tanzen, sei es gut oder schlecht, kann man ein neuer Mensch werden und was noch schöner ist, man kann seinen Mitmenschen erneuern!
Also, auch wenn Sie Nichttänzer sind und erst recht, wenn Sie etwas für das Tanzen übrig haben, empfehlen wir Ihnen, ganz gleich wie alt Sie sind, „Gesellige Tänze"!
In diesem Buch weisen wir auf alte und neue Tanzformen verschiedener Länder hin. Sie finden einfache und lustige Tanzspiele und Sitztänze sowie Tänze, die zur Ruhe führen.

Das wichtigste aber ist, daß Tänze, wie wir sie Ihnen vorschlagen, eine eigene, traditionelle Form der Geselligkeit haben. Dahinter verbirgt sich die Medizin, die wirkt, findet sich erst einmal eine kleine oder größere Gruppe zusammen, um einander Freude zu bereiten.

Blättern Sie einmal weiter!
Schauen Sie in unsere Tanzempfehlungen hinein!

Der Anfang ist nicht schwer.
Die Wirkung zeigt sich in körperlichem, psychischem und sozialem Wohlbefinden.

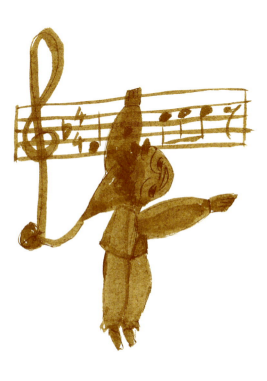

4.2. Tanzbeschreibungen

Tanzschlüssel

Erläuterung der angewandten Abkürzungen

TR	–	Tanzrichtung
GTR	–	Gegentanzrichtung, auf der Kreislinie in Uhrzeigerrichtung
GÜST	–	Gegenüberstellung, z. B. der Paare
RDr	–	Rechtsdrehung
LDr	–	Linksdrehung
Rh	–	Rhythmus
Sp	–	(Fuß-)Spitze
Zz	–	Zählzeit
re	–	rechts/rechter
li	–	links/linker
vw	–	vorwärts
rw	–	rückwärts
sw	–	seitwärts
dia	–	diagonal/schräg
l	–	langsam
k	–	kurz
s	–	schnell
ME	–	Musikempfehlung

Begriffs- und Schritterklärung

mitsonnen	in Uhrzeigerrichtung/GTR
gegensonnen	gegen Uhrzeigerrichtung/TR
Ronde	Runde, Rundgang auf einer ‚engen' Kreislinie
Dos à dos	Gegenüberstellung der Partner ohne Fassung. Sie tanzen re-schultrig streifend Rücken an Rücken aneinander vorbei und li-schultrig streifend rw auf ihren Ausgangsplatz zurück (ohne Frontänderung).
Tap	Fußspitze unbelastet aufsetzen
Kick	das Spielbein wird leicht das Standbein kreuzend nach vorn geführt, Fußspitze zeigt dabei nach unten; Zz 1
Bürste	der Fußballen schleift von hinten nach vorn ganz kurz am Boden entlang, das Bein schwingt dabei etwas vor
Nachstellschritt	Seit-, Vor- oder Rückstellen des einen Fußes und Heransetzen des anderen. Im ¾-Takt hat er schwingenden Charakter, wobei auf Zz 3 die Fersen gehoben und gesenkt werden.
Dreierschritt	3 Schritte pro (¾)-Takt. Zz 1 wird betont.
Wechselschritt	Seit-, Vor- oder Rücksetzen eines Fußes, Nachsetzen des anderen und wiederholtes Vorsetzen des ersten Fußes. Im ¾-Takt hat er schwingenden Charakter, im ¼-Takt wird das letzte Viertel in der Bewegung ausgehalten oder durch Hüpfer mit oder ohne Beinschwung ausgefüllt (Rheinländerschritt).
Pendelschritt	Einen Fuß seit setzen, den anderen mit nach unten geneigter Sp heranziehen und sofort wieder zum Ausgangspunkt zurücksetzen, nun die Sp des ersten Fußes heranziehen und wieder zurücksetzen (wechselseitig).
Hüpfschritt	Auf einem Bein wird doppelt gefedert, das andere Bein wird im Knie leicht gebeugt vorgeschwungen und zum nächsten Schritt aufgesetzt.
gleitender H.	Er wird flächiger und vorwärtsstrebender ausgeführt.
Schwungschritt	Einen Fuß sw aufsetzen. Das Spielbein wird schräg über das Standbein vorge-

(Schwing-schritt)	schwungen, wobei sich die Ferse des Standbeines mit anhebt. Die Ferse wird gesenkt und das vorgeschwungene Spielbein wieder zurückgenommen, um mit diesem dann zum 2. Schritt einzusetzen (wechselseitige Ausführung).
Swing-schritt	Partner in GÜST, Einhandfassung li, die re Hände werden bei gestreckten Armen und leicht schräg nach rück geneigtem Oberkörper auf die re Schulter des Partners gelegt (engl. Fassung). Die re Füße stehen mit der Außenkante aneinander, der li Fuß wird im geringen Abstand hinter der re Ferse leicht aufgetippt. Nun drehen sich beide im zügigen Tempo um sich selbst, indem sich die re Füße wie eine Drehscheibe bewegen und vom Boden etwas abheben, während die li Sp zwischendurch wie beim „Rollerfahren" auftippt. Die Betonung liegt auf dem re Bein, die Bewegung ist fließend und gleitend. Üblich ist das Swingtanzen auch in der amerikanischen Swingfassung. Bei ihr stehen die Partner mit etwas Abstand in GÜST und nehmen gewöhnliche Tanzfassung.

Fassungen, die bei den nachfolgenden Tänzen zur Anwendung kommen

Einhandfassung: Der Tänzer faßt mit der re Hand die Rechte der Tänzerin. Bei Einhandfassung li geben sie einander die li Hand. Je nach Charakter der Bewegungen werden die Arme dabei leicht gebeugt (Hände in Schulterhöhe) oder auch gestreckt.

Zweihandfassung: Der Tänzer und die Tänzerin geben einander beide Hände. Er faßt mit seiner Linken die Rechte der Tänzerin und mit seiner Rechten ihre Linke. Je nach Charakter der Bewegung können entweder die Arme gestreckt sein, z. B. in direkter GÜST oder es werden nur die re Arme gestreckt und die li in Schulterhöhe angewinkelt, das Paar steht dabei etwas seitlich verschoben dicht beieinander.

Offene Fassung: Tänzer und Tänzerin stehen nebeneinander, er li, sie re und haben Front in die gleiche Richtung. Er faßt mit der Rechten ihre Linke, die Arme sind dabei gebeugt, die Hände etwa in Schulterhöhe. Die freien Arme sind entweder eingestützt oder fallen locker herab.

Gewöhnliche Fassung: Tänzer und Tänzerin stehen einander gegenüber. Er legt seine re Hand an das li Schulterblatt oder in die Taille der Tänzerin und hebt dabei den Arm leicht an. Sie legt ihre Linke auf die re Schulter des Tänzers. Die beiden anderen Arme werden leicht gebeugt seitgestreckt und die Hände gefaßt.

Kiekbusch-Fassung: Der Tänzer steht li hinter der Tänzerin. Er streckt den re Arm und faßt mit der re Hand ihre Rechte in Schulterhöhe. Die gestreckte Linke der Tänzerin faßt die gebeugte Linke des Tänzers. Steht der Tänzer re hinter der Tänzerin, so werden entsprechend die anderen Arme gebeugt und gestreckt.

Hüft-Schulter-Fassung: Die Partner stehen nebeneinander. Der Tänzer legt seine Rechte auf ihre re Hüfte, sie legt ihre linke Hand auf seine re Schulter. Die freien Hände werden eingestützt.

T-Fassung: Hände auf den Schultern des Nachbarn in Kreisaufstellung.

V-Fassung: Handfassung im Kreis mit nach unten gestreckten Armen.

W-Fassung: Handfassung im Kreis, die Arme sind in Schulterhöhe angewinkelt.

X-Fassung: gekreuzte Handfassung, d.h., die Hände werden dem übernächsten Partner gereicht, wobei der li Arm über den re Arm des Partners geführt wird.

Handtour: Die Partner nehmen Einhandfassung re, je nach Charakter der Bewegung durchgestreckt oder in Schulterhöhe gebeugt und umkreisen sich am Platz (Handtour re). Bei Handtour li sind die li Hände gefaßt, oder die Handflächen sind aneinander gelegt.

Swingfassung: Swingschritt.

Aufstellungen

Stirnkreis: Alles steht im Kreis, Gesicht (Stirn) zur Mitte.

Flankenkreis: Alles steht im Kreis und die Flanke (Seite) zeigt zur Mitte. Gewöhnlich, bei TR, ist dies die li Seite.

Paarkreis: Ein Paar in Zweihandfassung. Die Arme werden gehoben und zur Kreisform leicht gebeugt.

Reihe (Stirnreihe): Alle oder mehrere stehen nebeneinander.

Gasse: 2 Reihen in GÜST.

Kolonne: Mehrere Gassen nebeneinander.

Mühle: 4 Tänzer (oder Tänzerinnen) stehen mit der re Seite im Kreuz. Jeder faßt mit der Rechten das re Handgelenk des Vorderen, = rechtshändige Mühle. Bei der linkshändigen Mühle ist alles entsprechend li.

Deutsche Volkstänze

Tanzen und Schweben,
heididelidum, heididelidum,
tritt nicht daneben,
heidideldidelidum.

Allemande

(Fischertanz, mit Tüchern)

Musik: ¼-Takt, lebhaftes Zeitmaß. (ME weiße Cassette, Kögler MC 3061-6.)

Aufstellung: 2 Reihen, je 1 Tänzer mit 2 Tänzerinnen, einander gegenüber.

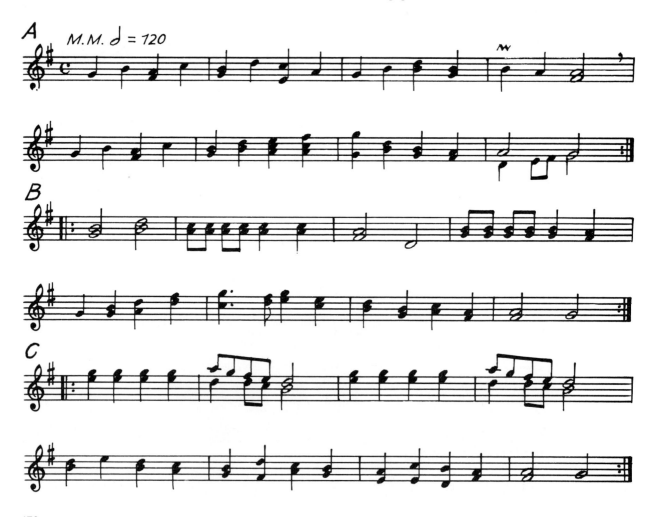

Schrittarten: Gehschritt, Laufschritt, gleitender Hüpfschritt.

Charakteristik der Bewegung: Durch betonte aufrechte Mittelkörperspannung entsteht ein festlicher Ausdruck im Teil B, sonst recht lebhaft.

Ausführung des Tanzes
Takt

A |:1–8:| : Beide Reihen fassen zum Kreis. Der Tänzer hält in jeder Hand ein Tuch (großes Taschentuch), dessen Zipfel herunterhängen. Der Kreis bewegt sich im Gehschritt mit- und gegensonnen. Zum Schluß nehmen die Reihen wieder Aufstellung wie am Anfang. Begrüßung:

B 9–10: Die 1. Reihe geht mit 4 Schritten auf die 2. Reihe zu. Begrüßung.

11–12: Dann mit 4 Schritten auf den Platz zurück.

13–16: 2. Reihe wie zuvor 1. Reihe.

9–16: Wie zuvor Takt 9–16. Die Tänzerinnen fassen die herabhängenden Zipfel der Tücher.

C 17–20: Die re Tänzerin dreht mit kleinen Gehschritten unter dem erhobenen Arm des Tänzers am Ort re herum. Er sieht sie dabei an.

21–24: Re Tänzerin dreht li herum.

17–24: Dasselbe mit der li Tänzerin.

B |:9–16:| : Wiederholung der Begrüßung.

C 17–20: Flaggenschwenken: Die Tänzerinnen fassen die herabhängenden Zipfel der Tücher.
Die re Tänzerin läuft vor dem Tänzer vorbei an dessen li Seite und hinter dem Tänzer wieder auf ihren Platz, die li Tänzerin tut dies gegengleich – dabei läuft die re Tänzerin vorn durch das Tor, das der Tänzer mit der li Tänzerin bildet, die li Tänzerin hinter dem Tänzer durch das Tor, das dieser mit der re Tänzerin bildet. Die Armbewegung des Tänzers, der sich beim Umlaufen der Tänzerinnen mitdrehen muß, kann als Flaggenschwenken bezeichnet werden.

21–24: Wie zuvor Takt 17–20, nur läuft jetzt die li Tänzerin vorn durch das Tor, die re Tänzerin hinter dem Tänzer durch das Tor.

17–24: Wie zuvor Takt 17–24.

B |:9–16:| : Wiederholung der Begrüßung.

A |:1–8:| : Beide Reihen fassen zum großen Kreis und tanzen im gleitenden Hüpfschritt in und gegen Uhrzeigerrichtung.

Anliegen: Fußarbeit durch die Geh-, Lauf- und Hüpfschritte; Lockerung des Schultergürtels durch Erheben der Arme.

Erlebte Wirkung: Freude an der Bewegung mit dem Tuch und Erfolgserlebnisse durch die Partner- und Gruppenreaktion.

Quellen: aufgezeichnet von Reinhard Leibrandt in einem Fischerdorf an der Samlandküste, veröffentlicht in: Ostpreußische Fischertänze, Verlag Gräfe und Unzer, Königsberg 1936;
Walter Kögler Verlag: Volkstänze 1, 2. Auflage, Stuttgart 1981

Spinnradl zu dritt

Überlieferung: Süddeutschland/Österreich

Musik: ¾-Takt, ruhiges Ländler-Zeitmaß.
(ME rote Cassette, Kögler MC 3061-1.)

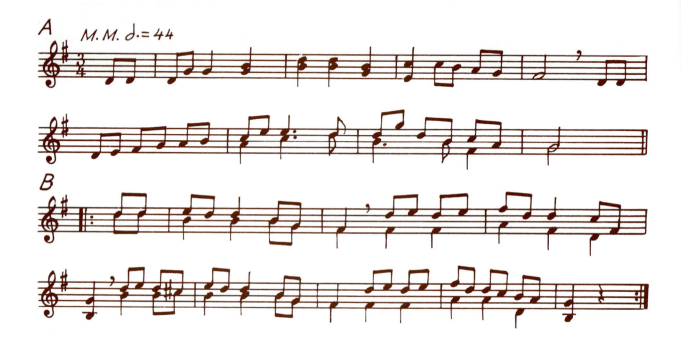

Aufstellung: 1 Tänzer zwischen 2 Tänzerinnen nebeneinander auf der Kreislinie, Front in TR. Er faßt ihre äußeren Hände in Hüfthöhe, die Tänzerinnen ihre inneren Hände hinter seinem Rücken ebenfalls in Hüfthöhe (Rückenkreuzfassung).

Schrittarten: Dreierschritt, Ländlerschritt.

Charakteristik der Bewegung: Fließend, leicht schwingend.

Ausführung des Tanzes
Takt

1– 8: 8 Ländlerschritte vw auf der Kreislinie in TR, Er und die li. Tänzerin li beginnend, die re Tänzerin mit re.

9: Er zieht die Tänzerinnen etwas nach vorn und schlüpft rw unter ihren erhobenen inneren Armen nach hinten durch. Re Tänzerin gleichzeitig ½ Drehung unter ihrem li Arm.

10: Er mit ½ LDr unter seinem li Arm, gleichzeitig die re Tänzerin mit Dreierschritt rw unter den erhobenen Armen zwischen Tänzer und li Tänzerin durch, während sich diese mit RDr dreht. Man tanzt so in TR, daß das Tor über die re Tänzerin hinweggezogen wird.

11: Re Tänzerin tanzt weiter zum Ausgangsplatz. Die li dreht weiter mit RDr unter ihrem Arm, Er dreht weiter mit LDr.

12–14: Wie zuvor Takt 9–11.

15: 1 Dreierschritt vw in TR.

16: Leichter Schlußsprung. Er kann ihn durch Stampfen betonen.

9–16: Wie zuvor Takt 9–16, aber gegengleich mit der li Tänzerin.

Anliegen: Spezifisch für Schultergürtel, Arme und Rücken. Beanspruchung des Schultergürtels durch die Wicklerformen der Arme; starkes Beugen und Strecken des Rückens für die Tänzer; Training für den ganzen Körper.

Erlebte Wirkung: Reizvolles Werbespiel zweier Tänzerinnen um einen Tänzer; das Verwickeln der Arme und wieder Auflösen der kompliziert erscheinenden Formen bringt sehr viel Spaß.

Tanzbeschreibung: Walter Kögler. Mit freundlicher Genehmigung des Walter Kögler Verlags Stuttgart

Lauterbacher

Überlieferung: Deutschland

Musik: ¾-Takt. (ME rote Cassette, Kögler MC 3061-1.)

Aufstellung: Beliebig viele Paare nebeneinander im großen Stirnkreis, durchgefaßt.

Schrittarten: Betonte Dreierschritte, d. h. aufstampfen auf Zz. 1., (Walzerschritt), Wiegeschritt.

Charakteristik der Bewegung: Anfangs ruhiges, dann lebhaftes Tempo.

Ausführung des Tanzes

Vorspiel: Zum Schluß werden die Fassungen gelöst und die Tänzerinnen stellen sich mit 1 Dreierschritt vor ihren Tänzer, Gesicht zur Kreismitte.

Takt

1– 4: Tänzerinnen 4 Walzerschritte vw zur Mitte; sie bilden so einen engen Kreis ohne Fassung.

5– 8: Tänzerinnen je 1 Wiegeschritt nach li, re, li, re.

9–12: Tänzer tanzen mit 4 Walzerschritten vw hinter ihre Partnerin und fassen diese an den Hüften.

13–16: Alle mit 4 Walzerschritten rw zum Ausgangsplatz.

17–24: Tänzer mit 8 Walzerschritten vw in TR auf der Außenbahn zur übernächsten Tänzerin, außen um sie herum und mit 1 leichten Verbeugung Front zu ihr (Blick nach außen).

25–26: Einhandfassung, er mit re, sie mit li. Beide 1 Nachstellschritt in TR und 1 in GTR, die gefaßten Hände schwingen mit in die jeweilige Richtung. Beim letzten Vorschwingen der Arme gibt er ihr einen leichten Schwung für

27–28: 2 Walzerdrehungen mitsonnen in TR weiter zum nächsten Tänzer. Er tanzt währendessen je 1 Nachstellschritt in TR und 1 in GTR.

29–40: Dreimalige Wiederholung von Takt 25–28.

41–60: Walzerrundtanz (oder Hüpfwalzer) mit dem neuen Partner in TR auf der Kreislinie. Am Ende von Takt 60 wieder zum Kreis durchfassen und der Tanz beginnt von vorn.

Anliegen: Schwungvolle Armbewegungen vw und rw; Walzer offen und rund auf der Kreislinie.

Tanzform: mündlich überliefert; Tanzbeschreibung: Walter Kögler. Mit freundlicher Genehmigung des Walter Kögler Verlags Stuttgart

Neuer Stern

Musik: ¼-Takt. (ME Green Sleeves, weiße Cassette, Kögler MC 3061-6.)

Aufstellung: Paarweise in NST auf der Kreislinie, beide Front in TR, eingeteilt in Paar 1 und 2.

Fassungen: Offene Fassung, Zweihandfassung, Mühle mit re und li Hand.

Schrittarten: Gehschritte vorwärts und rückwärts.

Charakteristik der Bewegung: Flott und zügig.

Ausführung des Tanzes

Takt	Tanzfolge
	A *Promenade*
1–4:	In offener Fassung 16 Gehschritte vw in TR, der äußere Fuß beginnt (ER: beginnt LF, SIE: RF).
	B *Stern* (Mühle; s. Abb. S. 126)
5, 6:	Paar 1 mit ½ Dr (ER: ½ RDr, SIE: ½ LDr), jeder reicht dem Kontrapartner diagonal die re Hand zum rechtshändigen Stern, der sich mit 8 Gehschritten vw GTR mit einer Ronde dreht.
7, 8:	Mit ½ LDR fassen alle zum linkshändigen Stern und drehen 8 Gehschritte vw in TR.
	C *Tauchen* (Platzwechsel; s. Abb. S. 126)
9, 10:	In offener Fassung, Paar 1 eng nebeneinander und Oberkörper gebeugt 4 Gehschritte rw, gleichzeitig Paar 2 mit 4 Schritten vw, die gefaßten Hände über Paar 1 geführt.
11, 12:	Paar 2 mit 4 Schritten rw und Paar 1 mit 4 Gehschritten vw, Arme über Paar 2.
13, 14:	Wie zuvor Takt 9 und 10 (Paar 1 steht nun hinter seinem Paar 2).
15, 16:	In Zweihandfassung bildet jedes Paar einen Paarkreis und dreht mit 4 Gehschritten eine Ronde GTR.

Die Tanzfolge wird beliebig oft wiederholt. Dabei führt Paar 1 immer mit dem neuen Paar 2 den Stern und das Tauchen an.

Anliegen: Rückenbeuge und Streckung im Wechsel, Armführung nach oben, normales Fußtraining im Gehtempo.

Erlebte Wirkung: Der neue Stern ist sehr rasch begreifbar und lustig. Die fröhliche Stimmung wird durch das „Drunter und Drüber" erhöht. Der Paarwechsel ergibt meist freudige Überraschung.

Methodischer Hinweis: Vorbereitung für den Tanz frei im Raum: Auf Zuruf reagieren je zwei sich bewegende Paare zu einem Stern (Mühlenbildung). Das Tauchen kann auf humorvolle Weise mit je zwei Paaren geübt werden und entspricht dem physiotherapeutischen Anliegen.

Das Kommando zu C:
„Tauchen – 1 – 2 – 3 Wechsel
          – 1 – 2 – 3 Stoff (neue Raumposition)

Tanzform: Hannes Hepp, nach amerikanischer Tanz- und Melodievariante Green Sleeves

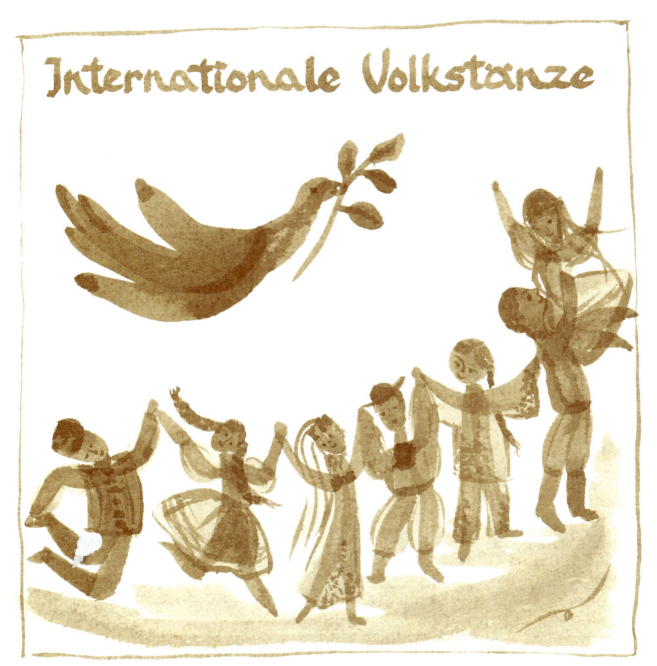

Im Reigen der Völker

Räubertanz
(Varis = schwerer **Hasapikos**)
Tanz aus: Griechenland/Kreta

Legende: Dieser Tanz wurde von Bernhard Wosien von der Insel Kreta mitgebracht. Die Männer tanzen ihn dort noch heute in der vorliegenden Form. Es ist ein Partisanentanz und stammt aus der Zeit, da die Türken Griechenland überfielen. Das Anschleichen zur Mitte bedeutet – auf ein Opfer zugehen und zurückweichen.

Musik: ¼-Takt. (ME weiße Cassette, Kögler MC 3061-6.)

Aufstellung: Koloform, zum Stirnkreis durchgefaßt. Im A-Teil können die Arme jeweils auf die Schultern des Nebenmannes gelegt werden.

Schrittarten: Stampfschritt, Schleichschritt, Tippschritt.

Charakteristik der Bewegung: Bei langsamem Tempo kräftig und betont im Charakter.

Ausführung des Tanzes

A Das li Bein kräftig zur Seite aufsetzen, mit dem re Bein 3× darüber in der Luft kreuzen; re Bein zur Seite setzen, li Bein 1× darüber kreuzen und aufsetzen; nun nochmals re Bein zur Seite setzen. Das Motiv 4× durchtanzen, beim letzten Mal re Bein in der Luft lassen.

B Schleichen: Mit dem re Bein einen Schwung nach li nehmen und tiefgebückt mit 3 Schritten (re, li, re) in GTR schleichen, nun li Bein mit Schwung herumführen und mit li, re, li in TR schleichen; nochmals re Bein mit Schwung herumführen und mit re, li, re in GTR schleichen, dann wieder li Bein herumführen, 3 Schritte (li, re, li) in TR und re Bein mit Schwung

C zur Mitte setzen. Alle haben nun Front zur Kreismitte, richten sich etwas auf und tanzen folgende Schritte:

Re Bein vorsetzen, li Bein mit kleinem Schwung darüber kreuzen, li Bein vorsetzen re Bein kreuzen und absetzen; nochmals das li Bein mit Schwung vorsetzen, das re Bein rw anwinkeln (Zz 1), mit der Fußspitze 1× auftippen (Zz 2) und zurücksetzen (Zz 3); li Bein 1× Kick darüber schwingen und zurücksetzen; re Bein 1× Kick darüber schwingen, zurücksetzen und li Bein heranführen. Bei den letzten beiden Schritten pendelt der Körper leicht nach (Zz 7 und 8).

Im C-Teil werden ab dem 1. Schritt zur Mitte die Arme vorgestreckt (Attacke) = Angriff auf's Opfer! Beim Rückwärtsgehen werden sie wieder gesenkt.

Anliegen: Rückenbeugung und Streckung; Spannung im gesamten Körper; Entspannung durch die Rückwärtsbewegung im C-Teil.

Erlebte Wirkung: Zum Teil pantomimische Aussage durch die Vorstellung der Tanzthematik.

Tanzform: Bernhard Wosien, aufgezeichnet von Christel Ulbrich

Varsovienne

Zierliche Tanzform (Schweden, Frankreich, Mexiko), Abwandlung der Warschauer Mazurka.

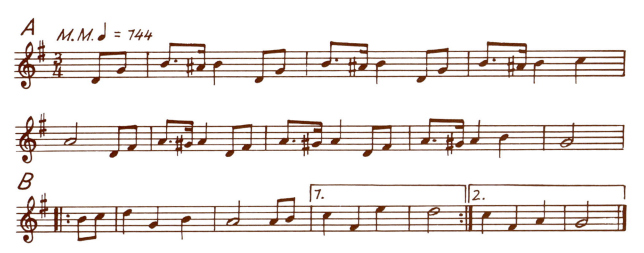

Musik: ¾-Takt. Diese Melodie entspricht dem Mazurka-Teil aus dem Originaltanz „Der Warschauer". (ME weiße Cassette, Kögler MC 3061-6.)

Aufstellung: Zu Paaren mit Kiekbuschfassung hintereinander auf der Kreislinie in TR.

Schrittarten: Nachstellschritt, Tupfschritt.

Charakteristik der Bewegung: Sehr graziös, geschmeidige Tanzform im gemäßigten Tempo.

Ausführung des Tanzes

Vorspiel: Verharren-, beim letzten Ton grüßen sich die Partner, indem sie sich ansehen und den li Fuß mit der Spitze

A

Auftakt: gekreuzt über dem re Fuß auftippen.
Takt
1: Li Fuß 1 Schritt seit Richtung Kreismitte. re Fuß heranstellen und li Fuß mit Spitze über re Fuß auftippen.
2: Wiederholung von Takt 1.
3: 3 kleine Schritte am Platz (li, re, li).
4: Re Fuß nach re zur Seite aufsetzen.
Auftakt: Re Fuß tippt gekreuzt über dem li Fuß auf.
5–8: Wie Takt 1–4, nur in der Gegenrichtung auf den Ausgangsplatz zurück.

B

Am Platz: Trennung und Zurückführen.
Auftakt: Li Fuß tippt gekreuzt über dem re Fuß auf.
1: Fassung der li Hände lösen. Sie dreht mit 3 kleinen Schritten um ihre li Schulter (li, re, li,

	1. Schritt etwas rw ansetzen) in GÜST. Die Partner sehen sich an und grüßen sich,
2:	dabei re Fuß zur Seite aufsetzen.

Auftakt: Re Fuß tippt gekreuzt über li Fuß auf.

3:	Mit 3 kleinen Schritten (re, li, re) in die Kiekbuschfassung zurückdrehen;
4:	li Fuß zur li Seite aufsetzen.

Auftakt: Li Fuß tippt gekreuzt über dem re Fuß auf.

5–8:	Wiederholung von Teil B Takt 1–4. Statt des Zurückführens der Tänzerin (Takt 3), kann sie nun mit Schwung in GTR zum nächsten Partner weiterdrehen, mit dem sie sofort Kiekbuschfassung einnimmt (Takt 7–8). Er tanzt währenddessen die Schrittfolge Takt 1–8 von Teil A am Platz.

Der Tanz wird mit der Wiederholung des A-Teiles neu begonnen.

Anliegen: Leichte Schultergürtelbewegung während des A-Teiles; graziles Fußspitzentraining; Drehungen der Tänzerin.

Erlebte Wirkung: Ein sehr beliebter Tanz. Die spontanen Äußerungen der Teilnehmer drücken meist den Vergleich zu einem getanzten Menuett aus.

Methodischer Hinweis: Die hier aufgezeichnete Tanzform kann auch zu einem Vorführtanz weiterentwickelt werden.

Tanzform: mündlich überliefert

Mexikanischer Walzer
Überlieferung

Musik: ¾-Takt, Walzer. (ME blaue Cassette, Kögler MC 3061-2.)

Aufstellung: Beliebig viele Paare in GÜST mit gestreckter Einhandfassung (Er re, Sie li) auf der Kreislinie. Er mit Rücken zur Kreismitte.

Schrittarten: Wiegender Nachstellschritt seit, Gehschritt, Walzerschritt.

Charakteristik der Bewegung: Alle Bewegungen sind weich und werden fließend miteinander verbunden.

Ausführung des Tanzes
Takt

1:	1 wiegender Schritt nach re in TR (Er li, Sie re beginnend) und die Spitze des anderen Fußes dabei leicht heranziehen. Die gefaßten Hände schwingen mit.
2:	Wie Takt 1, aber nach li in GTR, Hände schwingen mit.
3–4:	1 Seitschritt in TR, die gefaßten Hände vorschwingen und Fassung lösen. Dabei 1 ganze Drehung vom Partner weg vollführen (Er li, Sie re herum). Danach 2× in die Hände klatschen auf Zz 3 von Takt 3 und auf Zz 1 von Takt 4.
5–8:	Wie zuvor Takt 1–4, aber die Schrittfolge nach li in GTR beginnen.
9:	In Gegenüberstellung und Zweihandfassung mit li Fuß 1 Schritt rw auseinander.
10:	mit re Fuß Schritt vw zueinander.
11–12:	Li Fuß 1 Schritt rw auseinander, Fassung lösen und 2× in die eigenen Hände klatschen (Zz wie bei Takt 3–4).

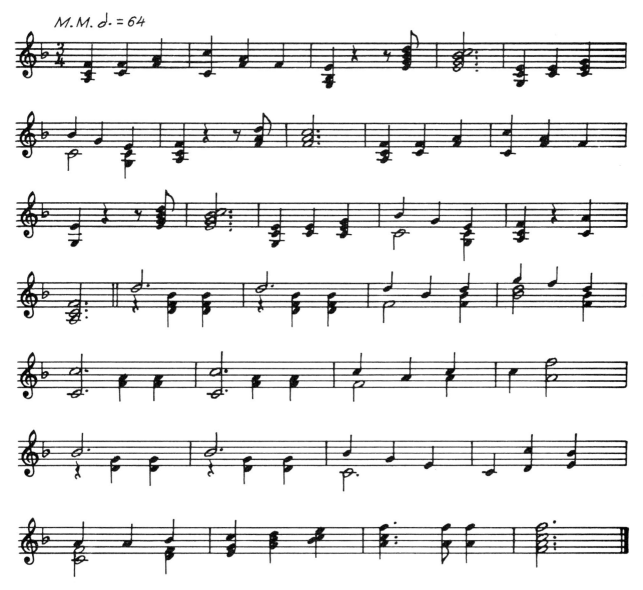

13: Zweihandfassung nehmen und 1 Schritt vw zueinander.
14: Li Fuß 1 Schritt rw auseinander.
15–16: Re Fuß 1 Schritt vw zueinander, Fassung lösen und 2× in die Hände klatschen (Er hinter ihrer Taille, Sie hinter seinem Nacken).

17–32: In gewöhnlicher Fassung Walzerrundtanz auf der Kreislinie in TR.
Der Tanz wird beliebig oft wiederholt.

Anliegen: Kräftige Armschwünge vw und rw; ganzkörperliche Drehungen; Klatschen in die eigenen Hände; Walzertanzen rund und offen auf der Kreislinie, zu Paaren frei im Raum und einzeln bei der Partnersuche.

Erlebte Wirkung: Spaß am schwungvollen Tanzen mit und ohne Partnerwechsel sowie am Klatschen hinter dem Nacken des Partners bzw. hinter dem Rücken der Partnerin.

Methodischer Hinweis: Bei Takt 30 kann ein Partnerwechsel wie folgt ausgeführt werden. 1. Die Paare trennen sich mit Gruß, Sie tanzt bei Takt 31–32 auf der Kreislinie in TR weiter zum nächsten Tänzer. 2. Während der Takte 17–24 tanzen die Paare den Walzer frei im Raum. Ab Takt 25 trennen sich die Paare mit Gruß und jeder tanzt bis Takt 32 solistisch weiter, sich dabei einen neuen Partner aussuchend. Mit diesem beginnt der Tanz von vorn, aber nicht in geordneter Form auf der Kreislinie, sondern in willkürlicher Aufstellung dort, wo der Partner gerade gefunden wurde.

Tanzform: überliefert, aufgezeichnet von Christel Ulbrich

Sirtaki

Hasapo-Servicos, Servicos oder schneller Hasapikos aus Griechenland

Musik: ¾-Takt. Sirtaki im mäßigen, aber beschwingten Tempo (ohne Steigerung). (ME gelbe Cassette, Kögler MC 3061-4.)

Aufstellung: Geschlossener Stirnkreis oder halbe Koloformen, frei im Raum verteilt. Arme in V-Position nach unten locker hängend oder in T-Position = Schulterfassung.

Schrittarten: Gehschritt, Hüpfschritt, Kreuzschritt, Bürste.

Charakteristik der Bewegung: Alle Schritte werden sehr leicht und federnd ausgeführt.

Ausführung des Tanzes
Schrittfolge als Motiv:
1. Re Fuß vorsetzen in Richtung Kreismitte.
2. Li Fuß 1× nach vorn durchbürsten (neben dem re Fuß).
3. Li Fuß rw setzen.
4. Re Fuß an den li anstellen.
5. Li Fuß zur Seite nach li setzen, dabei Körper ¼ LDr.
6. Re Fuß auf Höhe des li 1× nach vorn durchbürsten.
7. Re Fuß auf der Kreislinie 1 Schritt vw in TR setzen.
8. Li Fuß ebenso.
9. Re Fuß ebenso.
10. Auf dem re Fuß 1× aufhüpfen, li Fuß dabei leicht anheben.
11. Li Fuß auf der Kreislinie 1 Schritt zurück in GTR setzen.
12. Re Fuß ebenso, dabei ¼ Drehung des Oberkörpers wieder zur Kreismitte.
13. Li Fuß vor dem re Fuß gekreuzt auftippen.
14. Li Fuß zurück auf die Kreislinie setzen.
15. Re Fuß zur Seite nach re auftippen und
16. nochmals re Fuß neben li Fuß auftippen.

Durch die akzentuierte Musik ist der Tanz schnell begreiflich.

Anliegen: Gute Fußarbeit; leichtes Mitschwingen des Oberkörpers; ebenso das Mitführen der Arme.

Erlebte Wirkung: Einer der beliebtesten Kolotänze und schnell erlernbar. Er wird von den Teilnehmern in der Dynamik gesteigert.

Methodischer Hinweis: Es ist ratsam, den Tanz als Musikaufnahme 2× hintereinander einzuspielen, da stets ein spontanes Fordern nach „Da Capo" laut wird. Vom Sirtaki gibt es viele Melodievariationen zu unterschiedlichen, aber sehr ähnlichen Tanzformen.

Tanzform: mündlich überliefert, aufgezeichnet von Christel Ulbrich

B Alle gehen im Raum frei herum und imitieren eine große Schale mit Weintrauben, die sie hoch über dem Kopf haltend tragen.

Anliegen: Spannungsvolles Halten der Arme nach unten und gelöstes Erheben; Beanspruchung des Schultergürtels.

Erlebte Wirkung: Der Wechsel zwischen Spannung (Nachstellschritt) und Gelöstsein (Gehschritt) wirkt sich vorteilhaft auf das Wohlbefinden der Teilnehmer aus.

Tanzform: mündlich überliefert, aufgezeichnet von Christel Ulbrich

Traubenpressen
(Ronde Bretonne)
Überlieferung: Bretagne/Frankreich

Musik: ²/₄-Takt. (ME gelbe Cassette, Kögler MC 3061-4.)

Aufstellung: 4 oder mehrere Teilnehmer stehen in kleinen, eng geschlossenen Kreisen (Tönnchen) zusammen. Die Arme sind nach unten gestreckt und liegen eng am Körper an.

Schrittarten: Gehschritt, Nachstellschritt.

Charakteristik der Bewegung: Die Nachstellschritte sind klein mit leichtem Stampfer beim Seitstellen auszuführen.

Ausführung des Tanzes
A Die Tönnchen drehen sich mit Nachstellschritten nach li.

Elfen-König
(King of Fairies)
Überlieferung: Irland

Musik: ⁴/₄-Takt. (ME schwarze Cassette, Kögler MC 3061-5.) Irische Volksweise, durch die Bernhard Wosien angeregt wurde, die 4 Naturelemente (Erde, Wasser, Luft/Wind, Feuer/Sonne) im Tanz aufleben zu lassen. Er nennt diese Motive: Wanderung durch die Elemente „Wandlungen".

Aufstellung: Geschlossener Stirnkreis.

Schrittarten: Gehschritt, Nachstellschritt seit, Kreuzschritt, Laufschritt, Wechselschritt (Schottisch).

Charakteristik der Bewegung: Die Gehschritte werden wiegend, die Wechselschritte flach und die Kreuzschritte etwas geschliffen ausgeführt.

Ausführung des Tanzes
Takt

"Erde": Alle in gebückter Haltung, der Anführer streckt 1 Hand nach vorn unten aus.

1– 8: Gehschritte vw auf der Kreislinie in TR, re Fuß beginnt.

9–16: Im Rhythmus der Musik Wechselschritte vw auf der Kreislinie in TR.

"Wasser": Alle führen mit den Armen weiche Bewegungen von unten nach vorn aus.

1– 2: Mit Front zur Mitte 2 Gehschritte (re, li) vw.

3– 4: 2 Gehschritte (re, li) rw zurück.

5– 8: Motivwiederholung (Takt 1–4).

|:9–16:|: "Am Ufer entlang gehen." Auf der Kreislinie, Front zur Mitte, Schrittfolge: Re Fuß seit, li Fuß kreuzt vor re Fuß, re Fuß seit, li Fuß kreuzt hinter re Fuß mit ¼ Drehung. Dieses Schrittmotiv wird 4× getanzt.

"Wind": Am Platz Arme hochnehmen und symbolisch hin und her bewegen – "Wind in den Bäumen".

17–32: Wie zuvor Takt 1–16 (Erde), aber im doppelten Tempo.

17–32: Der Tanzleiter öffnet den Kreis und führt im Laufschritt zur Schnecke in GTR. Beim Auflösen bilden die 2 Letzten ein Tor, durch welches alle hindurchlaufen und in TR einen neuen Kreis bilden.

"Sonne" oder "Feuer": Arme gestreckt nach oben halten, dabei am Platz im ruhigen Schreiten 1 Drehung um sich selbst nehmen.

1– 2: 4 kleine Laufschritte zur Mitte (re, li, re, li), dabei werden die Arme gestreckt nach oben geführt – "Zur Sonne".

3– 4: 4 Laufschritte rw zurück, Arme wieder senken.

5– 8: Motivwiederholung (Takt 1–4). Statt der Laufschritte können auch ruhige Drehungen um sich selbst und mit erhobenen Armen ausgeführt werden.

9–16: Auf der Kreislinie in TR Wechselschritt mit Hüpfen vw oder Seit- und Kreuzschritte mit Wiederholungen.

Anliegen: Wechselwirkung von Beugen und Strecken des Körpers sowie Mitführen der Arme.

Erlebte Wirkung: Diese uralten Symbole im Nachvollziehen der Bewegungen der 4 Naturelemente – Wasser und Wellen, Wind in den Bäumen, Hinwendung zur Sonne, zum Himmel, zu den Gestirnen oder Wolken führen zu einem nachhaltigen Gemeinschaftserleben.

Methodischer Hinweis: B. Wosien ließ z. B., neben den 4 Elementen, einen großen Kranich fliegen, indem jeder mit weit ausgebreiteten Armen und großen Schwingen frei im Raum mit kleinen leichten Schritten imaginär den Vogel darstellte, um sich danach wieder zum Kreis einzuordnen.

Als besonderer Effekt können auch Luftballons in den Händen gehalten und entsprechend den "Motiven" geführt werden. (Anregung von Ducci Mesirca) Es ist machbar, das Eindrehen zur Spirale vom Tanzführer musikalisch so auszuloten, daß er nach dem Auswinden aus der Spirale Anschluß an den letzten Tänzer findet und der Tanz wieder, wie begonnen, im Kreis endet. Der Tanz kann vereinfacht auch nur im ruhig flächigem Schritt (l l k k l oder k k l l l) auf der Kreislinie als ein Abschlußtanz eingesetzt werden.

Tanzform: Bernhard Wosien, aufgezeichnet von Christel Ulbrich

Squares, Rounds und Mixer

Tanzspaß aus dem Mixbecher

Jiffy Mixer

Musik: ⁴⁄₄-Takt, Blues-Boogie oder Reel. ♩ = 144 (ME blaue Cassette, Kögler MC 3061-2.)

Rhythmusbeispiel

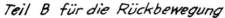

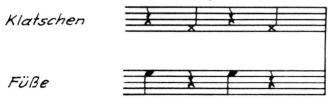

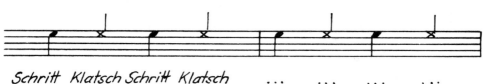

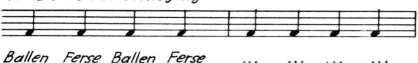

Charakteristik der Bewegung: Alle Bewegungen mit locker hängenden Armen ausführen, wenn keine Fassung verlangt wird.

Ausführung des Tanzes

Takt		Zz
1:	2× Hacke-Spitze mit dem vorderen Fuß in TR	1 2 3 4
2:	Seitschritt mit dem vorderen Fuß in TR. 1× Tap mit dem hinteren Fuß.	1 2 3 4

Aufstellung: Paarweise in gewöhnlicher Fassung auf der Kreislinie in TR, Er mit Rücken zur Mitte.

Schrittarten: Gehschritt (Zz 1: Schritt, Zz 2: leichtes Nachgeben im Knie), Hacke-Spitze, Seitschritt mit Tap.

3–4:	Wie zuvor Takt 1–2, jedoch GTR.	
5–6:	4 Gehschritte rw, Er zur Mitte, Sie nach außen. Kommando: Schritt-Klatsch, Schritt-Klatsch usw.	4× 2 Zz
7–8:	4 Gehschritte im halben Tempo vw zum nächsten Partner, Er gegen TR,	

Sie in TR, Kommando: Ballen-Ferse, 4× 2 Zz
Ballen-Ferse usw. (anschleichen). Ellenbogen sind dabei neckisch angewinkelt.
Die Tanzfolge wird beliebig oft wiederholt.

Variante: Statt der 4 Gehschritte rw (Takt 5–6) kann mit geschlossenen Füßen 4× rw gehüpft werden.

Anliegen: Lockeres Gehen mit Kniefederung und Schwingen der Arme; spezifisch geeignet für die Fußgelenke.

Erlebte Wirkung: Leichte Tanzfolge und Partnerwechsel schaffen ein wohltuendes kollektives Erleben.

Aufzeichnung: Christel Ulbrich

Stern-Swing

Musik: Es eignet sich jede flotte Swingmusik im 2/4-Takt. ♩ = 132 (ME New Craze, blaue Cassette, Kögler MC 3061-2.)

Aufstellung: Paarweise eingehakt, frei im Raum.

Schrittarten: Gehschritt, Swing.

Charakteristik der Bewegung: Fröhlich beschwingtes Gehen und schwungvolle Swingschritte.

Ausführung des Tanzes
Auf Zuruf des Tanzleiters reagieren die Paare wie folgt:

Promenade: Die Paare gehen keß durch den Raum, dabei schwenken die Mädchen ihre Röcke.

Einhaken: Ohne die Fassung mit der Partnerin zu lösen, haken sich 2 Tänzer, die sich gerade begegnen, li ein, so daß eine Viererreihe entsteht. Diese Reihe dreht sich am Platz.

Tor: Die beiden eingehakten Tänzer lösen diese Fassung und bilden mit den erhobenen li Armen ein Tor. Gleichzeitig lösen die Tänzerinnen die Fassung, tanzen mit 4 Gehschritten hindurch und legen ihre li Hand auf die li Schulter des Partners, so daß sich ein Stern bildet. Dieser dreht sich am Platz vw.

Swing: Jede Tänzerin wendet sich dem fremden Partner zu und tanzt mit ihm am Platz Swing. Mit diesem Partner beginnt der Tanz von vorn. Die Tanzfolge wird beliebig oft wiederholt.

Anliegen: Bewegen der Arme beim Tore bilden; Beanspruchung des Schultergürtels; leicht gebücktes Gehen durch die Tore und federnde Swingschritte.

Erlebte Wirkung: Ein mitreißender Tanz mit willkürlichen Tanzelementen auf Zuruf. Das Stimmungsbarometer steigt vor allem im spannenden Moment des „Wer mit Wem?", dem Partnerwechsel. Die spielerische Form des Partnerwechsels, die Freude am Kennenlernen der neuen Sternzusammensetzung und das Promenieren jeweils mit einem neuen Partner führen zu einer gewünschten Ausgelassenheit.

Methodischer Hinweis: Sollte nach dem Einhaken der Viererreihe ein Paar übrigbleiben, bitte nicht beleidigt aus dem Spiel aussteigen, sondern den Ehrgeiz zum Wettbewerb beim nächsten Mal nutzen.

Aufzeichnung: Christel Ulbrich

Virginia Reel

Musik: ♩ = 120 Yankee Doudle. (ME blaue Cassette, Kögler MC 3061-2.)

Aufstellung: Eine Reihe Tänzer steht einer Reihe Tänzerinnen gegenüber, je nach Dauer der Musik 4–6 Paare (Anglasienaufstellung).

Schrittarten: Gehschritt, Galoppschritt, gleitender Hüpfschritt, Tap.

Charakteristik der Bewegung: Die Gehschritte werden leicht und federnd, die Galopp- und Hüpfschritte schwungvoll ausgeführt.

Ausführung des Tanzes
Musikteil:

A Begrüßung: Beide Reihen tanzen mit 3 Gehschritten und Tap aufeinander zu und wieder zurück (vw mit re Fuß, rw mit li Fuß beginnen).
Wiederholung, dafür sind auch 2 Varianten möglich:
1. Es kann in der Mitte mit dem Kontrapartner Handtour re und li umeinander herum getanzt werden oder
2. Dos à dos.

B Das 1. Paar tanzt mit 8 Galoppschritten (die gefaßten Arme sind dabei seitlich gestreckt) durch die Gasse und wieder zurück.

C Es trennt sich, wendet und tanzt über außen mit gleitenden Hüpfschritten bis ans andere Ende der Gasse, wo es mit seinen Armen eine Brücke bildet. Die anderen Paare folgen sofort und tanzen durch diese Brücke, so daß nun das 2. Paar das 1. Paar wird.
Der Tanz wird auf diese Weise bis zum Ende der Musik durchgeführt.

Anliegen: Wechsel zwischen An- und Entspannung bei den Geh- und Hüpfschritten; Armführung beim Einhaken und gespannte Haltung mit seitlich gestreckten Armen beim Galopp sowie Erheben der Arme zur Brücke; Beugen und Strecken des Rückens.

Erlebte Wirkung: Aufgrund der zügigen Art des Tanzablaufes mit den abwechslungsreichen Formen und dem Avancieren zum jeweiligen „Kopfpaar" ist dieser Tanz besonders bei Jugendlichen sehr beliebt.

Methodischer Hinweis: Nach dem Teil B kann auch eine Originalform, das Reel (Rad) getanzt werden. Nach dem Galopp des 1. Paares hakt es re ein und tanzt auf der Mittellinie der Gasse 1 Ronde um sich selbst. Die Fassung wird gelöst und jeder von beiden hakt den nächsten Partner li ein, (d. h. Er 1 tanzt mit Dame 2 und Dame 1 mit Er 2). Sie umtanzen sich mit 1 Ronde an deren Plätzen, verlassen die fremden Partner und treffen sich wieder auf der Mittellinie in Höhe des Paares 2. Re einhaken, sich mit 1 Ronde umtanzen, sich trennen und jeweils li die Partner des Paares 3 einhaken (Er 1 mit Dame 3 und Dame 1 mit Er 3), 1 Ronde an deren Plätzen tanzen usw. bis zum letzten Paar. Danach tanzt das Paar 1 wieder 1 Ronde auf der Mittellinie, nimmt Zweihandfassung und tanzt mit 8 Galoppschritten durch die Gasse zurück an ihren Ausgangsplatz. Fassung lösen, danach folgt Teil C.

Tanzform: mündlich überliefert

Men Star
(Männer-Stern)

Musik: ⁴/₄-Takt, Mixer oder Square-Dance-Rhythmen. ♩ = 126 (ME Pavalon Stomp, blaue Cassette, Kögler MC 3061-2.)

Aufstellung:
4 Paare im Quadrat, Gesicht zur Mitte, d. h.:
1. Kopfpaar steht mit dem Rücken zur Musik,
2. oder Seitpaar steht re vom 1. Paar,
3. oder Kopfpaar steht dem 1. Paar gegenüber,
4. oder Seitpaar steht li vom 1. Paar.

Schrittarten: Gehschritt, Swing.

Charakteristik der Bewegung: Die Gehschritte werden leicht federnd ausgeführt, die übrigen Bewegungen sehr lebhaft, fast wild.

Ausführung des Tanzes

1. Durchspiel

A   Die 4 Tänzer tanzen mit 4 Schritten zur Kreismitte, rufen auf Zz 4 einmal „hoi" (oder pfeifen kurz) und kehren mit 4 Schritten rw auf ihre Plätze zurück. Dann gehen sie mit 2 Schritten wiederum zur Mitte und fassen dort zum „Star" (Stern), indem jeder Tänzer seine li Hand dem Vordermann auf dessen li Handgelenk legt (linkshändige Mühle).

B   Sie gehen mit diesem Stern in TR bis zur nächsten Tänzerin (Er 1 zu Dame 2 usw.). Dort nehmen sie mit der neuen Partnerin Hüft-Schulter-Fassung und drehen gemeinsam den Stern weiter, bis sie wieder zum Ausgangsplatz ihrer Tänzerin kommen. Zum Abschluß fassen beide die re Hände und die Tänzerin dreht 1× unter dem erhobenen Arm des Tänzers.

C   Nun tanzen alle Dos à dos 1× re und 1× li, danach Swingfassung nehmen und Swing tanzen.

2. Durchspiel

B   Die Tänzer bilden wieder einen Stern und nehmen nun die übernächste Tänzerin zur Runde mit, bis wieder zu deren Platz.

3. Durchspiel

B   Die Tänzer bilden wieder einen Stern und nehmen nun die vorletzte Tänzerin zur Runde mit, bis wieder zu deren Platz.

4. Durchspiel

B   Die Tänzer verfahren wie in den anderen Durchspielen, nur dieses Mal nehmen sie die letzte Tänzerin mit.

Die Teile A und C werden jeweils wie beim 1. Durchspiel getanzt.

Anliegen: Durchweg legeres, gesamtkörperlich lockeres Tanzen.

Erlebte Wirkung: Es ist einer der Tänze, dessen „Funke" auf alle in begeisterter Steigerung überspringt.

Methodischer Hinweis: Zum Entlasten der li Arme der Tänzer kann nach dem 1. Durchspiel bspw. die Richtung geändert werden, indem zur rechtshändigen Mühle gefaßt wird. Als weitere Abwechslung können ja auch einmal die Tänzerinnen in die Mitte geschickt werden, damit auch sie in den Genuß der gestreckten Arme kommen. Die Paare tanzen am Platz Swing in der englischen Art.

Die Tänzerinnen schwenken die Röcke mit der jeweils freien Hand, beim Dos à dos mit beiden Händen.

Tanzform: aus einem Squaredance, aufgezeichnet von Christel Ulbrich

Cha-Mixer

Musik: 2/4-Takt, flotte Musik im Cha-Cha-Rhythmus. ♩ = 116 (ME The Saints, blaue Cassette, Kögler MC 3061-2.)

Aufstellung: Paarweise in GÜST auf der Kreislinie. Er mit dem Rücken zur Mitte, ohne Fassung.

Schrittarten: Nachstellschritt, Kick.

Ausführung des Tanzes
Jeder nach re 1 Nachstellschritt und 1 Seitschritt im Rhythmus Cha-Cha-Cha (k-k-l) tanzen und li Unterschenkel 2× kurz kreuzend über das rechte Bein schlenkern.
Dasselbe Schrittmotiv nach li.
   Kommando: |:Cha-Cha-Cha-Kick-Kick:|.
Nun re Fuß zur Seite setzen und li unbelastet daneben auftippen, das Gleiche mit dem li Fuß.
   Kommando: Seit-Tap, seit-Tap.
Die Partner reichen sich die re Hand und nehmen mit 4 Gehschritten einen Platzwechsel vor, Fassung lösen. Schrittmotiv von Anfang an wiederholen, statt der re Hand nun die li zum nächsten Partner diagonal li zum Platzwechsel reichen. Der Tanz beginnt von vorn.

Anliegen: Bewegliches Spiel mit den Füßen.

Erlebte Wirkung: Diese lebhafte spritzige Melodie begünstigt das leicht begreifliche und heitere Aufnehmen der Tanzformen, besonders durch den Partnerwechsel.

Aufzeichnung: Christel Ulbrich

Vierschritt – Wende – Hopp

Musik: 4/4-Takt, flotte Mixer-Melodien. ♩ = 126 (ME All American Promenade, blaue Cassette, Kögler MC 3061-2.)

Aufstellung: Zu Paaren nebeneinander auf der Kreislinie in TR, offene Fassung.

Schrittarten: Gehschritt, Pas de baske (flach gesprungener Wechselschritt).

Charakteristik der Bewegung: Sehr beschwingt, lebhaft.

Ausführung des Tanzes

A   Alle tanzen mit 4 leichten Gehschritten, Außenfuß beginnt, vw in TR, wenden bei Zz 4 über innen, nehmen erneut Fassung und tanzen 4 Schritte rw in TR, Innenfuß beginnt. Der 4. Schritt wird nur angetippt, um mit dem Außenfuß gleich 4 Schritte vw in GTR beginnen zu können. Wendung über innen und 4 weitere Schritte rw in GTR.

B   Am Platz: Beide tanzen 1 Pas de baske zueinander und 1 auseinander, lösen ihre Handfassung und vollführen mit 4 Gehschritten einen Platzwechsel. Dabei tanzt Er hinter dem Rücken der Tänzerin auf deren Platz, sie vor ihm, eventuell mit Drehung, auf den seinen.
Offene Fassung nehmen und beide 1 Pas de baske zueinander, dann 1 auseinander. Die Fassung lösen und sich verabschieden, indem der Tänzer mit 4 Schritten (hinter ihr) wieder auf seinen Platz zurücktanzt und sie mit 4 Schritten diagonal vor zum nächsten Tänzer an dessen re Seite geht.

Anliegen: Ganzheitliche Lockerung; Federung in Fußgelenken; rasches Reagieren mit Körperwendung.

Erlebte Wirkung: Es ist ein sehr freudig stimmungsvoller und beliebter Tanz, vor allem bei Jugendlichen, wobei das rasche Wenden zunächst Zusammenstöße verursacht, was allgemeine Heiterkeit hervorruft.

Methodischer Hinweis: Es ist ratsam, einen Zuruf als Signal für das Reagieren beim Richtungswechsel zu geben. Er erfolgt auf die Zz 4 mit „hopp" oder „rück". Dieser Tanz ist im ruhigen Tempo auch für ältere Tanzfreudige geeignet, während ihn jüngere im schnellen Tempo lieben.

Aufzeichnung: Christel Ulbrich

Zwölfer Rad

Musik: ¼-Takt, flottes Tempo. ♩ = 126 (ME Oh Johnny Oh, blaue Cassette, Kögler MC 3061-2.)

Aufstellung: 4 Dreierreihen, je 1 Tänzer mit 2 Tänzerinnen, im Quadrat. Einteilung in 2 sich gegenüberstehende Kopf- und Seitpaare.

Schrittarten: Gehschritt, leicht gefedert.

Ausführung des Tanzes
Takt

1– 2: Die Kopfpaare gehen 4 Schritte vw aufeinander zu und 4 Schritte rw zurück.
3– 4: Das Gleiche durch die Seitpaare.
5– 6: Kopfpaare gehen mit 4 Schritten vw zueinander, „fliegender Damenwechsel", d. h. die sich gegenüberstehenden Tänzerinnen weichen re aus, machen ½ Drehung, wobei sie sich ansehen, und gehen mit dem Gegenpartner in 4 Schritten auf dessen Platz zurück.
7– 8: Die Seitpaare das Gleiche.
9–12: Wiederholung von Takt 1–4.
13–1: Die Kopfpaare wechseln die Damen wieder wie bei Takt 5–6 aus.
15–16: Seitpaare desgleichen.
17–20: Großes Rad: Jede Dreierreihe dreht sich so, daß die li Tänzerin in der Mitte steht. Dort bilden diese mit der li Hand eine linkshändige Mühle (die Speichen des Rades), indem sie ihre li Hand auf das li Handgelenk des Vordermannes legen. Das große Rad dreht sich langsam in TR, wobei die Linie von je 2 Reihen gewahrt bleiben muß.
21–24: Auf dem ursprünglichen Platz angekommen, wird die Mühle gelöst, die Dreierreihen schwenken ½ Drehung li herum und die re Tänzerinnen fassen nun zur rechtshändigen Mühle. Das große Rad dreht sich 1 Runde in GTR.
25–28: Die re Tänzerinnen lösen ihre Mühle und jede Reihe geht über zum Dreierkreis, der sich 1× mitsonnen (8 Schritte) und 1× gegensonnen (8 Schritte) herumdreht und ohne Pause übergeht zum
29–32: großen Kreis (mit enger Fassung), der sich mit 8 Schritten in TR und mit 8 Schritten in GTR bewegt.

Die gesamte Tanzfolge wird 3× wiederholt bei der Musik „Hot Time in the Old Town Tonight" und 2× wiederholt bei der Musik „Oh Johnny Oh".

Vereinfachte Form:
17–24: Das große Rad dreht sich nur 1× gemütlich mitsonnen 1 Ronde.
25–28: Die Dreierkreise drehen nur 1 Ronde mitsonnen.

29–32:   Der große Kreis bewegt sich mit 16 Schritten 1 Ronde in TR.

Anliegen: Armhaltung in W-Position, leichte Armschwünge bei Kreisfassungen; gestreckte Arme bei der Radbildung; leicht federnde Schritte.

Methodischer Hinweis: Es können auch Mixermelodien eingesetzt werden, die der Länge der einzelnen Motive entsprechen.

Aufzeichnung: Christel Ulbrich unter Verwendung: Gesellige Tänze für Alt und Jung, Ilse Tutt, Verlag Fidula

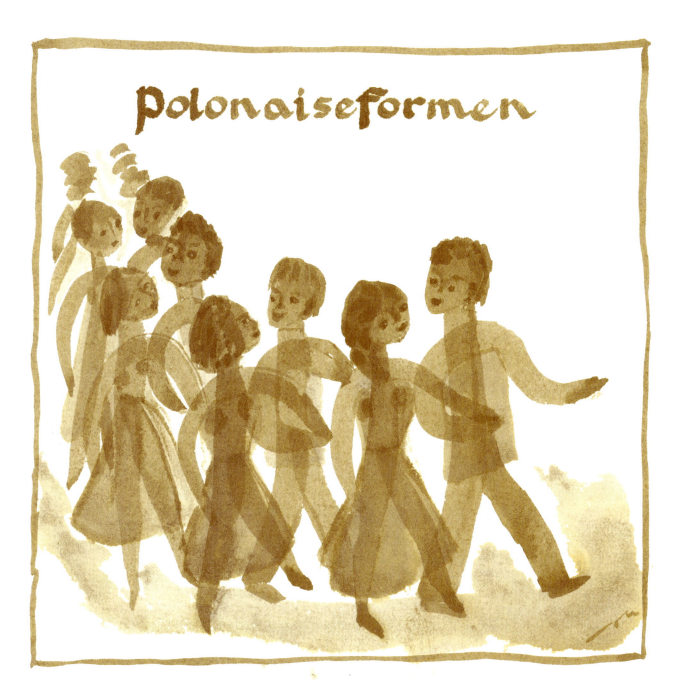

Kommt doch zur
Polo-polo polo-polo-naise mit!
(G. GÖTSCH)

Polonaise
(Aufzug)

Musik: ¼- oder ¾-Takt, Polonaisen im flotten Tempo (ME rote Cassette, Kögler MC 3061-1.), s. auch Polonaise, das lebendige Tanzornament, Anneliese Gaß-Tutt, Kallmeyer'sche Verlagsbuchhandlung

Regeln: Die Polonaise stellt in erster Linie ein Figurenwerk dar. Sie ist weiträumig und verlangt daher eine große Aktionsfläche und die Begrenzung der Teilnehmer. Die Spannung darf während des ganzen Ablaufes nicht nachlassen, die Figuren müssen reibungslos ineinander übergehen.
Natürlich spielt dabei auch das Können der Teilnehmer und der Anführer eine entscheidende Rolle. Weniger Geübte tun gut daran, ihre beabsichtigten Formen vorher aufzuzeichnen, um sicher zu gehen, daß sich die verschiedenen Teile immer wiederfinden und die Führungspaare auch solche bleiben. Als Führungspaare gelten die ersten 4 Paare, sie müssen die Figuren genau beherrschen, damit sie auch gelingen.
Der Schritt während einer Polonaise sollte federnd leicht und stetig fließend sein. Der Anführer muß über einen guten Raumsinn und einen sicheren Überblick verfügen. Seine vorbildliche Haltung und sein tänzerischer Schritt können auf die Mittänzer ausstrahlen, sie anfeuern oder zur Zurückhaltung zwingen.
Stets nur mit wenigen Figuren anfangen, die schwierigen erst einmal weglassen, sie können später nach und nach dazugenommen werden.

Wichtig ist, die Ecken exakt auszuschreiten, das gilt auch für alle Geraden, Bögen und Kreisbahnen und daß sich alle Beteiligten der Form zuordnen, sich als Glied des Ganzen fühlen.
Der Anführer hat seine Position immer vorn links, er biegt auch immer nach links ab. Orientierungspunkte sind für ihn „oben" und „unten" des Tanzsaales („oben" ist der Platz der Ehrengäste oder der Musik). Aus diesem Grund werden auch alle Figuren so begonnen, daß die Teilnehmer mit dem Gesicht nach „oben" schreiten.

Polonaisenformen
1. Umschreiten der Tanzfläche. Jeder Tänzer weiß nun, wie groß die Fläche ist, auf der die Polonaise getanzt wird.
2. Halbieren der Tanzfläche. Die Paare trennen sich, Er nach li, Sie nach re, wobei beide auf gleicher Höhe laufen sollten.
3. Begegnen der 2 Reihen. Jeder Tänzer kommt dabei an jeder Tänzerin vorbei. Die Figur wird 2× wiederholt.
4. Kreuzen auf der Diagonale. Die Tänzerin hat stets Vortritt; das Tempo ist hier sehr zügig zu nehmen. Figur ebenfalls wiederholen.
5. Paare abwechselnd li und re abbiegen. Das Führungspaar führt durch die Saalmitte. Auf der Kreislinie biegt es nach li, das folgende Paar nach re ab usw. immer im Wechsel. Dabei müssen die 2 Führungspaare die Schritte verkürzen, damit sich die Abstände verringern.
6. Partnerwechsel. Die ersten 2 Paare gehen aufeinander zu und schwenken jeweils mit der fremden Partnerin nach li zur Kreislinie.
7. Fensterkreuz. Auf der Kreislinie trennen sich die Paare, sie treffen in der Mitte mit dem eigenen Partner wieder zusammen und wiederholen Figur 6.

8. Linksabbiegen. Alle Paare, (nun wieder mit fremden Partner), biegen nach li ab und umschreiben die Tanzfläche bis zur 3. Ecke.

9. Tore. 1. Paarreihe durchzieht die Tore der Gegenreihe. Die Wiederholung erfolgt gegengleich auf der anderen Diagonalen (bei rechteckiger Tanzfläche entlang der kürzeren Seite abbiegen).

10. Linksabbiegen. Wie zuvor Figur 8, beide Reihen biegen li ab, jeder trifft wieder auf seinen eigenen Partner.

11. Zu Vieren. 2 Paare treffen aufeinander und bilden eine Reihe. Diese geht durch die Mitte und schwenkt im Wechsel nach li und nach re weg.

12. Zu Acht. 2 Viererreihen treffen aufeinander und bilden eine gemeinsame Reihe, die durch die Mitte geht.

13. Schlange. Der Anführer zieht seine Reihe durch die anderen Reihen schlangenförmig hindurch. Hat seine Reihe eine andere passiert, so wird diese angehangen, indem die letzte Tänzerin der 1. Reihe den ganz links stehenden Tänzer der 2. Reihe anfaßt usw. Hierbei ist ein zügiges Tempo erforderlich.

14. Schnecke. Gegen TR beginnend führt der Anführer seine Schlange (Gesicht zur Mitte) in immer kleineren Kreisen schnell zur Kreismitte.

15. Auflösen der Schnecke. Wenn die Spirale eng gezogen ist, zieht der Anführer mit ½ Drehung alle langsam hinter sich her nach außen oder aber bahnt sich auf Zuruf (z. B. „Alles Halt") einen Weg nach außen, indem er durch schnell gebildete Tore ins Freie gelangt.

16. Gasse. Das 1. Paar wendet sich zueinander und tritt 1 Schritt zurück. Die anderen Paare gehen zwischen diesem Paar hindurch und stellen sich in der Reihenfolge ihres Kommens daneben auf. Das Führerpaar hat nun verschiedene Möglichkeiten des Durchtanzens: Geh- oder Wechselschritt, Galopp oder Hüpfschritt in den unterschiedlichsten Fassungen.

19. Schlußfigur. Alle stehen in gewöhnlicher Fassung, Hände Richtung Saalmitte, und tanzen Wiener Walzer. Damit löst sich die Polonaise auf.

Text: Hannes Hepp, Tanzbeschreibung der Schallplatte/Cassette EP 56911/MC 15911, Walter Kögler Verlag. Abdruck mit freundlicher Genehmigung des Verlages.

Weitere Entwicklungsmöglichkeiten der Aufzugsformen

Das Kreuz. Die Paare ziehen wieder von „oben" durch die Mitte bis nach „unten". Dort angekommen, schwenkt das 1. Paar nach li, das 2. nach re usw. In der Raum-Mitte schwenken beide Paare im rechten Winkel, so daß sie aufeinander zusteuern. Herr 1 nimmt mit Dame 2 und Dame 1 mit Herr 2 Kontakt auf und sie schreiten wieder im re Winkel nach „unten" (Er 1 mit Partnerin) und nach „oben" (Er 2 mit Partnerin). Dort trennen sie sich mit Gruß und schwenken jeweils im Bogen, bis sie sich wieder mit dem eigenen Partner auf der Linie des „Kreuzes" treffen. die nachfolgenden Paare tun es dem Führungspaar gleich. Aus diesem Bewegungsornament können sich 4 Kreise formieren, genannt

das Kleeblatt. Die Gestaltung dieser Figur ist am Anfang identisch mit der des „Kreuzes". Nach der Trennung der Paare mit fremden Partnern „oben" und „unten" wird wie folgt verfahren: Die Führungspaare reichen den hinter ihnen Gehenden die Hand (Er die li, Sie die re), und reichen dem Letzten ihrer Reihe, die ebenfalls durchgefaßt hat, die andere freie Hand. Es haben sich 4 Kreise gebildet, die sich auf eigener Kreislinie drehen, die 2 Damenkreise mitsonnen, die 2 Herrenkreise gegensonnen. Je nach Belieben können die Kreise 1 Ronde oder 2 drehen. Wichtig ist, daß die Schnittpunkte für das Auflösen des Kleeblattes im Auge behalten werden, d. h. die 2 Führungspaare treffen sich wieder an den Querseiten des Kreuzes (im Raum re und li), reichen sich die inneren Hände und ziehen zur Raum-Mitte aufeinander zu. Hier ergeben sich für den weiteren Ablauf viele Möglichkeiten z. B. für

Laubengänge. Die 2 Führungspaare stehen sich gegenüber, jeweils hinter ihnen die dazugehörenden Paarzüge. Nun hebt der gesamte Paarzug von Paar 1 die gefaßten Arme hoch und zieht über die Gruppe von Paar 2 hinweg, welche sich durch den Laubengang bewegt. Sind alle am anderen Ende angelangt, wenden die jeweils 1. Paare über innen (Innenschulter zueinander) und ziehen zurück, d. h. jedes folgende Paar muß ebenso am Ende wenden und folgen. Nun stehen sich wieder die 2 Führungspaare gegenüber, jedoch jeder Partner an der falschen Seite. Aus diesem Grund bildet nun die Gruppe von Paar 2 den Laubengang. Durchzug und Wenden wie eben beschrieben, und beim neuerlichen Treffen der Führungspaare in der Mitte steht jeder an der „Schokoladenseite" seines Partners.

Das Weben. Ähnlich wie in den Laubengängen geht es hier „drunter und drüber", aber im raschen Wechsel der Paare. Paar 1 hebt die Arme zum Tor, zieht über Paar 2 (1. Paar im Gegenzug), das darunter hindurchgeht und nun auch sofort die Arme zum Tor erhebt. Diese Auf- und Abbewegung symbolisiert Kette und Schuß in einem Webstuhl. Wie in den Laubengängen wird natürlich zurück gewebt bis zur Ausgangsposition der 2 Führungspaare in GÜST. Aus dieser Stellung kann man nun die Figur des

Großen Z (Zet) entwickeln, welches zur Zeit des Menuetts oft als Vorschrift getanzt wurde. Die 2 Führungspaare ziehen, sich rechtsschultrig ein wenig streifend, aneinander vorbei, um mit ihren Gruppen in die nächste Raumecke li zu kommen (für Paar 1 „oben", für Paar 2 „unten"). Dort schreiten beide Züge im re Winkel an der jeweiligen Saalseite zur gegenüberliegenden Raumecke. Die Führungspaare stimmen sich (per Distanz) aufeinander ab und schwenken gleichzeitig so herum, daß sie auf der Raum-Diagonale aufeinander zusteuern und sich wieder in der Mitte begegnen. Die Gruppe von Paar 1 löst die Fassung, so daß eine Gasse entsteht, durch welche sich die Gruppe von Paar 2 bewegt, während die Gruppe von Paar 1 ebenfalls vw zieht (Gegenzug durch offenen Zug). Beide Gruppen haben jetzt (2. Paar „oben", 1. Paar „unten") eine neue Raumecke erreicht. Die Gruppe 1 nimmt wieder innere Handfassung und tanzt geradlinig an der Saalseite „unten", Gruppe 2 „oben" entlang bis zur nächsten Ecke. Nach Abstimmung der 2 Führungspaare treffen sie sich wieder in der Mitte der Raum-Diagonalen. Nun öffnet die 2. Gruppe zur Gasse und die Züge wiederholen das Bewegungsmuster der großen Z-Form. Zum Abschluß stehen sich die Führungspaare wieder auf der Raum-Diagonalen gegenüber. Von dieser Position aus kann nun zum

Reißverschluß eingerastet werden. D. h. Paar 1 schwenkt so aus, daß es wieder zur Kreislinie, Front in TR, kommt. Unmittelbar dahinter ordnet sich das 2. Führungspaar ein, danach wieder 1 Paar von Gruppe 1, immer im Wechsel der beiden Züge. Währenddessen fassen alle zum großen Kreis durch, die Tänzerin 1 hat dabei die Führung übernommen, sie schließt den Kreis durch Fassung mit dem letzten Tänzer. Die Paare nehmen Aufstellung nebeneinander, Front zur Kreismitte. Es kann nun die

Große Begrüßung erfolgen. Die Seite, auf der sich das 1. Paar befindet, startet zur Gegenseite quer durch den Raum. Die „Ränder" (es ist ja ein Kreis und kein Viereck) werden „mitgenommen". Die Fassung wird dabei höchstens bei ungünstigen Raumverhältnissen gelöst. Nach dem gegenseitigen Grüßen wird der Rückzug rw angetreten bis wieder zum Ausgangspunkt. Nun erfolgt auf gleiche Weise der Gegengruß. Der Anführer deutet mit einer Armgeste den 1. Start der 3. „Reihe" an, die 4. ergibt sich zum Schluß von selbst. Nach dieser Begrüßungszeremonie wird die Polonaise mit einem Walzer oder Mixer – je nach Stimmung und Publikum – beendet.

Methodischer Hinweis: Es gibt noch weitere Bewegungsornamente, die sich entwickeln lassen, sie sind meist auf den Plattenhüllen von Polonaisemusiken als übersichtliche Zeichnungen zu finden. Als Musiken für Polonaisen eignen sich auch Volkslieder und Musikstücke aus anderen Epochen, z. B. der Renaissance- und Barockzeit. Ideal sind Menuette und andere Kompositionen zum Schreiten, wenn sie entweder ein angemessen feierliches oder aber gleichmäßig lebhaftes Tempo aufweisen. Auch ein Dreiertakt ist günstig, wenn man zügig danach gehen kann. Nicht geeignet sind dagegen Wiener-Walzer-Melodien.

Sollte den Führungspaaren beim Anlegen der Formen oder durch ein Fehlverhalten der Teilnehmer doch einmal ein Mißgeschick passieren, dann führe das 1. Paar mit Gelassenheit aus dem Wirr-Warr-Fitz heraus und lege ruhig und sicher – am besten immer in TR auf der Kreislinie – wieder seine gedachte Figur oder eine andere, die sich organisch ergeben könnte, an. Niemals eine Polonaise ohne Abschluß und Harmonie abbrechen, das verträgt das Stimmungsbarometer nicht und sinkt auf Null für alle Beteiligten.

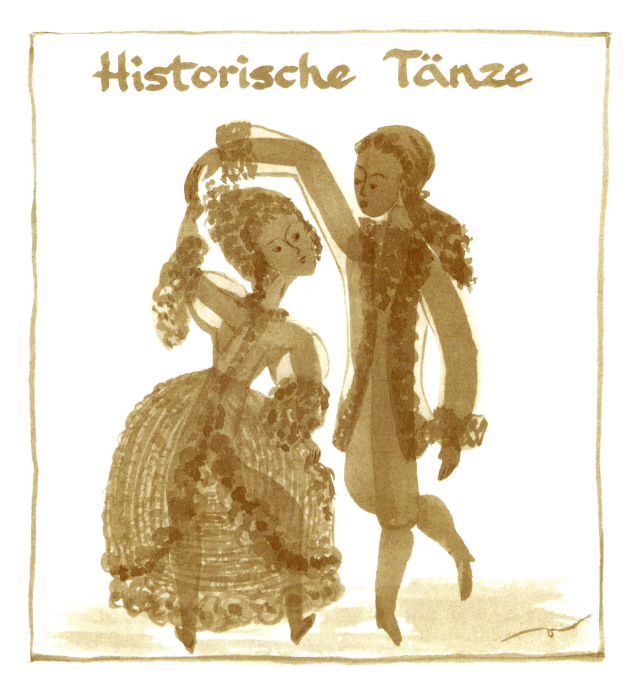

*Nichts ist so jung
wie ein alter Tanz*

Pavane
(feierlicher Renaissance-Tanz)

Musik: ²/₄-Takt. Pavane. (ME schwarze Cassette, Kögler MC 3061-5.)

Aufstellung: Zu Paaren auf der Kreislinie in TR, offene Fassung (leicht vorgestreckt), oder die interessantere Variante, paarweise in 2 sich gegenüberstehenden Gruppen auf der Diagonale.

Schrittarten: Gehschritt,
Branle-Schritt: D. h.
1. Variante: Flache, langsame Nachstellschritte seit re und li am Platz.
2. Variante: Li Fuß zur Seite setzen, re Fuß heranführen und Fersen heben und senken. Re Fuß zur Seite setzen, li heranführen und Fersen heben und senken. Li Fuß erneut zur Seite, re vorn kreuzen, li Fuß aufsetzen, Fersen heben und senken. Re Fuß zur Seite setzen, li Fuß vorn kreuzen, re Fuß seit und Fersen heben und senken.
Pavanengrundschritt: D. h.
Simple: Li Fuß schräg vorsetzen, re Fuß zögernd heranführen, danach Fersen heben und senken. Gleiches Motiv nach re.
Double: 3 Geschritte vw schreiten, li, re, li. Re Fuß heranführen und Fersen heben und senken.

Charakteristik der Bewegung: Sehr feierlich.

Ausführung des Tanzes
Jeweils die Hälfte der anwesenden Teilnehmer steht hintereinander auf der Diagonale im Raum sich gegenüber und schreitet im Pavanengrundschritt aufeinander zu. Die jeweils ersten Paare ihrer Gruppe schwenken nach dem 2. Pavanenmotiv scharf nach re, so daß sie auf die andere Diagonale im Raum kommen, jedoch mit den Rücken zueinander, Gesicht zu den Diagonalekken. So bilden sie wieder eine Raumlinie. In dieser Aufstellung wird das Branle-Motiv ausgeführt. Anschließend schwenken die ersten Paare jeweils nach li und führen ihre Gruppen auf diese Weise zur Kreisrunde. Die ersten und letzten Paare müssen dabei für Ausgleich in den Abständen sorgen. Alle weiteren Motive werden nun auf der Kreislinie getanzt.

A Vorwärts-Schreiten: Pavanengrundschritt. Li Fuß (die Kopf- und Oberkörperhaltung wendet sich entsprechend mit in die li Richtung) 2× Simple und 1× Double. Nun das gleiche Motiv mit dem re Fuß. Wiederholung.

B Am Platz, sehr flächige Ausführung, ohne die Handfassung dabei zu lösen. Branle: Beide Partner tanzen, Er mit li, Sie mit re Fuß beginnend 1 Branle-Schritt voneinander und 1 Branle-Schritt zueinander. Der Herr schreitet um seine eigene Achse rw und führt die Dame eine ½ Drehung mit 4 feierlichen Gehschritten herum. Sie bleiben genau nebeneinander, die inneren Schulter berühren sich fast. Danach begrüßen sich beide mit Kopfnicken. Dieses Motiv wird nun in der neuen Position ausgeführt und die ½ Drehung gegensonnen weitergeführt. Das gesamte Branle-Motiv wiederholt sich 4×. Dann folgt laut Musikmotiv wieder der A-Teil, das

A Vorwärts-Schreiten: Zum Schluß stehen sich die Partner gegenüber, Er mit Rücken zur Kreismitte, die Fassung wird gelöst.

C Platzwechsel mit Frauenreigen: Jeder tanzt, li Fuß beginnt, mit 2 Simple- und 1 Double-Schritt rechtsschultrig streifend an seinem Partner vorbei zum Gegenplatz (die Simple-Schritte werden nur in Vorwärtsbewegung ausgeführt). Nach dem Double-Schritt bilden die Damen einen Kreis und legen die Handflächen aneinander, (etwas über Schulterhöhe = alte Reigenform, gotischer Bogen) und tanzen nun das Branle-Schrittmotiv, re Fuß beginnt, in der 2. Variante. Die Herren nehmen beim Double-Schritt auf der Außenkreislinie eine Wendung um die li Schulter, so daß sie mit dem Gesicht in Richtung Frauenreigen blicken, und beginnen das gleiche Branle-Schrittmotiv in Gegenbewegung nach li.

Das gesamte C-Motiv wird 3½× auf der Kreislinie getanzt. Das letzte Double ergibt den Platzwechsel zurück, d. h. die Herren tanzen 3 Gehschritte vw mit der re Schulter an der li Seite ihrer Partnerin in den Kreis und wenden dort. Die Damen tanzen rw an ihren Ausgangsplatz, die Partner stehen sich nun wieder gegenüber.

D Kette und große Reverence: Beide Partner reichen sich die re Hand und tanzen mit 3 ruhigen Gehschritten auf den Gegenplatz, Fassung lösen, am Platz herumdrehen und große Reverence voreinander (re Bein nach hinten führen, leichte Verbeugung und noch einmal mit leichtem Kopfnicken einen „Abschiedsgruß" geben). Kommando dazu: 1,2,3 herum und große Reverence. Nun dem jeweils nächsten Partner die li Hand reichen und Tanzmotiv wie mit dem 1. Partner. Dem Übernächsten die re Hand und dem 4. Partner nochmals die li Hand reichen. Zum Schluß stellen sich diese neuen Partner nebeneinander mit Fassung der inneren Hände und tanzen Motiv

A zu Ende. Vorwärts-Schreiten: Beim Schlußakkord nehmen beide eine Reverence zueinander.

Anliegen: Ganzheitliche Bewegungen im exakten aufrechten Schreiten; exakte Fußarbeit (Heranführen des Fußes und Ballenheben und Senken); Armführungen nach oben und seit (Tänzerinnen); leichte Oberkörperführung beim Verneigen und Aufrichten.

Erlebte Wirkung: Diese feierlich getragene Form spricht junge Leute besonders an. Musikinteressierte Teilnehmer tanzen diese historische Schreitform mit Vorliebe.

Choreographie: Karl-Heinz Taubert in „Höfische Tänze",
B. Schott's, Mainz
Vereinfachte Tanzform: Christel Ulbrich

Schiarazula Marazula
(Schirazula Marazula)

Musik: ¾-Takt. Giorgio Mainerio: Schallplatte „Tanzmusik des Frühbarock". (ME schwarze Cassette, Kögler MC 3061-5.)

Aufstellung: Paarweise in GÜST auf der Kreislinie, Er mit Rücken zur Mitte.

Schrittarten: Gehschritt, Stampfer.

Charakteristik der Bewegung: Die Gehschritte und Stampfer werden kurz und schnell bei gestrecktem Oberkörper ausgeführt.

Ausführung des Tanzes
1. Durchspiel
Teil
A   2 kleine Gehschritte aufeinander zu, Fuß ansetzen und 3× in die Hände des Partners klatschen. 2 kleine Schritte rw und 3 Stampfer am Platz.

A (Wdh) Wie zuvor Teil A.

B   Zweihandfassung. Beide kreisen mit 2 Schritten in GTR auf den Gegenplatz, stampfen 3× und drehen die Ronde mit 2 Schritten weiter bis zum Ausgangsplatz, 3× stampfen.

Kommando: Schritt – Schritt – stampf-stampf-stampf (l-l-k k-l)

B (Wdh) Wiederholung dieses Motivs in TR.

2. Durchspiel

A Sie in TR, Er GTR 2 kleine Gehschritte zum nächsten Partner, 3× klatschen in die fremden Hände; weitergehen zum nächsten Partner und 3× stampfen voreinander; weitergehen zum 3. Partner und 3× klatschen; weitergehen zum 4. Partner und 3× stampfen voreinander.

B Mit diesem Partner wie zuvor im Teil B des 1. Durchspiels. Alle weiteren Durchspiele wie Teil A und B im 2. Durchspiel.

Anliegen: Ganzkörperlicher Einsatz; Wechselwirkung von Klatschen und Stampfen; Lockerung des Schultergürtels beim Paarkreis.

Erlebte Wirkung: Diese leicht begreifliche Tanzform und die zündende akzentuierte Musik läßt sehr schnell eine frohe Stimmung aufkommen und erfreut sich deshalb besonderer Beliebtheit.

Methodischer Hinweis: Diese Musik hat kein Vorspiel. Aus diesem Grund muß der Tanzleiter alle Beteiligten in Spannung für den Einsatz halten, der ein rasches Reagieren erfordert: sofort zum Partner tanzen und betont, so wie es die Musik vorgibt, in die Hände klatschen. Dabei kann eine freundliche Zuneigung wie: „Guten Tag" und beim Stampfen eine etwas selbstbewußte Geste wie: „Ich bin da!" ausgedrückt werden.

Tanzform: überliefert von Karl Lorenz, aufgezeichnet von Christel Ulbrich

Tupf-Menuett

Musik: ¾-Takt. Wolfgang A. Mozart: „6 Deutsche Tänze". Der 1. Tanz ist am besten für die folgende Tanzform geeignet. (ME weiße Cassette, Kögler MC 3061-6.)

Aufstellung: Zu Paaren in GÜST auf der Kreislinie, Er mit dem Rücken zur Kreismitte. Einhandfassung, Er mit re, Sie mit li Hand. Füße in Parallelposition, d.h. die Fußspitzen der Partner zeigen zueinander.

Schrittarten: Je Takt 1 Dreierschritt (3 kleine Gehschritte Zz 1,2,3); Tupfschritt (re Fuß zur Seite stellen, li heranführen, re Fußspitze seitlich auftippen, Zz 1,2,3).

Charakteristik der Bewegung: Diese Musik verlangt ein schnelles Tempo der Bewegungsausführung bei Wahrung eines grazilen Charakters.

Ausführung des Tanzes

Takt
1– 8   2 Reverencen (1 Melodieteil A)
9–32   3 Melodieteile A
33–48 2 Melodieteile B
49–64 2 Melodieteile C
65–80 2 Melodieteile A
       mit Schlußreverence.

A-Teil

Vorspiel: 8 Takte mit zweimaliger Reverence:

Takt
1–3: Verharren.
4:    Verbeugung zueinander, d.h. Sie nimmt den re Fuß zurück und den li vor, Er den li zurück und den re vor. Die Hände bleiben dabei gefaßt, der Oberkörper wird leicht nach vorn geneigt und die Partner sehen sich dabei an.
5–8: Wiederholung von Takt 1–4.

Tanzbeginn:
1. Wiederholung von A
Takt
Auftakt: Verharren
- 9: 1 Tupfschritt in TR, Er mit dem li, Sie mit dem re Fuß beginnend.
- 10: Wiederholung von Takt 9.
- 11: Die gefaßten Arme werden leicht nach vorn geschwungen, Hände lösen. Jeder nimmt mit 1 Dreierschritt; Er li, Sie re, um die äußere Schulter ½ Drehung am Platz. Blickkontakt aufnehmen.
- 12: Er setzt den re Fuß, Sie den li seitlich auf, den anderen Fuß heranziehen und mit beiden Füßen auf die Ballen erheben und wieder senken.
- 13–16: Wiederholung der Musik und der Tanzform Takt 9–12 in GTR.

2. Wiederholung von A
- 17–24: Dieser A-Teil der Musik erklingt zum 3. Mal und wird wie Takt 9–12 getanzt.

3. Wiederholung von A
- 25–32: wie Takt. 9–12. in der 1. und 2. Wiederholung in TR. Beim letzten Ton wechselt die Tänzerin ihre Fassung von li in re Hand um, so daß beide Partner Einhandfassung re haben.

B-Teil
- 33: Sie tanzt mit 1 Dreierschritt, re, li, re, an seiner Hand geführt und mit den Augen verfolgt, linksseitig an ihm vorbei (Kommando: „Dame in den Kreis").
- 34: Sie wendet und tanzt mit 1 Dreierschritt, li, re, li, nach außen (Kommando: „Dame aus dem Kreis").
- 35: Mit 1 Dreierschritt, re, li, re, 1 Drehung unter seinem erhobenen Arm.
- 36: Beide nehmen 1 Reverence zueinander, siehe Vorspiel. Der Herr tanzt in jedem Takt 1 Dreierschritt am Platz.

1. Wiederholung von B
- 37–48: 3× Wiederholung von Teil B.

C-Teil
- 49: Beide Partner tanzen mit 1 Dreierschritt, re, li, re, vw zueinander,
- 50: und ebenso li beginnend rw auseinander.
- 51–52: Wie Takt 49–50.

1. Wiederholung von C
- 53–54: Wie Takt 49–50 im 1. Durchspiel C.
- 55: Sie dreht unter seinem Arm 1 Drehung wie im Takt 35.
- 56: Beide nehmen 1 Reverence zueinander.

2. und 3. Wiederholung von C
Wie Teil C und 1. Wiederholung C. Beim letzten Ton wechselt die Dame wieder die Fassung von der re in die li Hand. Mit dem sich anschließenden A-Teil der Musik endet der Tanz. Die Tanzform ist die Gleiche wie Takt 9–24. Während des letzten Taktes beschließen die Partner den Tanz mit 1 Reverence zueinander.

Anliegen: Ganzkörperliche weiche Federung; aufrechte Haltung; schnelle Drehung; lockere Fußarbeit; Armschwünge.

Erlebte Wirkung: Dieser Tanz gibt den Teilnehmern eine Möglichkeit, sich grazil zu bewegen sowie den Genuß, in einfacher Form nach Mozartmusik zu tanzen.

Methodischer Hinweis: Diese Tanzform kann auch nach anderer Menuett-Musik entsprechend variiert werden.

Tanzform: Teil A Erich Janietz
             Teil B und C Christel Ulbrich

Feierliches Menuett
(mit Tupfschritten)

Musik: ¾-Takt. Georg Friedrich Händel: „Feuerwerksmusik", Concerto grosso, Nr. 26.

Aufstellung: Zu Paaren in GÜST auf der Kreislinie, ohne Fassung, Er mit Rücken zur Kreismitte.

Schrittarten: Dreierschritt, Nachstellschritt seit, Tupfschritt, d. h. re Fußspitze seitlich vorsetzen und wieder an das Bein heranführen, nochmals seitlich vorsetzen (Zz 1,2,3), danach re Fuß seitlich aufsetzen und den li heranführen, Fersen heben und senken (Zz 1,2,3).

Charakteristik der Bewegung: Feierlich gemäßigt.

Ausführung des Tanzes
A-Teil

Feierliches Grüßen am Platz: 4 Takte Vorspiel anhören, danach Diagonal-Partner re und Diagonal-Partner li grüßen, dann den eigenen Partner, und das alles mit entsprechender Geste.

A (Wdh):
Takt
1: Jeder tanzt mit 1 Nachstellschritt nach re und
2: grüßt verhalten das neue Gegenüber.
3– 4: Wie Takt 1–2, nach li zum eigenen Partner.
5– 8: Wie Takt 1–4, aber nach li zum neuen Partner und zum eigenen zurück.

B-Teil
1: Jeder tanzt mit dem re Fuß 1 Tupfschritt am Platz mit Hinwendung zum re Gegenüber und
2: mit 1 Nachstellschritt nach re zu ihm.
3: Jetzt 1 Tupfschritt li mit Hinwendung zum eigenen Partner
4: und mit 1 Nachstellschritt seit nach li zu ihm zurück.
5: Nochmals 1 Tupfschritt li mit Hinwendung zum li Gegenüber und
6: mit 1 Nachstellschritt seit nach li zu ihm hin.
7– 8: Mit 1 Drehung um die re Schulter tanzt jeder 1 Ronde zu seinem Platz zurück.
1– 8: Wiederholung von Takt 1–8 Teil B.

C-Teil (zart)
1– 8: Jeder tanzt mit dem Gegenüber diagonal re mit 8 Schritten eine Handtour re, ebenso li. Dann Fassung lösen und zum Ausgangsplatz zurück.
9–16: Wie Takt 1–8 mit dem Gegenüber li diagonal.
1–16: Beide Hände dem eigenen Partner reichen und im Paarkreis mit 8 Schritten 1 Ronde mitsonnen und 1 Ronde gegensonnen tanzen. Fassung lösen und zum eigenen Platz zurück.

A-Teil: Takt 1–8, ohne Wiederholung (feierlich).
B-Teil: Takt 1–8, ohne Wiederholung (feierlich).
C-Teil: (zart).
1– 2: Jeder reicht dem eigenen Partner die re Hand und tanzt mit 1 Dreierschritt, re beginnend, aufeinander zu und ebenso, li beginnend, 1 Dreierschritt zurück.
3– 4: Beide nehmen mit 2 Dreierschritten rechtsschultrig aneinander vorbei einen Platzwechsel vor, ohne dabei die Fassung zu lösen.
5– 8: Wie Takt 1–4 zum eigenen Platz zurück.
9–10: Wie Takt 1–2.
11–12: Die Dame vollzieht 1 Drehung re herum unter dem erhobenen Arm des Herren.
13–16: Wiederholung von Takt 9–12.
A-Teil: Takt 1–8, ohne Wiederholung (feierlich).
B-Teil: Takt 1–8, ohne Wiederholung, aber mit Abschiedsgruß zum Partner gegenüber.

Anliegen: Gelöste grazile teil- und ganzkörperliche Bewegungen.

Erlebte Wirkung: Diese Tanzform mit der festlichen Musik regt zu gelockerten und „majestätischen" Bewegungen an und fordert zu Blickkontakten auf.

Methodischer Hinweis: Obwohl die Tanzform zunächst sehr kompliziert wirkt, ist sie schnell faßbar. Sie kann, wenn erforderlich, auch wesentlich vereinfacht werden und soll hier als Anregung dienen.

Die Tanzweise entstand nach Anregungen von Karl-Heinz Taubert, aufgezeichnet von Christel Ulbrich.

Menuet de Bœuf
(Ochsenmenuett)

Musik: ⁶/₈-Takt. Joseph Haydn: „Ochsenmenuett". (ME schwarze Cassette, Kögler MC 3061-5.)

Aufstellung: Zu Dreien (1 Herr mit je 1 Dame re und li) in langen Reihen, je einer Dreiergruppe steht eine andere gegenüber.

Schrittarten: Gehschritt, Nachstellschritt seit.

Charakteristik der Bewegung: Feierlich.

Ausführung des Tanzes
Einsatz der Musik: Am Platz verharren, nach der Hälfte dieser Musikphrase –

I. Grüßen: Der Herr grüßt die Dame re, er stellt seine re Fußspitze etwas vor zu ihr, sie ihre li.
II. Wiederholung dieser Musikphrase: Alle schreiten mit 3 Gehschritten zur Mitte (re, li, re), setzen auf Zz 4 die li Fußspitze vor, verharren kurz und tanzen mit 3 Schritten, genau nach Führung der Musik, rw zum Ausgangsplatz zurück. Dort I. = Grüßen der eigenen Damen re und li und aller in der Kontragruppe gegenüber.
III. Neue Melodiephrase (zarte Musik): Dame re dreht unter seinem erhobenen Arm 1× li herum, danach Dame li 1× re herum. Wiederholung dieser Figur.
IV. Wiederholung von Figur II.
V. 2 kleine sanfte Nachstellschritte nach re und 2 nach li, Zz 1 = seit, 2 = ran, 3 = hoch/ab. (Bitte nicht militärisch tanzen lassen). Wiederholung dieser Figur.
VI. Wiederholung von Figur II (Schreiten zur Mitte und Grüßen).
VII. (Melodie mit führendem Fagott):
a) Damenmühle: Die 4 Kontradamen aus je 2 Dreiergruppen tanzen in der Mitte eine rechtshändige Mühle = 1 Runde, wechseln um in eine linkshändige, tanzen nur 1 knappe Runde und gehen mit den letzten Tönen auf ihre Plätze zurück.
b) Herren-Handtour: (Wiederholung dieser Musikphrase): nach Goethe fast wörtlich: „Die Herren gegenüber treffen sich in der Mitte, legen die rechten Handflächen aneinander und umschreiten sich gravitätisch", dasselbe li und während der letzten Töne rechtzeitig zum Ausgangsplatz zurück.
VIII. Wie Figur II. Alle schreiten zur Mitte, zurück und nun drehen beide Damen gleichzeitig 2 Runden (genau nach Musikführung) unter den Armen des Herrn, ohne dabei die Fassung zu lösen. Wiederholung der gesamten Figur.
IX. Wiederholung von Figur II.
X. Wiederholung von Figur V.

XI. Wiederholung von Figur II.

Anliegen: Feierliches aufrechtes Schreiten; federnde Fußbewegungen; ganzkörperliche Grazilität; Anheben der Arme im Wechsel.

Erlebte Wirkung: Schnell begreifliche Form, die stets ein spontanes Echo nach Wiederholung auslöst und eine sehr heitere Atmosphäre aufkommen läßt.

Methodischer Hinweis: Die einzelnen Figurenteile können variiert werden unter Berücksichtigung des feierlichen Vor- und Rückschreitens, das den majestätisch charakterisierten Musikphrasen zugeordnet bleiben sollte.

Tanzform: Christel Ulbrich (nach Notizen von Johann Wolfgang v. Goethe)

Gigue

Musik: 12/8-Takt. Georg Friedrich Händel: „Wassermusik", Nr. 25. (ME schwarze Cassette, Kögler MC 3061-5.)

Aufstellung: 4 Herren stehen 4 Damen in Reihen gegenüber, d. h. jeweils 4 Paare sind im Spiel miteinander verbunden und erhalten die Nummer 1–4. Entsprechend der Größe des Saales können lange Reihen gestellt werden.

Schrittarten: Seitgalopp, Gehschritt.

Charakteristik der Bewegung: Sehr flott.

Ausführung des Tanzes
Musikteil

A (kräftig): 4 Takte als Vorspiel abwarten. Jede Reihe – 4 Personen durchgefaßt – tanzt mit 3 Galoppschritten nach re und stampft 1× mit dem li Fuß an den re Fuß heran. Dasselbe nach li. Das Motiv wird wiederholt.

B Beide Reihen tanzen mit 3 Geschritten, re beginnend, aufeinander zu, stellen den 4. Schritt unbelastet heran und grüßen. Ebenso zurück, mit li Fuß beginnend. Sie tanzen nochmals zur Mitte der Reihe, lösen die Fassung und tanzen rechtsschultrig am Kontrapartner vorbei. Am neuen Platz wenden auf Zz 6, 7, 8, so daß der Blick wieder zum Gegenüber gerichtet ist. Wiederholung dieser Figur, die nun auf dem Ausgangsplatz endet.

C (zart): **1. Paar:** Die Paare mit der Nr. 1 treffen sich in der Mitte der Reihe, nehmen offene Handfassung und tanzen, der zarten Musik entsprechend, mit 8 leichten Gehschritten die Gasse hinauf, wenden bei Zz 8 über innen und tanzen zurück auf den Platz von Paar 2, das währenddessen mit 1 Nachstellschritt seit auf den Platz von Paar 1 gerückt ist.

2. Paar: Nun tanzt das Paar Nr. 2 vom neuen Ausgangspunkt ebenso die Gasse hinauf und zurück und ordnet sich wieder an seinem alten Platz ein, da Paar 1 inzwischen wieder mit 1 Nachstellschritt seit an seinen eigenen Platz gerückt ist.

4. Paar: Nun tanzt das Paar Nr. 4 entgegengesetzt (von unten nach oben) durch die Gasse und zurück und ordnet sich am Platz von Paar 3 ein, das inzwischen auf den Platz von Paar 4 gerutscht ist.

3. Paar: Das Paar Nr. 3 tanzt wie eben Paar 4 und ordnet sich zum Schluß wieder am eigenen Platz ein.

A Alle tanzen wie am Anfang mit Seitgalopp nach re und li mit Wiederholung.

B   Begrüßung der Reihen vor und zurück mit Wiederholung, d. h. ohne Durchgang zum Platzwechsel. Zum Schluß Grüßen zum Kontrapartner.

Anliegen: Aufrechtes Schreiten vw und rw; ganzkörperliche Wendung; lockerer Seitgalopp mit leichtem Aufstampfen; federndes Gehen; leichte Oberkörperbeugung beim Wenden; solistischer Einsatz der Paare im Teil C.

Erlebte Wirkung: Ein Tanz mit jubelndem Echo und Da-capo-Wünschen.

Methodischer Hinweis: Es ist ratsam, die Musik 2× durchzuspielen, da der Tanz so beliebt ist. Als Vorspiel dient die gesamte 1. Phrase, wobei alle am Platz verharren, um bei der Wiederholung sofort einsetzen zu können. Die Solopaare sollten sehr aufrecht gehen und die Wendung mit Armführung über unten tänzerisch gestalten. Das gilt auch beim Einordnen am Platz.

Tanzform: Christel Ulbrich, nach Anregungen von Karl-Heinz Taubert

Festliches Rondo

Musik: ¾-Takt. Johann Sebastian Bach: „Violinkonzert E-Dur", Allegro-Rondo (letzter Satz).

Aufstellung: Geschlossener Stirnkreis, Arme in V-Position. Leichte Körperwendung in GTR.

Schrittarten: Dreierschritt.

Charakteristik der Bewegung: Der jubelnden Musik entsprechend rasch und beschwingt.

Ausführung des Tanzes
A   Vorwärtstanzen im geschlossenen Kreis. Alle tanzen mit kleinen Dreierschritten mitsonnen, li Fuß beginnt. Bei der Wiederholung des Musikteils nehmen alle eine Wendung tanzen gegensonnen.
B   (Soloviolineneinsatz): Improvisieren im Kreisinnern.
Jeder tanzt frei improvisierend im Raum herum und kann bspw. ein nonverbales Grüßen aufnehmen. Kurz vor dem neuen Einsatz des Rondos finden sich alle wieder zum geschlossenen Kreis ein und tanzen gemeinsam den A-Teil.
Nach dem 4. Teil (A) des Rondos bleibt eine doppelt lange Taktanzahl als vorher zum Improvisieren bzw. stillen Grüßen. Mit dem A-Teil des Rondos schließen alle gemeinsam ab.

Anliegen: Ganzkörperliche Lockerung; gelöste Fußarbeit.

Erlebte Wirkung: Ein Tanz, der nur der Erläuterung der Spielregeln bedarf und sofort von allen Teilnehmern verstanden und mitgetanzt werden kann. Das freie Improvisieren regt zur eigenen Bewegungsfindung und Kontaktaufnahme an.

Methodischer Hinweis: Der Tanzleiter muß im B-Teil rechtzeitig das Signal zum Einordnen in den Kreis geben. Bei direktem Schallplatteneinspiel ist es ratsam, den Abschluß des vorhergehenden Largos mitzuspielen, um den Einsatz des Rondos zu spüren. Bei Bandüberspielungen kann der Abschluß des Rondos als Vorspiel dienen.

Tanzform: Gerda Bächli, aufgezeichnet und Titel von Christel Ulbrich

Allemande und Tripla

Musik: 4/4 und 3/4-Takt, Allemande und Tripla. Johann Hermann Schein: „Höfische Tänze". (ME schwarze Cassette, Kögler MC 3061-5.)

Nach der Choreographie von K. H. Taubert in vereinfachter Form von Chr. Ulbrich.

Aufstellung: Zu Paaren hintereinander auf der Kreislinie in TR, Kiekbuschfassung.

Schrittarten: Flächige, leichte Gehschritte, Schwungschritt mit und ohne Aufhüpfen, Nachstellschritt seit, ganze Drehungen.

Charakteristik der Bewegung: Der 1. Teil verlangt die Bewegungen im mittelmäßigen, der Tripla-Teil im sehr beschwingten Tempo.

Ausführung des Tanzes

Allemande

Vorspiel: 2 Takte verharren, zum Schluß Grüßen der Partner (mit Kopf und Blick) zueinander.
Teil **A** Vorwärtsbewegung in TR.
Takt

1:	Beide Partner tanzen mit dem li Fuß beginnend 3 flächige Schritte schräg vw zum Kreisinnern, li, re, li, und schwingen das re Bein (von der Hüfte aus gestreckt) etwas gekreuzt über das li (Fußspitze geneigt).
2:	Dasselbe Schrittmotiv, re beginnend, nach außen
3–4:	Wiederholung von Takt 1–2.
5:	wird am Platz mit ½ Drehung re herum getanzt (mit Senken der re Arme und Heben der li Arme), so daß Sie nun in umgekehrter Grundhaltung an seiner **linken** Seite steht.
6:	Grüßen wie oben beschrieben.
1–4:	Wiederholung von Takt 1–4, nun in GTR.
5–6:	Auflösung der Kiekbuschfassung, dazu li Arme etwas nach unten führen, die re wie zu einem Tor anheben und Position in GÜST nehmen, Er mit Rücken zur Kreismitte. Die „Torauflösung" in…

Teil **B** Branle am Platz

1:	… einer ruhigen Bogenführung vollziehen, als Gruß zum Partner diagonal re. 1 Nachstellschritt seit nach re, li Fuß unbelastet heranführen.
2:	Wie Takt 1 Teil B nach li.
3–4:	Jeder vollführt 1 ganze RDr mit 4 langsamen Schritten.
5–6:	Die Partner nehmen Einhandfassung re und gehen mit 4 Schritten auf den Gegenplatz.
1–4:	Wiederholung wie Teil B 1–4 vom Gegenplatz
5–6:	Mit 4 Schritten zum Ausgangsplatz zurück und Aufstellung in Kiekbuschfassung, indem Er Front in TR nimmt und Sie vor ihm in die Fassung eindreht.

Dieser ruhige Tanzteil (Teil A und B) hat 4 Durchspiele.

Tripla

Umstellen auf sehr beschwingten 3/4-Takt.
Teil **A** in Vorwärtsbewegung:

1–12:	Die Motive vom Allemande-Teil A werden mit klein bemessenen Schritten gesprungen getanzt.

Teil **B** Am Platz:

1–12:	Die Motive vom Allemande-Teil B werden

hier besonders ruhig ausgeführt (Grüßen, Drehung, Platzwechsel).

Anliegen: Armführung in Kiekbuschfassung mit dem Partner; solistische Armbewegung zur Seite und nach oben; leichte federnde Beinschwünge über das Standbein; ganzkörperliche Drehung am Platz.

Erlebte Wirkung: Kennenlernen und Nacherleben des 1. „Deutschen Gesellschaftstanzes, der durch die Renaissance-Musik eine ungewohnte, aber wohltuende Wirkung auf die Teilnehmer ausübt."

Methodischer Hinweis: Die Allemande, „Deutscher Tanz", lebte nochmals in der Barockzeit auf, während uns heute noch der Volkstanz von der Ostsee „Allemande" (Fischertanz mit Tüchern, vergl. Abschnitt – Deutsche Folklore –) bekannt ist.

Tanzform: Karl-Heinz Taubert, aufgezeichnet von Christel Ulbrich

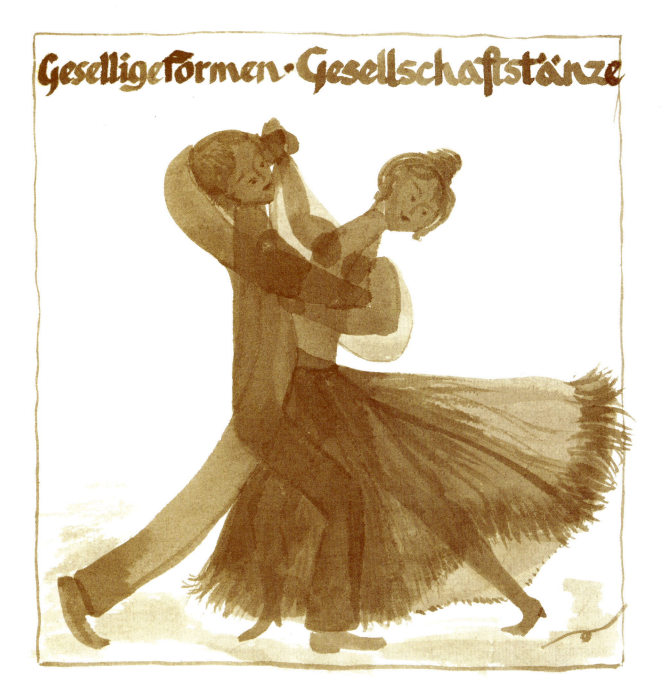

Gesellschaftstanz, gesellig gefragt? Bitte sehr!

Familienwalzer

Musik: ¾-Takt, Walzer im schnellen Tempo. (ME Eiswalzer, rote Cassette, Kögler MC 3061-1.)

Aufstellung: Zu Paaren nebeneinander auf der Kreislinie im durchgefaßten Stirnkreis.

Schrittarten: Walzerschritt, Schwungschritt.

Charakteristik der Bewegung: Jeder Schwungschritt geht über 3 Zählzeiten und unterstützt dadurch den typisch schwungvollen Walzercharakter.

Ausführung des Tanzes
Takt

1: Er: 1 Schwungschritt (li Fuß schwingt flach vor dem re Bein) nach re, Sie mit re Fuß nach li.
2: 1 Schwungschritt, Er nach li, Sie nach re. Kommando: „Zum Eignen, zum Fremden" ...
3– 6: 2× Takt 1 und 2 wiederholen.
7– 8: Die Tänzerin nimmt mit 2 Dreierschritten 1 RDr zum re (fremden) Partner zur GÜST. Er wiederholt Takt 1–2.
9–10: In gewöhnlicher Tanzhaltung tanzen beide mit 2 Walzerschritten 1 ganze Drehung auf der Kreislinie in TR.
11–16: 3× Takt 9 und 10 wiederholen (insg. 4 ganze Drehungen). Mit dem letzten Schritt von Takt 16 dreht die Tänzerin an die re Seite ihres Partners, Fassung lösen und Aufstellung im durchgefaßten Stirnkreis nehmen.
Die Tanzfolge beginnt von vorn.

Anliegen: Weiches, gelöstes ganzkörperliches Bewegen beim Schwingen.

Tanzform: überliefert, aufgezeichnet von Christel Ulbrich

Quickstepp im Kreis

Musik: Musiken mit 8-taktigen Phrasierungen im Quickstep-Genre.

Aufstellung: Zu Paaren nebeneinander im durchgefaßten Kreis.

Schrittarten: Gehschritt, Wechselschritt (leicht und flach).

Ausführung des Tanzes
Teil

A Auf der Kreislinie mit 8 Gehschritten in GTR tanzen; auf Zz 3+4 flache Wechselschritte einbauen. Auf Zz 8 eine Wendung in TR nehmen und dasselbe zurück zum Ausgangsplatz. Wiederum auf Zz 8 wendet sich die Tänzerin zu ihrem Partner, beide nehmen gewöhnliche Fassung in Richtung zur Kreismitte.
B Sie tanzen, mit dem Innenfuß beginnend, 1 Schritt seit in Richtung Kreismitte, danach mit dem hinteren Fuß 1 Kreuzschritt vorn und am Platz stehend 3 leichte Schritte auf der Stelle (k k l). Bei unveränderter Fassung dasselbe zurück mit dem Außenfuß beginnend. Wiederholung des ganzen, falls es die Phrasierung der Musik erlaubt.
C Partnerwechsel: Am Ausgangsplatz wendet die Tänzerin durch das Tor, das mit dem li

Arm des Tänzers und ihrem re gebildet wird. Fassung lösen und im kleinen Bogen mit dem Rhythmus „Schritt, Schritt – Cha, Cha, Cha" zum nächsten Partner inTR, reiht sich an dessen re Seite wieder zum Kreis ein, der von allen geschlossen wird.
Der Tanz beginnt mit Teil A von vorn.

Anliegen: Gute Beinarbeit durch häufigen Schrittwechsel.

Tanzform: Christel Ulbrich

Blues in geselliger Form

Musik: ⁴/₄-Takt im Blues-Genre. (ME Sail Along Silvery Moon, gelbe Cassette, Kögler MC 3061-4.)

Aufstellung: Paarweise im durchgefaßten Kreis, Hände in Schulterhöhe.

Schrittarten: Kreuzschritt, Gehschritt, Pendelschritt.

Ausführung des Tanzes
Teil

A Partnerwechsel im Stirnkreis:
Schrittrhythmus – Pendeln, pendeln, Schritt, Schritt.
Alle 2 Pendelschritte auf der Kreislinie, Er li, Sie re beginnend (also zum Fremden) und mit 2 Schritten die Plätze wechseln (Er Seitschritt li und Kreuzschritt re davor; Sie ganze RDr). Diese Figur wird mit jeweils neuem Partner 4–6× (je nach Anlage der Musik) wiederholt und als Abschluß 1 Pendelschritt getanzt. Danach den ganzen Teil gegengleich wiederholen.

B Paarfiguren mit Torteschneiden:
Schrittrhythmus – Schritt, Schritt, pendeln.
1. Figur:
In gewöhnlicher Fassung, Innenfuß beginnt, Seitschritt, Kreuzen vorn, Pendeln zur Kreismitte und in offener Fassung gegengleich zurück. Wiederholen.
2. Figur: Damensolo.
Wie in 1. Figur zur Mitte. Dann Tänzerin unter seinem erhobenen li Arm mit LDr zurück zum Ausgangsplatz, Er tanzt wie bei 1. Figur. Wiederholen.
3. Figur: Herrensolo.
Wie in 1. Figur zur Mitte. Dann Tänzer ohne Fassung mit RDr auf Ausgangsplatz zurück, Sie wie bei 1. Figur.
4. Figur:
Wie in 1. Figur zur Mitte. Dann beide Drehung über außen auf Ausgangsplatz zurück. Wiederholen.

C Wie Teil B, jedoch alle Figuren auf der Kreislinie, Tänzer mit Rücken zur Kreismitte.

Methodischer Hinweis: Teil C kann jeweils nach den einzelnen Figuren im Torteschneiden (imaginäre Linien von der Kreislinie zur Kreismitte und zurück) auf der Kreislinie angefügt werden. Gut tanzbar ist auch eine A-B-A-Form.

Tanzform: nach Anregung von Hannes Hepp, aufgezeichnet von Christel Ulbrich

Langsamer Walzer

Musik: ³/₄-Takt im langsamen Walzertempo. (ME Golden Earrings, gelbe Cassette, Kögler MC 3061-4.)

Aufstellung: Zu Paaren in gewöhnlicher Tanzfassung auf der Kreislinie.

Schrittarten: Langsamer Walzer – Grundschritt (d. h.: Er re Fuß vor, li Fuß im flachen Bogen zur Seite führen, re Fuß ansetzen; li Fuß zurücksetzen, re im flachen Bogen zur Seite und li Fuß heranführen. Kommando: vor – seit – Schluß; rück – seit – Schluß. Sie tanzt analog das Gleiche.).

Ausführung des Tanzes
2 Grundschritte (Er re vor, Sie li zurück) in TR auf der Kreislinie.
1 ganze RDr.
Wieder 2 Grundschritte (Er vw, Sie rw),
Eine halbe Achsendrehung, Fassung lösen.
Trennung, verabschieden und jeder Partner dreht seine Achsendrehung allein zu Ende, steht dadurch vor einem neuen Partner.

Anliegen: Weiche, gelöste ganzkörperliche Haltung.

Tanzform: überliefert, aufgezeichnet von Christel Ulbrich

Rheinländer–Varianten

Musik: ⁴/₄-Takt, Rheinländermelodien. (ME rote Cassette, Kögler MC 3061-1.)

Aufstellung: Zu Paaren nebeneinander auf der Kreislinie in TR, offene Fassung.

Schrittarten: Rheinländerschritt
– auseinander: (für Sie: re Fuß 1 Nachstellschritt schräg nach vorn oder genau seit, 1 Schritt re seit und li Bein leicht darüber schwingen = 4 Zz,
für Ihn analog das Gleiche mit li Fuß beginnend.

– zueinander: entsprechende Schrittfolge zurück.
Hopserrundtanz:
Beide Partner nehmen gewöhnliche Fassung und tanzen mitsonnen 4 Zweihupfschritte = 1 Runde, (d. h. 1 Bein aufsetzen, Zz 1, und auf diesem nachfedernd aufspringen, Zz +, das andere Bein wird dabei nach hinten angewinkelt, und nun wieder auf dieses Bein springen, Zz 2, federn usw.

Charakteristik der Bewegung: Gemütliches Zeitmaß, er kann aber auch im rasanten Tempo getanzt werden.

Ausführung des Tanzes
Variante 1:
Vorspiel abwarten, grüßen.
Die Paare tanzen in schräger Vorwärtsbewegung auseinander, zueinander und Hopserrundtanz rundherum mit oben beschriebener Schrittfolge. Wiederholungen nach Belieben.

Variante 2: (mit Partnerwechsel)
Die Paare tanzen zunächst 1 Rheinländerschritt auseinander, 1 zueinander und Hopserrundtanz. Beim nächsten Rheinländerschritt auseinander steuern die Tänzerinnen beim Zueinandertanzen den nächsten Partner in TR an, der diesen Rheinländerschritt ohne Vorwärtsbewegung tanzt, so daß beide den Hopserrundtanz gemeinsam ausführen können. Beim erneuten Auseinandertanzen kann der Partner ihr in der Taille einen Schwung geben, so daß sie eine ganze Drehung um sich selbst nimmt.

Variante 3: (in Kiekbuschfassung)
Aufstellung: Alle Paare Kiekbuschfassung in TR.

Takt	
1:	1 Rheinländerschritt re schräg vw gegensonnen.
2:	1 Rheinländerschritt li schräg vw gegensonnen. Fassung der re Hände lösen.
3–4:	Sie tanzt mit 4 Zweihupfschritten (re begin-

nend) in einem Bogen an der li Seite des Tänzers vorbei nach hinten und faßt nun dessen re Hand wieder zur Kiekbuschfassung Er tanzt mit 4 kleinen Schritten vw in TR.

5–6: Wie Takt 1–2, linke Hände lösen.

7–8: Wie Takt 3–4, jedoch nur Er an ihrer li Seite vorbei nach hinten, Sie mit 4 kleinen Schritten vw.

Die ursprüngliche Kiekbuschfassung ist wieder erreicht.

Variante 4: (Rheinländerkutsche)

Aufstellung: 2 Paare jeweils hintereinander auf der Kreislinie in TR, offene Fassung. Das hintere Paar faßt mit seinen äußeren Händen die des vorderen Paares, so daß eine Kutsche entsteht. (Es sind auch 2 Tänzerinnen vorn und 2 Tänzer hinten möglich).

Takt

A 1: 1 Rheinländerschritt nach schräg li vw gegensonnen.

 2: 1 Rheinländerschritt schräg nach re vw gegensonnen. Vorderes Paar löst die inneren Hände.

 3–4: trennt sich und tanzt, ohne die Hände mit dem hinteren Paar zu lösen, mit 4 Hüpfschritten über außen in einem Bogen hinter das 2. Paar. Das 2. Paar tanzt dabei mit 4 Hüpfschritten in geringer Fortbewegung vw. Das 1. Paar faßt die inneren Hände, so daß die Kutsche wieder hergestellt ist, wobei das 2. Paar nun vorn steht.

 5–6: Wie Takt 1–2.

 7–8: Wie Takt 3–4, jedoch tanzt nun das 2. Paar nach hinten, so daß am Ende die ursprüngliche Kutschenaufstellung wieder gebildet ist.

B 1–2: Wie Takt 1–2 oben.

 3–4: Das 1. Paar tanzt mit 4 Hüpfschritten rw unter den erhobenen Armen des 2. Paares hindurch, ohne die eigene Fassung zu lösen. Das 2. Paar tanzt erst mit 2 Hüpfschritten vw gegensonnen, dann führt es weiterhüpfend 1 Drehung über innen aus, wobei es die gefaßten inneren Hände über die eigenen Köpfe hebt und wieder bis zur Grundstellung senkt. Am Ende ist die Kutschenaufstellung wieder erreicht, wobei das 1. Paar hinten steht.

 5–6: Wie Takt 1–2.

 7–8: Wie zuvor Takt 3–4, jedoch tanzt das 2. Paar nach hinten durch.

C 1–2: Wie Takt 1–2 oben.

 3–4: Das vordere Paar löst die äußeren Hände, erhebt die inneren zum Tor und tanzt mit 4 Hüpfschritten rw, die gefaßten Hände über das hintere Paar ziehend, welches mit 4 Hüpfschritten gleichzeitig vw tanzt. Die äußeren Hände werden wieder gefaßt.

 5–6: Wie Takt 1–2.

 7–8: Wie Takt 3–4, nur tanzt jetzt das 2. Paar nach hinten.

Die Figuren A, B und C können beliebig oft wiederholt und miteinander kombiniert werden.

Anliegen: Armführungen nach oben und unten; Federung des gesamten Körpers; gutes Fußtraining; gestreckte Fußspitzen nach unten; Überschwingen der Unterschenkel des Spielbeines über dem Standbein. Bei dem Rheinländerkutschen-Tor: Wölben und Senken des Oberkörpers.

Erlebte Wirkung: Spaß an alten Tanzformen, am raschen Partnerwechsel, beim Umhüpfen des Partners und bei der Anpassung an drei Partner (Kutsche).

Methodischer Hinweis: Das Tempo kann zunächst gemütlich, im verlangsamten „Postkutschenzeitalter" angesetzt werden. Das gibt mehr Sicherheit für die Ausführung der einzelnen Teile im Gesamtablauf, vor allem für ältere junggebliebene Tanzenthusiasten. Der Spaß steigert sich, sobald das doppelte Tempo vorgegeben wird. Dann werden z. B. bei den Varianten 1 und 2 die Schritte im Springen in rasanter fliegender Vorwärtsbewegung ausgeführt und verlangen große Raumweite (Elmauer Stil).

Tanzformen: aufgezeichnet von Christel Ulbrich

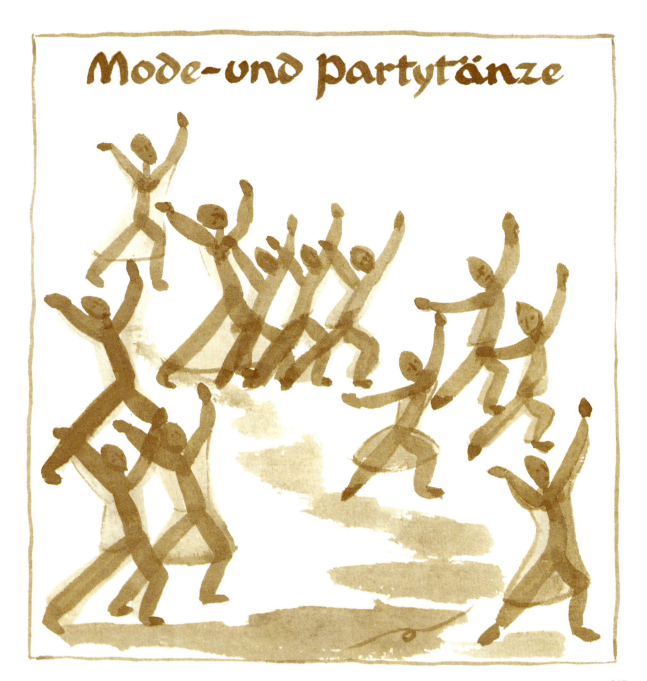

Hallo!
Wo bleiben denn die Party-Tänze?

Good Bye
(Auf Wiedersehen)

Musik: ²/₄-Takt, flotter Beat oder Boogie. (ME Swanee Jazz, blaue Cassette, Kögler MC 3061-2.)

Aufstellung: Beliebig viele Paare in GÜST auf der Kreislinie, Er mit Rücken zur Mitte.

Schrittarten: Kreuzschritt, Anstellschritt, Charleston-Schritt (im Ballenstand beide Fersen auf Zz 1 nach außen und auf Zz 2 wieder zurück drehen).

Charakteristik der Bewegung: Modisch gelockert, alle Schritte können bizarr oder grotesk ausgeführt werden.

Ausführung des Tanzes
Takt
- 1: Im Ballenstand beide Fersen 1× nach außen und zurückdrehen.
- 2: Wie Takt 1.
- 3: Die re Hände aneinander klatschen = good.
- 4: Die li Hände aneinander klatschen = by.
- 5–6: Wie Takt 3 und 4.
- 7: Re Fuß vor li Fuß kreuzen (mit Gewichtsverlagerung) und
- 8: li Fuß wieder an re Fuß anstellen. Der Tanz beginnt von vorn mit neuem Partner.

Anliegen: Spezifisch geeignet für Fußtraining, Arme und Hände.

Erlebte Wirkung: Reizvoller Spaß. Die Tanzenden erfinden dabei oft selbst Klatschvarianten.

Tanzform: Christel Ulbrich

Knie-Beat

Musik: ²/₄-Takt, flotte Beatmusik.

Aufstellung: Beliebig viele Paare stehen in GÜST auf der Kreislinie.

Schrittarten: Seitschritt, Gehschritt, Kick.

Charakteristik der Bewegung: Schwungvolle Hüftbewegung, Kick spritzig, gemütliche Gehschritte.

Ausführung des Tanzes
Takt
- 1–2: Leichte Hüftbewegung nach li und re, Knie fest aneinander, etwas gebeugt.
- 3: Alle li Fuß seit und re Fuß Kick (vor li Fuß).
- 4: Nun re Fuß seit und li Fuß Kick (vor re Fuß).
- 5–8: Wie zuvor Takt 1–4.
- 9–14: Mit gemütlichen, etwas vibrierenden Gehschritten (je Takt 1 Schritt) tanzt jeder zum nächsten Partner nach re.
- 15–16: Begrüßung des neuen Partners.
Takt 9–16 kann auch mit Dos à dos gestaltet werden.
Die Tanzfolge wird beliebig oft wiederholt.

Anliegen: Fördert Beweglichkeit der Hüfte und Strecken des Knies beim Kick.

Erlebte Wirkung: Spaß an der einfachen Tanzform und am Rhythmus sowie am ganzkörperlichen Einsatz und am Partnerwechsel.

Methodischer Hinweis: Bei der Auswahl moderner Musik ist darauf zu achten, daß bei Teil A und B jeweils die 8 Zählzeiten genau aufgehen, Musiken mit Zwischentakten sind zu vermeiden.

Tanzform: Roland Nebel, aufgezeichnet von Christel Ulbrich

Crialdo oder Charlie-Beat

Musik: ¼-Takt. Charlestonrhythmen. (ME Billy Bayon, gelbe Cassette, Kögler MC 3061-4.)

Aufstellung: Zu Paaren in Zweihandfassung in GÜST auf der Kreislinie, Er Rücken zur Mitte.

Schrittarten: Vereinfachter Charleston-Schritt.

Charakteristik der Bewegung: Temperamentvoll, pfiffig getanzt.

Ausführung des Tanzes
Takt Zz
A 1 1: Beide tanzen aufeinander zu, dabei re Fuß vorsetzen,
      2: li Fuß unbelastet nachziehen und unbelastet antippen.
      3: Li Fuß zurücksetzen und
      4: re Fuß unbelastet antippen.
   2 1: Beide mit dem re Fuß 1 Schritt seit (Fassung nicht lösen) und Oberkörper leicht in diese Richtung neigen,
      2: Li Fuß antippen.
      3: Li Fuß 1 Schritt seit nach li,
      4: re Fuß antippen (Partner stehen wieder voreinander).
   3 1: Platzwechsel. Er löst re, sie li Hand. Beide setzen re Fuß vor, kommen dadurch etwas nebeneinander.
      2: Li Fuß antippen.
      3: Sie tanzt unter seinem erhobenen li Arm mit 1 Schritt vor (li Fuß) durch, nimmt dabei eine Linksdrehung und steht auf seinem Platz.
         Er geht 1 Schritt mit li Fuß nach vorn, Linksdrehung und steht auf ihrem Platz.
      4: Beide setzen den re Fuß mit Tip an und nehmen wieder Zweihandfassung.
   4   Wie Takt 2.
B 5 1: Partnerwechsel. Beide am Platz re Fuß seit,
      2: li Fuß antippen.
    3–4: 2× in die eigenen Hände klatschen.
   6   : Wie Takt 5 nur nach li.
   7   : Fassung lösen, 4 legere Schritte rw und
   8   : 4 legere Schritte re vor zum nächsten Partner.
         Tanz beginnt mit A-Teil von vorn.

Anliegen: Spezifisch für Fuß- und Beinarbeit; Drehungen; Armführungen nach oben.

Erlebte Wirkung: Reizvoller Spaß.

Idee und Tanzform: Alfred Kummer/Christel Ulbrich

Birthday

Musik: ¼-Takt, Beatmusik, mittleres bis schnelles Tempo. (ME Scatter Brain, blaue Cassette, Kögler MC 3061-2.)

Aufstellung: Paarweise mit offener Fassung auf der Kreislinie, beide Front in TR.

Schrittarten: Gehschritt, Tap.

Charakteristik der Bewegung: Der Fuß des Spielbeines wird flach über den Boden geführt, wobei der Körper durch leichte Kniefederung mitschwingt, so daß ein schleifender Bewegungscharakter entsteht.

Ausführung des Tanzes
Takt
1–2: In offener Fassung 1 Gehschritt vw in TR, Außenfuß beginnt. Die gefaßten Hände leicht vorschwingen, dabei Oberkörper fast Rücken an Rücken drehen.
Innenfuß 1 Schritt vw in TR, dabei Hände leicht rückschwingen und Front fast zueinander.
Motiv 3× wiederholen, bei letztem Schritt Fassung lösen und Paare in GÜST, Er Rücken zur Mitte.
3: Jeder 4 Gehschritte rw, er li, sie re beginnend. Dazu kann 4× geklatscht werden.
4–5: Dos à dos mit 8 Schritten re-schultrig aneinander vorbei und sich dabei über die Schulter ansehen.
6: Einhandfassung re, mit re Fuß 1 Schritt vw aufeinander zu.
Li Fuß Tap neben re Fuß.
Li Fuß Schritt rw.
Re Fuß Tap neben li Fuß.
7: Sie: Mit 3 Schritten unter den erhobenen re Armen vw, ½ LDr auf den Gegenplatz (re, li, re).
Er: Mit 3 Schritten und ½ RDr auf den Gegenplatz (re, li, re).
Li Fuß an re Fuß mit Tap.
8: Wie Takt 7 zum Ausgangsplatz zurück und Aufstellung nebeneinander, Front in TR nehmen.

Der Tanz beginnt von vorn. Die Tanzfolge kann beliebig oft wiederholt werden.

Methodischer Hinweis: Der Partnerwechsel erfolgt ab dem 2. Durchspiel nach der Figur Dos à dos. Dabei tanzt jeder den 7. und 8. Schritt nach li zum nächsten Partner und vollzieht mit ihm den Platzwechsel Takt 6–8.

Tanzform: Christel Ulbrich

Promenade zum Nachtclub

Musik: ⁴/₄-Takt, Musik im langsamen Tempo.

Aufstellung: Paarweise in offener Fassung nebeneinander auf der Kreislinie, Front in TR.

Schrittarten: Gehschritt, Tap, Kick.

Charakteristik der Bewegung: Dem Musikcharakter entsprechend langsame Schritte. Kick und Tap werden mit Akzent ausgeführt.

Ausführung des Tanzes
Takt
1: 3 Gehschritte vw in TR, Außenfuß beginnt. Kick vw mit den Innenfüßen.
2: 2 Gehschritte rw in GTR, Innenfuß beginnt. Beide 1 Schritt seit zueinander und freien Fuß anstellen, dabei gleichzeitig Fassung lösen und ½ Drehung über innen in GTR.
3–4: Offene Fassung nehmen und Motiv in GTR wiederholen. Bei den letzten 2 Schritten nur ¼ Drehung in GÜST.
5: In gewöhnlicher Fassung beide 1 Schritt seit in TR, freier Fuß leicht zum Standbein mit Tap pendeln. Mit gleichem Fuß 1 Schritt rw in GTR und anderer Fuß Tap.

6: Sie dreht mit 4 Schritten vw unter den erhobenen Armen in ½ RDr auf den Gegenplatz.
7–8: Wie Takt 5 und 6 zum Ausgangsplatz zurück. Dabei kann ein Partnerwechsel nach re erfolgen.
Die Tanzfolge wird beliebig oft wiederholt.

Anliegen: Ruhiges, gesamtkörperlich entspanntes Vor- und Rückwärtsschreiten mit anschließendem Kick; ruhiges Balancieren am Platz (Pendeln) mit Drehung unter den gefaßten Armen beim Platzwechsel.

Erlebte Wirkung: Elegante Bewegungen beim Anpassen an die Musik; Vorstellung des Promenierens; gelöstes Getragensein beim Pendeln und Überraschung beim Partnerwechsel.

Methodischer Hinweis: Wenn der Bewegungsablauf sich eingespielt hat, kann mit dem Partnerwechsel begonnen werden: Sie tanzt beim 2. Teil des Platzwechsels unter den gefaßten Armen in GTR zum nächsten Partner und ordnet sich mit ¼ RDr vor ihm ein mit Blick in TR.

Tanzform: mündlich überliefert, Aufzeichnung und Titel von Christel Ulbrich

Nostalgie

Musik: ¼-Takt im Blues-Genre. (ME Wide Eyes, graue Cassette Kögler MC 3061-3.)

Aufstellung: Zu Paaren in TR auf der Kreislinie, gewöhnliche Tanzfassung.

Schrittarten: Geh- und Wiegeschritt, Kick.

Charakteristik der Bewegung: Weiche, ruhige und geschmeidige Ausführung der Bewegungen im mittelmäßigen Tempo.

Ausführung des Tanzes
Takt
1: Beide tanzen nach re in TR 1 ruhigen flachen Wechselschritt.
2: Am Platz 1 weichen Wiegeschritt: Er mit re Fuß vor (Block nach außen), Sie mit dem li Fuß rück (Block zur Kreismitte). Diese Wiegebewegung wird nach „außen" von beiden durchgeführt.
3: wie Takt 1, nur in GTR.
4: am Platz: wie Takt 2, Wiegebewegung nun nach innen ausführen: Er mit dem li Fuß rück, Sie mit dem re Fuß vor. Am Ende diese Figur-Fassung lösen, Partner stehen nebeneinander in TR.
5: Beide tanzen mit dem äußeren Fuß beginnend 1 Wechselschritt auseinander (er: li, re, li, sie: re, li, re) und nehmen sofort das Knie des anderen Beines angewinkelt über das Standbein (Kick), 1× dabei mit den Fingern weg vom Partner schnipsen.
6: Das gleiche Motiv zueinander, (Arme sind neckisch angewinkelt).
7: 1× Knie anwinkeln (Art Kick, Er, re, Sie li) und schnipsen, 1× das Gleiche mit dem anderen Bein.
8: Jeder nimmt mit 4 Schritten eine Drehung um die äußere Schulter zum nächsten Partner (Er in GTR, Sie in TR). Mit diesem wieder gewöhnliche Fassung nehmen.
Der Tanz beginnt mit dem neuen Partner von vorn.

Anliegen: Weiches, wiegendes ganzkörperliches Bewegen; Fingerbeweglichkeit beim akzentuierten Schnipsen; Fuß- und Knietraining.

Erlebte Wirkung: Der Wechsel zwischen Ausgewogenheit der Ruhe mit dem Kontrast des neckisch-kessen Spielens ist besonders reizvoll.

Methodischer Hinweis: Es ist ratsam, den Tanz zunächst ohne Partnerwechsel zu probieren.

Tanzform: Dieter Gäbler

Scheibenwischer

Musik: ¼-Takt, Marsch oder Beat im mittleren Tempo.

Aufstellung: Alle stehen bunt durcheinander im Block, Front in eine Richtung.

Schrittarten: Gehschritt, Kreuzschritt, Hüpfschritt, Kick.

Charakteristik der Bewegung: Die Seit- und Kreuzschritte kurz und akzentuiert, die Vor- und Rückwärtsschritte zügig und beschwingt ausführen.

Ausführung des Tanzes

Takt		Zz
1:	Li Fuß Kick schräg vw, dabei mit beiden Händen klatschen oder schnipsen.	1
	Li Fuß kreuzt hinter re Fuß.	2
	Re Fuß 1 Schritt nach re.	3
	Li Fuß kreuzt vor re Fuß.	4
2:	Wie Takt 1, re Fuß beginnt.	
3:	Wie Takt 1.	
4:	Mit re Fuß 1 Schritt vw, leicht vor li Fuß kreuzend, Arme schwingen nach re.	1
	Das Gleiche mit li Fuß, Arme nach li.	2
	Motiv wiederholen.	3, 4
5:	Mit ¼ Drehung auf li Bein hüpfen, dabei 1× klatschen.	1
	Re Fuß rw,	2
	li Fuß rw.	3
	re Fuß rw.	

Die Tanzfolge wird beliebig oft, immer in einer neuen TR, wiederholt.

Anliegen:
Erlebte Wirkung: } Hier gelten die gleichen Aussagen wie für den Blocktanz mit Schnips (siehe unten).
Methodischer Hinweis:

Tanzform: Christel Ulbrich

Blocktanz mit Schnips

Musik: ¼-Takt, Beat mit langsamen bis mittleren Tempo.

Aufstellung: Alle stehen im Block bunt durcheinander, ohne Fassung, Front in eine Richtung.

Schrittarten: Gehschritt, Seitschritt, Kreuzschritt, Kreuzschritt mit Kick, Laufschritt.

Charakteristik der Bewegung: Alle Schritte sind kurz und akzentuiert auszuführen.

Ausführung des Tanzes

Takt		Zz
1:	Re Fuß Seitschritt nach re.	1
	Li Fuß Kreuzschritt vor re Fuß.	2
	Re Fuß Seitschritt nach re.	3
	Li Fuß Kick vor re Fuß, dabei mit Fingern schnipsen.	4
2:	Wie Takt 1, aber mit li Fuß beginnen.	

3:	2 Gehschritte vw (re, li).	1,2
	3 Laufschritte vw (re, li, re),	3 + 4
	auf re Fuß nachfedern, dabei ¼ Drehung	
	nach re.	
4:	3 Laufschritte rw (li, re, li)	1 + 2
	1× in die Hände klatschen, Pause.	3–
	Die Tanzfolge wird beliebig oft, immer in einer neuen TR, wiederholt.	

Anliegen: Dieses rhythmische Spiel fördert ein ganzkörperliches Erfassen.

Erlebte Wirkung: Das solistisch freie Bewegen innerhalb einer Gemeinschaft mit den gleichen Ausführungen ergibt eine freiwillige Disziplin. Das gegenseitige Anspornen kann sich zu einer starken Gruppendynamik steigern.

Methodischer Hinweis: Die ausgewählten Melodien sollten geradtaktig aufgehen. Sind bei ansprechenden Rhythmusstrukturen dennoch Zwischentakte in den Arrangements, können andere Bewegungs- oder rhythmische Elemente eingebaut werden, um dann mit neuem Feuer in die 1. Phrase einzusteigen. Diese beiden Blocktanzformen regen zu neuen Bewegungsfindungen an. Besonders reizvoll sind auch nur geschlagene Rhythmen, ohne Melodie.

Tanzform: Christel Ulbrich

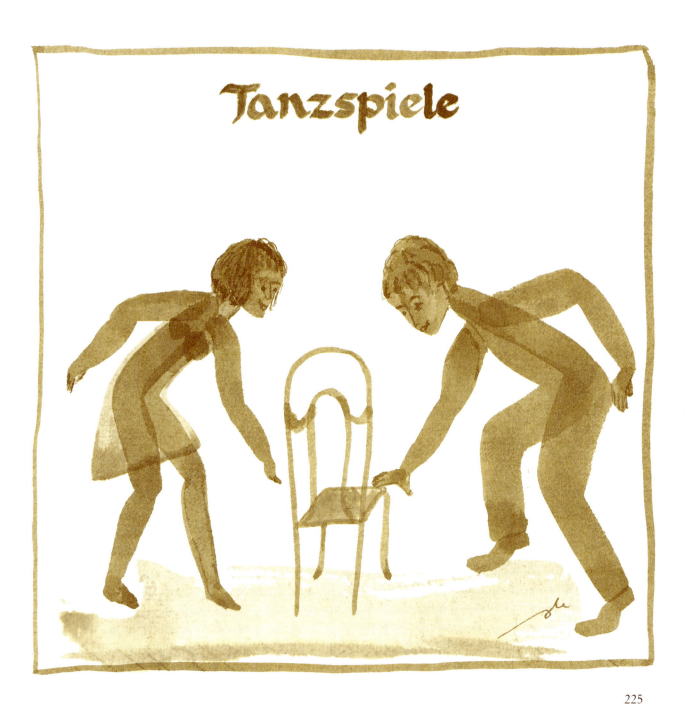

*Wer wagt,
gewinnt beim Gesellschaftsspiel
im Tanz!?*

Tanzspiele

Kleine Hinweise:
Alle Tänze geselliger Art kann man nicht nur tanzen, sondern auch spielen. Mit Patienten sollten nur die einfachsten Formen verwendet werden, die sich möglichst mit Gehschritten, langsamen Wechselschritten, Dreierschritten, Tupfschritten u. ä. tanzen lassen. Durch Variantenbildung kann man sie immer wieder abwechslungsreich gestalten und durch Tempiveränderungen dem jeweiligen Teilnehmerkreis anpassen. Beachtet werden sollten auch die Armführungen und das Einflechten von häufigen Partnerwechseln. Sind keine konkreten Musikempfehlungen angegeben, so können moderne Rhythmen nach Wunsch aufgelegt oder aber Wander- bzw. Volkslieder gesungen werden. Einige praktische Anregungen für Tanzspiele, mit denen Tanzabende eröffnet werden können oder wie man mit Gesellschaftsspielen Tanzpausen gestaltet:

Lawinentanz oder Schneeballwalzer

Musik: Beliebige Tanzmusik.

Der Spielmeister wählt sich eine Tänzerin und eröffnet mit ihr den Tanzabend. Nach ca. 14–16 Takten wird die Musik unterbrochen, das Paar trennt sich und fordert einen neuen Partner bzw. Partnerin zum Tanz auf. Jetzt tanzen zwei Paare. Wieder bricht nach einiger Zeit die Musik ab und jeder Tänzer holt sich einen neuen Partner, so daß jetzt schon 4 Paare auf der Tanzfläche aktiv sind. Bei den nächsten Runden tanzen dann 8, 16, 32 bzw. 64 Paare. Das Spiel geht so lange, bis alle Anwesenden paarweise auf der Tanzfläche sind.
Bei Schallplatteneinspiel ist es schwieriger, die Musik zu unterbrechen. Aus diesem Grund klatscht hier der Spielmeister für alle in die Hände, woraufhin die Paare ihre Partner wählen. Das Eröffnungspaar sollte den Tanzverlauf dieses Tanzspieles kennen. Die anderen Paare verstehen das Prinzip von selbst und ordnen sich ohne Erläuterung in das Geschehen ein.

Die höfliche Schlange

Musik: Marsch oder eine andere beliebige Tanzmusik.

Die höfliche Schlange bürgt schon durch die Betonung des Attributes für ein dankbares Aufnehmen der freundlichen Aufforderung eines Tänzers oder einer Tänzerin zu einem anderen Partner. Dieser legt nun die Hände auf die Schultern des Einladenden, der sich wieder mit dem Gesicht zur Tanzfläche wendet. Mit seinem Anhängsel zieht er jetzt nach einer flotten Fox- oder Marschweise (oder nach gesungenen Liedern) quer durch den Saal oder wie es ihm gerade Spaß macht. Neue Aufforderung – neues Anhängsel. Nun haben schon 3 Tanzfreudige ihre Bereitschaft für eine gesellige Unterhaltung bewiesen, immer Herr – Dame im Wechsel. Nach jeder Einladung nehmen alle eine Kehrtwendung, so daß jeweils der Letzte in den Genuß der einladenden Geste kommt. Die noch Sitzenden bekommen Mut zu diesen einfachsten Bewegungen und können ein Anschließen kaum erwarten. Die Drückeberger wiederum werden aus den Ecken herausgelockt. Wird die Schlange zu lang, läßt der Spielleiter beizeiten „abhängen" und mehrere Schlangen durch den Raum ziehen, bis alle Teilnehmer oder eben genügend Beteiligte dabei sind. Die Gesichter erhellen sich allgemein und verraten eine spannende Erwartung. Das ist ein Zeichen für den Spielleiter, die einzelnen „Züge" durch Gestensprache zu veranlassen, zum großen Kreis zu führen. Er läßt die Musik abbrechen und die Paare in offener Fassung nebeneinander in TR Aufstellung nehmen. Nun schreiten alle zur Polo-naise oder beginnen nach kurzer Erläuterung des Spielleiters einen geselligen Tanz. Aus der „höflichen Schlange" heraus kann durch geschickte Teilung auch ohne Musikstopp zur Polonaise (Aufzug) mit schönen Raumbewegungen übergeleitet werden.

Vorstellung mit Tanz

Musik: Beliebige Tanzmusik.

Dieses Spiel eignet sich besonders für kleine und mittlere Kreise. Alle ankommenden Gäste werden am Eingang gebeten, Vor- und Zunamen sowie ihren Beruf auf eine kleine Karte zu schreiben. Die Karten der Damen und Herren werden getrennt in zwei kleineren Behältnissen aufbewahrt. Zu Beginn des Tanzes betritt nun der Gastgeber die Saalmitte und zieht aus dem „Herrenkörbchen" eine Karte, verliest Namen und Beruf, wählt dann eine Karte aus dem „Damenkörbchen" und gibt den Namen der Dame bekannt. Tanzmusik setzt ein und das Paar tanzt eine Solorunde. Danach geht das Spiel in oben beschriebener Weise weiter, bis alle Gäste vorgestellt sind.

Variante:

Besonders reizvoll ist folgender Auftakt: Der Gastgeber stellt durch Auswahl der Namenskärtchen neue Paare zusammen. Diese Paare treten vor und bilden um den Spielleiter einen Kreis. Sobald alle Anwesenden vorgestellt worden sind, erklingt Walzermusik. Die Paare reichen sich die Hände und fassen zum Kreis durch.

Takt

1–4: alle machen 4 Schwungschritte am Ort, die Damen li über re, die Herren re über li, also zuerst dem fremden Partner zu.

5–8: Jeder Herr nimmt die Dame zu seiner Linken mit gewöhnlicher Tanzfassung und tanzt mit ihr 4 Walzerschritte rechtsherum am Platz. Die Damen, die zuvor li neben ihrem Tänzer standen, stehen nunmehr re neben diesem Herrn. Wiederum wird zum Kreis gefaßt und das Spiel wiederholt, bis durch das Vorrücken der Damen jeder Herr mit jeder Dame getanzt hat. Danach kann sich ein allgemeiner Tanz anschließen, s. auch Familienwalzer.

Fröhliches Farbenmischen

Requisiten: Farbige Bänder zum Umbinden oder Schleifen zum Anstecken.

Musik: Beliebige Tanzmusik.

Der Spielleiter teilt farbige Bänder oder Schleifen aus. Er unterbricht den Tanz und mischt nun fröhlich die Farben, z. B. läßt er rot mit grün zusammentanzen, danach vielleicht rot mit gelb etc. Nur diejenigen Tänzerinnen und Tänzer, die diese Farben tragen, dürfen sich auf der Saalmitte zum Tanz zusammenfinden. Die übrigen, nicht aufgerufenen Tänzer, bleiben am Rand der Saalfläche stehen und klatschen den Takt, bis sie zum Tanz aufgerufen werden.

Die magische Zahl

Requisiten: Gelochte Kärtchen an Bastfäden, rot für die Dame, blau für den Herren.

Musik: Tanzmusik nach Belieben.

Die Kärtchen werden mit den Zahlen 1–6 beschriftet. Der Spielleiter ruft zum Tanz wahlweise Ziffern auf. Die Tänzerinnen und Tänzer mit der gleichen Ziffer finden sich dann auf der Tanzfläche zu Paaren zusammen.

Variante: (etwas komplizierter).
Die Damen- und Herrenkärtchen werden durchgehend mit den Ziffern 1 bis 9 beschriftet. Nun werden zweistellige Zahlen gebildet, z. B. 46, wobei die Zehnerstelle die Dame und die Einerstelle der Herr bedeutet. Das heißt also, daß die Dame Nr. 4 mit dem Herren Nr. 6 tanzt. So können beliebige Paare zusammengeführt werden. Während die 1. Variante mehrer Paare gleichzeitig tanzen läßt, ist die 2. Spielart mehr ein Solopaartanz.

Der Korbtanz

Requisiten: Ein Körbchen mit Süßigkeiten.

Musik: Beliebige Tanzmusik.

Die Damen und Herren formieren sich zu 2 Reihen. Die Gastgeberin sitzt vor ihnen auf einem Stuhl und hält ein Körbchen mit Süßigkeiten in ihrer Hand. Zwei Herren verbeugen sich vor ihr und bitten um den nächsten Tanz. Sie nimmt die Einladung des einen Herren entgegen, indem sie ihm eine Praline reicht, und dem anderen Herrn das Körbchen gibt. Dieser Herr muß nun den Platz der Dame einnehmen und zwei Damen bewerben sich um seine Gunst. Das gleiche Spiel läßt sich auch mit 3 nebeneinander gestellten Stühlen durchführen. Auf den mittleren Stuhl setzt sich die Gastgeberin, rechts und links von ihr nehmen zwei Herren Platz. Sie bietet dem einen Herrn Süßigkeiten an, während sie dem anderen „den Korb gibt". Nun tanzt sie mit dem erwählten Partner und der Herr mit dem Korb übernimmt den mittleren Platz. Zu ihm gesellen sich jetzt zwei Damen, die die frei gewordenen Plätze belegen. Das Spiel geht solange, bis alle Damen und Herren getanzt haben.

Der Abklatschtanz

Musik: Beliebige Tanzmusik.

Die einfachste Art des Partnerwechsels ist das überall bekannte Abklatschen. Die Damen erhalten die Möglichkeit, die tanzenden Paare zu trennen, indem sie einfach an das Paar herantreten und durch Klatschen zu verstehen geben („Bitte, bitte, darf ich mal mit ihm tanzen?"), daß sie nun den Tanz mit dem Herrn fortzuführen wünschen.

Magische Kreise

Musik: Tanzmusik nach Belieben.

Während eines allgemeinen Tanzes lassen wir die Musik abbrechen. Die Herren müssen sofort Kreise bilden und sich unterhaken. Wie groß der Kreis sein soll, d. h. wieviel Tänzer einen Kreis bilden sollen, ruft der Spielleiter in den Saal, z. B. Kreise zu 4, 6, 7 Tänzern, je nachdem, wie groß die Tanzgesellschaft ist. Die Damen müssen sich nun sehr rasch einen Tänzer aus diesen Kreisen wählen, indem sie ihm ihre li Hand auf die re Schulter legt. Sobald die Musik wieder einsetzt, scheiden die Tänzerinnen aus, die noch keinen Partner gefunden haben. Ebenso dürfen sich die überzähligen Tänzer nicht wieder am neuen Tanz beteiligen, d. h. diejenigen Tänzer, die in keinem der angegebenen Kreise untergekommen sind.

Das Fingerangeln

Requisiten: Eine spanische Wand bzw. eine Decke (Höhe ca. 1,80–1,90 m), die in einer Ecke des Saales an einer Leine quergespannt ist.

Musik: Beliebige Tanzmusik, am geeignetsten ist ein Walzer.

Die Herren nehmen dichtgedrängt hinter der spanischen Wand Aufstellung und halten den Zeigefinger der re Hand über diese. Die vorbeikommenden Damen angeln sich einen Finger und der daran befindliche Herr muß nun mit der Dame tanzen.

Dieses Spiel und der sich anschließende Tanz können auch getrennt werden, nur muß dann die Dame mit irgendeinem kleinen Zeichen, z. B. durch ein Schleifchen, einen Strich mit dem Lippenstift, einen Ring o. ä., den betreffenden Finger markieren. Die gekennzeichneten Herren wissen zu diesem Zeitpunkt noch nicht, mit welcher Dame sie den nächsten Tanz bestreiten „müssen".

Die Weinflaschengasse

Requisiten: 16 Weinflaschen.

Musik: Beliebige Tanzmusik.

Die Flaschen werden in 2 Reihen im Abstand von ca. 2 m aufgestellt, und die Anwesenden haben nun die Aufgabe, durch diese Reihen zu tanzen, ohne dabei die Flaschen umzureißen. Passiert einem Paar dieses Mißgeschick, so muß es ausscheiden. Nach jedem Durchgang werden die Flaschen immer etwas enger zusammengerückt. Das Siegerpaar erhält zur Erinnerung ein kleines Präsent, eine volle Flasche bietet sich an.

Rettende Kreise

Requisiten: Wandtafelkreide, Lappen, Geschenke für die Sieger.

Musik: Beliebige Tanzmusik.

Mit weißer Kreide werden Kreise im Durchmesser von ca. 40–55 cm auf die Tanzfläche gezogen und zwar 1 Kreis weniger, als sich Paare an dem Tanz beteiligen. Nun wird außerhalb dieser gekennzeichneten Flächen getanzt. Sobald die Musik abbricht, muß jedes Tanzpaar versuchen, sich in einen Kreis zu stellen. Das Paar, das keinen Kreis mehr belegen kann, scheidet aus und ein Kreis wird entfernt. Das Spiel geht so lange, bis nur noch 1 Kreis mit einem Paar übrigbleibt. Dieses Paar wird Sieger, aber schon die ausscheidenden letzten 3 Paare erhalten kleine Geschenke.

Tanzrhythmen

Requisiten: Zettel und Bleistift. Nach Möglichkeit vorbereitete Quizzettel mit 8 markierten Zeilen.

Die Kapelle spielt 8 moderne Gesellschaftstänze auf, wie z. B. Cha-Cha-Cha, langsamer Walzer, Slop, Rumba, Paso doble, Foxtrott, Tango, Twist und jeder ist nun angehalten, die gespielten Rhythmen zu benennen. Diejenigen, die alle Tänze richtig geraten haben, erhalten kleine Preise. Auch hier richtet man sich bei der Zusammenstellung der Musiken nach dem jeweiligen Publikum. Sind in der Mehrzahl ältere Paare anwesend, so sollten Walzer, Rheinländer, Polka u. ä. nicht fehlen. Das Vorstellen der 8 Musiken geschieht entweder durch Anspielen derselben oder in Form von 2 Tanzrunden, je nach dem, wieviel Zeit der Tanzleiter für dieses Spiel verwenden will.

Jägermarschformen

Der einfache Partnerwechsel im Tanz läßt sich gut aus den Jägermarschformen entwickeln, am bekanntesten ist Marschwalzer.

Aufstellung: Zu Paaren mit offener Fassung in TR.

Teil A: 8 Takte miteinander im Gehschritt vw. Die nächsten 8 Takte nehmen die inneren oder äußeren Tänzer eine Kehrtwendung und ziehen im Gegenzug, die anderen in TR weiter. Dabei wird im Takt oder synkopisch geklatscht.

Teil **B**: Nun finden sich neue Partner, die miteinander 16 Takte in TR Walzer tanzen.
Der Tanz beginnt von vorn.

Sind nun z. B. viele Jugendliche anwesend, die Walzertanzen noch nicht richtig beherrschen, so seien einige Variationen zum Partnerfinden empfohlen, die ich unter folgendem Motto anbiete:

Bar-Mixer

(Ob nun in der Milchbar oder in Mutters Küche bleibe jedermanns Phantasie überlassen.)

Aufstellung: Zu Paaren in offener Fassung in TR.
Teil **A**: Nur 8 Gehschritte vw (sehr leicht und elegant übers Parkett gleiten). Beim 8. Schritt zueinander wenden, Fassung lösen. Mit 4 Schritten auseinander tanzen, Damen nach außen, Herren rw nach innen. 4× klatschen mit stampfen am Platz, dann mit 8 Schritten rechtsschultrig streifend umeinander tanzen, ohne dabei die Richtung zu ändern (Dos à dos). Bei der Wiederholung dieses Figur weicht jeder Partner bei Schritt 7, 8 etwas nach re aus und findet einen neuen Partner, der vom Außen- bzw. Innenkreis entgegengetanzt kommt.

„Treue Liebe"
(Paare suchen sich)

Musik: Fox, Marsch oder Boogie.

Wie beim Jägermarsch wird entgegengesetzt im Kreis gezogen. Bei Musikabbruch müssen sich die Paare, die vorher zusammengehörten, ganz schnell wieder finden, beide Hände reichen und rasch niederducken. Das letzte noch aufrechte Paar wird vom Schiedsrichter herausgefischt. Es darf nun mit schiedsrichten. Das Siegerpaar wird zum Schluß besonders geehrt.

Zahlenfox oder Foxtoto

Diese Form ist besonders bei dichtgefüllter Tanzarena geeignet. Wie beim Jägermarsch oben beschrieben im Kreis herumziehen. Bei Abbruch der Musik, müssen sich schnell Gruppen entsprechend der Zahl finden, die vom Spielleiter ausgerufen wurde: z. B. 5, dann dürfen nur Gruppen mit jeweils 5 Teilnehmern im Raum stehen. Wer überzählig ist, muß ausscheiden und wird mit als Schiedsrichter eingesetzt. Dieser Spaß kann zum „Menschenraub" ausarten!
Weite Mixerformen siehe Abschnitt „Patiententänze".

Foxomobil oder Schnelle Post

Ein Tänzer fordert eine Tänzerin auf und flüstert ihr während des Tanzes ein Wort ins Ohr. Bei Abbruch der Musik trennen sich beide und fordern neue Partner auf, das Wort wird wieder weitergeflüstert, bis alle Teilnehmer auf dem Parkett tanzen. Dann stellt der Spielleiter eine so zündende Frage, daß alle spontan mit dem Flüsterwort, nun aber laut, antworten müssen.

Was bringt die Zeitung?

Aufstellung: Paarweise im Raum oder auf der Kreislinie.

Der Spielleiter verteilt an jeden Partner ein großes Zeitungsblatt und läßt es von allen gemeinsam zu einem sehr kleinen „Taschentuch" zusammenfalten. Nun tanzen alle einen möglichst raschen Tanz. Bei Abbruch der Musik müssen alle Partner sehr schnell das Blatt entfalten, auf den Fußboden legen und sich auf das Blatt des anderen Partners stellen. Wer zuletzt steht, muß ausscheiden. Man kann entweder ganze Paare oder einzelne Partner, die nicht rechtzeitig standen, ausscheiden lassen. In diesem Fall werden die Einzelpersonen zu neuen Paaren gemixt.

Besentanz

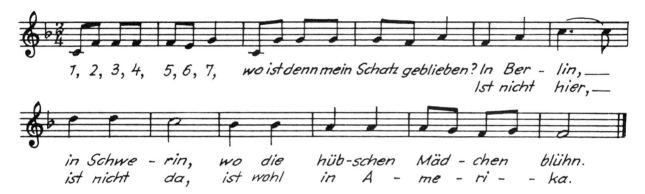

Musik: Walzer- oder Polka.

Aufstellung: 2 sich gegenüberstehende Reihen.

Schrittarten: Gehschritt.

Ausführung des Tanzes
7 Schritte singend aufeinander zu- und zurückgehen (mit Wiederholung), während eine Dame oder ein Herr mit einem Besen zwischen den Reihen auf- und abgeht. Auf den Textteil „… blühn" läßt sie oder er den Besen fallen und schnappt sich schnell einen Partner. Alle anderen müssen sich ebenfalls zu Paaren finden (möglichst nicht den Nachbarn oder das Gegenüber wählen). Ein Walzer- oder Polkarundtanz schließt sich an, den der Übriggebliebene mit dem Besen bestreitet. Der Tanz beginnt von vorn.

Wackel-Tanzspiel

Alle Teilnehmer tanzen frei im Raum nach flotter Musik. Bricht diese ab, bleibt jeder so stehen, wie und wo er gerade angekommen ist. Der Spielleiter schlägt auf einen Gong und wer gewackelt hat, scheidet aus dem Spiel aus. Er übernimmt mit die Schiedsrichterfunktion.

Steigerung:
Bei Abbruch der Musik stellt jeder eine Figur dar, ohne sich dabei zu rühren. Die Wackelfiguren scheiden wieder aus. Ähnliche Tanzspiele können selbst ausgedacht oder in Spiel- und Tanzliteratur nachgelesen werden. (vgl. Hinweise im Anhang.)

Brautwalzer

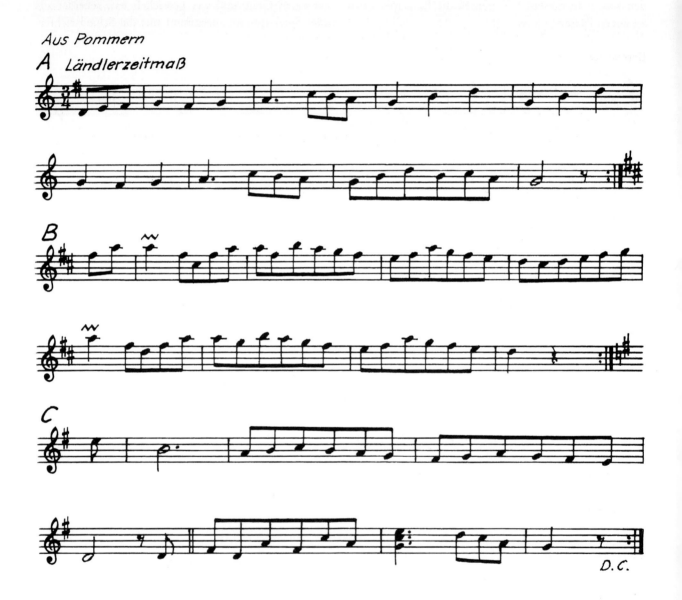

Musik: Walzer im Ländlerzeitmaß. (ME Streets of Laredo, graue Cassette, Kögler MC 3061-3.)

Aufstellung: Paarweise im Stirnkreis, durchgefaßt.

Ausführung des Tanzes

Takt
- A 1– 8: Mit 8 Dreierschritten in GTR. Tänzer sieht abwechselnd die re, dann die li Tänzerin an; Tänzerinnen erst den eigenen, dann den fremden Tänzer. Dadurch entsteht ein gleichmäßiges Kopfnicken von allen.
-    1– 8: Wiederholung in TR.
- B 9–16: Paarweise Walzerrundtanz in TR.
-    9–16: Wiederholung von Takt 9–16.
- C 17–24: Tänzer tanzen mit 4 Dreierschritten zur Mitte, dann Wendung über li. Große Verabschiedung der Partner mit Verbeugung und Begrüßung der neuen Partnerin (re in TR). Mit 4 Dreierschritten auf sie zu tanzen und in den Kreis einordnen.

Tanz beginnt von vorn.

Anliegen: Weiches ganzkörperliches Bewegen bei den Dreierschritten.

Cha-Polka

Musik: Polka oder andere Musik im 4/4-Takt. Rheinländerzeitmaß ♩ = 152. (ME Streets of Laredo, graue Cassette, Kögler MC 3061-3.)

Aufstellung: In Reihen hintereinander (nicht zu lang), frei im Raum verteilt. Die re Hand wird auf die li Schulter des Vordermannes gelegt, die li eingestützt.

Schrittarten: Wechselschritt, Lauf- oder Hüpfschritt, Kick.

Charakteristik der Bewegung: Mittelmäßiges bis lebhaftes Tempo.

Ausführung des Tanzes

Alle tanzen 1 Wechselschritt schräg nach re vor und stippen 2× den li Unterschenkel über das re Bein (Kommando: re und re, Kick und Kick). Die gleiche Schrittfolge nach li.

Re Bein wird zur Seite gestellt und der li Unterschenkel 1× darüber gestippt. Die gleiche Schrittfolge nach li.

Danach folgen alle mit 3 Lauf- oder Hüpfschritten ihrem Anführer der Reihe, der jeweils geschickt seine Gruppe an den anderen Reihen vorbei führen muß.

Der Tanz wird mit oben beschriebenen Schrittmotiven am Platz fortgeführt und so oft im Ganzen wiederholt, wie es die Musik hergibt.

Erlebte Wirkung: Das Ganze ist ein großer Spaß.

Jägermarsch

(Marschwalzer, auch Dielenkracher genannt)

Musik: 4/4- und 3/4-Takt. Es eignet sich jeder Stimmungsmarsch und -walzer. (ME rote Cassette, Kögler MC 3061-1.)

Aufstellung: Beliebig viele Paare in offener Fassung auf der Kreislinie in TR.

Schrittarten: Gehschritt, Walzerschritt.

Charakteristik der Bewegung: Flottes Marschieren wechselt mit schwungvollen Walzerdrehungen.

Ausführung des Tanzes
Takt
1– 8: Die Paare gehen in TR auf der Kreislinie vw.
1– 8: Er geht, im Rhythmus klatschend, in TR weiter, Sie macht Wendung über li und marschiert in GTR.
9–16: Mit Beginn des Walzers sucht sich jeder schnell einen Partner und alle tanzen in gewöhnlicher Fassung Walzerrundtanz auf der Kreislinie in TR.
9–16: Wiederholung von Takt 9–16.

Anliegen: Schnelles Reagieren auf den Wechsel der Tanzart.

Beabsichtigte Wirkung: Ein besonderer Effekt wird erreicht, wenn es die Kapelle versteht, durch unregelmäßiges Spielen der musikalischen Phrasen, die Teilnehmer so durcheinander zu bringen, daß diese nicht den möglicherweise erwarteten Partner erreichen.

Methodischer Hinweis: Der Tanzleiter kann auch so verfahren, daß er von Anfang an alle Partner in entgegengesetzter Richtung aufstellen läßt. Dann entfällt die Kehrtwendung. Zu allem Überdruß kann der Tanzleiter auch in der Hocke oder auf einem Bein hüpfen lassen. Dem Einfallsreichtum an Schnick-Schnack sind kaum Grenzen gesetzt.

Wiedererweckung zum Leben
(Totentanz)

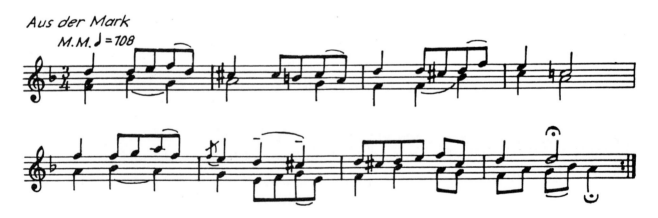

Musik: ¾-Takt. (ME weiße Cassette, Kögler MC 3061-6.)

Aufstellung: Paarweise im geschlossenen Stirnkreis. Ein oder mehrere Herren in der Mitte.

Schrittarten: Gestampfter Dreierschritt oder Wechselschritt, Walzerrundtanz.

Charakteristik der Bewegung: Durch das kraftvolle Stampfen sollen die im Kreis stehenden (als Tote) aus dem Winterschlaf geweckt werden.

Ausführung des Tanzes
Takt
1–8: Der Kreis bewegt sich mit Dreierschritten nach li (mitsonnen)
1–8: Wie Takt 1–8, aber nach re (gegensonnen).
1–8: Alle verweilen am Ort. Eine oder mehrere Damen, (der Anzahl der Herren im Kreis entsprechend), tanzen mit Dreierschritten auf diese Herren zu und geben ihnen einen Kuß. Dabei dürfen sich diese nicht rühren und keine Miene verziehen.
1–8: Walzerrundtanz auf der Kreislinie in TR, (auch die Paare aus der Mitte). Der oder die überzähligen Herren gehen in die Mitte als „Tote", und der Tanz beginnt von vorn.

Anliegen: Entwickeln von tänzerischen Improvisationen im Spiel, angeregt durch die Dynamik der Musik. Kennenlernen eines alten Symboles, des „Winterschlaf Erweckens", als Frühlingsbrauch.

Kikeriki

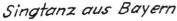

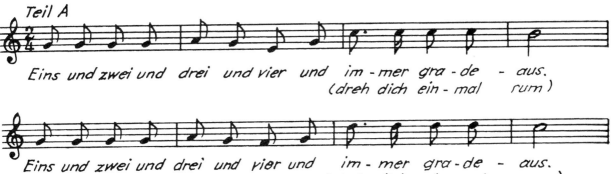

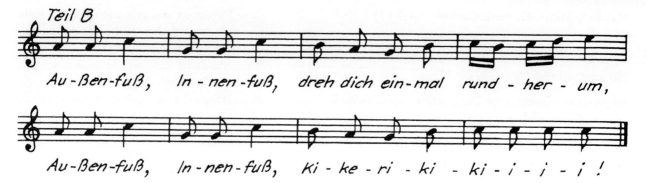

Au-ßen-fuß, In-nen-fuß, dreh dich ein-mal rund-her-um,
Au-ßen-fuß, In-nen-fuß, Ki-ke-ri-ki-ki-i-i-i!

Musik: ²/₄-Takt. (ME rote Cassette, Kögler MC 3061-1.)

Aufstellung: Beliebig viele Paare in gewöhnlicher Fassung auf der Kreislinie, beide Partner etwas Front in TR.

Schrittarten: Gehschritt, Zweischrittdreher, Tap.

Charakteristik der Bewegung: Flotte Gehschritte wechseln mit schwungvollen Dreierschritten ab.

Ausführung des Tanzes
Takt
 1– 2: 4 Gehschritte, Außenfuß beginnt, in TR.
 3– 4: Zweischrittdreher am Platz (je nach Temperament und Können 1 oder 2 ganze Drehungen).
 5– 8: Wie zuvor Takt 1–4.
    9: Außenfuß Tap vw in TR und zurückstellen.
   10: Innenfuß Tap vw in TR und zurückstellen.
11–12: Zweierschrittdreher am Platz.
13–16: Wie zuvor Takt 9–12.
       Die Tanzfolge wird beliebig oft wiederholt.

Anliegen: Spezielle Fußführung beim Tap, Körperbeherrschung beim Dreher.

Erlebte Wirkung: Die wechselnden Tanzformen schaffen eine gemütliche Atmosphäre, wobei die Dreherschritte herausfordern, mit größerem Schwung möglichst 2 ganze Drehungen zu schaffen.

Hier sind wir

(Hier 's ek weer)
Überlieferung: Flandern
(besonders für jung Gebliebene geeignet)

Musik: ⁴/₄-Takt im Marschtempo. (ME weiße Cassette, Kögler MC 3061-6.)

Aufstellung: Zu Paaren in GÜST auf der Kreislinie, Er mit dem Rücken zur Kreismitte.

Schrittarten: Gehschritt, Swingschritt (amerik.), Stampfschritt.

Charakteristik der Bewegung: Sehr ruhig, gemütliches Marschtempo.

Ausführung des Tanzes
Vorspiel abwarten, dabei Begrüßung und ¼ Drehung aller nach li.

1. Durchspiel
Takt

A   1–4: Alle tanzen mit 16 gemütlichen Gehschritten auf der Kreislinie entlang, Er in, Sie gegen TR.

Wdhg. 1–4: ½ Drehung von allen über re und 3× mit kleinen Schritten aufstampfen, dann mit 13 Schritten zurück zum eigenen Partner gehen. Die Damen nehmen schnell eine ½ Drehung über li. (Das Aufstampfen kann auch entfallen.)

B   1: 4 Gehschritte vw in TR nebeneinander. Beim 1. Schritt wird gleichzeitig 1× in die Hände in Außenschulterhöhe geklatscht und beim 2. Schritt 1× in die Hände des Partners. Bei Schritt 3 und 4 wie bei Schritt 1 und 2 verfahren.

       2: 4 Gehschritte vw in TR und gleichzeitig 5× schnell vor der Außenschulter in die Hände klatschen.

       3–4: Gewöhnliche Fassung nehmen und mit 8 Gehschritten oder Swing am Platz rundherum tanzen.

       1–4: Wiederholung Teil B Takt 1–4.

2., 3. und 4. Durchspiel

Bei Wiederholung Takt 1–4 Partnerwechsel wie folgt: Beim Zurückkommen von der Promenade nickt jeder seinem ersten Partner freundlich zu, geht aber bis zum nächstfolgenden entgegenkommenden Partner weiter, mit dem nun Teil B getanzt wird. Beim 3. Durchspiel geht jeder zum dritten entgegenkommenden Partner weiter, tanzt mit diesem Teil B, und im 4. Durchspiel muß sich jeder beeilen, um zum Schluß von Takt 4 den 4. entgegenkommenden Partner zu erwischen, um mit diesem den B-Abschluß zu tanzen.

Anliegen: Bewußter aufrechter Gang; Neigung des Oberkörpers zu beiden Seiten; Klatschrhythmen der Hände.

Erlebte Wirkung: Gemütliches Schlendern, Spaß am Finden des 2., 3., 4. Partners.

Methodischer Hinweis: – Rechtzeitiges Zurufen vor dem Wenden, um zum Partner zurückzugehen. – Das Treffen der nächsten Partner bei den folgenden Durchspielen etwas anfeuern, um ein rechtzeitiges Zusammentreffen zu unterstützen. – Als Swingform kann die amerikanische gewählt werden.

Alle hier beschriebenen Spielformen sind nach mündlicher Überlieferung aufgezeichnet von Christel Ulbrich.

Allerlei Gags

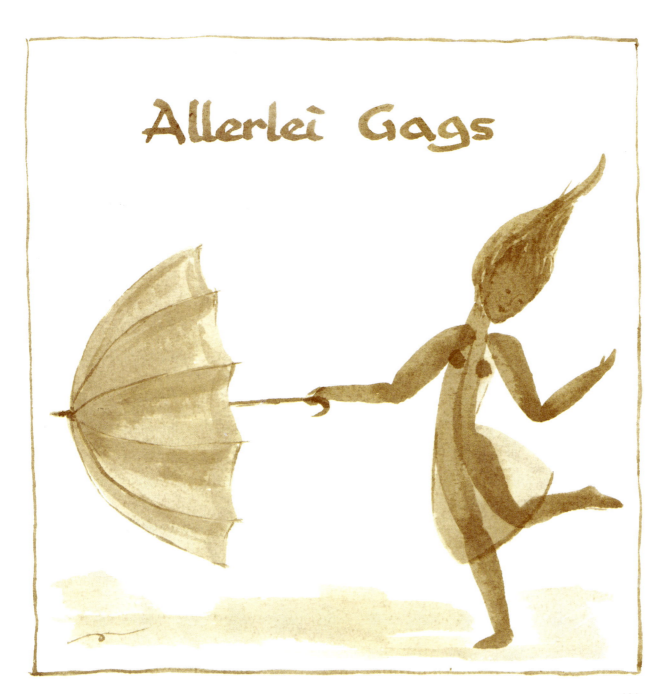

Ulkiges im Tanz demonstrieren

Adamsgag

Musik: Beatrhythmus.

Aufstellung: Zu Paaren in GÜST auf der Kreislinie, er Rücken zur Mitte.

Schrittarten: Rhythmisch betonter Gehschritt.

Ausführung des Tanzes

A: Beide re Arme hochheben, dann den li. Erst klappt der re Unterarm auf den li Oberarm, dann der li Unterarm auf den re Oberarm. Mit dieser Armhalte über Kreuz wird schnell in Oberkörperhöhe gedreht. Dann je 1 Schlag auf Ober- und Unterschenkel, der Körper kann sich dabei bis in die Hocke senken.

B: Die Partner umtanzen sich mit Dos à dos re schultrig streifend am Partner vorbei, an der li Seite rw zurück und 1 Schritt nach re zum nächsten Partner. Dabei Beine rhythmisch nach hinten anheben.

Teile A + B = 8 Zz. Mit Teil A beginnt der Tanz von vorn.

Anliegen: Rhythmische ganzkörperliche Lockerung; Arm-, Schultergürtel- und Beckenübung; rhythmische Fuß- und Beinarbeit.

Erlebte Wirkung: Im Titel „Gag" liegt schon der Spaß, den der flotte Tanz auslöst.

Methodischer Hinweis: Der gesamte Tanzablauf kann anschließend im doppelt schnellen Tempo angesetzt werden. Dann entfallen im B Teil die rhythmisch akzentuierten Schritte im langsamen Tempo. Statt dieser werden leichte Laufschritte getanzt.

Tanzweise: Adam Müller

London- oder Lambeth-Walk

Musik: ¼-Takt. (ME Kentucky Home, graue Cassette, Kögler MC 3061-3.)

Aufstellung: Paarweise auf der Kreislinie, Er Blick in TR, Sie Blick in GTR. Die re Arme sind eingehakt.

Schrittarten: Gehschritt.

Ausführung des Tanzes
Schritt

1– 4: 4 lässige Gehschritte, beide li beginnend, in TR, Er geht vw, Sie rw.

5– 8: 4 lässige Gehschritte gegen TR, Er rw, Sie vw.

9–12: 4 Gehschritte 1× umeinander herum, ohne die Fassung zu lösen (beide gehen vw). Nach dem Umgang zueinanderwenden und etwas in die Knie gehen.

13–15: Knieschlag:

13 mit der re Hand auf den li Oberschenkel schlagen,
mit der li auf den re Oberschenkel,
mit der re auf den re Oberschenkel,

14 mit der li auf den re Oberschenkel
mit der re auf den li Oberschenkel.

15 Eigene Hände 1× vor dem Körper zusammenklatschen,

16: Partnerwechsel, dabei mit dem re Daumen über die re Schulter zeigen, mit einem Pfiff oder „Hei"-Ruf, gleichzeitig mit 1 großem

Schritt (re Fuß) dem neuen Partner entgegengehen (Er in TR, Sie in GTR).
Den neuen Partner sofort wieder einhaken und den Tanz von vorne beginnen.

Anliegen: Lockerung der Hüften; Beugung des Rückens; Beweglichkeit der Hände.

Erlebte Wirkung: Die reizvolle Art, im Schlenderschritt mit dem Partner zu promenieren, führt sehr rasch zu einer heiteren Stimmung und wird bei dem Klatschmotiv und „Daumenzeigen über die Schulter" noch gesteigert.

Tanzform: mündlich überliefert, aufgezeichnet von Christel Ulbrich

Musik: (ME Walking and Whistrling, graue Cassette, Kögler MC 3061-3.)

Aufstellung: Frei im Raum verteilt.

Schrittarten: Gehschritt.

Charakteristik der Bewegung: Dem Text entsprechend werden die Bewegungen durch Mimik und Gestik gestaltet.

Ausführung des Tanzes

4× die Hände hin- und herdrehen, dabei Arme nach oben, unten oder seitwärts strecken.
Wiederholung mit Variationen, dabei im Saal umhergehen und einem Partner etwas vorstöhnen.

„Hier tut's weh und da tut's weh ..."
Dabei mit der re Hand nach der li Schulter und mit der li nach der re Schulter fassen.

„... dem tut's weh und der tut's weh ..."

Wo tut's weh?

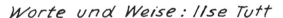

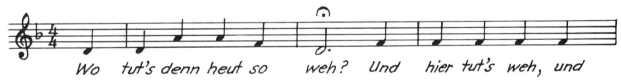

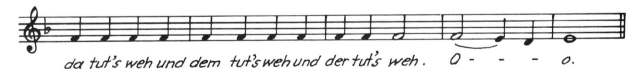

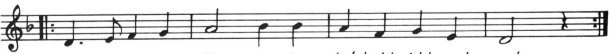

Re Hand über li Schulter und li Hand über re Schulter auf's Schulterblatt legen, dann
re Ellenbogen an's li Knie und li Ellenbogen an's re Knie bringen, dabei Rücken beugen.
Re Hand auf den gestreckten Rücken legen, langsam oder impulsiv aufrichten und sofort wieder vom Oberkörper aus nach unten entspannt in sich zusammenfallen. Dabei ein stöhnendes „o o o h" von sich geben.
Der Tanz beginnt von vorn.

Anliegen: Ganzkörperliches Durchtrainieren und Lockern.

Erlebte Wirkung: Allgemeine Heiterkeit infolge pantomimischer Übertreibungen.

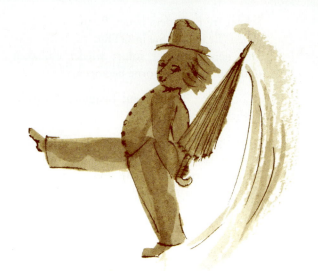

---

vergl. Tutt, Ilse: Tänze im Sitzen. Koblenz 1981, S. 37

Laßt Schirme tanzen

Musik: Je nach Absicht: Für's Improvisieren wird keine Musik verwendet, es sei denn, ein begabter Repetitor steht zur Verfügung. Für eine festgelegte Form eignen sich Charleston- oder Beatrhythmen.

Requisit: Jeder Teilnehmer benötigt 1 Schirm: große, runde, wie ein Tonnengewölbe, kleine Miniknirpse, altmodische Sonnenschirme mit Spitzenbesatz, Babyschirme von Kinderwagen, bunte, einfarbige u. a. m.

Ausführung:
Zur Musik werden zunächst verschiedene Ausdrucksvarianten erprobt:
1. Mein Schirm und ich:
– mit nicht aufgespannten Schirm: ihn tragen, schlenkern, untern Arm klemmen; Nervosität, Unruhe oder Langeweile demonstrieren.

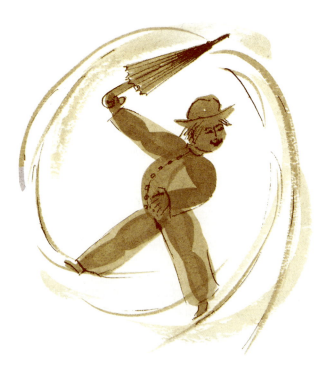

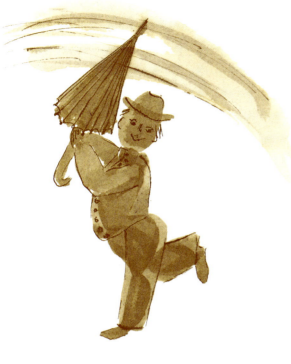

– mit aufgespanntem Schirm: kokett, unruhig, wartend, bergend, verbergend (tarnend), prüfend (regnet es oder regnet es nicht); defekter Schirm und die Reaktion darauf (bei aufkommendem Regen, Gewitter – Spannungszunahme im Verhalten); Enttäuschung bei Rendezvous, freudige Überraschung bei erwarteter und unerwarteter Begegnung; flanieren usw.

2. Mein Schirm, mein Partner und ich:
– zu zweit im Regen schleichen, über Pfützen steigen, aneinanderkuscheln; Sympathie oder Antipathie demonstrieren.

3. Tanz mit Schirmen nach den genannten Vorübungen entwickeln:
– als Spiel mit der Form ‚Schirm'；
– nach einer Thematik von den Varianten unter Punkt 1 und 2;
– Anwendung von choreografischen Elementen; Einsatz von Gruppe und Solisten (z. B. Einzug diagonal hintereinander oder von verschiedenen Seiten – Aufstellung – Nutzung der Gasse für solistische Möglichkeiten, auf der Kreislinie, nur Beziehung zum eigenen Schirm, ihn verlieren, wiederfinden u. a. m.).

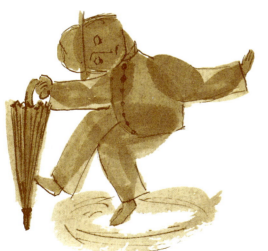

4. Puppenspiel mit aufgespannten Schirmen:
2 Teilnehmer halten eine Decke. Verschiedene Schirme stellen ein flanierendes Liebespaar dar, eine keifende Alte, erzürnt streitende und fröhliche Typen u. a. m.
Und nun macht etwas daraus!
Denn es kann ein Gewinn für folgende Fähigkeiten entwickelt werden: Aussagekräftiges Darstellungsvermögen, Phantasie, Geschicklichkeit, musikalische Anpassungsfähigkeit, soziale Kontaktaufnahme und Körperbewußtsein, Vorstellungs- und Beobachtungsvermögen sowie Assoziationsfähigkeit, Mut zum Gag u. a. m.

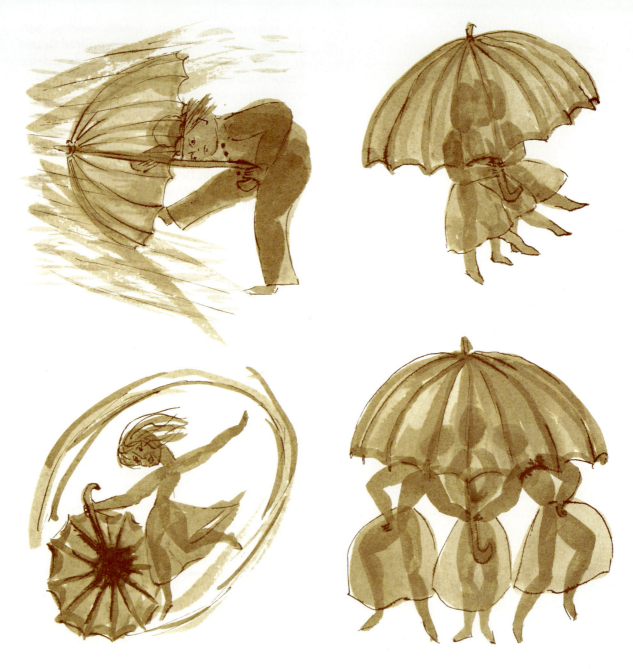

Anliegen: Lockeres teil- und ganzkörperliches Bewegen, bewußtes Einsetzen der Gestik und des Mienenspiels; dynamisches Schöpferisch-Sein entwickeln usw.

Erlebte Wirkung: Gestalten mit viel Spaß und Nutzen der Möglichkeit für befreiendes Lachen; Erkennen der Komik erlebter und noch zu erwartender Situationen.

Wo bleibt sie nur …? (die Straßenbahn)
– Man friert sich halb zu Tode –

Musik: Charleston-Rhythmus.

Aufstellung: Frei im Raum, zu Reihen, in Gruppen, zu Paaren oder zu dritt auf der Kreislinie.

Charakteristik der Bewegungen: Bizarr.

Ausführung des Tanzes
– Straßenbahnverspätung bei –20 °C –.
In Erinnerung an unerfreuliche Situationen wird ein recht heiteres Spiel improvisiert: Zunächst stummes Stehen, auf die Uhr sehen, hin- und hergehen, ungeduldiges Kopf-, dann Schultergürtel- und Oberkörperdrehen. Imaginäre Gepäckstücke vor, rück, dann vor den Körper führen, in die Luft gestikulieren, absetzen, Hände aneinanderschlagen, Arme lose um den Körper schlenkern.
Jeder spielt nach eigener Phantasie diese Situation aus und animiert die anderen zur Steigerung der grotesken Bewegungen. Endlich! *Sie* naht … hoffnungsvolles Klingeln … Gepäck aufnehmen … gespanntes letztes Warten … einsteigen … freundlich aufatmendes Grüßen … by-by.

Anliegen: Motivation für freie Arm- und Beinbewegungen.

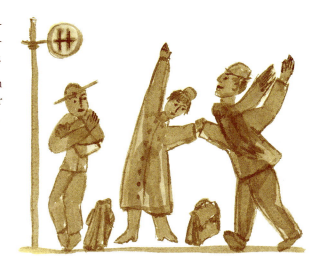

Erlebte Wirkung: Es kann sich ein toller Spaß im Spiel entwickeln.

Methodischer Hinweis: Ähnliche situative Motive lassen sich auf humorvolle Weise mit tänzerischen Mitteln gestalten.

Schüttelfrost
(Blocktanz)

Musik: Flotte Beat-Rhythmen.

Aufstellung: Im Block zu Reihen hintereinander oder auf Lücke, Gesicht nach vorn in Richtung des „Ansagers".

Schrittarten: Gehschritt mit Kick.

Charakteristik der Bewegung: Flott und bizarr.

Ausführung des Tanzes
Je nach Musik die Tanzformen den musikalischen Phrasierungen anpassen.
1. Am Platz. Re Schulter nach vorn schütteln, Arm hängt dabei lose herab, li Schulter ebenso.
2. Wiederholung des Ganzen nach rück.
3. Oberarme vorstrecken, re Unterarm schütteln, Hand hängt lose herab, li ebenso.
4. Unterarme lose drehen, 4× über außen und 4× über innen.
5. Wie 1. mit Einsatz der Stimme, Zähneklappern und „hubababa..." jammern.
6. Unterarme steif halten, nur die Hände vom Gelenk aus im Wechsel drehen, erst re, dann li Hand.
7. Hände 4× über außen und 4× über innen drehen.
8. Beine vom Knie aus schütteln, d. h. re Bein anheben, Oberschenkel waagerecht halten, Fuß hängt lose herab, dann Unterschenkel vom Knie aus schütteln. Mit dem li Bein dann ebenso.
9. Unterschenkel schleudern, 4× nach außen und 4× nach innen.
10. Vorwärtsbewegung im Block:
    Re Bein vorsetzen, li 1× Kick nach vorn,
    li Bein vorsetzen, re Bein 1× Kick nach vorn.
    Wiederholung des Motivs.
11. Am Platz: Knie schlottern, beide Hände über Kreuz auf je 1 Knie legen und Knie schlotternd auseinander und zusammenführen. Dabei den gesamten Körper, auch den Kopf unter Stimmeinsatz schütteln.
12. In Vorwärtsbewegung: Re Bein vorsetzen, li Unterschenkel Kick vor, li Bein aufsetzen, re Unterschenkel Kick vor, re Bein 1× fest aufsetzen, li Bein unbelastet heranführen, li Bein 1× fest aufsetzen, dabei 1 Vierteldrehung über re und re Bein unbelastet heranführen.

Dieses Motiv läßt sich auf 8 Zählzeiten durchführen.

Anliegen: Lockerung des gesamten Körpers.

Erlebte Wirkung: Der Einsatz der Stimmlaute erfordert Mut. Meist reißt ein Animator die gesamte Gruppe mit, später wollen sich dann einige Teilnehmer gegenseitig im Engagement übertreffen. Der ganze Blocktanz führt zu großer Erheiterung und der Erfindungsgeist kennt keine Grenzen.

Methodischer Hinweis: Je nach Musikteilen werden die Bewegungsmotive zusammengestellt, gekürzt oder ergänzt.

Idee dieser Bewegungsstudien und Aufzeichnung von Christel Ulbrich

Sitztänze

Wie bitte?
– Im Sitzen tanzen?

*Sitztänze ohne Requisiten

Was bringt die Zeitung?

Musik: Sing-Song zur Melodie „Auf der Schwäbschen Eisenbahne". Es kann auch eine andere Musik unterlegt werden, die sich dem Rhythmus der Reime anpaßt; dann wird das Spiel zum „Melodrama" mit Sprechreimen und Bewegungen erkoren.

Spielregel: Alle Beteiligten sitzen im Stuhlkreis. Der Spielleiter sagt den Text an, und animiert eventuell die Teilnehmer zu neuen Bewegungseinfällen.

Ausführung des Tanzes

Text	Tanzbewegungen
Schlagzeilen	In Oberkörpernähe Handflächen aneinanderlegen und Arme re und li auseinander ziehen und wieder zusammenbringen...
Kleine Überschriften	Gleiche Bewegungen, nur entsprechend kleiner.
Wo soll man nur verweilen?	Kopf rundumkreisen (imaginäres Zeitungslesen).
Sensation aus aller Welt	Arme re und li im Wechsel hochstrecken und senken.
Banküberfall	Hände raffen, Finger spreizen und wieder zur Faust schließen.
Konzert/Kunstausstellung/Malerei/Theater	Improvisiertes Geigespielen (oder andere Instrumente); Mustern einer Statue durch Kopfaufrichten und -senken; beide Arme im großen Bogen malen lassen.
Sport, Gesang auch Tanz dabei? Alles steht im Interesse einer guten Tagespresse!	Füße treten im Wechsel re und li auf dem Boden auf. Hände metrisch klatschen.
Refrain: Rulla, rulla, rullala...	Re Hand klappt auf li Handrücken, im Wechsel (oder auf Knie, Oberschenkel, Schulter).

Erlebte Wirkung: Auch ein Spiel-Spaß, der gern aufgenommen wird.

Anliegen: Kopf, Schulter, Arme, Hände, Beine, Füße in Aktion bringen.

Methodischer Hinweis: Als musikalische Untermalung kann ein Slowfox ausgewählt werden, bspw. zu einem pantomimisch-gestischen Spiel, das dem Thema entspricht. Dann kann der Spieltext entfallen.

Idee und Bewegungsform: Christel Ulbrich

Besuch mit Stadtklatsch

Musik: Im Charakter eines langsamen Foxtrotts (Marsch) oder nach der Melodie „Auf der Festung Königstein" einrichten.

Spielregel: Alle Beteiligten sitzen im Stuhlkreis, jeweils zwei Partner nebeneinander. Der Spielführer oder ein Teilnehmer sagt den Text an, zu dessen Inhalt die Bewegungen ausgeführt werden.

Ausführung des Tanzes

Text	Tanzbewegungen
Hereinspaziert,	Re Arm gestreckt etwas dia

hereinspaziert!	nach vorn führen; Handfläche zeigt nach oben.
Seien Sie willkommen!	Das Gleiche mit dem li Arm.
	Beide Arme mit grüßender Geste vorstrecken.
Hereinspaziert, hereinspaziert, bitte Platz genommen!	Wie oben mit re Arm, wie oben mit li Arm, wie oben mit beiden Armen.
Was gibt es Neues in der Stadt?	Oberkörper nach re vorbeugen.
Papperlapapp, lappap, lappap,	Oberkörper nach li vorbeugen.
das für uns Bedeutung hat?	Wie eben nach re,
Papperlappap, lappap, lappap!	wie eben nach li.
Wußten Sie schon? Wußten Sie schon?	Sich zum Partner neigen, dasselbe zum anderen Nachbarn.
Schulzes haben	Neigung wieder zum Partner,
Telefon!	Neigung zum anderen Nachbarn.
Und Familie van der Ohlen ist der Briefkasten gestohlen	Zum Partner Hände nach oben strecken, zum anderen Nachbarn ebenso.
Das ist alles, was geschehn,	Metrisch 4× auf die Schenkel schlagen
darum Schluß,	2× in die eigenen Hände klatschen und
auf Wiedersehen!	2× in die Hände des Partners.
„Und wenn Sie wieder gehn, dann ist es auch ganz schön".	Füße treten metrisch dazu.
	(W. Busch)

Erlebte Wirkung: Spaß am Stadtklatsch-Reim zu einfachen Körperrhythmen.

Anliegen: Einfache Bewegungen für Oberkörper, Schultern, Arme und Beine.

Idee und Bewegungsform: Christel Ulbrich

Fox-Trottel

Musik: Es muß natürlich ein echter Foxtrott dazu aufgespielt oder aufgelegt werden.

Spielregel: Alle Beteiligten sitzen im Stuhlkreis. Der Spielführer oder ein Teilnehmer trägt im gewandtem „Pathos" den Text vor, den alle nachsprechen. Es sollte aber kein Lernprozeß aufgebürdet werden. Ausreichend ist, wenn nur bruchstückweise zu den Bewegungen mitgesprochen wird.

Ausführung des Tanzes

Text	Tanzbewegungen
Her Fox, der trottet hin und her	Oberkörper lässig schwenken, Arme hängen lasch herunter.
Das Gehen fällt ihm gar zu schwer.	Beine im Wechsel schwer anheben.
Doch heute hat die Haltung Glanz, weil er geladen ist zum Tanz.	Oberkörper richtet sich gerade auf … …
Gestärkt ist er, wie neu gebor'n, hat sich dem Tanze nun verschwor'n.	Arme nach oben führen, Finger spreizen, Handfassung nach li und nach re, Arme auf- und niederschwingen.
Wie weggeblasen ist der	Fassung lösen, verwundert

Schmerz.	auf die Knie, Unterschenkel und Hüfte zeigen, pustende Bewegung = Wegschnipsen!
Tanz macht gesund,	Unterarme, die Handflächen nach oben zeigend, etwas schräg nach rechts führen,
frohlockt sein Herz!	mit beiden Händen an die Herzgegend klopfen.

Anliegen: Dieser Spielspaß steckt an, die verschiedensten Körperhaltungen im raschen Wechsel einzunehmen. Außerdem verlockt der „inhaltsreiche Sinn" zum pantomimischen Gestalten, vor allem für den Vortragenden oder auch für sich fortbewegende Teilnehmer, soweit sie in der Lage sind, selbständig herumzugehen.

Methodischer Hinweis: Dieser Text geht genau nach den Phrasen der Melodieabschnitte auf, die Reime müssen dem Rhythmus angepaßt werden. „Frohlockt sein Herz" steht im Nachklang der letzten Takte, danach sofort wieder mit „Herr Fox…" einsetzen. Auf diese Weise ergeben sich 3 in der Intensität der Bewegungen sich steigernde Durchspiele mit einem „Nachklang", zu dem gesprochen werden kann: „Herrn Fox, dem fällt das Gehen … nicht mehr schwer".

Idee und Bewegungsform: Christel Ulbrich

Charleston auf Stühlen

Musik: Titel „Wenn die Elisabeth…"

Spielregel: Alle Beteiligten sitzen im Stuhlkreis. Die Stühle stehen im Abstand so voneinander, daß drum herum getanzt werden kann.

Ausführung des Tanzes

Text	Tanzbewegungen
Wenn die Elisabeth, nicht so schöne Beine hätt…	Jeweils im Wechsel die re und li Ferse vom Ballen aus nach außen und innen drehen.
Doch da sie Beine hat, tadellos und kerzengrad…	Beide Fersen nach außen und nach innen drehen.

Bei der Wiederholung des Singtextes jeweils die re und li Schulter bzw., der Fußbewegung entsprechend, beide Schultern nach vor und zurück nehmen. (Wer kann re Ferse und li Schulter gleichzeitig bewegen?)

Das kann man ja verstehen	Mit re Arm (Handfläche oben) über vorn, nach seit einen kleinen Bogen führen,
beim Drehen, beim Stehen, da kann man nichts mehr sehen	dasselbe mit dem li Arm, nun mit beiden Armen.
und niemand weiß Bescheid.	Beide Hände umeinanderklappen und nach oben führen. Gestik „Oh, weh!"
Ja, wenn die Elisabeth…	Wieder von vorn.

Anliegen: Gutes Fußtraining; Lockerung des Schultergürtels.

Erlebte Wirkung: Ein rechter Charlestongag im Sitzen, der auch im Stehen ausgeführt werden kann: In diesem Fall werden die Hände auf die Lehne des Stuhles, hinter dem man steht, gestützt. Die Fußbewegungen werden, wie beschrieben, durchgeführt. Als Variante wird um den Stuhl im Charlestonschritt oder nur im angedeuteten Genre von *den* Teilnehmern getanzt, deren Fortbewegung nicht zu mühevoll ist.

Idee und Bewegungsform: Christel Ulbrich

Polka tanzen ist mein Leben

Musik: Es eignet sich jede beliebige Polka ohne Gesang.

Spielregel: Alle Teilnehmer sitzen im Stuhlkreis, zu zweit abgezählt, nebeneinander. Geht die Paarzahl nicht auf, wird Kontakt zu dritt oder zum Spielleiter aufgenommen. Zunächst wird die Polka, dann der Singtext für diesen Tanz angehört und versucht, ihn auf die Musik zu singen. Die Entstehung der Polka wird geschichtlich erklärt. Der Spielführer tanzt allein oder mit einem Partner die Polka vor. Dann wird der Schritt im Sitzen im Zeitlupentempo gelehrt. Danach erst kann der Tanz der Polka beginnen.

Ausführung des Tanzes

Text	Takt	Zz

1. Durchspiel

A

Text	Takt	Zz
Polka	1: Re Fuß zur Seite nach re setzen, li Fuß heranziehen,	1 2
tanzen	re Fuß zur Seite nach re setzen, li Bein etwas hochziehen.	3 4
ist mein Leben	2: Wie Takt 1, aber nach li.	
Polka tanzen, das ist schön.	3: Wie Takt 1. 4: Wie Takt 2.	
Hei, es wird nichts Schönres geben, wenn ich kann die Polka drehn.	5: 6–7: Wie Takt 1–4. 8:	

B Auf Singtext „Trallala la…" wird die Melodie wiederholt. Während dieser 8 Takte wenden sich die Partner einander zu und klatschen wie folgt:

Tralla,	1: Re Hand 1× an die re Hand des Partners schlagen,
lala,	2: dasselbe 1× mit der li Hand.
lalla, lalla, la.	3–4: Beide Handflächen 3× aneinanderschlagen, metrisch oder mit rhythmischen Elementen.

Wiederholung der 4 Takte und Bewegungen.

2. Durchspiel

A wie A im 1. Durchspiel	Polkaschritt mit Füßen.
B Variante Trallala…	1: Mit beiden Händen 1× auf die Oberschenkel schlagen und
	2: 1× in die eigenen Hände klatschen
	3–4: 2× mit den Fingern nach oben schnipsen.

3. Durchspiel

A wie A im 1. Durchspiel	Polkaschritt mit Füßen.
B Variante	1–2: Wie Takt 1–2 im 2. Durchspiel.
	3–4: 2× dem Nachbarn re und li auf die Schulter schlagen.

4. Durchspiel

Aufstellung: Je 2 Partner wenden sich mit ihren Stühlen zueinander und reichen sich beide Hände.

A Variante	1–8: Polkaschritt im Sitzen, Arme und Oberkörper werden mitgeführt. Fassung lösen.
B Variante	1–8: Wie B im 1. Durchspiel Takt 1–8.

Anliegen: Gutes Fuß- und Beintraining; Einbeziehung der Arme; Hände – und der guten Laune!

Erlebte Wirkung: Polka mit der echten Schrittfolge, ohne Runddrehung am Platz mitzutanzen, bringt genau die lebhafte Stimmung mit sich, wie sonst von wilden Polkatanzenden im Saal.

Methodischer Hinweis: Dieser Volkstanz wird im Original zu Paaren in offener Fassung mit Vor- und Rückschwingen der Arme im Polkaschritt vw getanzt. Bei Takt 1 Teil B nehmen die Paare gewöhnliche Tanzfassung ein und tanzen auf den Textteil: „Trallala …" Polkarund.

Bewegungsform: Christel Ulbrich, Melodie und Text überliefert

Boogie im Sitzen

Musik: Boogie (langsamer Foxtrott).

Spielregel: Alle Teilnehmer sitzen im dichten Stuhlkreis (mit Tuchfühlung). Der Spielleiter zeigt alle stark rhythmischen Bewegungen nacheinander vor, d. h. er beginnt mit der 1. und nimmt die 2. hinzu. Er fängt wieder mit der 1. und der 2. an und nimmt die 3. dazu usw. Die Bewegungen nehmen die Beteiligten in dieser Staffelung mit auf, bis alle 9 Elemente des Tanzes nacheinander beherrscht werden.

Ausführung des Tanzes
Tanzrhythmus:
1. Mit beiden Händen 2× auf die Oberschenkel schlagen.
2. 2× in die Hände klatschen.
3. Re Hand 2× über die li Hand bewegen und li Hand 2× über die re.
4. Re Hand 2× unter den li Ellenbogen führen und li Hand 2× unter den re Ellenbogen.
5. Mit beiden Händen sehr schnell 2× akzentuiert zur Seite nach re unten stippen, Oberkörper federnd mitnehmen und 2× ebenso zur li Seite. Motiv wiederholen.
6. „Antenne, Antenne": Re Hand gespreizt mit flatternder Bewegung an die re Schläfe mit dem Daumen ansetzen, mit der li Hand ebenso an die li Schläfe. „Antennenmotiv" wiederholen.
7. „Nasen-Ohren-Trick". Im verlangsamten Tempo fassen li Daumen und li Zeigefinger ans re Ohrläppchen und gleichzeitig die gleichen Finger der re Hand an die Nasenspitze. Erst je 1×, danach im raschen Wechsel. Motiv insgesamt 4×.
8. „Schlag zum Nachbarn". Mit beiden Händen 2× auf die eigenen Oberschenkel schlagen, 2× auf die des re Nachbarn, wieder 2× auf die eigenen und 2× auf die des li Nachbarn. Motiv 4×, je nach Musiklänge.
9. Im doppelt verlangsamten Tempo einmal das re Bein vorstrecken, Hacke aufsetzen und wieder heranführen, mit dem li Bein ebenso. Im Anschluß 1× auf die eigenen Oberschenkel und 1× in die eigenen Hände klatschen, danach mit beiden Händen 1× in die Luft schnipsen.

Kommando dazu: lang–lang–schnell–schnell–lang.
Nun alle Motive zügig hintereinander durch. Der Boogie im Sitzen kann auch variiert mit dem Boogie–Woogie–Song begleitet werden. (ME F.F. 1111.)

Anliegen: Beweglichkeit, nicht nur teilkörperlich, sondern auch rhythmische Vibration = Federung des gesamten Körpers, auch im Sitzen.

Erlebte Wirkung: Ein toller Rhythmus – Spaß, bringt allgemeine Heiterkeit mit Gelächter hervor!

Methodischer Hinweis: Sobald der Ablauf in der Staffelung „trocken probiert" klappt, wird er mit Einsatz der Musik ohne Unterbrechung zügig durchgeführt. Das metrische Tempo kann im 1. Durchgang noch gemäßigt, im 2. aber gesteigert sein. Besondere Gewandheit wird verlangt, sobald jede Tanzfigur nur 1× angesetzt wird. Der Leiter muß für den gesamten „Boogi-Sitztanz" sehr humorvoll sowohl in den rhythmischen Bewegungen als auch in der Ansage sein!

Bewegungsform: mündlich überliefert

*Sitztänze mit Requisiten

Wehender Wind

(Bändertanz mit Stäben)

Requisit: Handliche Rundstäbe von ca. 25 cm Länge, woran an einem Ende je 1 Band von 4–5 cm Breite und ca. 50 cm Länge angebracht ist.

Musik: Es eignet sich jeder Walzer in verschiedenen Tempi; für Musikliebhaber auch Menuette (z. B. von L. v. Beethoven).

Spielregel: Alle Beteiligten sitzen im Stuhlkreis und haben 1 Bänderstab in der re Hand. Mit ihm werden zunächst Schwungmöglichkeiten ausprobiert. Es ergeben sich nun festgelegte Ablauffolgen.

Tanzbewegungen:
Vor- und Rückschwingen, auch mit erhobenem Arm, im Wechsel re und li. Kreisende Bewegungen frontal vor dem Körper, über dem Kopf, nur mit dem Handgelenk, Unterarm. Kreisen in Form einer imaginären Acht. Kurze, schnelle, flatternde, vibrierende Bandbewegungen einsetzen.
Stabverbindung: Gekreuzte „Schwerter" bilden, zunächst zum eigenen und danach zum fremden Partner; andere Formen erfinden.
Stäbe hochhalten; alle schräg zur Mitte führen; Stäbe quer aneinander legen; zu einem „Kranz" fügen, so daß eventuell das Band jeweils li herunter hängt. Diesen „Kranz" nach oben strecken, langsam auch nach unten führen, so, wie es die Körperhaltung ermöglicht. Zu einer recht flotten Musik ergeben sich entsprechende, sogar ruckartige, bizarre Körperbewegungen, die auf Bandformen und Ornamente übertragen werden, auch in umgekehrter Weise: Bandformen reflektieren auf Körperbewegungen.

Anliegen: Spezifische Schultergürtel-Arm-Spannungen und Entspannungen. Zur Belastbarkeit der Beine und Füße können die Stäbe zwischen den Füßen gehalten oder balanciert werden: Beine gestreckt anheben, senken, nach re und li führen, kreisen lassen usw.

Erlebte Wirkung: Aus den anschließenden Gruppengesprächen resultiert die Feststellung, daß mit dem verwendeten Requisit stärkere Körperbewegungen zur Reaktion kommen.

Methodischer Hinweis: In der Weihnachtszeit können bspw. Sterne, statt Bänderstäbe, als Tanzrequisit zu geeigneten Weisen eingesetzt werden.

Idee und Bewegungsform: Christel Ulbrich

Wiegende wogende Welle

(Ein großes Tuch verbindet durch Wellenbewegung.)

Requisit: Ein Tuch aus leichtem zarten Stoff in rechteckiger (3 × 2 m), quadratischer (3 × 3 m) oder runder Form (∅ 3–4 m). Die Ecken des Tuches werden zu Knoten zum Anfassen gebunden.

Musik: Langsamer Walzer, (z. B. „Ich tanze mit Dir in den Himmel hinein" / „Sag beim Abschied leise Servus").

Spielregel: Alle Beteiligten sitzen (je nach Tuchform) mit ihren Stühlen entlang des äußeren Randes des Tuches. Bevor der Spielleiter das Signal gibt, das Tuch mit beiden Händen zu fassen, versuchen alle eine Welle im eigenen Körper in Bewegung zu bringen, d. h. vom Becken aus, über den Rücken – Schulter – Brustkorb, Körpermitte – Becken und wieder zurück „wellen". Auch nach beiden Seiten können Wellenbewegungen durch Armführungen ausprobiert werden. Nun setzt die Übertragung der Bewegungen auf das Tuch ein.

Tanzbewegungen:
Alle führen das gefaßte Tuch zur Seite nach re und zurück nach li mit Wiederholung, die Bewegungssteigerung nimmt zu.
Dann versucht die eine Hälfte der Sitzrunde das Tuch e t w a s nach oben zu schwingen, danach die Gegenseite. So im Wechsel entsteht eine Welle.
Gleichzeitig heben nun alle das Tuch an; welche Höhe ist zu erreichen? Langsam senken. Nun mit Schwung das Tuch hochschwingen, ohne die Fassung zu lösen. Wichtig ist dabei der gemeinsame Ansatz. Es bildet sich ein gewölbtes Dach, ein Tonnengewölbe mit Seltenheitsbauwert! Alle kommen ins Staunen und begreifen, daß ein derartiges schönes Baugebilde nur durch harmonisierende Gemeinsamkeit entstehen kann.
Ein kleines zartes Tuch wird in die Mitte des großen gelegt und mit hochgeschwungen. Bei gutem Schwung löst es sich und schwebt noch höher, als das große Tuch. Nach und nach gesellen sich noch mehr zarte, duftige Tücher dazu, um mit Schwung zu fliegen. Meist landen sie alle an einer Seite, was großes Gelächter hervorruft. Die Wellenbewegungen des Tuches werden nun wieder in die Teilkörperbewegungen übertragen.

Das Ergebnis ist ein wellendes Wechselspiel zwischen Teilnehmern und Tuch. Dieses hat nun keine „Besatzung" mehr (kleine Tücher entfernen) und wird als laufende Welle von den Beteiligten durch Bewegungen, die von Partner zu Partner weiter geleitet werden, in Vibration gebracht.
Es können noch weitere Spielfolgen mit Hilfe der Gruppe erprobt werden.

Anliegen: Wechselspiel von Spannung und Entspannung des gesamten Oberkörpers, einschließlich des Kopfes und der Arme.

Erlebte Wirkung: „Spannungsvolle Ereignisse" oder geringe Tuchreaktionen werden je nach Gruppenaktivität durch die Bewegungsinitiative Körper–Tuch hervorgebracht.

Idee und Tanzform: Christel Ulbrich

Wasserspiele in Sanssouci

Requisit: Zarte einfarbige Chiffontücher, Größte ca. 70 × 70 cm. Verwendbar sind auch pastellfarbene Haarnetze in Dreiecksform; sehr effektvoll wirken Tücher mit Lurexstreifen durchwirkt oder mit aufgenähten Glitzerperlen; eventuell Lamettafäden einlegen oder andere „glänzende" Ideen einwirken.

Musik: Geeignet sind klassische Stücke, die hell und „perlend" sind, z. B. Flötenkonzerte (W.A. Mozart: Konzert für Flöte und Harfe), G.F. Händel: Wassermusik – Rigaudon I und II – oder Gitarrenmusik ohne Gesang (Irische Volksmusik).

Spielregel: Vorspiel der Wahrnehmung!
Alle Beteiligten sitzen im Stuhlkreis. Jeder betrachtet

sein Tuch, spielt und formt damit, untersucht die Materialbeschaffenheit. Mit der Wahrnehmung der Farbe kann sich eine Assoziation verbinden – eine spontane oder konstruierte Vorstellung entsteht, sie kann geäußert werden. Was läßt sich mit dem Tuch anfangen? Man kann sich schmücken: Schleife binden, sie anlegen, Hals-, Kopftuch, einen Umhang umbinden; eine Schürze vorhalten; sich dahinter verstecken, verschleiern, tarnen.

Bewegungen ausprobieren: das Tuch hochwerfen – auffangen, hochblasen – auffangen, schwingen in alle Richtungen.

Gespräch über Wasserspiele anregen, Bewegungen dazu imitieren.

Ablauf des Tanzes

Formen	Tanzbewegungen
Nach den schwingenden Vorübungen überträgt sich das Schwingen auf das Tuch und auf den eigenen Körper –	Musik setzt zu den Bewegungen ein.
Mein Tuch und ich –	Re Arm vor und zurück mit Wiederholung.
mein Tuch und Du (Nachbar re und li, gegenüber, diagonal usw.)	Das Gleiche mit dem li Arm.
	Mit beiden Händen das Tuch halten und eine Acht frontal vor dem Körper zeichnen oder große Kreise, auch über den Kopf, schwingen.
Aufsteigende Wasserstrahlen	Die wogenden Wasserstrahlen werden durch das gleichmäßige oder auch willkürliche lockere Schwingen von unten nach oben, Richtung Kreismitte, nachgeahmt.
Verzauberte Wasserrosen	Nur mit Chiffontüchern zu ermöglichen: Das Tuch verschwindet in einer geschlossenen Faust, sie wird sehr langsam geöffnet und aus der zerknüllten „Knospe" erblüht eine wunderschöne Wasserrose (im Winter eine Eisblume), die sich auf der Handfläche entfaltet. Diese Zauberei kann in die Musik eigebaut werden.

Das gesamte Wasserspiel wird sich nach der Musikauswahl entwickeln. Wird das Konzert für Flöte und Harfe von Mozart angeboten, so könnten z. B. bei dem musikalischen Sologespräch zwischen Flöte und Harfe auch nur 2 Tücher agieren; allmählich weitere einzelne Tücher für neue Wasserstrahlen und -tropfen improvisieren lassen, bis bei vollem Orchestereinsatz das gesamte Wasserspiel eine Dynamik erreicht und langsam wieder abklingen kann.

Anliegen: Kopf, Schulter, Oberkörper, Arme, Hände sind in Bewegung. Man könnte für eine Fußarbeit „staunende Spaziergänger" kommen und gehen lassen.

Erlebte Wirkung: Die beschriebenen Schwungformen resultieren aus Improvisationen zum Thema: „Wasserspiele", das in jeder weiteren Gruppe andere, stets sehr aktive, phantasiereiche Gestaltungen hervorbringen kann.

Feststellung: Mit dem Requisit lassen sich alle Körperbewegungen leichter durchführen.

Idee und Tanzform: Christel Ulbrich

Das Postkutschenzeitalter lebt auf
(Vier Stabpuppen fahren in der Rheinländerkutsche.)

Requisiten: Vier Teilnehmer pro Kutsche erhalten je 1 Stabpuppe.

Herstellung: An einem ca. 50 cm langen Stab wird ein Flachkopf mit Hals aus Pappe oder Sperrholz angebracht. Das Gesicht ist mit einfachen charakteristischen Andeutungen bemalt. Die Haare aus Wolle, Fransen u. dgl. m. sind angeklebt. Ein Stück Stoff wird als Kleid oder Pulli – Bluse oder Hose (oben mit Gummiband eingezogen) über eine kleine Querleiste gestülpt und hängt lose über dem Längsstab herab. Die Querleiste ist am Holzende am Längsstab angebracht und dient als Schultergürtel und Kleiderleiste. Die Arme werden aus Stoff als Rollen genäht, etwas ausgestopft. Kugeln ergeben kleine Hände. Diese Arme werden re und li ca. 2 cm unterhalb des oberen Randes des Kleides angenäht. Der Kopf kann auch plastisch hergestellt oder mittels einer leichten Kugel (Sport-, Tennisbälle oder Styropurkugeln) dargestellt werden.

Musik: Rheinländer (z. B. „Im Grunewald ist Holzauktion" / „Kannst Du pfeiffen, Johanna?").

Spielregel: Je 4 Stabpuppen wollen durchaus Rheinländerkutsche tanzen! Es bleibt nichts anderes übrig, als sie von 4 „Sitzfahrern" führen zu lassen. Und diese kommen auch mit in den Genuß. Also los geht's!
Die Kutsche wird aus 4 Stühlen gebildet, je 2 für 1 Paar stehen hintereinander, so daß jeder bequem sitzen kann. Blick haben alle nach vorn, auch die Puppen, die am unteren Stabende hoch gehalten werden. Das vordere Puppenpaar (Gespann) wird in den Außenhänden der vorderen Sitzfahrer gehalten, das hintere Puppenpaar in den Innenhänden der hinteren Sitzfahrer.

Ablauf des Tanzes
Vorspiel abwarten, zum Schluß desselben begrüßen sich die Puppen.
1. Figur: Alle Puppen bewegen sich im Rheinländerschritt nach re, d. h., sie werden so geführt, wie die Schritte mit den Füßen getanzt werden.

1. Durchspiel

A Zz

    Die Kutsche „fährt": re Bein zur Seite setzen, li Bein heranziehen. Re Bein zur Seite setzen, li
4   Unterschenkel kreuzt über dem re Bein.
4   Dasselbe nach li, mit dem li Bein beginnend. Wiederholung des Ganzen.
    Motiv A hat 2× 8 Zählzeiten.

    Die Kutsche „steht". Auswechseln der „Pferde". Das vordere Puppenpaar trennt sich,
B1 tanzt über außen nach hinten, indem die Sitzfahrer die Außenhand nach hinten führen und die Puppen ihrem Hintermann übergeben.
8   Dieser hat die Außenhand dafür frei.
    Danach tanzt das hintere Puppenpaar nach vorn und wird von den vorderen Sitzfahrern
8   mit den Innenhänden übernommen.
    Motiv B hat 2× 8 Zählzeiten.

2. Durchspiel

Motiv **A** mit Wiederholung. Vorderes Paar nimmt Puppen in die Innen- hinteres Paar in die Außenhände.

B2 Tore bilden: d. h. das hintere Puppenpaar bildet ein „Tor", indem man sie, nach oben gehalten, zueinander neigt. Nun tanzt das vordere Puppenpaar rückwärts durch das Tor, indem man ihre Köpfe schräg nach unten vorneigt und die Stäbe (Körper) zuerst durchtanzen läßt. Sie müssen etwa in der Mitte gehalten werden, damit die hinteren Sitzfahrer mit den

8   Innenhänden am Stabende zupacken können. Danach tanzt das äußere Puppenpaar gemütlich über außen nach vorn, indem es, von den vorderen Sitzfahrern mit den Außenhänden übernommen wird.

8

Nun beginnt der Fahrspaß in der Rheinländerkutsche wieder von vorn.

Anliegen: Belastung auf Schultergürtel, Arme, Hände, Kopfdrehungen, Beine und Füße übertragen.

Erlebte Wirkung: Die Teilnehmer bezeichnen dieses Spektakulum in der Puppenreisegesellschaft als „großes Gaudi" und haben das Gefühl, selbst diese Rheinländerformen zu tanzen.

Methodischer Hinweis: Die Stabpuppen können vorher gebastelt werden. Frage: Welchen Typ übernimmst Du? Die Kutschen können zu mehreren Vierergruppen im Raum aufgestellt sein.

Idee und Aufzeichnung: Christel Ulbrich

Zaubere mit dem Tuch

Requisiten: Ein quadratisches Tuch ca. 70 × 70 cm aus leichtem Material. Als Signal ein Gong oder eine Glocke, ein Triangel oder 1 Paar Klanghölzer.

Musik: Flotte spritzige Melodien neuerer oder altbekannter Art im Dreiertakt für Schwungbewegungen.

Spielregel: Die Teilnehmer sitzen im Stuhlkreis. Der Spielleiter (kann auch ein Mitspieler sein) steht oder sitzt in der Mitte auf einem Hocker, um Kontakt nach allen Seiten zu haben.

Ausführung des Tanzes:
1. Das Tuch schmückt aus:
Der Spielleiter wirft sein Tuch, (zunächst noch ohne Musik), einem Mitspieler zu, der sofort reagiert und mit dem Tuch, sich schmückend, folgendes „zaubert"; z. B. – über den Kopf oder über eine Hand breiten; ans Bein oder ans Handgelenk binden; als Kopf- oder Schultertuch verwenden u. a. m.
Beim Signal des Klangkörpers, nach ca. 3–5 Minuten, wird dieses Tuch zum Spielleiter zurückgeworfen, der es nun einem anderen Mitspieler zukommen läßt. Dieser muß sogleich die gezeigte „Zauberei" mit dem Tuch nachvollziehen. Auf ein Signal hin muß er diese Form auflösen und sich schnell eine neue Verwandlung ausdenken. Sie wird wieder – über den Spielleiter führend – von einem anderen Teilnehmer nachvollzogen. Diese fixen Reaktionen im Wahrnehmen – Nachahmen und eigenen schöpferischen Tun werden nun mit Musikbegleitung durchgeführt, d. h. während der Formgestaltung und bei dem Zuwerfen.

2. Das Tuch tanzt:
Ein Mitspieler bringt es in tänzerisches Schwingen, hoch und ab, vor und zurück, kreisend über dem Kopf, vor dem Körper usw. Dieses Tuch wird nun wieder zum Spielleiter geschwungen und ein anderer Mitspieler übernimmt diese oder eine andere Form.
Variante: Es kann auch jeder Teilnehmer ein Tuch erhalten, alle ahmen das Vorgegebene gemeinsam nach.

3. Das Tuch erhält eine Verwandlung:
Ein Mitspieler wird sehr schnell aus dem Tuch etwas zaubern, z. B.: – eine Schleife binden; – nur einen Zipfel knoten; – in der Faust verschwinden lassen, langsam öffnen, das Tuch entfaltet sich zur Blume; – zum Dreieck legen, an 2 Enden halten und es zu einem Schlauch ein- und wieder ausdrehen; – in der Mitte anfassen und das Tuchgebilde auf den Boden setzen (Pyramidenform) u. a. m.

Anliegen: Fingerfertigkeit, Lockerung des Schultergürtels und des Oberkörpers; physische und psychische Spannung und Entspannung.

Erlebte Wirkung: Außer dem raschen Reagieren werden die Teilnehmer zu Geschicklichkeit, Konzentration und Erfindungen animiert. Es entstehen freudige Spannungen in der Gruppenatmosphäre, die auch viel Gelächter auslösen.

Methodischer Hinweis: Diese vorrangigen manuellen Geschicklichkeiten erhalten tänzerische Funktion, sobald sich alle Bewegungen nach dem Musikcharakter richten: spritzig – schnell, bizarr; langsames, ruhiges Schwingen, kleine oder große Konturen anlegen usw.

Idee und Bewegungsform: Christel Ulbrich

Edelschnulze mit Herz

Requisiten: Für jeden Teilnehmer ein großes farbiges Pappherz, zum Teil mit Glitzereffekten und Inschriften verziert (à la Jahrmarkt). Es ist günstig, wenn jedes Herz einen 2. gleichaussehenden „Herzpartner" hat, (also paarweise anfertigen).

Arbeitsmittel: 1 Paar Klanghölzer, Holzstäbe oder Steine.

Musik: Ein Walzer oder der Evergreen-Schlager: „Du, du liegst mir im Herzen". Ergänzungstitel: „Liebling, mein Herz läßt Dich grüßen".

Spielregel: Alle Beteiligten sitzen im Stuhlkreis auf „Tuchfühlung". Jeder hält mit beiden Händen ein Herz vor sich. Die Überraschung folgt zum Abschluß dieser Spielrunde: Die Mitspieler halten ihr Herz hoch, mit der Verzierungseite zur Mitte. Jeder, der seinen Herzpartner entdeckt, winkt oder jubelt ihm zu mit zeremoniellen, herzlichen Reverenzen. Ein Solopaar kann die Chance erhalten, ein ornamentenreiches Spiel per Distanz zu beginnen. Es wird von einem anderen Herzpaar abgelöst, das eventuell einen Anpassungsversuch mittels Spiegelreflexion wagt, d. h. ein Herz führt, das andere folgt mit gleichen Bewegungen. Die Musik schweigt solange, man spürt nur noch Herz- und Pulsschläge im Raum. Dann kann ein Rhythmus oder ein Metrum von den Klanghölzern, Holzstäben oder Steinen geschlagen werden, nach dem die Herzpartner mit Bewegung reagieren, bis alle wieder nach Musik und Schwung mit dem Herzen dabei sind.

Wer aufstehen und sich frei bewegen kann, geht zu seinem Herzpartner und improvisiert herzliche Formen mit ihm an dessen Platz. Findet sich gar ein Paar, das sich gut fortbewegen kann, so erhält dieses einen Solotanz in der Mitte. Die anderen geben dazu eine tanzende Rahmenbewegung für „2 Herzen im Dreivierteltakt".

Ausführung des Tanzes
Singtext

A-Teil	**A** Herz am rechten Platz
Du, Du liegst mir im Herzen,	Herz nach re, nach li, nach re, nach li mit Schunkelbewegung führen.
Du, Du, liegst mir im Sinn.	Wiederholung.
Du, Du machst mir viel Schmerzen ...	Herz schräg nach re und li oben führen, Oberkörper und Schulter entsprechend mitnehmen.
B-Teil	**B** Herz verschenken – weiterreichen
Ja, –	1. Ja = Herz an der Spitze in der re Hand halten und

ja, –	zum re Nachbarn mit Betonung reichen.
ja, –	2. Ja = mit der li Hand das fremde Herz fassen.
ja, –	3. Ja = sofort wieder mit der re Hand die fremde Herzspitze fassen und weiterreichen.
ja,	4. Ja = wieder das neue fremde Herz mit der li Hand fassen.
weißt nicht, wie gut ich Dir bin.	Herz in beide Hände nehmen und frontal vor dem Körper einen Kreis gegensonnen schwingen, mit Wiederholung.

Wiederholung der Motive A und B bis zum Ende des Musiktitels. Es können auch andere Bewegungsvarianten ausprobiert werden.

Anliegen: Lockerung von Schultergürtel und Armen. Wecken von schöpferischen Impulsen.

Erlebte Wirkung: Die Gewandtheit beim Weiterreichen des Herzens erfordert Konzentration und bringt viel Gelächter mit sich. Die Spannung wächst – wer hat mein gleiches Herz? Es kommt auch zu Bewunderungsausbrüchen über die phantasiereich verzierten Herzen.

Idee und Bewegungsform: Christel Ulbrich

Durch die Blume sprechen
(oder Laßt Blumen sprechen)

Requisiten: Dünne, aber stabile Rundstäbe von ca. 20–25 cm Länge. An einem Ende sind einmal eine Rose (bzw. andere Blume) und einmal mehrere Blumen, zu einem Strauß gebunden, angebracht. Sie können aus Kreppapier oder aus Stoff hergestellt werden.

Musik: Lieder der leichten Muse z. B.: „Schenkt man sich Rosen in Tirol" / „Wenn der weiße Flieder wieder blüht" / „Tulpen aus Amsterdam".

Spielregel: Je 4 Teilnehmer sitzen im Raum verteilt auf Stühlen in kleinen Gruppen zusammen. Es gibt keine feste Sitzordnung. Die einzelne Blume wird in der re Hand, der Strauß in der li Hand, oder umgekehrt, gehalten. Die Bewegungsformen können mit beiden Blumenarten ausprobiert werden, um dann nach Vorschlägen der Teilnehmer einen B l u m e n t a n z zu gestalten.

Ausführung des Tanzes
1. Durchspiel
Die Blumen im Wechsel vor- und zurück schwingen, einmal nur die Rosen, einmal nur die Sträuße. 2 sich gegenüber sitzende Partner (A) sind im Spiel, sie beginnen z. B. im Dreiertakt:
Takt:
1:	Blumen zueinander hochschwingen,
2:	zurückschwingen.
3–4:	Wie Takt 1–2.
	B-Partner setzen 1 Takt später ein.
1:	Verharren.
2:	Blumen zueinander hochschwingen,
3:	zurückschwingen,
4:	hochschwingen.

A- und B-Partner schwingen im Wechselspiel bis zum Musikende.

2. Durchspiel
Das gleiche Motiv führen nun die Partner aus, die – nebeneinander – sitzen.

3. Durchspiel
Wiederholung des 1. Durchspiels

Erfinden von neuen Formen

Blumenkranz winden: Alle Einzelrosen liegen auf dem Schoß. Mit beiden Händen wird der Stab mit Blumenstrauß quer gehalten und zu einem Kranz aneinandergelegt. Er kann nach Musik etwas nach re, nach li, nach oben oder nach unten geführt werden. Langsame ruhige Bewegungen wählen, abruptes Führen zerstört die „Kranzform".

Blumenpyramide formen: Alle 4 Sträuße werden etwas schräg nach oben so aneinander gefügt, daß sich oben eine Spitze in Form einer Pyramide bildet. Nach Musik wird die Blumenspitze gleichmäßig und vorsichtig von allen Beteiligten von der Mitte aus gekippt und nach unten, bis zum Fußboden geführt, ebenso zurück, bis die Arme wieder waagerecht vorgestreckt sind. Danach erfolgt das Auflösen der Pyramide. Das gesamte Motiv gilt auch für das Einsetzen der Einzelrose.

Blumenkorb oder Blumenkrone führen: Beide Blumenarten werden zu einem Blumenkorb aneinander gehalten und vorsichtig, immer in gemeinsamer Anpassung, in verschiedene Richtungen geführt, soweit, wie die Armlänge ausreicht.

Barocklaube gestalten: Die Arme bilden nach oben ein halbrundes Tor, das von den Blumenarten geschlossen wird.

Blumenbeet entsteht: Die Füße sind im Einsatz. Je eine Blumenart wird zwischen den Füßen an den Stäben gehalten, die Beine sind dabei etwas vorgestreckt. Die Blumen wieder loslassen, sie fallen auf den Boden. Mit den Fußspitzen werden sie zu einem Blumenbeet gesteuert. Dieses wird nun bewundert: wo könnte es angelegt worden sein, – in Kur- und Parkanlagen, im eigenen Garten? Von einem „Gärtner", der herumgehen kann, werden alle Blumen in einen Korb wieder eingesammelt.

Anliegen: Spezifische Übungen für Schultergürtel, Rücken, Arme, Hände, Beine, Füße, für Spannungen und Entspannungen.

Erlebte Wirkung: Freudiges Mitgehen im schöpferischen Gestalten von Ornamenten in Verbindung zu Bewegungsimpulsen. Besonders reizvoll ist das vorherige Basteln der Blumenstäbe. Es erhöht die Erwartungsfreude auf den „Blumentanz".

Methodischer Hinweis: Statt künstlich hergestellter Blumen können auch Mittel aus Naturmaterialien eingesetzt werden, z. B. lange Grashalme. Dazu eine entsprechende Musik, z. B. „Blumenstücke" von R. Schumann (aus Kinderszenen) oder ein Menuett von W. A. Mozart. Zum Gräserspiel können die Teilnehmer im großen Stuhlkreis sitzen. Beschreibung eines Spiels mit Gräsern siehe Kapitel: „Improvisationen mit Naturmaterial".

Idee und Bewegungsform: Christel Ulbrich

*Tänze für Rollstuhlfahrer

Alle Bewegungsformen von Christel Ulbrich, praktisch ausprobiert in Gruppen.

Die hier aufgezeichneten Modelle wurden mit Rollstuhlfahrern erarbeitet. Zunächst entstanden einfache, dann kompliziertere Tanzformationen. Die Stühle werden von Helfern geführt und von den Insassen gesteuert. Sie sind also mit aktiviert und konzentriert. Es ist wichtig, daß der Therapeut die technischen Schwierigkeiten kennenlernt und sich mit in den rollenden Tanz begibt, d. h. er muß auch einmal im Rollstuhl sitzen, um so die Besonderheiten der Bewegungsformen zu erfahren. Dadurch kann er die Fähigkeiten der Rollstuhlfahrer besser bemessen.

Vor der Übernahme dieses Experimentes muß auf alle Fälle ein Gespräch mit allen Beteiligten geführt werden. Die Frage, sind die Rollstuhlinsassen für einen Fahrtanz bereit, steht zur Diskussion. Emotionen durch „Manipulation für Zwangserlebnisse", „Gefühl des Vereinnahmtwerdens", des „Bemitleidenwerdens" oder gar der „Lächerlichkeitswirkung" dürfen nicht aufkommen. Diese Vorschläge für Rollstuhlinformationen nach Musik können nur auf freiwilliger Basis realisiert werden.

Zur Erläuterung: Auf Vorschlag von jugendlichen Betreuern in ihrer Beziehung zu den Rollstuhlfahrern nennen sie sich „Latscher und Roller". Wir übernehmen diese jugendgemäßen Bezeichnungen gern.

Alle hier aufgezeichneten Formen dienen als Anregung für weitere Tanzmöglichkeiten, vor allem auch für Tanzlieder und Lieder mit darstellendem Inhalt:

Kreisform A – B – A

Musik: „Trumpet Tune" von Henry Purcell (ME weiße Cassette, Kögler MC 3061-6.)

Aufstellung der Stühle: In Abständen hintereinander auf der Kreislinie mitsonnen. Die Helfer stehen jeweils hinter einem Stuhl.

Ausführung:

Teil **A**: Alle Stühle fahren nach der Melodiephrase, möglichst 16 Takte, in GTR auf der Kreislinie. Die letzten 4 Takte (13–16) werden für die Richtungsänderung benötigt, d. h. die Stühle wenden mit einer Vierteldrehung in Front zur Kreismitte.

Teil **B**: Alle fahren zur Mitte. In einer großen Peripherie können 4–8 Takte dafür eingesetzt werden, je kleiner der Kreis, um so weniger bleibt Platz für die Sternform zur Mitte. Die übrigen Takte ergeben die Rückfahrt zur Ausgangsposition.

Teil **B**: Wiederholung Teil B. Die letzten 4 Takte werden wieder zur Wendung mit einer Vierteldrehung in GTR benötigt.

Teil **A**: Wiederholung von Teil A, wie oben beschrieben.

Die Musik hat jeweils 16 Vierviertaltakte, jeder Tanzteil muß also doppelt so lang getanzt werden oder alla breve (im halben Tempo = je Schritt 2 Zählzeiten) ausgeführt werden, oder man improvisiert selbst Varianten.

Reihenform A – B

Aufstellung der Stühle: Im weiten Abstand einer Gasse GÜST in 2 Reihen, Front zueinander.

Ausführung:

Teil **A**: Die Stühle fahren mit 2–4 Takten zur Mitte der Gasse, (Anstoß vermeiden), und ebenso zurück.

Teil **A**: Wiederholung.

Teil **B**: Die ersten beiden Stühle ‚oben' an den Reihen stehen schon startbereit in Front nach ‚unten', um nun nach Musik nebeneinander oder einzeln hintereinander durch die Gasse zu fahren. Sie stellen sich ‚unten' an ihren Reihen wieder auf, indem sie je rechts und links mit einer Vierteldrehung rw einschwenken.

Nun kann wieder mit Teil A begonnen werden und so fort, bis alle Fahrer einmal durch die Gasse fuhren.

Methodischer Hinweis: Diese Formation ist besonders für die Betätigung im Freien geeignet.

Polonaiseformen

Aufstellung der Stühle: Zu zweit nebeneinander und in Kolonnen hintereinander.

Ausführung

Figur **A**: Mit Einsatz der Musik rollen die Stühle in der Mitte einer weiten Fläche von ‚oben' nach ‚unten'. Sie schwenken einzeln über außen in einer halben Drehung um die Achse und fahren längs an den Reihen der anderen Rollstühle wieder nach ‚oben'. Alle übrigen Stühle folgen entsprechend. Die ersten beiden Stühle treffen sich wieder auf Höhe der Mitte und wiederholen diese Figur nun in die andere Richtung, so daß sie am Ende gemeinsam ‚unten' ankommen.

Figur **B**: Dort nehmen sie nebeneinander eine Schwenkung in halber Drehung nach li, (die Äußeren müssen einen weiteren Bogen fahren), und die nächsten beiden Stühle schwenken entsprechend nach re. Alle anderen Stühle folgen im Wechsel.

Bei dem Fahren nach ‚oben' längs an den Reihen vorbei, muß ein paralleler Abstand zu den anderen Stühlen gehalten werden. ‚Oben' angekommen, treffen sich die Roller und schwenken nun zu einer Kolonne mit 4 Stühlen nebeneinander, Front nach vorn. Die übrigen Fahrer folgen entsprechend.

Figur **C**: Die Kolonnen fahren hintereinander nach ‚unten'. Sie verharren dort als großer Block für ein gemeinsames Lied, für eine Begrüßungsansprache, eine Vorführung o. ä.

Abschluß der Figuren: Trennung in der Mitte der Kolonnen, indem je 2 Stühle nebeneinander über außen schwenken und hintereinander zu einer Kreisform oder zu einer anderen Position fahren, (event. als Übergang zum weiteren Programmverlauf).

Methodischer Hinweis: Andere Figuren können – soweit technisch möglich – erdacht und ausprobiert werden (vergl. Abschnitt „Polonaisen").

Trarira, der Sommer, der ist da
(Singtanz)

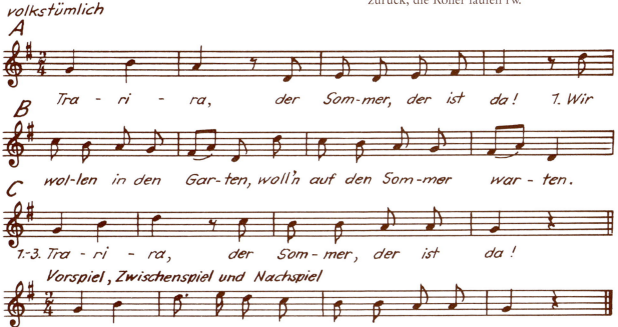

Aufstellung: Alle Rollstühle stehen auf der Kreislinie, Front zur Mitte, die Helfer stehen hinter den Stühlen.

Ausführung

Kleines Vorspiel, das alle mit 4 Takten auf „la,-la,-la" in der Anfangsmelodie singen oder 4× Triangel bzw. Klanghölzer anschlagen.

Takt
- 1– 4: Die Rollstühle fahren zur Kreismitte und verharren. Es muß zwischen jedem Rollstuhl etwas Platz sein.
- 5– 8: Die Helfer tanzen mit kleinen Hüpfschritten von hinten li an ihren Stühlen vorbei, grüßen zu ihren „Rollern" und tanzen re wieder an ihren Platz.
- 9–12: Die Stühle fahren ohne Wendung klatschend zurück, die Roller laufen rw.

Die anderen Strophen können in dieser Art wiederholt oder variiert werden.

Wenn unsere Flöten und Geigen erklingen
(Kanonsingtanz)

Noten: Vergl. Abschnitt „Kanontänze", S. 287 ff.

Aufstellung: Einige Stühle stehen hintereinander auf der Kreislinie in oder gegen TR (wie es sich technisch am besten ergibt). Einige wenige Stühle stehen ihnen entgegengesetzt im inneren Kreis.

Ausführung:
Teil **A**: Alle fahren auf der Kreislinie und verharren am Schluß.
Teil **B**: 2× lang und 3× kurz klatschen, mit Wiederholung.
Teil **C**: Weiterfahren auf der Kreislinie.

Kanonablauf: Alle Beteiligten singen und bewegen sich zunächst einstimmig. Im Kanon dann beginnt z. B. der äußere Kreis, danach im entsprechenden Einsatz der innere. Gemeinsam hören alle auf, siehe Melodieabschluß der beiden Stimmen. Sie sind im Finale unterschiedlich, deshalb möglichst vorher üben.
Der Singtext wird den neuen Gegebenheiten etwas angepaßt.
Teil **A**: Wenn unsre Flöten und Geigen erklingen, hei, wie die ...
Hier ändern wir in:
... hei, wie die fröhlichen Gäste dann singen.
Teil **B**: Dum, dum, didelididelduum.
Abschluß der 1. Gruppe
Teil **C**: Hei, das ist ein wahres, ein wahres Gaudium.
Abschluß der 2. Gruppe
Hei, das ist ein wahres Gaudium.

Melodie und Text: Thilde Lorenz

Troika
(russischer Volkstanz)

Musik: (ME graue Cassette, Kögler MC 3061-3.)

Requisiten: Bänder von ca. 3 m Länge und 5 cm Breite.

Aufstellung: Alle Stühle stehen in TR auf der Kreislinie; jeder „Roller" hält 1 Bandende, das andere der Helfer.

Ausführung des Tanzes
(vereinfacht für Rollstuhlfahrer)
Teil **A**: Alle Stühle fahren gegensonnen hintereinander auf der Kreislinie.
Teil **B**: Am Platz. Die Helfer umtanzen mit leichten Hüpfschritten ihren Rollstuhl, erst mitsonnen, dann gegensonnen.

2. Durchspiel
Wiederholung von Teil A und Teil B.
Variante: Sind genügend Helfer da, kann eine Dreiergruppe am Rollstuhl gebildet werden, eine richtige Troika.
Aufstellung: Je 1 Tänzerin steht re und li neben dem „Roller" und hält 1 Band mit dem Fahrer.
Teil **B**: Der „Roller" hält das Band der inneren Tänzerin hoch, so daß die äußere durch dieses Tor tanzen kann. – Da der Fahrer sich aber in seinem Stuhl nicht drehen kann, muß er ihr Band kurz loslassen und wieder greifen, wenn sie an ihrem Ausgangsplatz angekommen ist.
Sollte dieses Umgreifen zu kompliziert sein, kann ein 3. Helfer, der hinter dem Stuhl steht, die Bänder halten und sich eindrehen. Danach tanzt die innere Tänzerin durch das äußere Tor. Der Sitzende klatscht dazu in die Hände oder klopft auf den Rollstuhl. Das Umtanzen muß individuell ausprobiert werden. Am einfachsten ist, wenn der Rollstuhlfahrer bei gestrecktem Arm erst die eine, dann die andere Tänzerin seinen Stuhl umtanzen läßt, die Tore entfallen.
Eine weitere reizvolle Troikaform ist folgende: Die Tänzerinnen sind re und li durch ein ca. 1 m langes Band mit dem Roller verbunden und drehen sich bei der Vorwärtsfahrt wechselseitig bis zur Hand des Rollers ein und aus.

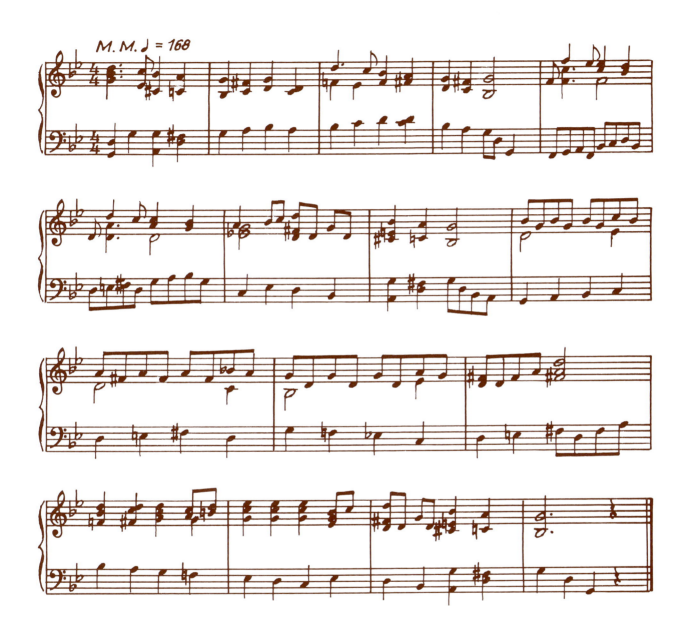

Adamsgag

Musik: Beatrhythmus.

Aufstellung: Alle Stühle stehen auf Lücke im Block, Front in eine Richtung.

Spielregel: Ein oder mehrere Helfer stehen vor den Stühlen mit dem Gesicht zu den Fahrern. Sie zeigen Bewegungen vor, die alle nachahmen. Zuletzt umtanzen alle Helfer ‚ihre' Stühle.

Variante: Die Stühle stehen mit Abstand auf der Kreislinie, Front zur Kreismitte. Die Helfer stehen vor den Stühlen. Alle unten aufgeführten Armbewegungen werden gemeinsam durchgeführt. Beim Finale tanzen die Helfer zum nächsten Stuhl weiter und beginnen den Spaß mit einem neuen Partner.

Ausführung
Alle heben den re Arm schräg nach oben, bis in die Fingerspitzen hinein gestreckt, danach den li. Nun klappt der re Unterarm auf den li Oberarm, danach der li Unterarm auf den re Oberarm. Diese gekreuzte Armhaltung wird schnell in Oberkörperhaltung gewechselt. Nun schlagen beide Hände 1× auf die Ober- und 1× auf die Unterschenkel. Die „Roller" klatschen 8× in die Hände, während die Helfer mit 8 leichten Laufschritten an der re Seite des Rollstuhls beginnend, um diesen herumtanzen. (vergl. Abschnitt „Allerlei Gags" S. 239 ff.)

Tanzform: Adam Müller
Abwandlung für Rollstuhlfahrer: Christel Ulbrich

Bändertanz

Musik: Langsame Volkstanzwalzer, Ländler, Bandeltanzmelodien. (ME rote Cassette, Kögler MC 3061-1.) Die Auswahl richtet sich nach der Zielgruppe, ihrem Alter, Wünschen, Stimulanz. (ME z. B. G. F. Händel: Festliche Weisen aus der Feuerwerksmusik oder L. v. Beethoven: 12 Menuette.)

Requisiten: 1. Mehrere breite Schleifenbänder von ca. 8–12 m Länge und ca. 3–4 cm Breite, möglichst in 2 Farben. An jedem Bandende sollte eine Schlaufe bzw. ein Ring zum Anfassen angebracht sein. 2. Ein Ständer mit stabilem Fußkreuz, der während des Tanzens nicht umfallen kann. Am oberen Ende (Krone) ist eine drehbare Holzscheibe vonnöten, die am Rand mit Löchern (im Abstand je nach Bedarf) versehen ist. In diese wird jeweils 1 Band eingeknüpft oder im Wechsel der beiden Farben mittels eines Karabinerhakens befestigt. (Siehe Anhang.)

Schrittarten für die Helfer: Gehschritt, Laufschritt und Hüpfschritt, auch Schrittarten im Dreiertakt sind möglich.

Aufstellung: Die Rollstühle stehen im weiten Abstand von dem Ständer auf der Kreislinie. Jeder Roller hat 1 Band in der äußeren Hand. Kann ein Sitzender sein Band nicht selbst halten, wird es an seinen Stuhl gebunden. (Das Bewußtsein, „ich gehöre genau wie alle anderen zu diesem Tanz", darf nicht verloren gehen.)

Ausführung des Tanzes
Figuren für die Fortbewegung:
Vorspiel abwarten, gegenseitiges Grüßen. Dann fahren die Rollstühle z. B. 1 Runde, je nach Melodiephrase und Taktanzahl. Das Wenden muß musikalisch eingebaut werden, günstig während der letzten 8 Takte. Die Bänder werden dabei in die andere Hand umgewechselt, die Fahrt geht zurück. Zum Wenden wieder die gleichen Takteinheiten berücksichtigen. Nun nehmen alle Kurs auf die Mitte, sie fahren gemeinsam aber höchstens 4 Takte Richtung Ständer. Das Band erhält

dadurch eine hängende Schlaufe und wird beim Rückwärtsfahren zur Ausgangsposition wieder gestrafft. Diese Figur kann wiederholt werden.

Variante 1:
2 Rollstühle stehen sich auf der Kreislinie gegenüber. Die Roller mit bspw. weißen Bändern stehen mit Blick gegen TR. Sie fahren über innen an dem Partnerstuhl vorbei und unter seinem gespannten bspw. roten Band durch. Das Band beginnt sich weiter um das andere zu flechten, sobald die Schlängelfahrt der weißen Bänder weitergeführt wird (beim nächsten Stuhl außen vorbei und weißes Band über das rote halten). Das Auflösen müssen die Roller mit den weißen Bändern übernehmen, indem sie die Richtung wechseln. Dasselbe Spiel können nun die Roller mit den roten Bändern probieren.

Variante 2:
Ist es möglich, 2 Drehscheiben im Abstand übereinander an dem Ständer anzubringen (eine Scheibe z. B. mit weißen, die andere mit roten Bändern), ergeben sich folgende Erweiterungen der Figuren. Beide Rollpartner stehen nebeneinander in entgegengesetzter Richtung. Die Inneren mit weißen Bändern fahren mitsonnen, halten ihre Bänder etwas kurz gefaßt, die Äußeren mit roten Bändern gegensonnen, sie halten ihre Bänder entsprechend länger gefaßt. Fahren die Partnerrollstühle nebeneinander gemeinsam herum, so muß der Abstand gewahrt sein, um ein Ineinanderzahnen der Stühle zu vermeiden.

Ist die Beschaffenheit bzw. die Anfertigung des Ständers mit den Drehscheiben technisch zu aufwendig, kann folgende Variante probiert werden: Ein Tänzer oder Tanzpaar hält in der Kreismitte einen Stab o. ä., an dessen oberen Ende die Bänder befestigt sind. Sobald nun die Roller fahren, drehen sich die Haltenden mit. Auf diese Art lassen sich die oben beschriebenen Figuren auch ausführen.

Variante 3:
Jeder Rollstuhlfahrer hält 1 Band, sein Partner ist jeweils 1 Laufender und hält ebenfalls 1 Band in einer anderen Farbe. Diese Latscher können am Platz um die Roller tanzen, das Band zum Sitzenden schwingen usw. Sie können in Wellenbewegungen (Kette) mit ihrem Band um die stehenden Stühle in TR tanzen, z. B. am 1. Stuhl re, am 2. li, am 3. re, am 4. li vorbei usw. Dadurch entsteht am Stamm ein Flechtmuster, das sich bei Richtungswechsel wieder auflöst.

Variante 4:
Jeder Sitzende erhält 2 Bänder, die er, je nach Kondition, mit beiden Händen steuert, während der gehende Tänzer den Rollstuhl von hinten führt: im Kreis rundherum am Platz, in TR auf der Kreislinie vw und rw oder zur Kreismitte und zurück.

Variante 5:
Alle Rollstühle, (es muß eine gerade Zahl sein), stehen etwas im Abstand voneinander auf der Kreislinie in TR. Ein Helfer gibt einem Roller ein Band in die re Hand und spannt es über die Mitte zu einem gegenüberstehenden Rollstuhlfahrer. Nun wird ein 2. Band überkreuz zwischen 2 anderen Stühlen gespannt. Die Zwischenräume werden nun nacheinander mit 1 oder 2 Bändern ausgefüllt, je nach Anzahl der Stühle. Ein Helfer wird in der Mitte die sich kreuzenden Bänder zu einem Punkt aussteuern. Es entsteht eine waagerecht gehaltene Sternform, die beim Fahren gehalten werden kann, wenn alle den Mittelpunkt „im Auge" haben.

	Takt	
A	1– 8:	Langsam vw in TR auf der Kreislinie fahren.
	1– 8:	½ RDr, dabei Band in die li Hand wechseln.
B	9–16:	Fahrt in GTR auf Ausgangsplatz zurück.

	17–24:	¼ Wendung mit Front zur Kreismitte, kurz verharren, Bänder re fassen.
B	9–12:	Alle fahren zur Kreismitte, der „Bänderstern" senkt sich,
	13–16:	und rw zurück, der Stern strafft sich wieder.
	17–24:	Zur Mitte und zurück wiederholen.

Die Kassette hat drei Durchspiele, dann 32 Takte Schlußwalzer, der nach eigenen Einfällen gestaltet wird, z. B. Abfahrt oder Bänderschwingen usw.

Anliegen: In vielseitiger Bewegungsform werden vor allem Schultergürtel, Arme und Hände, auch infolge von Drehungen Hals und Kopf beansprucht. Schöpferische Impulse werden angeregt.

Erlebte Wirkung: Diese Bändertanzvariationen bringen große Begeisterung, vor allem durch die plötzlich entstehenden Flechtformen hervor. Sie müssen mit Geduld ausprobiert werden, es entstehen dabei viele neue Ideen. Der Spieleinsatz der gehenden Tänzer erhöht die kommunikativen Bewegungsformen und schenkt besonderen Kontakt von Mensch zu Mensch. Dieser Bändertanz kann ein sehr bewegliches, farbenfrohes Spiel im Einsatz vieler Teilnehmer sein. Ein Rollstuhl-Bänder-Tanz-Versuch lohnt sich, denn er bringt viel Überraschendes hinsichtlich der Kreativität der Roller.

Methodischer Hinweis: Die in diesem Kapitel beschriebenen Bewegungsmotive sind als Modellformen gedacht und können, je nach Taktanzahl der ausgewählten Musik, variiert werden. Es ist ratsam, möglichst eine langsame Musik im ¾ oder ⁴⁄₄-Takt einzusetzen. Um das Wenden der Stühle wirklich in aller Ruhe ausführen zu können, wäre ein direkt Begleitender, z. B. ein Akkordeonspieler, vorteilhaft, er kann sich ständig dem Tempo der Fahrenden anpassen.

Abschlußtanz

Aufstellung: Alle Stühle stehen mit Abstand auf der Kreislinie, Front zur Kreismitte, die Helfer hinter ihren Stühlen.

Ausführung:
Takt
1– 4: Singtext: 1. Strophe
„Der Kehraus, der Kehraus, die Leute gehn nach Haus."
Alle Stühle verharren am Platz.
5– 8: „Und alle Tänzerinnen fein, die sollten längst zuhause sein."
Es werden die Rollstuhlfahrerinnen zur Mitte gefahren.
9–12: Singtext wie Takt 1–4.
Tänzerinnen werden wieder zurückgefahren.

2. Strophe
1– 4: Wie 1. Strophe Takt 1–4.
5– 8: „Und alle Tänzer, o wie fein, die sollten längst zuhause sein."
Die männlichen Rollstuhlfahrer werden zur Mitte gefahren.
9–12: Singtext wie 1. Strophe Takt 1–4.
Tänzer werden wieder zurückgefahren.
Zum Schluß können alle am Platz verharren, während der Singtext der 1. Strophe Takt 1–4 nochmals wiederholt wird.

Melodie und Text: Thilde Lorenz
1 Kollektiv: Singt und spielt. Berlin 1950, S. 53.

Worte und Weise überliefert

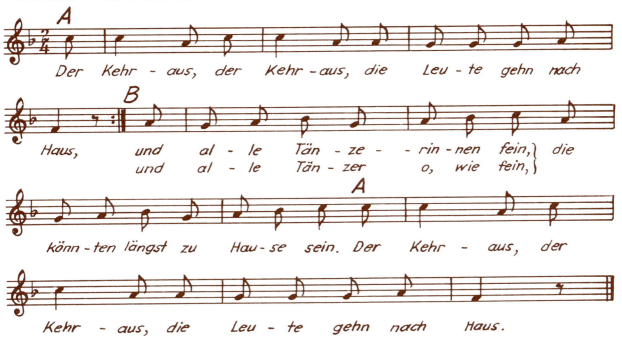

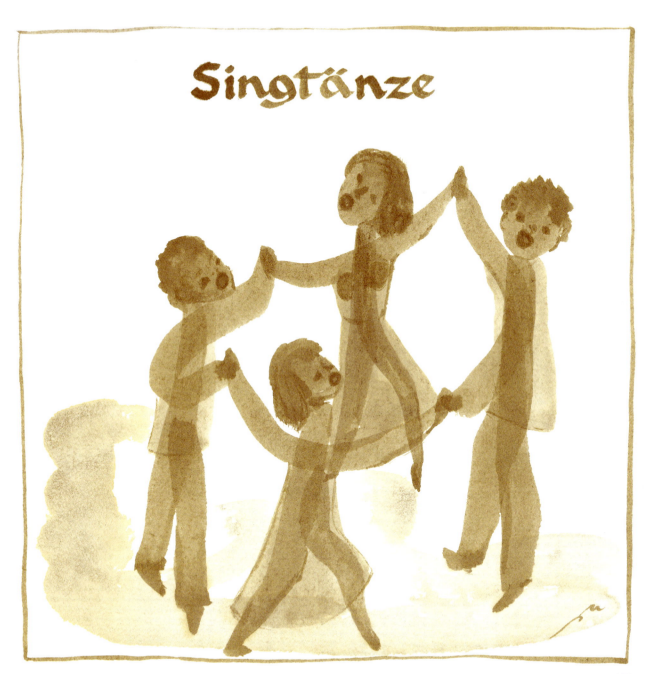

*Wir wollen singen,
wir wollen tanzen.*

Im Quodlibet dazu oder nacheinander können die Lieder: „Aufforderung zum Tanz", „Heißa Kathreinerle" oder „Zum Tanze da geht ein Mädel mit güldenem Band" als Einstimmung gesungen werden.

Aufforderung zum Tanz: Herhörn, hallo

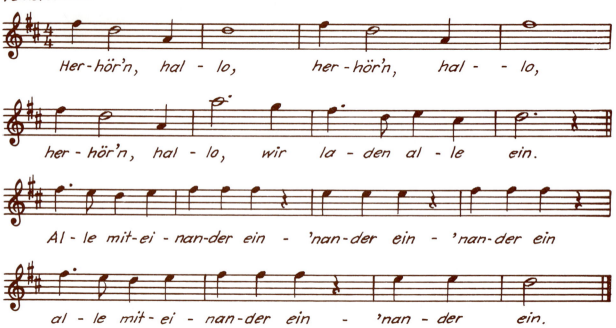

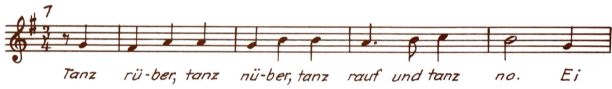

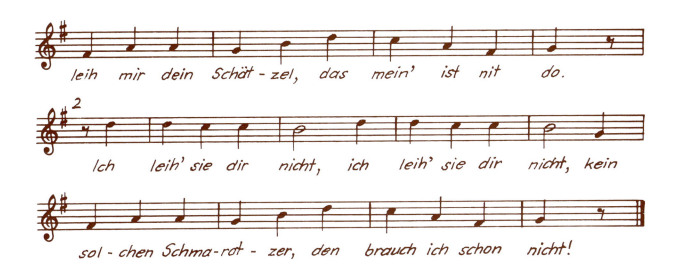

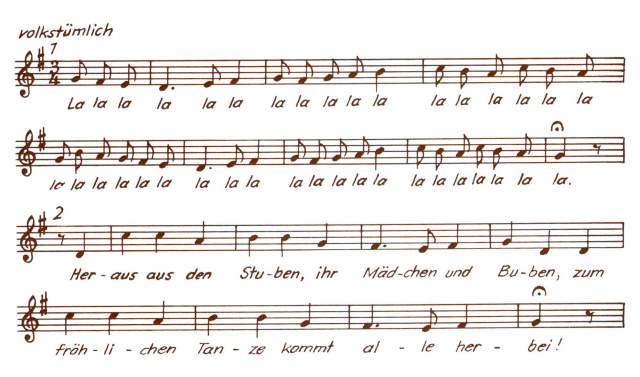

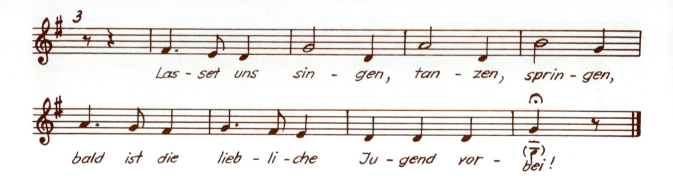

Tanzen und Schweben

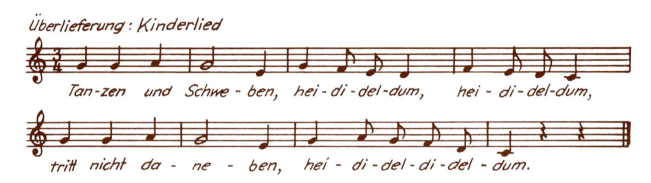

2. A. Lasset uns schwingen,
   B. heidideldum, heidideldum.
   A. Froh dazu singen,
   B. heidideldum.

Aufstellung: Paarweise im durchgefaßten Kreis.

Schrittarten: Dreierschritt als Vorübung für Ländler- und Walzerschritte.

Ausführung des Tanzes:
Zu zweien durchzählen.
Bei **A** tanzen alle 1 Dreierschritt, mit dem li Fuß beginnend, zur Kreismitte vor (li, re, li), mit dem re Fuß beginnend, einen Dreierschritt zurück (re, li, re).

Bei **B** drehen sich die Mädchen oder Zweier über vorn an ihrem Partner mit (li, re, li) vorbei an dessen li Seite und alle tanzen gemeinsam 1 Dreierschritt am Platz (re, li, re).

Wiederholung von Teil A und Teil B (= 4×-liges Schwingen).

2. Durchspiel

Teil **A** wie oben beschrieben.
Bei **B** werden die Jungen „weitergereicht", bis sie wieder bei ihren Tänzerinnen angelangt sind.

Tanzvarianten:
1. Den Tanz in die andere Richtung fortsetzen. Dann beginnen alle bei A mit dem re Fuß und die Mädchen tanzen bei B nach re weiter.
2. Alle drehen sich mit dem Gesicht nach außen.
3. Bei B drehen sich die Paare in Zweihandfassung am Platz.
4. Bei B drehen sich die Jungen allein weiter, im 2. B die Mädchen nach.
5. Es können 2 konzentrische Kreise gebildet werden. Dann empfiehlt es sich, die 1. beschriebene Tanzform zu wählen.

Tanzform: Christel Ulbrich

Sascha

Überlieferung: russische Folklore
Übersetzung: Karl und Thilde Lorenz
Textvariante: Christel Ulbrich

Vorspiel

(Ruf:) Sascha, Sascha, ras, dwa, tri!

Teil A:

Sa-scha liebt nicht gros-se Wor-te, denn er ist von
konn-te hoch im Bo-gen spuk-ken, und mit bei-den
eig-ner Sor-te, Oh-ren zuk-ken.

Teil B:

Nja, nja, nja, nja, nja, nja, nja, nja, nja, nja, nja. nja. (Ruf:) Hei

Teil C:

Tra-la-la__ la-la-la-la, Tra-la-la__ la-la-la-la.

Musik: (ME gelbe Cassette, Kögler MC 3061-4.)

Singtext zu den Durchspielen 1–4
(aus Rußland, deutscher Text: Anton B. Kraus)

1. Durchspiel
Teil **A** Sascha geizte mit den Worten
überall und allerorten,
konnte hohe Bogen spucken,
fröhlich mit den Ohren zucken.

2. Durchspiel
Teil **B** Saschas Vater wollt' mit Pferden
reich und wohlbehäbig werden,
viele drehten manche Runde,
zehn Kopeken in der Stunde …

3. Durchspiel
Teil **C** Sascha liebte nur Geflügel,
Rosse hielt er streng am Zügel,
tat sie striegeln oder zwacken
an den beiden Hinterbacken …

4. Durchspiel
Und die kleinen Pferde haben
Sascha, diesen Riesenknaben,
irgendwoherum gebissen
und die Hose ihm zerrissen …

Teile **B** und **C** jeweils wie im 1. Durchspiel.

Textvariante: von Christel Ulbrich

1. Durchspiel
Teil **A** Sascha liebt Natascha-Mädchen
in dem U-kra-i-ne-Städtchen,
und er führte sie zum Tanze
mit dem bunten Bänderkranze.
Teil **B** Nja, nja, nja …
Teil **C** Tra-la-la, la, la, la …

2. Durchspiel
Teil **A** Weil der Tanz so gut gefallen,
tanzten beide nun mit allen,
und sie klatschten und sie sprangen,
Neue wurden eingefangen.

3. Durchspiel
Teil **A** Mit Sascha und Natascha-Mädchen
tanzte nun das ganze Städtchen.
Haben erst zu zweit begonnen,
mit dem Tanz die Welt gewonnen!

Teile B. und C. wie im 1. Durchspiel.

Aufstellung: Zu Paaren in GÜST frei im Raum, ohne Fassung.

Schrittarten: Hüpfschritt, leichte Stampfschritte.

Charakteristik der Bewegung: Sehr zügig, rasant, mitreißend.

Ausführung des Tanzes

Vorspiel: Ruf von allen: „Sascha, Sascha" (mit ausgebreiteten Armen).
Weiterrufen: „Ras, dwa, tri", dazu 3× in die Hände klatschen.

Vortanz: Alle tanzen mit 2 kleinen Schritten rw vom Partner weg, dort am Platz 3 kleine Stampfer, ebenso zueinander und nochmals 3 kurze Stampfer.

Tanzbeginn:
Teil **A** Am Platz: Jeder Partner klatscht je 1×:
1. Mit beiden Händen auf die eigenen Oberschenkel,
2. in die eigenen Hände,
3. mit der re Hand in die re Hand des Partners und
4. mit der li Hand in die li Hand seines Partners.
Dieses Klatschmotiv wird 3× wiederholt.

Teil **B** Umtanzen am Platz, d. h. die beiden Partner haken sich re ein, strecken den li Arm seitlich hoch und umtanzen sich mit Hüpfschritten.

Wiederholung: Umtanzen li eingehakt. Fassung lösen.

Teil C Jeder hüpft allein frei im Raum herum, um sich einen neuen Partner zu suchen. Mit diesem Unterarmfassung nehmen und Hüpfschritte tanzen oder mit „russischen Folkloreschritten und Fassungen" improvisieren. Mit diesem neuen Partner und dem „Sascha-Ruf" beginnt der Tanz von vorn.

Anliegen: Ganzkörperliches Durchpulsieren; gute Fußarbeit; Oberkörper- und Armstreckung.

Erlebte Wirkung: Dieser Tanz verlangt spontan „Da Capo" und erzeugt außergewöhnlich schnell eine fröhliche Atmosphäre.

Methodischer Hinweis: Zur Milderung der Tempi kann der gesamte Tanz in Gehschritten mitgetanzt werden.

Tanzform: Karl und Thilde Lorenz, aufgezeichnet von Christel Ulbrich

Hoida

Aufstellung: Beliebig viele Teilnehmer stehen zum Stirnkreis mit Flechtfassung, d. h. jeder faßt nach re und li die Hand des Übernächsten, Arme gestreckt nach unten, re Hand faßt über li Arm.

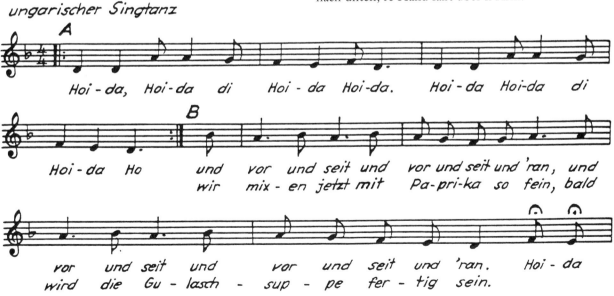

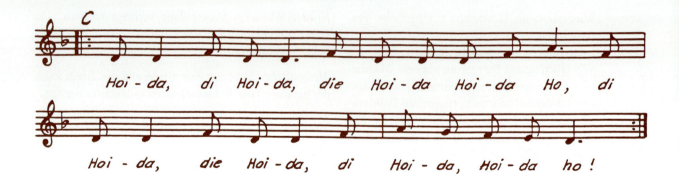

Schrittarten: Nachstellschritt seit, Tippschritt, Seitkreuzschritt.

Charakteristik der Bewegung: Die Nachstellschritte seit werden mit verhaltener Spannung ausgeführt. Bei den Kreuzschritten kann sich das Temperament der Teilnehmer voll entfalten.

Ausführung des Tanzes:

Takt	Schritt		Zz	Rh
A				
1:	1	Re Fuß seit.	1	1
	2	Li Fuß an re Fuß anstellen.	2	s
		Geschlossene Füße auf Ballen erheben, dabei schräg nach re drehen und zurück, die Fersen in Grundstellung betont aufsetzen und verharren.	+	s
			3	1
2– 4:	3– 8	3× wie zuvor Takt 1.		
5– 8:	1– 8	Wie zuvor Takt 1–4, aber nach li.		
B				
9–10:	9–13	Mit gestrecktem Knie li	1	1
		Sp Tip nach vor, Tip seit, anstellen und nochmal Tap vor, Tap seit, an.	2 3+4	1 ssl
11–12:	14–18	Wie zuvor Takt 9 und 10, aber mit re Sp.		
9–12:	9–18	Wie zuvor Takt 9–12.		

Nach mündlicher Überlieferung singen alle Tänzer das, was sie mit den Füßen machen: |: Und/vor und seit und vor und/seit und ran :| oder (gereimt von Chr. U.) „Wir/wür-zen jetzt--mit/Paprika so fein,--bald/wird--die Gu--lasch/suppe fertig sein."

13–20: Auf die Fermaten li Bein langsam heben; auf „hoi" Seitkreuzschritt li über re, auf 3. Achtel Seitschritt nach re, so weiter in jedem Takt 2 Kreuz- und 2 Seitschritte. Beliebig oft die Wiederholung. Das Tempo wird allmählich gesteigert, die anfangs geschrittenen Bewegungen werden gesprungen: dazu bei jedem Kreuzschritt Oberkörper vorneigen, bei dem Seitschritt Aufrichten. Der Tanzführer bestimmt das Steigern und den Schluß des Tanzes.

Die Folge wird beliebig oft wiederholt.

Anliegen: Spannungsvolles Erheben bei den Seitschritten; mit Kraft im Oberschenkel Führen des Beines beim Tip und schwingende Kreuzschritte mit Vorbeugen und Aufrichten des Oberkörpers.

Erlebte Wirkung: Gesteigertes Gemeinschaftsgefühl durch die Kreisfassung, welches durch die immer temperamentvolleren Kreuzschritte bis ans Ekstasische gelangen kann.

Tanzform: überliefert

Hashual, der Fuchs

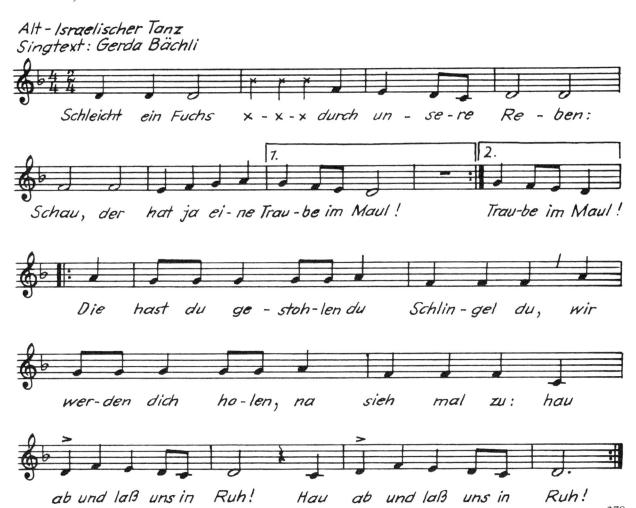

Musik: (ME schwarze Cassette, Kögler MC 3061-5.)

Aufstellung: Alle stehen im Flankenkreis, Front in TR, re Hand auf der li Schulter des Vordermanns.

Schrittarten: Gehschritt, Wechselschritt, Seitschritt mit Kreuzschritt vor und rück im Wechsel, Bürste.

Charakteristik der Bewegung: Schwungvolle Kreuzschritte wechseln mit flachen Wechselschritten.

Ausführung des Tanzes

Teil **A** 8 Gehschritte vw in TR, re Fuß beginnt. Vor dem 3. Schritt 3× in die Hände klatschen (k-k-l) und wieder Fassung einnehmen. Mit ¼ Drehung Front zur Mitte, re Fuß sw, li Fuß kreuzt hinter re Fuß, re Fuß sw, li Fuß kreuzt vor re Fuß. Dieses Motiv wird wiederholt. Beim 8. Schritt li Fuß an re Fuß anstellen und in die Pause eine ‚Bürste' zur Mitte.

Teil **A** Wiederholung von Teil A, aber ohne Bürste.

Teil **B** Wechselschritt re und li vw zur Mitte. Bei jedem Schritt mit (vorgeneigtem Oberkörper) wird der re bzw. li Arm vorgestreckt und dabei die Finger gerieben (Fuchs locken). 1× in die Hände klatschen und rw mit Gehschritten zur Kreislinie. Dabei werden die Arme über oben im großen Bogen zur Seite nach unten geführt.

Teil **B** Wiederholung von Teil B, aber auf der Kreislinie.

Dann beginnt der Tanz mit dem A Teil von vorn.

Anliegen: Im Wechsel gebeugter Rücken in der Vorwärtsbewegung und wieder Aufrichten; Überkreuzen der Schritte mit Drehen der Hüfte; Händeklatschen und große Armbewegung im Bogen; lockere Armführung mit Fingerschnipsen.

Erlebte Wirkung: Das rhythmische Klatschen, der schwungvolle Kreuzschritt mit ganzkörperlicher Drehung geben einen guten Auftakt zum Teil B mit der reizvollen Lock- und Fütterimitation.

Methodischer Hinweis: Aus dieser Fabel kann mit Kindern leicht ein lebendiges Tanzspiel entwickelt werden (Locken und Verjagen des Fuchses; Füttern der Hühner usw.).

Singtext zur kleinen Fuchsjagd (von Gerda Bächli):

A Schleicht ein Fuchs X-X-X durch unsere Reben, seht, er trägt ja eine Traube im Maul.

B Na, warte nur, du Schlingel du, wir holen dich, nun sieh mal zu!
Hau ab, und laß uns in Ruh!

Teil **B** wiederholen.

Vereinfachte Tanzweise zum Singtext:

A Alle haben zum Kreis durchgefaßt und schleichen in gebückter Haltung hin und gegen TR. Dabei schleicht 1 Kind im Kreisinnern entgegengesetzt.

B Wie zuvor in der Originalform beschrieben.

Das Spiel kann auch frei im Saal improvisiert werden.

Quelle: Hashual (ME weiße Cassette, Kögler MC 3061-6.)
Tanzform: mündlich überliefert, aufgezeichnet von Christel Ulbrich

Es geht nichts über die Gemütlichkeit

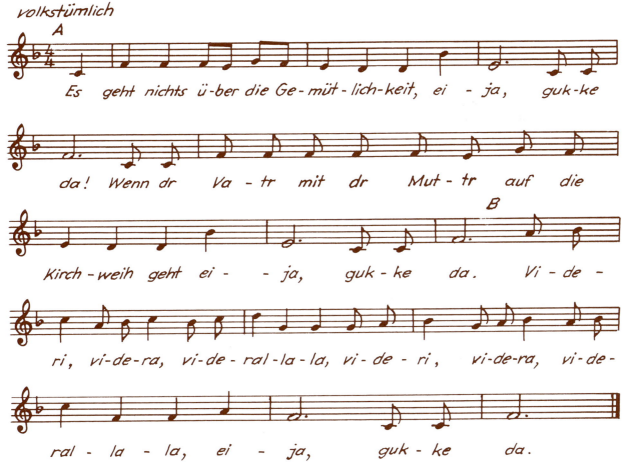

Musik: (ME rote Cassette, Kögler MC 3061-1.)

Aufstellung: Zu Paaren nebeneinander eingehakt auf der Kreislinie, Front in TR.

Schrittarten: Gehschritt, Hüpfschritt, Drehungen, (eventuell auch Galoppschritte oder Polka).

Charakteristik der Bewegung: Im A Teil ist das Tempo sehr gemütlich, im B Teil dagegen sehr beschwingt.

Ausführung des Tanzes

Takt

A 1– 4: Die Paare promenieren in TR mit 7 Schritten, Vierteldrehung im letzten Takt über „innen".

	5– 6:	Verbeugung zueinander, danach halbe Drehung über außen.
	7– 8:	Verbeugung Rücken an Rücken (er zur Kreismitte, sie nach außen. Auf das letzte Viertel ¼ Drehung in GTR.
	1– 8:	Wiederholung wie Takt 1–8, während der letzten beiden Takte nehmen die Paare gewöhnliche Fassung ein,
B	9–16:	falls Polka rund auf der Kreislinie getanzt wird.
	9–16:	2. Variante: Die Paare stehen nebeneinander, Front in TR, die inneren gefaßten Hände werden vor- und zurückgeschwungen, während die Paare mit Hüpfschritten vw oder am Platz rundherum tanzen, bei „Eija, gucke da" Verbeugung zueinander.
	9–16:	Motiv in GTR tanzen oder Richtungswechsel am Platz.

Anliegen: Aufrechtes Gehen; Rückenbeugung; ganzkörperliche Lockerung; Armschwünge.

Erlebte Wirkung: Dieser Singtanz kann pantomimisch grotesk ausgedrückt werden, er erweckt bei Kindern und Erwachsenen großen Spaß.

Methodischer Hinweis: Je nach Kondition der Teilnehmer kann die Tanzform des B Teiles gewählt werden, sie wird überall unterschiedlich getanzt.

Tanzform: mündlich überliefert, aufgezeichnet von Christel Ulbrich

Richtertanz[1]

1 Quelle: Mit freundlicher Genehmigung vom Fidula-Verlag, Boppard/R. und Salzburg (aus Schweden, Fassung und Tanzbeschreibung: Franz Ganslandt, aus: Schäfer, R.)

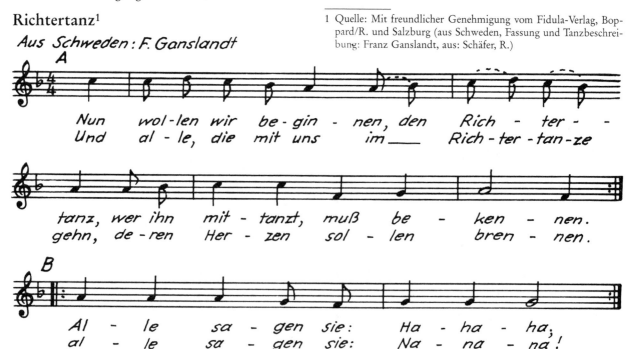

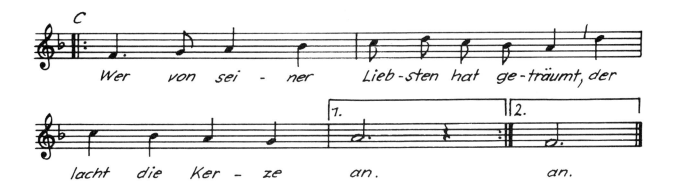

Textvariante: Auch als Lichtertanz bekannt.
Nun wollen wir singen den Lichtertanz,
denn der Richter ist nicht zu Hause
und alle, die mit uns im Lichtertanz drehn,
deren Herzen sollen brennen.
    Alle sagen: Ha-ha-ha,
    alle sagen: Na-na-na!
|: Hast Du von Deiner Liebsten heut geträumt,
so führe sie zum Tanze. :|

Aufstellung: Paarweise im Flankenkreis, Front in TR. Jeder legt die Hände auf die Schultern des Vordermannes. Ein „Richter" steht mit brennender Kerze im Kreis.

Schrittarten: Gehschritt.

Ausführung des Tanzes

A Mit langsamen Schritten, re Fuß beginnt, im großen Kreis gehen, der Richter geht entgegengesetzt und mustert jeden.

B Alle bleiben stehen und wenden nach innen. Der Richter verharrt vor einem Mädchen und leuchtet ihr prüfend ins Gesicht, bis sie zu lachen anfängt. Damit hat sie sich verraten. Ist sie aber nicht gleich zum Lachen zu bringen, so wird sie in der nun entstehenden Pause so lange mit komischen Grimassen geneckt, bis das Ziel erreicht ist.

C Richter und Angeklagte (improvisiert) tanzen mit der Kerze im Kreis.
Bei der nächsten Tour ist das Mädchen die Richterin und der Kreis dreht sich in GTR.

Anliegen: Ganzkörperliches Schwingen (Walzer) wechselt mit ruhigem Gehen ab; Bewegung des Rückens (Begrüßung).

Erlebte Wirkung: Dieses Spiel bringt viel Heiterkeit, vor allem durch die verschiedenen mimischen Ausdrucksmöglichkeiten mit sich.

Methodischer Hinweis: Je nach Situation in der Gemeinschaft kann dieses Tanzspiel auch nach Einfällen der Teilnehmer variiert werden.

Ansingegruß zur Weihnachtszeit

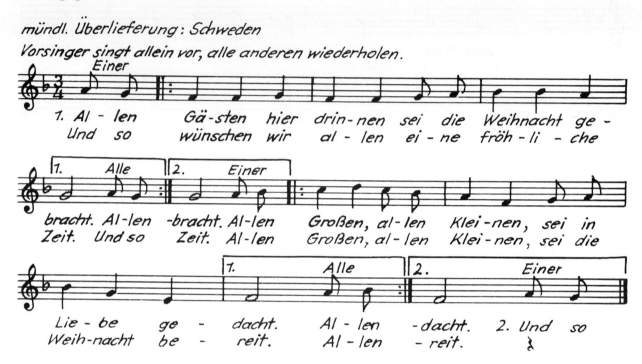

Aufstellung: Der (Die) Vorsänger(in) steht einer Reihe gegenüber.

Ausführung des Tanzes:
1. Strophe: Vorsänger geht mit 6 Schritten singend auf die Reihe zu und ebenso rw auf seinen Platz zurück. Alle in der Reihe singen und tanzen nun auf ihn zu und zurück.
Variante: Vorsänger tanzt mit nur 3 Schritten vor und ebenso zurück, mit Wiederholung.
Die Reihe reagiert in gleicher Weise.
2. Strophe: Sie wird wie die 1. Strophe oder in der Variante getanzt.

2. Tanzform
Aufstellung: Alle stehen im durchgefaßten Stirnkreis, der Ansinger in der Mitte, eventuell mit einer Kerze oder einem Zweig in der Hand.
1. Strophe: Alle tanzen die 1. Zeile mit 6 Schritten auf der Kreislinie in GTR und wenden bei „... sei die ...", so daß sie bei „... Weihnacht ..." wieder in TR gehen. Wiederholung.
2. Strophe: Alle schwingen einen Zweig und tanzen mit 2 Dreierschritten vw zur Kreismitte und ebenso zurück. Wiederholung.

Methodischer Hinweis: Es bietet sich an, weitere Tanzformen erfinden zu lassen.

Tanzform: Christel Ulbrich, nach dem schwedischen Lied, übersetzt von Fritz Jöde

gewöhnliche Tanzfassung, Paar 2 bildet mit erhobener Zweihandfassung 1 Tor.

Schrittarten: Galoppschritt, Gehschritt, Fersentritt.

Ausführung des Tanzes
Takt
1– 4: Paar 1 tanzt mit 8 Galoppschritten, Außenfuß beginnt, sw in TR unter dem Tor hindurch.

Jetzt tanzen wir den Kehraus[1]

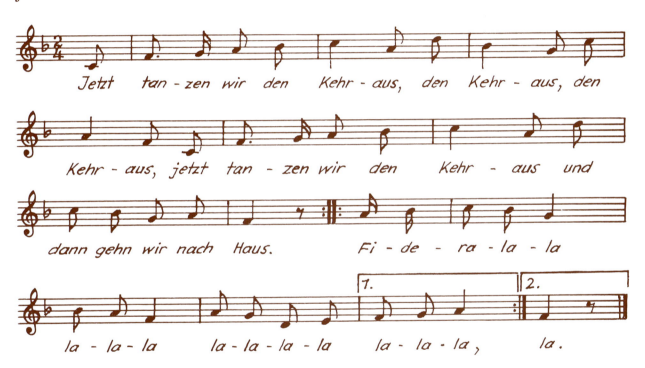

Aufstellung: Paarweise in GÜST auf der Kreislinie, Er mit Rücken zur Kreismitte. Die Paare sind mit Nummer 1 und Nummer 2 durchgezählt. Paar 1 hat

---
1 Quelle: Mit freundlicher Genehmigung vom Fidula-Verlag, Boppard/R. und Salzburg (aus der Schweiz, Fassung und Tanzbeschreibung: Thilde Lorenz, aus: Schäfer, R.)

5– 8: Wie Takt 1–4, nur Rollentausch von Paar 1 und Paar 2.
9: Alle Paare lösen die Fassung und tanzen Fersentritt li vw,
10: und re vw.
11–12: Wie Takt 9–10.

13–15:	Die Partner haken sich re ein und tanzen mit 8 Gehschritten, li Fuß beginnt, eineinhalbmal mitsonnen umeinander herum.
16:	Fassung lösen, 1 Schritt auseinander gehen zur GÜST, ½ Wendung re zueinander nehmen und den re Fuß anschließen.
9–12:	Wiederholung von Takt 9–12.
13–16:	Wiederholung von Takt 13–16, nur li einhaken. Die Schlußtritte werden gestampft.

Anliegen: Ganzkörperliches Federn (Galopp); Belastung und Entspannung des Schultergürtels und der Arme (Tore).

Erlebte Wirkung: Dieses Singtanzspiel bietet keinen meditativen Abschluß, es „heizt" eher die Stimmung nochmals auf.

Methodischer Hinweis: Singtänze in dieser Art sprechen vorwiegend Kinder und Erwachsene an, währenddessen Jugendliche weniger Zugang dazu haben.

Kanontänze

Heute, liebe Leute, wird getanzt!

„Bald erweckten die lustigen Kanons unseren Spieltrieb. ... Wohl bemüht sich jeder um Genauigkeit und Pünktlichkeit, unterstellt sich der Zucht des Ganzen, aber nicht aus Pflichtgefühl und Leistungswillen, sondern gehoben und befeuert von reiner Spielseligkeit. ... Den Mitmenschen erlebt er als Mitspieler, das ‚soziale Gefüge' als wohltätige Harmonie, das Ethische als Schönheit. ... Darum möchte man den Tanzkanons weite Verbreitung wünschen. Die einfachsten sind schon für Kinder geeignet und sollten den Unterricht in den Grundschulen beleben helfen. ..."[1]

So heißt es bei Georg Götsch in seinem „Geselligen Tanzbuch". Er war Gründer und Leiter des Musikheimes in Frankfurt/O. Wem es vergönnt war, seine vielfältigen schöpferischen Ideen bei großen und kleinen Singe- und Volkstanzveranstaltungen erleben zu dürfen, wird diese emotionalen Erlebnisse weitertragen müssen. Und Christoph Schwabe meint zu diesem Thema: „Der Kanontanz ist besonders für eine improvisatorische Bewegungsgestaltung geeignet, weil hier spielerische Bewegung in Verbindung mit eigenem Singen verwirklicht werden kann. Dazu kommt, daß die Gruppe unabhängig von einem musikalischen Begleiter ist, da sie sich ihre Musik selbst gestaltet und Singen und Bewegen eine Einheit bilden."[2]

Bevor diese wertvollen Gedanken in die Tat umgesetzt werden, gibt die Autorin noch Folgendes zu bedenken:
– „Singtänze sollen eine Steigerung des Gesanges sein, keine Minderung. Ihre Leibesbewegung muß aus der gleichen Mitte schwingen, wie ihre Töne, vom gleichen Impuls getragen und als Einheit erlebt. Dann kann „gegangener Gesang" besser sein als „gestandener".[3]
– Die Lautstärke des Gesanges möchte auf das „Miteinander-Geltenlassen" der einzelnen Gruppen abgestimmt sein. Aus diesem Grund sollten die Bewegungsgruppen im Raum oder im Freien so aufgestellt sein, daß sie sich gegenseitig hören.
– Weiterhin ist zu beachten, daß die Bewegungen und die jeweilige Kanonphrase genau übereinstimmen. Das bedeutet, daß schon bei den letzten Tönen einer Phrase die nächste Bewegungsform vorbereitet werden muß, z. B. das rechtzeitige Öffnen eines Paarkreises, um zum großen Kreis durchfassen zu können. Nur dann ist es möglich, daß beim 1. Ton der neuen Phrase Bewegung und Kanonteil wieder übereinstimmen.

Und nun viel Freude beim Singen und Bewegen. Ein Tip noch am Rande: Singtänze können auch heikle Situationen überbrücken helfen, bspw. zu geselligen Tanzabenden, wenn plötzlich die Technik versagt, die die Musik spenden sollte, oder beim Nichterscheinen einer bestellten Musikgruppe.

---

1 Götsch, Georg
2 Schwabe, Christoph
3 Götsch, Georg

Heute liebe Leute
Kanon zu 3 Stimmen

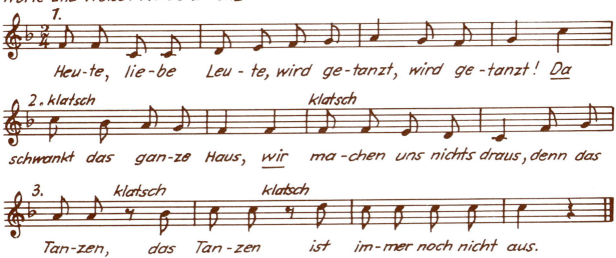

Aufstellung: 3 konzentrische (um denselben Mittelpunkt stehende) Kreise, Handfassung.

Schrittarten: Laufschritt, Hüpfschritt, Nachstellschritt, Stampfer.

Ausführung des Tanzes

Takt
1–2: 4 leichte Laufschritte, li Fuß beginnt, in GTR.
3–4: 2 Hüpfschritte auf Zz 1 und 3, der erste auf dem li Fuß, der zweite auf dem re Fuß rw.
5: Fassung lösen. Ganze LDr am Platz mit 4 Schritten. Letzter Schritt wird herangesetzt.
6: Ganze RDr, mit re Fuß beginnend.
7: 2 Nachstellschritte nach re in TR. Bei X wird geklatscht.
8: 3 Stampfer, re beginnend, auf (1, 2 und 3) auf (4) den li Fuß unbelastet auftippen.

Methodischer Hinweis: Variante zur Tanzform:

Takt
1–4: Je Takt 2 Nachstellschritte nach li, in GTR.
5–8: Wie oben beschrieben.

Tanzform, Melodie und Text: Thilde Lorenz

Ein wahres Gaudium
Kanon zu 2 Stimmen

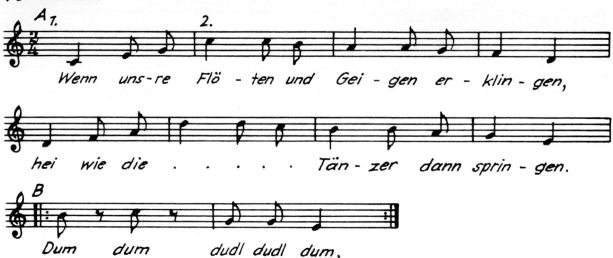

Aufstellung: 2 konzentrische Kreise, durchgefaßt, Blick zur Mitte.

Schrittarten: Gehschritt, Galoppschritt.

Ausführung des Tanzes
Tempo gemäßigt bis flott.
Takt

A   1– 4: Im Gehschritt, li Fuß beginnt, in GTR, wenden.
      5– 8: Im Gehschritt, re Fuß beginnt, in TR, Fassung lösen.
B   9: Am Platz mit 2 Schritten 1 ganze RDr,
      10: stehen bleiben, 2× klatschen.
      11–12: Wie Takt 9–10, Kreise schließen.
C   13–16: Im Galoppschritt alle in TR, mit Schlußsprung enden.

Methodischer Hinweis: Gruppe 1 beginnt und hört mit dem C-Teil auf. Gruppe 2 setzt im Takt 2 ein und singt den verkürzten C-Teil. Beide Gruppen hören zur gleichen Zeit auf. (Vergl. Hinweise im Abschnitt „Tanzformationen für Körpergeschädigte in Rollstühlen S. 261 ff.)

Das Tanzorchester
Kanon zu 4 Stimmen

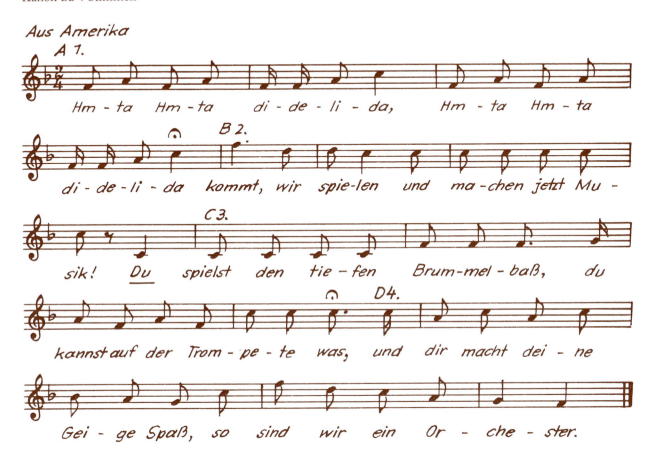

Aufstellung: Alle Teilnehmer im großen Quadrat oder Rechteck (4 Reihen, Gesicht zur Mitte).

Schrittarten: Hacke-Spitze am Platz, Gehschritt.

Ausführung des Tanzes
Takt
A   1– 4:   2× Hacke-Spitze, (re, li im Wechsel).
B   5– 8:   2 Gehschritte vw, 2 Gehschritte rw, dabei mit den Händen auf die Oberschenkel trommeln.
C   9–16:   Zum Gegenüber (z. B.) zeigen und die Instrumente scharf rhythmisch nachahmen. Bei Textstelle „... so sind wir ein Orchester" nur stehen und klatschen.

Kanonablauf: Das Singen und Bewegen wird einstimmig von allen vorgenommen. Danach setzen die jeweiligen Reihen hintereinander ein, bis alle wenigstens 1× in Aktion waren. Es kann gemeinsam abgeschlossen werden, z. B. wenn die 1. Reihe 2× durchgespielt hat, oder alle hören einzeln hintereinander auf. Zum Schluß nochmals einstimmig singen und bewegen. Der Kanon muß rhythmisch sehr gut durchgehalten werden.

Tanzform: mündlich überliefert

Walzerkanon

1. Tanzform

Musik: Nach einer Walzermusik in 2 Melodiephasen, für 2 Bewegungsgruppen. (ME gelbe Cassette, Kögler MC 3061-4.)

Aufstellung: Zu Paaren nebeneinander in 2 konzentrischen oder in 2 im Raum verteilten Kreisen.

Schrittarten: Dreier-(Walzer-)schritt.

Ausführung des Tanzes
Takt
A   1– 2:   Mit 2 Dreierschritten zur Mitte gehen,
    3– 4:   ebenso zurück.
    5– 8:   Wie Takt 1–4.
B   9–12:   Die Partner haken sich re ein und umtanzen sich am Platz,
    13–16: dasselbe li herum.

Die Teile A und B können mit oder ohne Wiederholung ausgeführt werden.

Kanonablauf: Teile A und B tanzen beide Kreise einstimmig, danach im Einsatz nacheinander: Kreis 1 mit Teil A, Kreis 2 mit A, wenn Kreis 1 mit Teil B beginnt. Mehrere Durchläufe tanzen. Abschluß nacheinander oder gemeinsam aufhören. Sind mehrere Kreise beteiligt, tanzen je 2 parallel, d. h. der Innen- und der 3., der 2. und der 4. Kreis.

Ländlerkanon (siehe auch Tüchertanz): Er wird entsprechend dem oben beschriebenen Ablauf in Ländlerschritten (3 gleichgroße und in der Betonung gleichwertige Schritte = 1 Ländlerschritt), wahlweise auch unter Verwendung von Tüchern durchgeführt. Diese hängen im durchgefaßten Kreis (an einem Zipfel gefaßt) nach unten, werden nach innen, nach außen, zur Mitte hoch und zurück geschwungen. Bei Partnerformen, z. B. re oder li einhaken, wird mit der freien Hand das Tuch nach oben geschwungen.

Varianten: – Beide haben 1 Tuch gefaßt, 1 Partner dreht unter dem „Tor" durch oder umtanzt den Partner. – Beide fassen beide Tücher in GÜST. Das Tuch wird hin und her geschwungen, danach umdrehen sich beide bei erhobenen Armen, ohne diese Fassung zu lösen. Motivfindungen aus Improvisationsvorübungen mit aufnehmen.

2. Tanzform
Für 3 Bewegungsgruppen

Musik: Walzermusiken. (ME Kögler MC 15117 a/MC 15129/MC 15617.)

Aufstellung: Zu Paaren durchgezählt nebeneinander in 3 konzentrischen oder in 3 im Raum verteilten Kreisen.

Schrittarten: Je Takt 3 Schritte = 1 Dreierschritt.

Ausführung des Tanzes
Takt
A   1– 8:   Alle tanzen mit Dreierschritten, li beginnend, auf der Kreislinie in GTR.
    1– 8:   Das Gleiche in TR.

	B	9–16:	Die Partner tanzen im Paarkreis am Platz mitsonnen.
		9–16:	Wie Takt 9–16 gegensonnen.
	C	17–18:	Mit 2 Dreierschritten im geschlossenen Kreis zur Mitte.
		19–20:	Ebenso zurück.
		21–24:	Wiederholung von Takt 17–20.

Kanonablauf: Teile A, B und C einstimmig von allen 3 Kreisen tanzen. Einsatz nacheinander, Innenkreis beginnt mit Teil A., 2. Kreis mit Teil A bei B und 3. Kreis mit Teil A bei C. Einige Durchspiele tanzen. Nach Vereinbarung wird entweder gemeinsam oder nacheinander aufgehört.

Methodischer Hinweis: Die oben empfohlene Melodie eignet sich besonders für diese Tanzformen. Nicht passend sind schnelle Wiener Walzer oder Langsame Walzer im Stil des modernen Gesellschaftstanzes.

3. Tanzform

Musik: Franz Schubert: „Frühlingsstimmenwalzer".

Aufstellung: Zu Paaren nebeneinander in 3 konzentrischen Kreisen.

Schrittarten: Dreierschritt (Walzerschritt).

Charakteristik der Bewegung: Ruhiges Gleiten und Schwingen.

Ausführung des Tanzes
Takt

	A	1– 7:	Alle tanzen mit 7 Dreierschritten in GTR.
		8:	Die Paare wenden sich zueinander und nehmen gewöhnliche Tanzfassung ein.
		1– 7:	Walzerrundtanz auf der Kreislinie in TR.
		8:	Fassung lösen, zum Kreis durchfassen.
	B	9–16:	Pro Takt je 1 Dreierschritt zur Kreismitte und pro Takt 1 Dreierschritt zurück, (gesamtes Motiv 4×).
		9–15:	Die Partner nehmen Hüftschulterfassung und tanzen nebeneinander mit 7 Dreierschritten in TR.
		16:	Fassung lösen und zum Kreis durchfassen.
	C	17–24:	Alle tanzen pro Takt 1 wiegenden Nachstellschritt nach li und pro Takt einen nach re auf der Kreislinie: (Motiv 4×.) Fassung lösen, die Paare haken sich re ein und
		17–23:	tanzen mit 7 Dreierschritten am Platz eine Ronde.
		24:	Fassung lösen, zum Kreis durchfassen. Der Tanz beginnt mit dem A Teil von vorn.

Kanonablauf: Der Innenkreis beginnt den Tanz, der 2. Kreis setzt nach Takt 8, der 3. Kreis nach weiteren 8 Takten ein. Der 2. und 3. Kreis tanzt also immer das, was der vor ihm stehende Kreis eben getanzt hat. Beim 3. Durchspiel wird Takt 17–24 3× gespielt, beim 3. Mal immer rascher werdend. Dabei haken alle re ein, so daß sich wirbelnde Paare bilden.

Tanzformen: mündlich überliefert

Der Kuckuck und der Esel

Kanon zu 3 Stimmen

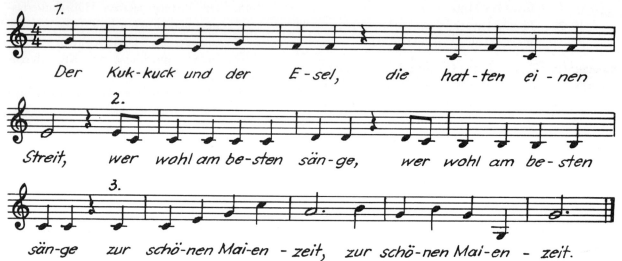

Aufstellung: Zur Paaren hintereinander in 3 Gruppen im Raum verteilt.

Schrittarten: Gehschritt, Nachstellschritt.

Ausführung des Tanzes

Text	Tanzform
Der Kuckuck und der Esel,	Zu Paaren 4 Gehschritte vw, Wendung über innen, kehrt.
die hatten einen Streit,	4 Gehschritte vw, auf den Ausgangsplatz zurück, beide Hände reichen.
wer wohl am besten sänge,	2 Nachstellschritte seit zur Mitte des Raumes mit Antippen zum Schluß.
wer wohl am besten sänge zur schönen Maienzeit, (Kuckuck, Kuckuck, Ia) zur schönen Maienzeit.	Dasselbe zurück. 4 Gehschritte auseinander tanzen, 4 Gehschritte wieder zueinander, offene Handfassung, ¼ Drehung zur Ausgangsposition.

Kanonablauf: Einstimmig singen und bewegen, dann 3× jede Gruppe je nach ihren Einsätzen durchtanzen. Zum Schluß noch 1× einstimmig.

———

Tanzform: Christel Ulbrich

Der Urlauberkanon
Kanon zu 4 Stimmen

Worte: Johannes Schuster
Melodie: Walter Rain

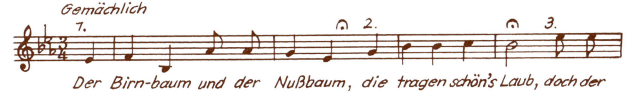

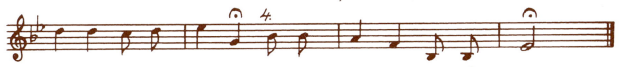

Der Birn-baum und der Nußbaum, die tragen schön's Laub, doch der Ur-laub, ja der Ur-laub, ist und bleibt das schön-ste Laub.

Aufstellung: Je 2 Paare nebeneinander in GÜST auf der Kreislinie. Diese Vierergruppen sind für die Kanoneinsätze in Nummern von 1–4 eingeteilt.

Schrittarten: 3 Gehschritte pro Takt.

Charakteristik der Bewegung: Ruhiges Schwingen.

Ausführung des Tanzes

1. Teil: Takt
- 1: Alle reichen ihrem Kontrapartner die re Hand und tanzen mit dem re Fuß beginnend vw 3 Schritte zueinander.
- 2: Mit dem li Fuß beginnend 3 Schritte vw, auf Zz 3 wird die Fassung gelöst und jeder wendet sich mit einer ¼ Drehung dem eigenen Partner zu.

2. Teil:
- 3–4: Wie Takt 1–2, jeweils mit dem eigenen Partner, zum Schluß zum Viererkreis durchfassen.

3. Teil:
- 5: Alle tanzen mit Betonung auf Zz 1 mit dem re Fuß beginnend 1 Dreierschritt in TR (re, li, re).
- 6: Wie Takt 5, nur mit dem li Fuß beginnend, in GTR.

4. Teil:
- 7: Mit 1 Dreierschritt, re beginnend, vw zur Kreismitte, die Arme werden dabei nach oben geschwungen.
- 8: Mit 1 Dreierschritt, li beginnend, rw zum Ausgangsplatz zurück.

Kanonablauf: Alle singen und tanzen den Kanon einstimmig durch. Lawineneinsatz: Danach beginnt 1 Vierergruppe mit dem 1. Sing- und Tanzteil, dann setzt die 2. Gruppe mit dem 2. Sing- und Tanzteil ein usw.
2. Durchspiel: Eine Vierergruppe mit der Nr. 1 beginnt und alle anderen Gruppen mit der Nr. 1 setzen ein usw.

Methodischer Hinweis: Bei vielen Teilnehmern ist es

ratsam, alle Einzelgruppen mit der Nr. 1 gemeinsam beginnen zu lassen, alle anderen Gruppen mit gleichen Nummern entsprechend. Die Gruppen können je nach Vereinbarung nach 2- oder 3maligen Durchspielen nacheinander aufhören.

Tanzform: nach Anregung vom Schottischen Walzer von Christel Ulbrich

Hejo, spann den Wagen an
Kanon zu 3 Stimmen

Ausführung des Tanzes
1. Durchspiel
Teil 1: Im Rhythmus des Singtextes tanzen alle, re beginnend, 2 langsame Schritte vor dem Gegenüber und 3 schnelle Schritte rw zum Ausgangsplatz.
Kommando dazu:
He-jo, spann den Wagen an.
  l   l   k   k l

Teil 2: Platzwechsel. Fassung lösen. Im gleichen Schrittrhythmus tanzt jeder re-schultrig streifend am Kontrapartner vorbei und wendet am

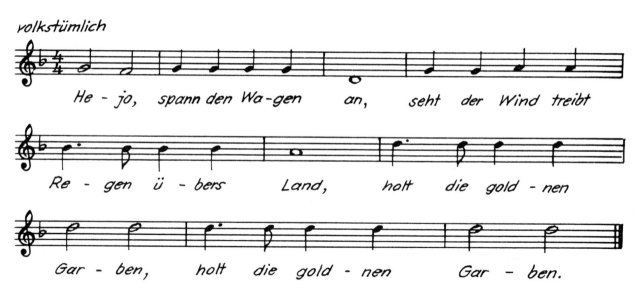

Aufstellung: Je 2 Paare stehen nebeneinander in Kolonnen in TR auf der Kreislinie, je 2 Paare nebeneinander in GTR gegenüber. Es können auch jeweils Dreiergruppen sein. Diese Gruppen in GÜST werden in Block 1, 2, 3 eingeteilt. Die Reihen sind durchgefaßt.

Schrittarten: Gehschritt.

Gegenplatz um die re Schulter.

Teil 3: Alle Teilnehmer heben die re Arme und legen die re Hände zu einer Spitze zusammen (Garbe). Sie bewegen sich mit 8 Gehschritten mitsonnen, bis sie wieder auf dem Gegenplatz stehen.

2. Durchspiel
Es verläuft wie das 1., nur von der neuen Ausgangsposition aus. Zum Schluß des 3. Teiles stehen alle wieder auf ihrem ursprünglichen Ausgangspunkt.

3. und 4. Durchspiel
Wie das 1. und 2. Durchspiel.

Kanonablauf: Einstimmig singen und bewegen! Danach Lawineneinsatz: Der 1. Block beginnt mit dem Teil 1. Der 2. und 3. Block folgen bei den entsprechenden Teilen. Nun setzt der nächste Einzelblock ein usw., bis alle erfaßt sind. Dann hört der 1. Block auf usw., bis alles nach und nach wieder abklingt.

Variante: Bei sehr vielen Teilnehmern können sämtliche Einserblöcke beginnen, danach sämtliche Zweier-, danach die Dreierblöcke einsetzen. Alle hören nacheinander nach 4×-igem Durchsingen auf.

Tanzform: Christel Ulbrich
Kanon zu 3 Stimmen

Kommt der Mond mit der Laterne
Kanon zu 3 Stimmen

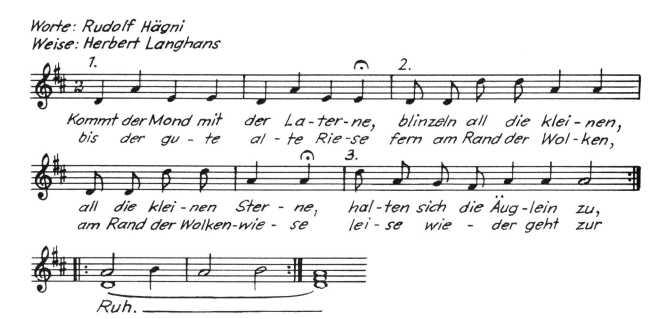

Aufstellung: 3 Kreise, nicht zu weit voneinander entfernt, im Raum verteilt.

Schrittarten: Gehschritt.

Ausführung des Tanzes
1. Durchspiel
     Takt
Teil 1   1: Mit 4 Gehschritten, re Fuß beginnt, zur Kreismitte,
         2: ebenso zurück.
Teil 2   3–4: Wie Takt 1 und 2.
Teil 3   5–6: Alle tanzen auf der Kreislinie mit 6 Gehschritten. Bei Zz 7–8 mit 2 Schritten am Platz zur Mitte wenden zum Beginn des 2. Durchspiels, das wie das 1. getanzt wird.

Kanonablauf: Nach dem Vorspiel einstimmig singen und tanzen. Nach dem 2. Durchspiel, Einsatz.

Melodie, Text und Tanzform: mündlich überliefert

Wann und wo
Kanon zu 4 Stimmen

Ausführung des Tanzes
Tanzablauf: Einstimmig. Mehrstimmig mit auslaufenden Stimmen, wobei der Innenkreis beginnt. Einstimmiger Schluß.

1. Tanzform: 1., 2., 3., 4., Teil mit Achtschritt mitsonnen kreisen, dann ebenso gegensonnen. Einstimmiger Schluß: 2 Schritte rw, dann 3 Schritte mit Schlußschritt vw zur Mitte, wo in enger Fassung verharrt wird.

2. Tanzform: Ebenso, jedoch mit wechselnder Richtung, also: Innenkreis und 3. Kreis mitsonnen, 2. und 4. Kreis gegensonnen beginnend.

3. Tanzform: Ebenso, jedoch mit wechselndem Schritt: 1. und 2. Mal im Gehschritt, 3. und 4. Mal im Gleitschritt. (Im mehrstimmigen Teil 4× durchsingen.)

4. Tanzform: Die 3 bisherigen Tanzformen zu einem Ganzen verbunden durch dieses einstimmige Zwischenspiel: 2 Schritte rw Fassung lösen und einzeln im Vierschritt mitsonnen kreisen in die Ausgangsplätze.

5. Tanzform: Die 4 vorigen Tanzformen in veränderter Aufstellung: 4 durchgefaßte Kreise nebeneinander.

Methodischer Hinweis: Der Autor hat für wenige und viele Teilnehmer noch weitere Tanzformen beschrie-

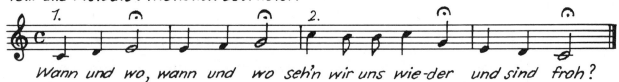

Text und Melodie: mündlich überliefert

Wann und wo, wann und wo seh'n wir uns wie-der und sind froh?

Aufstellung: Alle stehen in 4 konzentrischen Kreisen, durchgefaßt.

Schrittarten: Gehschritt, auch gleitender Hüpfschritt oder Seitgalopp.

ben. Wir verzichten hier auf die gesamte Wiedergabe, um die Kanontanzenden zu eigenen Erfindungen anzuregen.

---

vergl. Götsch, Georg: Geselliges Tanzbuch. Tanzkanons 2. Kassel 1950

Lobet und preiset, ihr Völker, den Herrn
Kanon zu 3 Stimmen

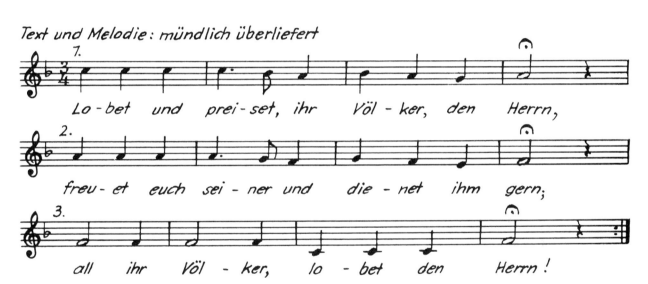

Aufstellung: 3 konzentrische Kreise durchgefaßt.

Schrittarten: Gehschritt.

Ausführung des Tanzes

	Takt	
Teil 1	1– 4:	11 Gehschritte, li beginnend, in GTR auf der Kreislinie mit 1 Schlußschritt.
Teil 2	5– 6:	Kleiner Dreierschritt (re, li, re) zur Mitte und zurück (li, re, li).
	7– 8:	Wie Takt 5–6.
Teil 3	9–12:	Mit Gehschritten im Paarkreis mitsonnen umeinander, im Stirnkreis enden, wobei die Partnerin nun li von ihrem Partner zu stehen kommen soll, damit sich im Teil 3 immer ein Partnerwechsel ergibt. Der Kreis wird wieder durchgefaßt und der Durchlauf beginnt von vorn.

Melodie, Text und Tanzform: mündlich überliefert

Was wir brauchen, gibt uns Gott
Kanon zu 4 Stimmen

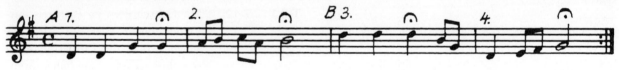

Aufstellung: Alle Anwesenden stehen jeweils paarweise, in offener Fassung hintereinander, auf 2 Diagonalen im Raum. Sie werden in 4 Gruppen eingeteilt, d. h. die 1. Gruppe steht der 2. Gruppe genau gegenüber und die 3. Gruppe der 4.

Schrittarten: Gehschritt.

Ausführung des Tanzes
Teil 1: Alle führen gleichzeitig 4 Schritte zur Mitte des Raumes aus, re Fuß beginnt.
Teil 2: 4 Schritte rw.
Teil 3 und **4:** Die gefaßten Hände lösen. Mit 8 kleinen Gehschritten tanzt jeder Partner einen Kreis über außen.

Einsatz der Bewegungsabläufe: 1. Gruppe beginnt, danach die 2. Gruppe gegenüber usw.

Kanonablauf: Einstimmig singen und tanzen. Im Kanonablauf der einzelnen Stimmen Einsätze nach „Was wir brauchen" 2–3× durchtanzen, einzeln aufhören. Die ersten Gruppen begleiten die letzten singend, am Platz stehend. Einstimmig nochmals singen und tanzen. Die gleiche Tanzform läßt sich ebenso gut auf die Kanons „Es tönen die Lieder" und „Erklingen die Lieder" ausführen.

Tanzform: Christel Ulbrich, Melodie und Text: mündlich überliefert

Der du die Welt in Händen hast[1]

Kanon zu 3 Stimmen

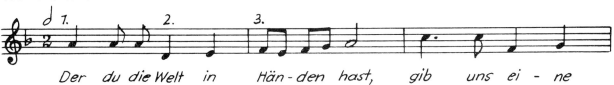

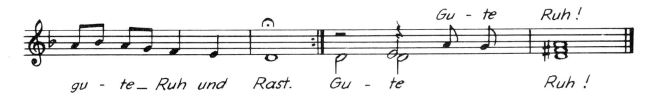

Aufstellung: Ein Kreis von Teilnehmern wird in 3 Teile geteilt. Es entstehen 3 offene Koloformen.

Schrittarten: Gehschritt, Pendelschritt.

Charakteristik der Bewegung: Sehr getragen.

Ausführung des Tanzes

Text	
Der du die Welt:	4 ruhige Gehschritte, re Fuß beginnt, vw zur Kreismitte. Handflächen werden in Schulterhöhe aneinandergelegt, Arme sind leicht vor dem Körper.
in Händen hast,:	4 Schritte rw zurück, li Fuß beginnt. Hände lösen und dem Nachbarn re und li reichen, die Schnittpunkte der 3 Gruppen bleiben unangefaßt.
gib uns:	1 Pendelschritt vor (re, li),
eine:	1 Pendelschritt zurück (li, re),
gute:	Re Fuß zur Seite setzen, li unbelastet heranführen,
Ruh und:	Li Fuß zur Seite setzen, re unbelastet heran.
Rast:	Re Fuß zur Seite setzen, li abschließend heranführen.

Dieser Teil wird wiederholt.

Kanonablauf: Die Gruppen 1–3 beginnen nacheinander (siehe Notenbild). Nach der Wiederholung warten die ersten beiden Gruppen, bis auch die 2. Gruppe abgeschlossen hat.

Tanzform: Christel Ulbrich

---

1 Quelle: Mit freundlicher Genehmigung vom Voggenreiter Verlag, Bonn 2 (Watkinson, G., 1961)

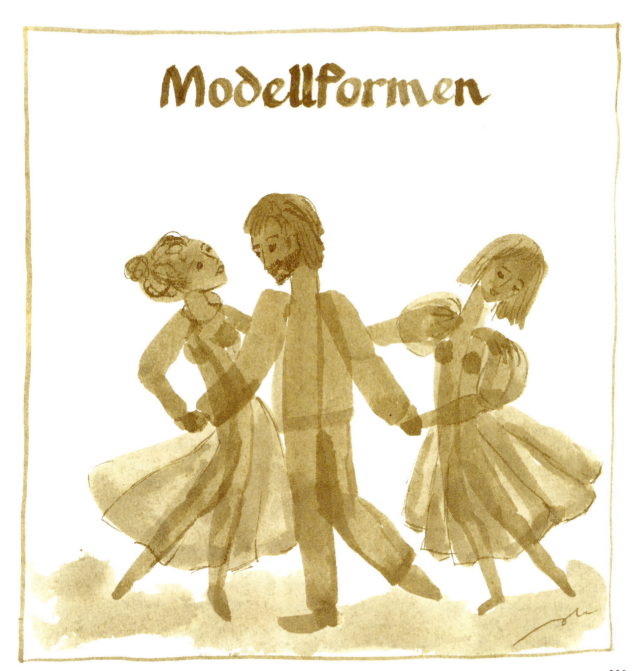

*Einfache Formen
ermutigen zum Eigenbau für Tänze*

*Mixbecher

Mixer frei

Musik: Flotte Rhythmen, die möglichst einen erkennbaren Melodienwechsel für einen A- und B-Teil aufweisen.

Schrittarten: Gehschritt, Hüpfschritt, nach eigener Wahl.

Ausführung des Tanzes
A: Alle tanzen frei im Raum, suchen sich einen Partner und hüpfen mit ihm weiter oder gehen gemeinsam spazieren.
B: Ein Partner steht am Platz und klatscht, der andere umtanzt ihn. Bei Musikwiederholung Rollentausch.

Varianten: Die gefundenen Partner klatschen rhythmisch die Hände aneinander, haken sich re, dann li ein, umtanzen sich oder tanzen am Platz Swing. Auf Zuruf oder Tonsignal suchen sich alle einen neuen Partner.

Mixer geordnet

Musik: Den Schritten und Bewegungen entsprechende flotte Melodien.
Aufstellung: Zu Paaren auf der Kreislinie, Front in TR, die inneren Hände sind gefaßt.

Schrittarten: Gehschritt, Hüpfschritt, Seitgalopp, Swing.

Ausführung des Tanzes
A: Promenade in TR. Bei Melodiewechsel bzw. auf Zuruf: „Alle Inneren kehrt!" reagieren diese und alle tanzen im Gegenzug weiter.
B: Bei dem Ruf: „Einem Partner die li Hand reichen!" finden sich neue Paare und umtanzen sich am Platz (man darf sich dabei freundlich ansehen).
Auf Zuruf: „Rechte Hand", reagieren alle entsprechend und umtanzen sich mit Einhandfassung re. Mit dem Partner beginnt das Spiel von vorn.

Varianten: Es können auch andere Kommandos zugerufen werden, z. B. „Beide Partner kehrt!" oder „Gegenüberstellen!", d. h. die Partner reichen sich beide Hände und tanzen nach den Zurufen entweder „Swing!" oder im „Paarkreis am Platz!" bzw. haken re oder li ein oder ein Partner dreht sich unter dem erhobenen Arm des anderen u. a. m., den Einfällen für Zurufe von Partnerfiguren sind keine Grenzen gesetzt.

Methodischer Hinweis: Bei all diesen Wechseltänzen ergibt sich mitunter das nicht rechtzeitige Finden eines Partners. Dann frisch in die Mitte spaziert, dort findet sich dann auch das Gegenstück ein. Beide begrüßen sich meist mit frohem „Hallo", tanzen in der Kreismitte miteinander und reihen sich wieder mit ein, sobald der Tanz mit einem neuen Partner beginnt.

*Tänze in Kreisformen

Selbständiges Tanzen

A im geschlossenen Kreis
B im Paarkreis

Musik: ¼-Takt. Beliebige Tanzmusiken im zügigen Marschtempo.

Aufstellung: Zu zweien oder zu Paaren nebeneinander im geschlossenen Kreis.

Schrittarten: Gehschritt.

Ausführung des Tanzes
  Takt
Vorspiel anhören.
A   1– 4: Alle tanzen mit 16 Gehschritten auf der Kreislinie mitsonnen, sie wenden und
    5– 8: gehen ebenso auf ihren Ausgangsplatz zurück.
Zwischenspiel: Umstellen zum Paarkreis mit Zweihandfassung.
B   9–12: Alle tanzen mit 16 Gehschritten im Paarkreis mitsonnen und
   13–16: ebenso gegensonnen.
Zwischenspiel: Umstellen zum geschlossenen Kreis.
A 17–24: Wie Takt 1–8 Teil A.

Methodischer Hinweis: Es ist ratsam, die Zahl der Schritte nicht zu sprechen, die Teilnehmer möchten den jeweiligen Richtungswechsel und Abschluß der Melodie gefühlsmäßig aufnehmen und reagieren.

Fröhlicher Kreis

(Cirkassian Circle II)

Musik: ¼- oder ¹²/₈-Takt. Schnelle Mixer- oder Swingmusik. (ME graue Cassette, Kögler MC 3061-3.)

Aufstellung: Paarweise zum Stirnkreis, durchgefaßt.

Schrittarten: Leicht federnder Gehschritt, Swing, Wechselschritt.

Charakteristik der Bewegung: Sehr flott. Der Swingschritt wird mit weichem Nachfedern des inneren Fußes ausgeführt.

Ausführung des Tanzes
  Takt
A   1–4: Alle gehen mit 4 leicht federnden Schritten, re Fuß beginnt, zur Kreismitte und ebenso zurück. Der 4. Schritt wird nur angetippt. Wiederholung dieses Motivs
    1–2: Die Partnerinnen tanzen das Motiv alleine (ohne Wiederholung). Auf Zz 4 klatschen sie 1× in die Hände, das die Partner auf die Zz 1 sofort erwidern.
    3–4: Jetzt gehen die Partner 4 Schritte zur Mitte, wenden mit ½ LDr und gehen mit 4 Schritten nach außen zur nächsten Partnerin.
B   5–8: Mit dieser tanzen sie 16 Swingschritte auf dem re Fuß und
    5–8: 8 flache Wechselschritte Promenade in offener Fassung auf der Kreislinie in TR. Der Tanz wird beliebig oft wiederholt.

Anliegen: Ganzheitliche Lockerung. Gehschritte in verschiedene Richtungen wechseln mit schwungvollen Swingschritten.

Erlebte Wirkung: Der durchgefaßte Kreis erweckt ein besonderes Gemeinschaftsgefühl, welches durch das Tanzen mit immer neuen Partnern angenehm unterbrochen wird.

Melodie und Tanzform: aus England, mündlich überliefert, aufgezeichnet von Christel Ulbrich

Vereinfachte Form

Musik: Z. B. Immergrüne Melodien.

Charakteristik der Bewegung: Gleichmäßig ruhig, trotzdem Tempo nicht zu langsam.

Ausführung des Tanzes

A Zur Kreismitte
Alle tanzen mit re Fuß beginnend 4 leichte Gehschritte zur Mitte, der 4. Schritt wird unbelastet angesetzt.
Ebenso zurück mit li Fuß beginnend.
Wiederholung des Motivs.

B Am Platz
Die Partner reichen sich die re Hände (Handtour re) und umtanzen sich mit 8 Gehschritten.
Wiederholung mit Handtour li, zum Schluß Fassung lösen.

C Promenade
Die Partner nehmen offene Handfassung und tanzen nebeneinander auf der Kreislinie in GTR weitere Schritte bis zum Ende einer musikalischen Phrase, schwenken herum mit Blick zur Kreismitte und schließen den Kreis.

✶ Modelle im Dreiertakt

Variationen für Figuren im Dreiertakt

Aufstellung: 2 Paare stehen sich auf der Kreislinie gegenüber, die inneren Hände sind gefaßt.

Ausführung

A   Die gefaßten Arme vor und zurück schwingen mit Wiederholung. Dazu werden kleine Dreierschritte am Platz getanzt.

B   Die Paare fassen zum Viererkreis durch und tanzen mit 4 Dreierschritten mitsonnen 1 Ronde. Nach Ablauf der Melodiephrase wenden sie und tanzen ebenso zum Ausgangsplatz zurück.

C   Alle tanzen mit 2 kleinen Dreierschritten zur Mitte des Viererkreises und schwingen die Arme dabei hoch. Ebenso zurück, Arme dabei wieder senken. Dieses Motiv wird insgesamt 4× getanzt. Am Schluß stehen sich die Paare wieder wie im Teil A gegenüber.

D   Variante zu A: Die Paare schwingen während eines kleinen Dreierschrittes am Platz die gefaßten Arme vor und zurück. Sie schwingen nochmals vor, lösen die Fassung kurz, nehmen über die Innenschulter ½ Drehung und fassen die Innenhände wieder. Es stehen sich nun 2 andere Paare gegenüber. Dieses Motiv wird wiederholt, so daß sich am Schluß wieder die ersten Paare gegenüberstehen.

Methodischer Hinweis: Auf diese und ähnliche Weise können weitere Figuren erfunden werden.

Walzerformen

1. Form: Walzer-Paarrundtanz, z. B. 4 Umdrehungen im Raum.

Öffnen: In offener Fassung 1 Walzerschritt vw nebeneinander, mit 1 weiteren Walzerschritt schwingt Sie ½ Drehung über außen und steht nun mit Front in Gegenrichtung. Sie tanzen gemeinsam 2 Walzerschritte, Er vw, Sie rw. Beim 2. Schritt schwingt sie wieder in die Ausgangsposition zurück. (Diese Figur muß mit weichen Schritten fließend ausgeführt werden, sonst stockt der Bewegungsablauf). Danach folgt Walzerrundtanz.

Variationen: Beide vollziehen die ½ Wendung und tanzen rw in TR weiter, dann wieder ½ Wendung und vw in TR. Wiederholung des Motivs und Walzerrundtanz.

2. Offene Form: Die Paare stehen Rücken an Rücken auf der Kreislinie, Er im Innenkreis. Sie halten (Er re, Sie li) die Hände gefaßt, die Arme sind nach vorn in TR gestreckt. Sie schwingen miteinander.

Takt	Zz	
1	1:	1 Schritt seit in TR, Er re, Sie li.
	2:	Anderen Fuß heransetzen.
	3:	Arme über unten nach hinten schwingen und Gesicht zu Gesicht wenden. Er dreht dabei auf dem re, Sie auf dem li Fuß herum.
2	:	Dasselbe wie Takt 1 in Ausgangsposition, anderer Fuß beginnt.

3. Form: Die Partner stehen auf der Kreislinie in gestreckter Zweihandfassung (in Schulterhöhe).

Takt	Zz	
1	1:	1 Nachstellschritt seit, Er li, Sie re in TR mit
	2–3:	Heranziehen des anderen Fußes.
2– 3	:	2× Wiederholung von Takt 1.
4	:	2× am Platz stampfen oder klatschen, bzw. beides gleichzeitig.
5– 8	:	Dasselbe in GTR.
1– 8	:	Wiederholung von Takt 1–8.
9–16	:	Walzerrundtanz in TR oder Walzerschritte am Platz im Paarkreis nach li und nach re oder Handtour re am Platz herum, li zurück. Dann wieder wie Takt 1 von vorn.

4. Form: Die Paare stehen in Kiekbuschfassung in TR.

Takt		
1:	:	Beide 1 Walzerschritt re seitlich vw.
2:	:	Dasselbe nach li.
3– 4:	:	Wie Takt 1–2.
5– 8:	:	Eventuelle Wiederholung von Takt 1–4.
9–15:	:	Die Tänzerin schwingt vor dem Tänzer, ohne dabei die Fassung zu lösen. Die Arme bilden ein „Fenster". Er tanzt vw, re beginnend, Sie rw, li beginnend, Walzerschritte in TR.
16:		Sie schwingt sich aus dieser Wicklerform und tanzt wieder neben ihm wie Takt 1–4 bzw. Takt 1–8.

Variationen:

ab 9: Fenster bilden. Nun dreht Sie nochmals mit Walzerschritt in dieser Fensterform, es entsteht 1 Doppelfenster. Auflösung: Sie dreht wieder 2× zurück oder Sie dreht 1× und danach Er 1× bzw. beide drehen gleichzeitig. Auch beim Doppelfenster kann in TR weitergetanzt werden.

5. Form: Paare in GÜST: Der Tänzer hält mit seiner li Hand ihre re in TR und mit seiner re ihre li Hand auf ihrem Rücken in Taillenhöhe. Einige Takte Walzerrundtanz in TR, dann wird Sie ausgedreht. Nun tanzen beide nebeneinander weiter, an den inneren Händen gefaßt, dann wieder Rundtanz usw.

Dreierschritte nach Menuettmusiken

Musik: Einfache stilisierte Formen lassen sich in der geselligen Form bspw. zu folgenden Musiken tanzen:
- Wolfgang A. Mozart: „Sechs ländlerische Tänze"; „Berühmte Menuette";
- Luigi Boccerini: „Streichquartett E-Dur" – Menuett;
- Joseph Haydn: „Menuet du boeuf";
- Franz Schubert: „Fünf deutsche Tänze"; "Fünf Menuette";
- Ludwig v. Beethoven: „12 Menuette";
- Leopold Mozart: „Kindersinfonie"; „Bauernhochzeit".

Schrittarten: Dreierschritte, d.h. pro Takt 3 kleine Schritte. Sie lassen sich auch mit einem Auftupfen der Fußspitze auf Zz 3 variieren. Der Grundschritt mit allen möglichen Variationen würde ein intensives Studium voraussetzen, deshalb bescheiden anfangen. Zu viele fachtechnische Anweisungen beeinträchtigen zudem das tänzerische Einfühlen in die Musik. Aus diesem Grund – Geschehen, – Erleben, – Tanzen lassen – in freier Improvisation, allein, mit Partner oder in der Gruppe.

Aufstellungen: – Zu Paaren nebeneinander auf der Kreislinie in TR oder – in GÜST, jeweils mit Einhandfassung; – im Paarkreis gegenüber, – im geschlossenen Kreis oder – in Reihenaufstellung.

Tanzformen:
1. Zu Paaren in GÜST auf der Kreislinie: Die Partner reichen sich die re Hände und umtanzen sich, bei Phrasierungswechsel der Musik li Hände reichen und Richtungswechsel beim Umtanzen.
Sie können mit Dreierschritten zu- und voneinander tanzen, oder die Tänzerin dreht unter dem erhobenen Arm des Tänzers, während dieser sie umtanzt. Diese Beispiele können entsprechend den Musikabschnitten kombiniert werden. Die Schlußtakte der Melodien bestimmen das Grüßen der Partner voreinander.
2. Zu Reihen gegenüber: Alle tanzen mit 1 oder 2 Dreierschritten aufeinander zu, grüßen sich und tanzen ebenso zurück. Beide Reihen nehmen kleine Nachstellschritte seit nach re und nach li mit Wiederholungen.
4 sich gegenüber stehende Tänzerinnen bilden in der Reihenmitte eine re-händige Mühle, tanzen 1 Ronde, danach dasselbe li-händig. Jetzt treffen sich die Partner und tanzen das Gleiche. Wiederholungen der einzelnen Figuren sollten sich mit den musikalischen Phrasierungen decken. Auch hier gilt, nicht zu viele Variationen einbauen. Beim Tanzen nach so schönen Melodien sollte sich ein Genußerlebnis einstellen.

Tänze zu Dreien

(sind vorteilhaft bei Tänzermangel)

Musik: Wolfgang A. Mozart: „Sechs ländlerische Tänze". (ME weiße Cassette, Kögler MC 3061-6.)

Aufstellung: In Dreiergruppen zu je 1 Tänzer mit 1 Tänzerin re und li hintereinander auf der Kreislinie, Front in TR, offene Fassung.

Schrittarten: Kleine beschwingte Dreierschritte, Schwungschritt.

Ausführung des Tanzes
Kein Vorspiel, sofort mit dem ersten Ton beginnen

oder ein längeres Motiv abwarten und dann den Einsatz geben.

- **A** In TR: Alle li Fuß leicht aufsetzen und re Bein darüber schwingen (Fußspitze geneigt!), dasselbe nach re, nochmals nach li und 3 kleine Laufschritte vw. Wiederholung des Motivs.
- **B** Tor: Die re Tänzerin tanzt mit 6 kleinen Schritten oder 2 leichten Dreierschritten durch das Tor, welches vom Tänzer und der li Tänzerin gebildet wird. Nun nochmal mit Rollentausch der Tänzerinnen. Wiederholung von B.
- **C** Am Platz: Tänzer hakt bei der re Tänzerin re ein und tanzt mit ihr 1 Ronde in kleinen Dreierschritten, hakt bei der li Tänzerin li ein und tanzt auch mit ihr 1 Ronde. Wiederholung von C.

Ein Partnerwechsel ist bei Schritt 15 möglich, indem die Tänzerin zum nächsten Tänzer nach vorn dreht.

Anliegen: Teil- und ganzkörperliches Schwingen.

Erlebte Wirkung: Diese einfache Tanzform regt die Teilnehmer zu eigenschöpferischen Weiterentwicklungen an.

Methodischer Hinweis: Die Tanzfolge kann beliebig variiert werden: Z. B. 2 Nachstellschritte in TR mit sich anschließendem Klatschen oder Stampfen.
Statt Walzerrundtanz kann Handtour re und li mit dem Partner genommen und Walzerschritten am Platz getanzt werden.
Reizvoll ist auch das Bilden von Viererkreisen, die entsprechende Schwungformen improvisieren.

Neudeutscher

Musik: ¾-Takt. Neudeutscher. (ME rote Cassette, Kögler MC 3061-1.)

Aufstellung: Beliebig viele Paare in gewöhnlicher Fassung auf der Kreislinie. Er Rücken zur Mitte.

Schrittarten: Nachstellschritt, Walzerschritt.

Charakteristik der Bewegung: Drei verschiedene Tempi mit entsprechendem Bewegungswechsel.

Ausführung des Tanzes
Schritt
- 1– 4: 2 Nachstellschritte in TR, danach 2 Nachstellschritte in GTR (beim 2. Schritt die inneren Füße nur unbelastet heranziehen).
- 5– 8: Mit 4 Walzerschritten 2 Umdrehungen re herum in TR.
- 9–16: Wie Schritt 1–8.

*Schwedische Maskerade

Musik: A: ²⁄₄-Takt, B: ¾-Takt, C: ²⁄₄-Takt. (ME[1] gelbe Cassette, Kögler MC 3061-4.)

Aufstellung: Zu Paaren im Flankenkreis, offene Fassung.

Schrittarten: Gehschritt, Walzerschritt, Schwebeschritt.

Charakteristik der Bewegung: Die Bewegungen werden im mäßigen bis schnellen Tempo ausgeführt.

Ausführung des Tanzes
   Takt
- A   1– 8: 16 Gehschritte Promenade in TR, dann

---

[1] 16 Internationale Tänze 3, für Senioren (Georg Kallmeyer-Verlag, Wolfenbüttel)

		½ Wendung über innen in Gegenrichtung und Handwechsel.
	9–16:	16 Gehschritte Promenade in GTR, ½ Wendung in Ausgangsposition, Handwechsel.
B	17–24:	4 Walzerschritte in TR, abwechselnd voneinander weg und zueinander drehen, dabei schwingen die Arme mit, und 4 Schritte in gewöhnlicher Fassung im Walzerrundtanz.
	25–32:	Wiederholung von Takt 17–24.
C	33–40:	Auflösung der Fassung mit Front in TR. 4 Schwebeschritte am Platz, abwechselnd voneinander weg und zueinander, dann mit 8 Schritten 1 Ronde im Paarkreis mitsonnen.
	41–48:	Wiederholung von Takt 33–40. Partnerwechsel: Bei der Wiederholung des Tanzes bleiben die Damen am Anfang der Promenade etwas zurück, damit die Herren zur nächsten Dame vorgehen können.

Anliegen: Ganzkörperliches Erfassen vom ruhigen Gehen bis zum lebhaften Laufen.

Erlebte Wirkung: Infolge des Taktwechsels in dieser einfachen Form erfaßt der Tanz 3 verschiedene Bewegungselemente, die sehr reizvoll sind.

Methodischer Hinweis: Der Tanz eignet sich sehr gut für geistig behinderte Jugendliche und Erwachsene.

* **Reihentänze**

Galopp durch die Gasse

Musik: ²/₄-Takt, flotte Galoppmusik. (ME Galopede, graue Cassette, Kögler MC 3061-3.)

Aufstellung: Beliebig viele Paare in Anglaise-Aufstellung (1 Reihe Tänzer steht 1 Reihe Tänzerinnen gegenüber), die Reihen sind durchgefaßt.

Schrittarten: Gehschritt, Seitgalopp, Nachstellschritt seit.

Charakteristik der Bewegung: Die Gehschritte werden zügig, die Galoppschritte temperamentvoll getanzt.

Ausführung des Tanzes

	Takt	
A	1– 2:	Die Reihen gehen mit 4 Schritten aufeinander zu, re Fuß beginnt. Der 4. Schritt schließt an mit einer leichten Verneigung zum Gegenüber.
	3– 4:	4 Schritte rw.
	5– 8:	8 Gehschritte vw zum Gegenplatz, dabei Fassung lösen und re-schultrig aneinander vorbei, auf Zz 7+8 ½ RDr.
	1– 8:	Wie zuvor Takt 1–8 auf den Ausgangsplatz zurück.
B	9–16:	Handtour mit dem Kontrapartner, 8 Gehschritte re- und 8 Schritte li-händig oder Dos à dos 1× re- und 1× li-schultrig streifend umeinander.
	9–16:	Nun im Paarkreis mit dem Kontrapartner 8 Schritte mit- und 8 Schritte gegensonnen.

C |: 17–24 :|: Die ersten 1–4 Paare tanzen (je nach Teilnehmerzahl) in seitlich gestreckter Zweihandfassung mit Galoppschritten durch die Gasse. Paar 1 beginnt den Zug. Alle Paare reihen sich unten wieder an. Die Reihen rücken gleichzeitig mit kleinen Nachstellschritten hinauf, dabei auf den 1. Schritteil beide Hände zur Seite führen und beim 2. in die Hände klatschen.
Der Tanz wird beliebig oft wiederholt.

Anliegen: Gleichmäßiges Gehen und synchrone Bewegungen mit dem Partner.

Erlebte Wirkung: Die kollektive Reihenbewegung wird als besonderes Erlebnis empfunden, ebenso das synkopische Händeklatschen, welches dann wieder mit dem Tanzen des eigenen Partners wechselt.

Gassenhauer

Musik: ²⁄₄-Takt. Sorgenbrecher. (ME By the Sea, graue Cassette, Kögler MC 3061-3.)

Aufstellung: In einer Kolonne oder auf der Kreislinie stehen sich immer 2 Paare in offener Fassung gegenüber.

Schrittarten: Gehschritt (je Schritt 2 Zz), Wechselschritt, Kick, Pendelschritt (Seitschritt mit Tap des unbelasteten Fußes, Zz 1,2).

Charakteristik der Bewegung: Lebhafte Kicks wechseln mit weichen Pendelschritten und betont langsamen Gehschritten.

Ausführung des Tanzes
Takt
1: Alle tanzen 1 Wechselschritt nach re und
2: kreuzen das li Bein leicht vor dem re = 2× Kick-Kick.
3–4: 1 Wechselschritt nach li, re Fuß 2× Kick.
5: 1 Pendelschritt (re Fuß seit, li Fuß Tap),
6: 1 Pendelschritt (li Fuß seit, re Fuß Tap).
7–8: Mit 4 Gehschritten, re Fuß beginnt, durch das gegenüberstehende Paar re-schultrig durchgehen zum neuen Paar. Grüßen. Am Ende der Kolonne stehen sich beide Partner gegenüber, tanzen wie zuvor und ordnen sich dann wieder in die Kolonne ein, sobald ihnen das neue Paar entgegenkommt. Bei Aufstellung auf der Kreislinie entfällt dieses Warten.
Die Tanzfolge wird beliebig oft wiederholt.

Anliegen: Besondere Streckung des Fuß- und Kniegelenks beim Kick. Weiche Kniefederung beim Pendelschritt.

Erlebte Wirkung: Durch die einfache Schrittfolge und den ständigen Wechsel der gegenüberstehenden Paare kann man sich voll auf die Partnerbeziehung einstellen. Dabei sollte jedoch der eigene Partner nicht vergessen werden.

*Jungen- und Männertänze

Als Jungen- und Männertänze eignen sich besonders:

– Koloformen (z. B. Milanovo Kolo);
– originale Männertänze der deutschen Folklore (z. B. Schuster- oder Zimmermannstänze);
– Stab- und Stocktänze (Geschicklichkeitstänze);

- Tänze mit Leistungsanforderungen, auch im Wettspielcharakter;
- themenbezogene Improvisationsformen mit und ohne Requisiten.

Jungen- und Mädchentänze aus der deutschen und internationalen Folklore können in einschlägiger Literatur nachgelesen werden, deshalb an dieser Stelle lediglich einige praktische Beispiele für einen

Stabtanz

Musik: Polka oder Marsch.

6–8 Jungen oder Männer ziehen hintereinander auf die Tanzfläche und tragen je 1 Stab über der re oder li Schulter. Sie stellen sich in 2 Reihen gegenüber auf.

A   Den Stab halten sie mit beiden Händen quer vor dem Körper und tanzen mit 4 Schritten zum Partner bis zur Mitte der Reihe. Dort schlagen sie 4× die schräg gehaltenen Stäbe im Wechsel aneinander und tanzen mit 4 Schritten wieder zurück. Das Motiv wird wiederholt. Am Ende der Musikphrase können jeweils 2–4 Stampfschritte am Platz ausgeführt werden.

B   Pyramide bilden: Dazu tragen die Jungen ihren Stab in der re Hand, tanzen mit 4 Schritten zur Mitte und halten die Stäbe schräg nach oben, so daß sich eine Spitze bildet. Für die Dauer von 8–16 Schritten bewegen sie diese Pyramide mitsonnen, wechseln die Stäbe in die li Hand und führen sie in die andere Richtung. Danach können sie gemeinsam die Spitze gleichmäßig nach unten führen und nun die Trichterform mit- und gegensonnen bewegen. Günstig ist es, die Tänzer so zum Stehen kommen zu lassen, daß sie bequem rw gehend ihre alten Plätze erreichen.

C   Reihen bilden. Die Tänzer stehen nun in 2 Reihen hintereinander auf Lücke in entgegengesetzter Richtung. Sie halten ihren Stab wieder mit beiden Händen vor dem Körper und tanzen mit fest aufgesetzten Nachstellschritten und Gesicht zu Gesicht gewendet aneinander vorbei auf die Gegenseite der anderen Reihe. Am Gegenplatz kann je nach Musikphrase gestampft werden. Nun beginnt in gleicher Weise der Rückzug zum Ausgangsplatz. Statt dessen können die Reihen auch in einer „Haarnadelkurve" im Gegenzug zu ihrem Ausgangsplatz herumziehen und dabei die Stäbe, die sie in der Außenhand halten, auf den Boden stoßen. Sind die Tänzer für dieses rhythmische Stoßen schon zu hoch gewachsen, so halten sie die Stäbe beim Gehen lediglich nach unten und stoßen sie nur zum Schluß mehrmals auf. Eine weitere Möglichkeit ist auch, daß die Tänzer um ihren aufgestützten Stab herumtanzen.

D   Die Reihen stehen sich wieder mit Front zueinander gegenüber. Nun treffen sich in der Mitte der Reihe, z.B. auf der Diagonalen, 2 Tänzer, schlagen ihre Stäbe rhythmisch aneinander oder halten sie wie gekreuzte Schwerter und umtanzen sich mit- und gegensonnen. Sie gehen auf ihren Platz zurück, währenddessen 2 andere Tänzer auf die Diagonale kommen und entweder die gezeigte Form wiederholen oder sich eine neue ausdenken. Dieser solistische Einsatz kann auch nur von einem oder von mehr als zwei Tänzern ausgeführt werden: Z. B. sie halten den Stab waagerecht unter dem Knie und springen auf einem Bein herum, balancieren ihn auf der Handfläche oder erfinden andere „Kuriositäten".

E   Im Kreis: Alle halten ihren Stab nach hinten und fassen den des Vordermannes an. So miteinander verbunden tanzen sie mit- und gegensonnen auf der Kreislinie herum. Ein Tänzer beginnt, ohne die Fassung zu lösen, mit einem Bein, dann dem anderen, über den vorderen Stab zu steigen. Die anderen folgen zwangsweise nacheinander und vollbringen auf diese Art artistische Leistungen. Abschluß: Als Höhepunkt kann nochmals eine große Pyramide gebildet werden. Beim Herumgehen zieht ein Tänzer nach dem anderen seinen Stab aus der Mitte, legt ihn über die Schulter und zieht, wie beim Einmarsch – ab.

Tanzform: Christel Ulbrich

Holzhackertanz

Musik: Gut geeignet ist tschechische Blasmusik im Genre der „Holzhacker", aber auch Polkatitel mit ähnlichem Charakter.

Aufstellung: Je 2 Tänzer stehen sich auf der Kreislinie gegenüber. Beine sind leicht in Grätschstellung, die Oberarme gegenseitig gefaßt.

Ausführung des Tanzes
Vorspiel abwarten und grüßen.
A Mit schunkelnden Armbewegungen ca. 4 Nachstellschritte in Richtung Kreismitte, die mit einem Gegenstand markiert ist. Ebenso zurück, wenn die Musik es vorgibt, Wiederholung des Motivs.
B Am Platz: Sie umtanzen sich mit heftigem Armschunkeln 1 Ronde mit- und 1 Ronde gegensonnen.
Einige Takte schunkeln am Platz, danach Fassung lösen und Handtour re und li. Oder: sich mit Dos à dos umtanzen, die Arme sind dabei vor dem Oberkörper gekreuzt; voneinander weg und aufeinander zu tanzen mit und ohne klatschen; in den verschiedensten Rhythmen auf die eigenen Oberschenkel oder in die Luft schlagen usw.
C Im Kreis, Front zur Mitte: Alle tanzen gleichzeitig mit Gehschritten zur Mitte, stampfen dort auf und gehen rw zurück. Sie können seitwärts mit Nachstellschritten auf der Kreislinie tanzen und den letzten Schritt in eine Richtung mit Schlußsprung betonen oder verschiedene Rhythmen mit Spreizsprüngen am Platz darstellen. Solistische „Experten" können ihre Geschicklichkeiten in der Kreismitte vorzeigen, die anderen am Rand versuchen, diese nachzuvollziehen.

Methodischer Hinweis: Ähnliche Formen lassen sich auch nach Volkstanzmusiken darstellen.

Tanzform: Christel Ulbrich

Milanovo Kolo

Musik: 2/4-Takt. (ME graue Cassette, Kögler MC 3061-3.)

Aufstellung: Enger Stirnkreis durchgefaßt, Arme locker nach unten; beim Tanzführer kann Kreis geöffnet sein.

Schrittarten: Flacher Hüpfschritt, Nachstellschritt seit, Kreuzschritt, Wechselschritt.

Charakteristik der Bewegung: Alle Schritte kurz, nicht raumgreifend, aber akzentuiert ausführen.

Ausführung des Tanzes

Takt		Zz
1– 2:	2 flache Hüpfschritte (nur andeuten) auf der Kreislinie in TR, re Fuß beginnt.	1,2,3,4

3:	Re Fuß seit, li Fuß Kreuzschritt hinter re Fuß.
4:	re Fuß seit, li Fuß schnell an re Fuß, re Fuß seit.
5–8:	Wie zuvor Takt 1–4, aber li Fuß beginnt.
9–10:	Arme locker in Schulterhöhe vorgestreckt. Langsamer Wechselschritt vw zur Kreismitte, re Fuß beginnt.
11–12:	Wie Takt 9–10, li Fuß beginnt, auf Zz 3,4 im Knie einknicken.
13–16:	2 Wechselschritte rw zur Kreislinie, re Fuß beginnt. Die Tanzfolge wird beliebig oft wiederholt.

Anliegen: Hüpfschritte in Vorwärtsbewegung mit angewinkeltem Knie.

Methodischer Hinweis: Einem Tänzer wird die Verantwortung als Anführer der ganz oder halb geschlossenen Koloform in der Raumorientierung übertragen. Bei Musikwiederholung wird diese Aufgabe sofort vom letzten Tänzer der Schlange übernommen.

Aufzeichnung: Christel Ulbrich

*Mädchen- und Frauentänze

Vergl. Beispiele der „Tänze im Dreiertakt", die für diese spezifische Gruppe besonders geeignet sind.

*Entwicklung eines Lauftanzes

Dieser Tanz wurde aus einer Improvisation mit tänzerischen Mitteln speziell für Kinder entwickelt.

Thema: Wir spielen nicht allein auf dem Spielplatz.   1,2

Arbeitsmittel: Glöckchen am Knöchelgelenk (mit Gummiband befestigt) Triangel, Glockenspiel oder Metallophon.   3,4

Zielstellungen: Schulung des Orientierungssinns, des Konzentrationsvermögens, Wecken des Gemeinschaftssinns.

Handlungsablauf

Aufstellung: 4 Kinder sind im Abstand von je 8 Laufschritten im Raum verteilt.

Vorspiel: Der Pädagoge schlägt mit dem Schlegelstiel auf den Rand des Tambourins (Hand- oder Rahmentrommel) 8 Zz, dem Lauftempo angepaßt. Zu einer Figur gehören 8 Laufschritte, alle Figurenteile müssen 4 × 8 Zz ergeben.

1. Durchspiel
1. Kind 1 läuft mit 8 Laufschritten zu Kind 3 (diagonal).
Sinn: Es fordert zum Spielen auf.
2. Paarkreis am Platz, 8 Laufschritte mitsonnen. Kind 3 läuft dann an seinem Platz allein weiter, während
3. Kind 1 zu Kind 2 läuft und diesem eine einladende Geste gibt.
4. Kind 1 läuft zu seinem Ausgangsplatz zurück.

2. Durchspiel
1. Kind 4 läuft zu Kind 2.
2. Paarkreis wie oben.
3. Kind 4 animiert Kind 3 mit einladender Geste und
4. läuft zu seinem Ausgangsplatz zurück.

3. Durchspiel
1. Kind 3 läuft zu Kind 4, gleichzeitig Kind 1 zu Kind 2.
Sinn: Wir wollen zu zweien spielen.
2. Paarkreis am Platz mitsonnen.
3. Paarkreis am Platz gegensonnen.

4. Beide Paare drehen zur Raummitte auf und bilden einen Viererkreis.
Sinn: Wir spielen gemeinsam.

4. Durchspiel
1. Viererkreis läuft am Platz mitsonnen.
2. Viererkreis läuft am Platz gegensonnen.
3. Fassung lösen, jedes Kind dreht sich verabschiedend in der Mitte.
Sinn: Mutti hat zum Abendbrot gerufen.
4. Jedes Kind läuft zu seinem Ausgangsplatz (nach Hause).

Methodischer Hinweis: Numerierung vor Tanzbeginn durchsprechen. Keine aufdringliche Musikbegleitung einsetzen. Der Pädagoge kann mit leichten metrischen Schlägen wie im Vorspiel führen. Bei Figurenwechsel gibt jeweils ein einziger Triangelschlag das Kommando dazu. Diese Aufgabe kann ein Kind übernehmen. Das Metrum können die tanzenden Kinder auch durch das Glöckchen am Fußgelenk selbst beisteuern. Als dynamische Steigerung, wenn sie sich zu viert gefunden haben, macht sich eine Flötenbegleitung bzw. eine einfache Melodie aus 3–5 Tönen auf dem Glockenspiel sehr gut, die dann auch entsprechend wieder abschwillt.

Varianten:
– Gruppen von 3, 4 und 5 Kindern können z. B. anderen Zweiergruppen und einem einzelnen Kind gegenüberstehen.
Sinn: Aus einzelnen Spielgruppen entsteht eine große Gemeinschaft.
– Es kann auch die Bildung eines Ornamentes am Boden ausgedacht werden, welches mit Laufschritten dargestellt wird. Kinder entwickeln bei derartigen Tanzimprovisationen meist beachtliche schöpferische Fähigkeiten.

Idee und Tanzform: Christel Ulbrich

*Patiententänze

Tänze, die mit Patienten gemeinsam während einiger Lehrgänge „Tanz-Therapie" in einem Kurbad entstanden sind.

Drei alte Weiber

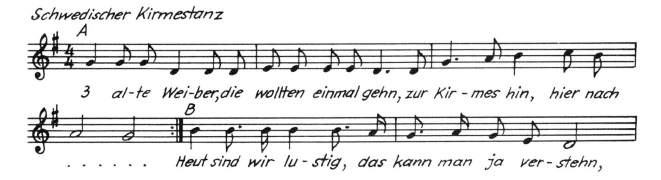

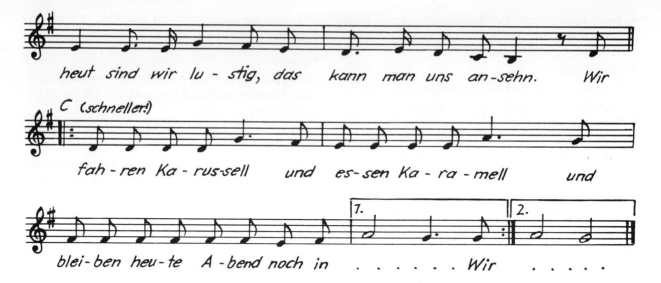

Musik: Singtanz. (ME graue Cassette, Kögler MC 3061-3.)

Aufstellung: Reihen zu je 3 Tänzern und je 3 Tänzerinnen eingehakt, frei im Raum.

Schrittarten: Gehschritt, Hüpfschritt, Spreizschritt, Tippschritt.

Charakteristik der Bewegung: Lebhaft und übermütig.

Singtext:
A Drei alte Weiber, die wollten einmal gehn
   zur Kirmes hin nach ...
B Heut sind wir lustig, das kann man ja verstehn,
   heut sind wir lustig, das kann man uns ansehn.
C Wir fahren Karussel und essen Karamell
   und bleiben alle gern in ...
   Originaltext nach schwedischer Überlieferung.

Variante:
A |: Drei lustige Kinder (junge Frauen, alte Männer),
   die wollten einmal gehn ins Sanatorium (... Ort). :|
B Wir sind für die Bewegung und das hat seinen Grund,
   wir treiben hier Gymnastik und werden kerngesund.
C |: Wir baden heiß im Moor, am liebsten bis zum Ohr
   und bleiben alle gern in (... Ort) :|
oder: Wir kriegen gute Kost und das bei Apfelmost
   und trinken alle gerne unsern Brunnen.
(Selbst weiter variieren.)

Ausführung des Tanzes
A Die Reihen ziehen singend frei durch den Raum. Nach der Wiederholung von A bleiben sich je 2 Reihen gegenüber stehen.
B Dem Gegenüber beide Hände reichen. Re Fußspitze 1× vorsetzen, wieder zurückführen und dasselbe li. Bei Wiederholung von B Spreiz-

schritte nehmen, d. h. im Sprung gleichzeitig re Fuß vor und li zurück.

C 1× klatschen, das Gegenüber re einhaken und im Gehschritt umtanzen. Bei der Wiederholung Fassung lösen, 1× klatschen, li einhaken und umtanzen.

Der Tanz beginnt mit dem A-Teil wieder von vorn.

Anliegen: Der Spreizschritt gibt eine ganzkörperliche Federung und ist ein spezifisches Fußtraining, auch der Hüpfschritt im C-Teil. Streckung der Arme waagerecht zum Partner und nach oben.

Erlebte Wirkung: Dieser Tanz bringt viel Spaß mit sich. Infolge des freien Herumziehens in den einzelnen Reihen wächst die Spannung: Finden wir eine Kontrareihe? Der für Sanatorien unterlegte Singtext eignet sich auch für Kindererholungsheime mit spezifischer Behandlung und regt auf alle Fälle zum Um- oder Weiterreimen an.

Methodischer Hinweis: Dieser Tanz gibt auch Anreiz zur pantomimischen Gestaltung (3 alte oder junge Frauen oder Männer im Wechsel singend). Der Rhythmus im B-Teil möchte vorher klatschend geübt werden. Statt des Spreizschrittes kann auch 1 Tupfschritt zur Erleichterung angesetzt werden.

Text, Melodie und Tanzform: aus Schweden, Varianten von Christel Ulbrich

Promenade zur Moritzquelle

Musik: Gut geeignet sind Evergreens, Marschfox und moderne Melodien im lebhaften $4/4$-Takt.

Sprechrhythmus:
1. 1,2,3,4,5,6,7,8 (kehrt).
2. Ein Spaziergang wird gemacht.
3. (Am Platz schnipsend) Moritzquell – sprudelt hell.
4. Auf Wiedersehn, auf Wiedersehn und zum Nächsten weitergehn.
5. Guten Tag, wie geht es denn?
6. Danke, ausgezeichnet schön.
7. Ei, so laßt uns promenieren
8. und ganz köstlich amüsieren.
   (7. und 8. kann auch wegfallen.)

Aufstellung: Zu zweit auf der Kreislinie in TR, die inneren Hände sind gefaßt.

Schrittarten: Gehschritt.

Charakteristik der Bewegung: Mäßig bis flott, je nach Vermögen der Gruppe.

Ausführung des Tanzes

A Mit 8 Gehschritten, re Fuß beginnt, gemütlich in TR promenieren, über innen wenden und mit 8 Gehschritten zurück. Aufstellung Gesicht zu Gesicht nehmen.

B Am Platz: 1 Schlag mit beiden Händen auf die Oberschenkel, dabei leicht in den Knien federn. Mit beiden Händen 1× nach re oben schnipsen, wieder 1 Oberschenkelschlag und 1× nach li oben Schnips. Dieses Motiv wird wiederholt.

C Dem Partner die re Hand reichen und 4× schwingen, danach Hände lösen. Alle Äußeren tanzen mit 4 Gehschritten zum nächsten Partner mitsonnen,

D reichen diesem die re Hand zur Begrüßung und schwingen sie 8×. Die re Hände bleiben gefaßt und beide Partner umtanzen sich am Platz mit 8 Gehschritten = 1 ganze Ronde. Bei Zz 8 dreht der äußere Partner herum, so daß er wieder in TR

neben dem neuen Partner zu stehen kommt.
Sprechrhythmus: Ei, so laßt uns promenieren und ganz köstlich amüsieren.
Mit dem neuen Partner beginnt der Tanz wieder mit dem A-Teil.

Anliegen: Aufrechte Haltung; Beugen und Strecken des Rückens; rhythmisches Bewegen der Hände.

Erlebte Wirkung: Aus einer Begrüßungs-Improvisation ergaben sich die ersten Reime von seiten der Teilnehmer, die dann mit freudigem Eifer aneinandergereiht wurden, verbunden mit keckem pantomimischen Gestalten. Dieser Tanz blieb eine Weile im Gruppengeschehen der „Kur-Knüller".

Methodischer Hinweis: Dieser Sprechrhythmus kann zu weiteren gewählten oder spontan aufgeworfenen Themen ähnliche schöpferische Situationen anregen.

Idee und Tanzform: Christel Ulbrich

Rondell um die Marienquelle

Musik: Langsamer Walzer mit 8-taktigen Phrasen.

Aufstellung: Zur Paaren gegenüber auf der Kreislinie, Tänzer mit Rücken zur Kreismitte.

Schrittarten: Dreierschritt im langsamen Walzertempo. (Entsprechende Vorübungen im geschlossenen Kreis vornehmen, Dreierschritte vw, rw, am Platz nach re und nach li u. a. m.)

Charakteristik der Bewegung: Sehr ruhig.

Ausführung des Tanzes
Vorspiel abwarten und grüßen.

	Takt	
A		Am Platz:
	1:	Jeder Partner tanzt 1 Nachstellschritt re seit, d. h. re Fuß seit, li Fuß heransetzen und auf Zz 3 Fersen heben und senken.
	2:	Wie Takt 1 nach li. Platzwechsel:
	3:	Jeder tanzt mit 1 Dreierschritt rechtsschultrig streifend am Partner vorbei auf den Gegenplatz und nimmt 1 Wendung um die re Schulter.
	4:	Dort 1 unbelasteten Dreierschritt, li beginnend, zum Ausbalancieren.
	5–8:	Am Gegenplatz Wiederholung der gesamten Figur.
B		Am eigenen Platz:
	9:	Re Hände reichen. Jeder tanzt 1 Dreierschritt (re vor, li Fuß heranführen, Fersen heben und senken) und mit
	10:	dem li Fuß beginnend, dasselbe zurück. Platzwechsel:
	11–12:	Wie Takt 3–4 Teil A, die re Hände bleiben dabei gefaßt. Am Gegenplatz die li Hände mit dem li Partner fassen. Es bildet sich ein Sternkreis.
	13:	Alle tanzen 1 Dreierschritt vw, re Fuß beginnt und
	14:	1 li beginnend rw. Die li Hände werden gelöst.
	15–16:	Mit dem eigenen Partner auf den eigenen Platz zurück tanzen. Der Tanz beginnt mit dem A-Teil von vorn.

Anliegen: Spezifisch für Fußtraining, lockere Armführungen.

Erlebte Wirkung: Eine beruhigende, leicht begreifliche

Form mit Partnerbeziehung. Bewußt nach re und li Blickkontakt beim Grüßen aufnehmen.

Methodischer Hinweis: Hier wird kein Partnerwechsel vorgeschlagen, um die gleichmäßige Bewegungsart mit dem eingespielten Partner gelten zu lassen.

Tanzform: nach Anregung des Österreichischen Walzers

Hokuspokus-Samba

Musik: Moderne Musik im Beat- oder Poprhythmus.

Aufstellung: In 2 sich gegenüberstehenden Reihen, Abstand ca. 6–8 Schritte. Die Reihen sind durchgefaßt.

Schrittarten: Gehschritt.
Laufender Zählrhythmus: L l k k l.

Charakteristik der Bewegung: Alle Schritte werden in mittelmäßigem Tempo ausgeführt.

Ausführung des Tanzes
Figur 1: Alle gleichzeitig die re Hacke seitlich aufsetzen, Oberkörper dabei zurücknehmen (lang).
Hacke wieder heranführen (lang).
Re Hacke re zur Seite (kurz) und li hinten kreuzen (kurz).
Hacke wieder heranführen (lang).
Das Gleiche mit dem li Fuß.
Figur 2: Re Hacke vorsetzen, Oberkörper dabei zurück.
Re Hacke nach hinten aufsetzen, Oberkörper nach vorn.
3 Schritte vw.
Dasselbe mit dem li Fuß und 3 Schritte rw.
Figur 3: Wiederholung von Figur 1.
Figur 4: Wie Figur 2, nur nicht die 3 Schritte rw, sondern am Platz tanzen. Die beiden Reihen stehen nun dicht voreinander und durchtanzen sich mit – Hacke vor, Hacke hinter, 3 Schritte vor. Dabei bildet die eine Reihe (z. B. Herrenreihe) mit den durchgefaßten Händen Tore, durch die die 2. Reihe (Damenreihe) hindurchtanzt.
– Hacke (li) vor, Hacke hinter, 3 Schritte rw –, Damenreihe tanzt wieder durch die Herrentore auf ihren Ausgangsplatz.
Figur 5: Nun Rollentausch: Mit – Hacke vor, Hacke hinter 3 Schritte vw – tanzen die Herren durch die Damentore, und mit – Hacke vor, Hacke hinter 3 Schritte rw – alle wieder auf ihren Ausgangsplatz zurück.
Der Tanz beginnt mit Figur 1 wieder von vorn.

Anliegen: Wechselwirkung von Spannung und Entspannung der gesamten Muskulatur, besonders Oberkörper- und Fußtraining; Arme heben und senken.

Methodischer Hinweis: Die Raumwege und Figuren können weiter variiert werden, die Patienten sind dabei sehr schöpferisch.

Tanzformen: aufgezeichnet von Christel Ulbrich

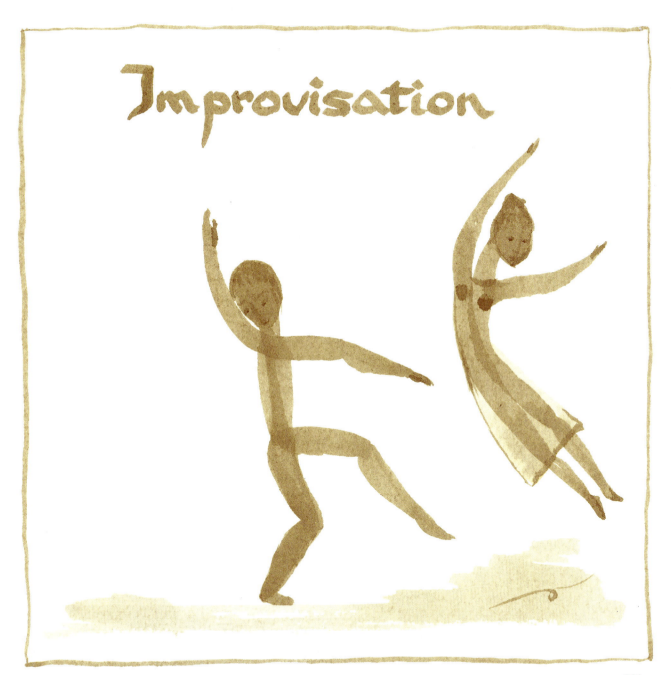

*Endlich aus der Reihe tanzen
und schöpferisch sein können!*[1]

Tänzerische Improvisationen zum Thema „Trau Dich!"

Arbeitsmittel: Klavier- oder Schallplattenmusik im ²⁄₄-Takt, eventuell Singstimme für Lieder. (ME „Das Fenster", gelbe Cassette, Kögler MC 3061-4.)

Aufstellung: Schulterkreis.

Schrittarten: Geh-, Lauf-, Hüpf-, Wechsel- oder Galoppschritte; Schrittkombinationen je nach Einfall der Teilnehmer.

Spielform

1. Aus der in der Rahmenbewegung kreisenden Form, z. B. in TR, schert jemand, der Lust und Mut hat, aus und bleibt im inneren Rand neben einem anderen Tanzenden einfach stehen. Wer sich jetzt außen hinter die beiden stellt, hat den ersten „abgelöst" und dieser reiht sich wieder in den Kreis ein. Nun tanzt der Innere weiter, stellt sich auch wieder vor einen anderen und hofft auf Ablösung.

2. Jemand beginnt mitsonnen im Innenkreis zu tanzen, neckt einen anderen aus dem großen Kreis (z. B. antippen), und dieser will nun den ersten fangen. Sobald dies gelungen ist, bilden sie mit 2 gefaßten Händen ein Tor, durch welches andere ohne Aufforderung hindurchtanzen. Damit sind die beiden ersten abgelöst, sie reihen sich wieder in den Kreis ein, und das Spiel beginnt von Neuem.

3. Im Raum bilden sich Schlangen, Linien, Durchketten, Spiralen. Wer Lust hat, bildet daraus Tore oder „fädelt" durch, hängt an u. a. m.

Methodischer Hinweis: Hier ist es ratsam, Spielimpulse zu geben, z. B. eine tanzgeschichtliche Einblende (mittelalterliche Tänze, als der „Reihen" auf dem Anger gesprungen und im Winter in den Räumen „umgangen" wurde).

4. Figuren in lustigen Haltungen können von einzelnen freiwillig dargestellt werden. Wer diese Gestalt nachahmt, löst immer den Initiator ab. Der Nachahmer denkt sich wieder etwas Neues aus und hofft gleichfalls auf Erlösung.

5. Die Diagonale darf genutzt werden: Wer Mut hat, tanzt im Seitgalopp zu einem anderen durch die Kreismitte querfeldein und stellt sich an dessen Platz. Der oder die „Besuchte" galoppiert nun zu einem anderen usw.

Methodischer Hinweis: Für diese Spielform kann als festgelegte Form auch der schwedische Tanz „Dieb, ja Dieb" verwendet werden.

6. Tanzzeichen werden vereinbart: Tanzt z. B. ein Solist in der Kreismitte mit Laufschritten zur angebotenen Musik, so tanzt ein anderer drumherum und klatscht dazu in die Hände. Bewegt sich der Solist aber mit Gehschritten, so soll ein anderer mit ihm eine Spirale anführen. Sitzt ein Teilnehmer in der Mitte, so dreht sich ein zweiter um den Sitzenden herum. Stellt sich jemand mit gespreizten Beinen in die Mitte, so kriecht ein anderer hindurch, und hebt jemand die Arme nach oben, bauen zwei andere re und li an, während weitere durch die entstandenen Tore hindurchtanzen.

7. Als Abschluß bewegt sich der Kreis im Seitgalopp und ein Teilnehmer nach dem anderen verabschiedet

---

[1] weitere Hinweise zu Tanzimprovisationen im Kap. 3, S. 110

sich im Innenkreis mit Seitgalopp in Gegenrichtung mit weit ausgebreiteten Armen.

Methodischer Hinweis: Aus diesen Improvisationsmöglichkeiten ergeben sich „spielend" freiwillige solistische tänzerische Aktionen und ermöglichen Entwicklungen – zur Mutprobe, – zur Phantasieanregung, – zur Ausbildung von Imitationsfähigkeiten, geben Gelegenheit zum Wetteifern und gewährleisten einen Wechsel von An- und Entspannung.

---

nach Anregung von Susanne Naville

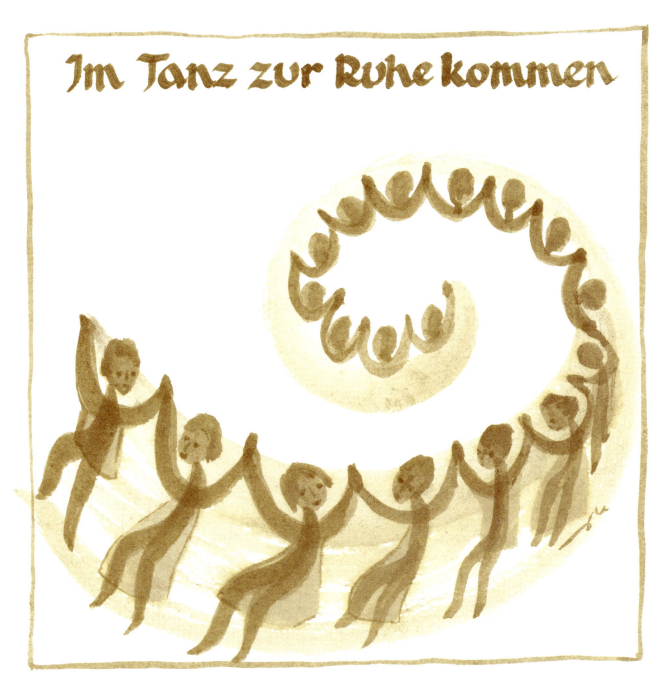

Tanz ist schweigende Poesie,
die Poesie schweigender Tanz

(Simonides)

Johann Sebastian Bach oder die „Mondscheinsonate" von Beethoven.

Choreografie: Bernhard Wosien, nach dem Titel: „Einer trage des anderen Last", aufgezeichnet von Christel Ulbrich

Füreinander da sein

Musik: Johann Sebastian Bach: Adagio aus „Konzert in a-moll".

Aufstellung: Offener Flankenkreis. Jeder Tänzer hat die re Hand auf der li Schulter des Vordermannes liegen; der li Arm hängt herab, leicht schwingend als Verbindung für den Hintermann.

Schrittarten: Schreiten, Wiegeschritt.

Charakteristik der Bewegung: Sehr ruhig, getragen.

Ausführung des Tanzes
Mit 3 Schritten (re, li, re) vw in TR auf der Kreislinie schreiten. Der 4. Schritt wird mit dem li Fuß nach rück gesetzt. Es kommt zum Wiegen, indem der re Fuß am Platz nochmals aufgesetzt wird und der li nochmals Betonung erhält (re, li, re). Dieses Schrittmotiv wiederholt sich laufend. Ein Anführer öffnet den Kreis und führt die ganze Schlange zur Spirale ein und wieder heraus, kann auch in der geschlossenen Kreisform bleiben.

Anliegen: Gleichgewichtsverlagerung, körperliches Ausgewogensein.

Erlebte Wirkung: Ruhiges Wogen von gleichmäßigen Wellenlinien.

Methodischer Hinweis: Als Musik eignet sich ebenfalls das Air aus der Orchestersuite Nr. 4, D-Dur von

Sonnentanz

Musik: Johann Sebastian Bach: „Flötenkonzert in f-moll", Largo; „Konzert für Cembalo, D-Dur", Adagio.

Aufstellung: Geschlossener Stirnkreis, die gefaßten Hände in V-Position entspannt nach unten halten.

Schrittarten: Schreiten, Nachstellschritt, Wiegeschritt.

Charakteristik der Bewegung: Sehr ruhiges Gleichmaß im Schreiten und Wiegen.

Aussage zum Titel und zur Bewegung: Symbol – Kreis als Sonne. Der Kreis bewegt sich dem Sonnenlauf entgegen (gegensonnen). Die „Strahlen" verlaufen von der Mitte aus rückwärts weg (von der Peripherie jenseits der Peripherie).

Ausführung des Tanzes
Vorspiel: Einige Takte verharrend anhören. Die Melodie ergibt den Einsatz des Tanzes zwingend genau.

	Zz
Tanzbeginn: Re Fuß zurücksetzen,	1
li Fuß zurücksetzen, in offener Schrittstellung bleiben – Wiegeschritt re vor-wiegen	2
	3
li rück-wiegen.	4
Mit re Fuß vorschreiten,	5
mit li Fuß vorschreiten,	6
re Fuß zur Seite setzen und	7
li Fuß heranführen.	8

Dieses Schrittmotiv wiederholt sich laufend.

Anliegen: Ganzkörperliche Entspannung; völliges Einordnen- und Führenlassen-können.

Erlebte Wirkung: Ein sehr beruhigender meditativer Tanz, der alle Teilnehmenden zu einer einheitlichen Bewegung führt und auch die Augen schließen läßt. Das Gefühl des „Getragenwerdens" von der Gruppe gibt Geborgenheit und Vertrauen.

Methodischer Hinweis: Es ist ratsam, die Kommandos von Einsatz und Schrittführung mit Beginn der Musik leise und gelassen zu geben und sofort wegzulassen, sobald die Tanzenden eingespielt sind. Der Hinweis für das Augenschließen kann anfangs mitgegeben werden. Auf das völlige Entspanntsein ist aufmerksam zu machen. (Selbstkontrolle: Die Arme, Hände in V-Position gefaßt, hängen immer locker nach unten.)

Tanzform von Bernhard Wosien, aus Maria-Gabriele Wosien „Sakraler Tanz" (dort „Sonnen-Meditation"). Der Reigen im Jahreskreis. Tanzbeispiele mit Tonkassette. Kösel-Verlag, München 1988. Obenstehende Formulierung: Christel Ulbrich.

Lichtgebet

Musik: Johann Sebastian Bach: „Konzert für Oboe, Violine und Streicher, d-moll", Adagio.

Aufstellung: Geschlossener Kreis, Blick in TR. Die gefaßten Hände hängen in V-Position entspannt nach unten.

Schrittarten: Gehschritt, Schrittrhythmus:
L   k   k
tief hoch hoch.

Charakteristik der Bewegung: Ruhig.

Ausführung des Tanzes
Vorspiel: 8 Takte, Tanzbeginn mit Soloviolineneinsatz.

A   Front in TR: Alle tanzen mit re beginnend das Schrittmotiv l k k in TR, insgesamt 4×, zum Schluß zur Mitte wenden.

B   Front zur Mitte: Mit erhobenen Armen wird das gleiche Motiv vw zur Mitte getanzt und ebenso zurück, dabei die Arme senken. Dieses Motiv wird 3× wiederholt.

A   Front in GTR: Wiederholung von Teil A, nun in GTR, zum Schluß zur Mitte wenden.

B   Front zur Mitte: Wiederholung von Teil B.

A   Front in TR: Siehe oben Teil A in TR.

Anliegen: Ganzkörperliche Spannung und Entspannung; Hochführen und Senken der Arme; Belastbarkeit des Schultergürtels; aufrechte Haltung; exakte Fußarbeit.

Erlebte Wirkung: Der Tanz führt zur gleichmäßigen beruhigenden Stimulanz.

Methodischer Hinweis: Es können auch andere dem Grundgestus entsprechende Musiken eingesetzt werden.

Tanzform von Bernhard Wosien, aus Maria-Gabriele Wosien „Sakraler Tanz". Der Reigen im Jahreskreis. Tanzbeispiele mit Tonkassette. Kösel-Verlag, München 1988. Obenstehende Formulierung: Christel Ulbrich.

Abendfrieden

Musik: Ludwig van Beethoven: „Mondscheinsonate", 1. Satz Adagio.

Aufstellung: Geschlossener Kreis, Front leicht in TR. Re Hand wird mit dem Handteller nach oben dem re Partner gereicht, die li „gibt dem li Partner etwas Schönes" von oben in die geöffnete Rechte.

Schrittarten: Geh-, fast Schreitschritt, Wiegeschritt.

Charakteristik der Bewegung: Sehr ruhig, getragen, organisch fließend beim Übergang zum Wiegen und Schreiten.

Ausführung des Tanzes
Musik etwas anhören, so daß alle von der Klangfarbe und vom Tempo eingestimmt sind. Den Einsatz ganz ruhig nach Aussage der Melodie geben.

A Vorwärtsbewegung: Mit 4 Schritten in TR auf der Kreislinie schreiten (re, li, re, li). Beim letzten Schritt wenden alle organisch mit Front zur Kreismitte, die Füße dabei etwas breitbeinig (2. Position) stellen.

B Am Platz: Körpergewichtsverlagerung mit 4×-igem Wiegen (re, li, re, li).
Diese Motive A und B werden im Wechsel wiederholt.

Anliegen: Allmähliches Übergehen der Armentspannung auf den ganzen Körper.

Erlebte Wirkung: Alle kommen nach und nach in ein gleichmäßiges beruhigendes Schwingen und werden vom Gruppengeschehen getragen. Der li Arm ist frei und schwingt leicht rw zum „Tänzer hinter mir". Aussage: Auch für Dich bin ich da!

Methodischer Hinweis: Bei sehr vielen Teilnehmern sollten 2 oder 3 konzentrische Kreise gebildet werden. Die Einsätze der Kreise können dann auch kanonisch gegeben werden; so entsteht der Eindruck eines wiegenden Kornfeldes. Ruckartige Bewegungen sind zu vermeiden. Diese meditative Tanzform läßt sich auch auf andere ruhige Musiken übertragen, z. B. auf das „Air" von J. S. Bach.

Tanzform von Bernhard Wosien, aufgezeichnet von Christel Ulbrich. Eine ähnliche Form erschien unter dem Titel „Weg-Meditation" in Maria-Gabriele Wosien „Sakraler Tanz". Der Reigen im Jahreskreis. Tanzbeispiele mit Tonkassette. Kösel-Verlag, München 1988.

Knospen des Friedens
(auch als Glocken des Friedens bekannt)
(Nitsaneh Shalom)

Musik: Israelisches Lied. (ME schwarze Cassette, Kögler MC 3061-5.)

Aufstellung: Im geschlossenen Stirnkreis, Arme entspannt nach unten hängen lassen, den Nachbarn re und li beim Anfassen nicht belasten.

Schrittarten: Gehschritt, Wiegeschritt.

Charakteristik der Bewegung: Einfache Reigenform.

Ausführung des Tanzes
Vorspiel: Verharren. Tanzbeginn mit Gesangseinsatz.
   Takt
A 1– 8: Alle tanzen in TR, re beginnend, 2 weiche schwingende Schritte vw. Nochmals den re Fuß vorsetzen, leicht betont im ganzen Körper mitschwingend und ebenso den li Fuß zurücksetzen (Wiege-

schritt). Das Schrittmotiv wird wiederholt.

B 1– 8: Wiederholung von Teil A in die gleiche TR.
   9–16: Am Platz: Körperwendung in Front zur Kreismitte und die gefaßten Arme etwas über Schulterhöhe nach oben nehmen. Bei Takt 9 ruhiges Wiegen nach re, bei Takt 10 nach li usw. (Teil B hat keine Wiederholung.)
C 17–18: Mit 2 Schritten, re beginnend, vw zur Kreismitte.
   19–20: Re Fuß vor- und li zurücksetzen = 1 Wiegeschritt.
   23–24: Re Fuß vor- und li zurücksetzen = 1 Wiegeschritt.
   17–24: Wiederholung von Teil C.

Anliegen: Ganzkörperliche Gewichtsverlagerung; Führung der Arme durch Strecken und Schwingen.

Tanzform: Christel Ulbrich, nach dem Motiv „Wir alle sind eine schwingende Glocke"

Im Zeichen der Unendlichkeit
(oder im Zeichen der unendlichen 8)

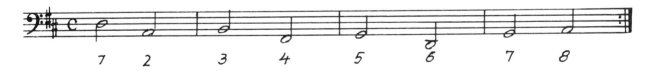

Musik: Johann Pachelbel: „Kanon für drei Violinen und Generalbaß D-Dur".

Erlebte Wirkung: Diese einfache Tanzform erzeugt eine gleichmäßige Gruppenbewegung in ruhiger Ausgewogenheit.

Methodischer Hinweis: Eine brennende Kerze im Mittelpunkt des Kreises kann zu einer nonverbalen Aussage führen, zur Konzentration auf einen verbindenden Gedanken.

Aufstellung: Geschlossener oder offener Kreis, auch freie Aufstellung im Raum möglich.

Schrittarten: Gehschritt, Tupfschritt, Kreuzschritt.

Charakteristik der Bewegung: Ruhiges Gleichmaß.

Ausführung des Tanzes

1. Tanzform: Für den Einzelnen, jeder steht frei im Raum. 8 Vortakte, Beginn mit Takt 9.
Schrittfolge: Ausgangsstellung: Füße parallel.
1. Li Fuß überkreuzt re Fuß vorn.
2. Re Fuß zur Seite, tippt unbelastet auf (weit).
3. Re Fuß überkreuzt li Fuß vorn.
4. Li Fuß kleiner Seitschritt.
5. Re Fuß kreuzt li Fuß hinten.
6. Li Fuß zur Seite, tippt unbelastet auf (weit).
7. Li Fuß kreuzt re Fuß hinten.
8. Re Fuß kleiner Seitschritt.

Armführung: Beide Hände werden gestreckt vor dem Körper übereinandergelegt, die Handteller nach oben.
Hände öffnen, Oberkörper etwas nach unten beugen (Ehrfurcht vor dem Leben), Arme im weiten Bogen

über außen nach oben führen, Handteller zeigen zum Körper, Oberkörper dabei wieder aufrichten, Zz 1–4.
Hände über dem Kopf gestreckt zusammennehmen. Wenn die Fußspitze aufgetippt wird, etwas verharren. Danach die Hände wenden, Handteller nach unten, die Arme werden langsam im weiten Bogen über außen nach unten geführt, Zz 5–8.
Hände wieder wie am Anfang übereinander legen. Der Kopf geht zuerst der re Hand, dann der li nachschauend im großen Kreis nach (Symbol: Lauf der Sonne).

2. Tanzform: Im geschlossenen Kreis.
Von allen werden die Arme langsam gestreckt nach oben geführt, der gesamte Körper wendet sich dabei auf der Kreislinie zu einer halben Schlaufe der ‚8'. Diese ganzkörperliche Bewegungssteuerung kommt aus der Hüfte, Zz 1–4. Beim Herabführen der Arme wird zur 2. Schlaufe der ‚8' gewendet, Zz 5–8.
Im Anschluß pendelt jeder in fließender Bewegung um die eigene Achse.
Die Schrittfolge ist die gleiche wie in der 1. Tanzform. (Symbol der erhobenen Arme und Hände: Die Krone.)

Anliegen: Ganzkörperliches Beugen und Strecken; langsame Armführung im weiten Bogen nach oben und unten; rhythmisches Empfinden durch Pausen.

Erlebte Wirkung: Das freie Bewegen im Raum führt nach und nach von der äußeren fließenden Bewegung zu einem inneren Mitschwingen im harmonischen Einklang zur Musik. Das gemeinschaftliche Agieren im geschlossenen Kreis braucht Einfühlungsvermögen zum Partner re und li und somit zur gesamten Gruppe, kann sich aber zum einheitlichen Bewegungsfluß formieren.

Methodischer Hinweis: Es ist ratsam, zunächst nur mit der Armführung oder der Schrittfolge für sich zu beginnen, um die Koordination beider Bewegungsformen für die Teilnehmer zu erleichtern.

Tanzform nach Bernhard Wosien, aufgezeichnet von Christel Ulbrich. Eine ähnliche Form erschien unter dem Titel „Tanz der Unendlichkeit" in Maria-Gabriele Wosien „Sakraler Tanz". Der Reigen im Jahreskreis. Tanzbeispiele mit Tonkassette. Kösel-Verlag, München, 1988.

3. Tanzform: Vereinfacht. Zz
Alle stehen im Stirnkreis. Handfassung wie am Anfang der 1. Tanzform. Beginn des Tanzes mit Takt 9.
Hände öffnen, Oberkörper etwas vorneigen,
Hände re und li dem Nachbarn reichen (spüren). 1–4.
Arme langsam heben. 1–4.
Mit 4 Schritten zur Mitte gehen, und in dieser
Position verharren. 1–8.
Arme langsam senken, ½ Drehung am Platz über
re nehmen. 1–8.
Handhaltung wie am Anfang, verharren. 1–8.
Nun beginnt das gesamte Motiv nach außen.
Die Kanonmusik reicht für mehrere Wiederholungen dieser Wechselformen aus.

---

3. Tanzform: Christel Ulbrich

Ma Navu
Psalm aus: Jesaja 52, Vers 7

Musik: Israelisches Lied mit ruhigem Zeitmaß. (ME schwarze Cassette, Kögler MC 3061-5.)

Aufstellung: Durchgefaßter Stirnkreis.

Schrittarten: Gehschritt, Tupfschritt, Wiegeschritt.

Ausführung des Tanzes

A Am Platz: Re Fußspitze vortippen, zur Seite und nach rück mit Gewichtsverlagerung aufsetzen. Diese auf den li Fuß übertragen, so daß der re Fuß wieder frei angestellt werden kann. Nun das gleiche Motiv mit li Fuß beginnend.
Das gesamte Motiv wiederholen.

B Schrittmotiv auf der Kreislinie in TR: Füße stehen parallel mit etwas Abstand (2. Position). Gewicht auf re Fuß, Gewicht auf li Fuß, nochmals auf re, nun li Fuß vor re Fuß vorn kreuzen, re Fuß seit und li Fuß mit Abstand anstellen (2. Position). Das Schrittmotiv wird 3× wiederholt.

Anliegen: Weiche kurze Hüftbewegung am Platz; Fußarbeit beim Tippen.

Erlebte Wirkung: Der Gesang vom Frieden „Schalom" in der weichen einschmeichelnden Melodie führt in eine gemeinsame harmonische Bewegung. Der Wechsel zwischen dem ruhigen Auftippen der Fußspitzen, dem Wiegen am Platz im A-Teil und dem Vorwärtsgehen im Teil B hat besonderen rhythmischen Reiz.

Methodischer Hinweis: Es gibt von „Ma Navu" mehrere Tanzformen auf die gleiche Musik. Beim Auswechseln de re Fuß zum li (Tippmotiv im A-Teil) entsteht eine weiche „Wellenlinie". Bitte keine ruckartige Bewegung des gesamten Körper, sondern ein gelöstes „Sichfallen-lassen" und sofortiges Aufrichten beim Stand in der Musikpause.

Tanzform: mündlich überliefert, aufgezeichnet von Christel Ulbrich

Sesia Hamba – Das Licht für alle Kinder der Welt

Musik: „Lied der schwarzen Mütter", Song aus Südafrika. (ME weiße Cassette, Kögler MC 3061-6.)

Aufstellung: Paarweise in GÜST auf der Kreislinie. Durch das Fassen der Hände entsteht ein innerer und ein äußerer geschlossener Kreis.

Schrittarten: Gehschritt, Wiegeschritt.

Charakteristik der Bewegung: Stilles Wiegen nach beiden Seiten und ruhiges Schreiten mit Platzwechsel.

Ausführung des Tanzes
Vorspiel: 4 Takte verharren, im Anschluß die beiden Kreise schließen. Die im Innenkreis Stehenden bilden mit erhobenen Armen Tore.
Takt

A1   **1. Musikmotiv**
1– 8:   Melodie innerlich mitsummen und ein leichtes Körperschwingen aufnehmen.
1– 8:   Am Platz: Jeder Kreis wiegt mit leichter Körpergewichtsverlagerung, Knie dabei weich und geschmeidig.
         2. Musikmotiv
1:       Wiegen nach re und nach li, 4 Zz.
2:       Wiederholung von Takt 1.
3:       Platzwechsel: Die Äußeren lösen ihre Fassung und gehen mit 4 kleinen Schritten re-schultrig streifend bei ihrem Partner durch das Tor auf den Gegenplatz (Innenkreis), während die Inneren mit erhobenen gefaßten Armen über die Partner zum Außenkreis schreiten, 4 Zz.
4:       Diese lösen die Fassung und alle wen

		den am Gegenplatz mit 2 Schritten um die re Schulter, 2 Zz.
		In der Musikpause machen alle 1 kleine Kniebeuge, strecken die Beine bis zum Ballenstand, senken die Fersen und dabei auch die erhobenen Arme. Nun erheben die jetzt innen Stehenden die Arme zu Toren.
	5– 8:	Wiederholung von Takt 1–4.
	3. Musikmotiv	
	1– 8:	Wiederholung von Takt 1–8 des 2. Musikmotivs in der Gegenbewegung.
	4. Musikmotiv (mit vollem Instrumentaleinsatz)	
	1– 8:	Wiederholung von Takt 1–8.
	5. Musikmotiv	
	1– 8:	Wiederholung von Takt 1–8.
B1	:	Am Platz: Fassung lösen.
	1– 8:	Jeder grüßt den re Arm im weiten Bogen führend nach re, mit dem li Arm nach li, mit beiden Armen über die Köpfe hinweg zur Gegenseite des Kreises mit der Versinnbildlichung: aller Welt in der Verbundenheit im Wunsch nach Frieden Grüße zu senden.
	9–16:	Dem Partner werden beide Hände gereicht und mit 8 Schritten im Paarkreis 1 Ronde gedreht, dann ebenso in Gegenrichtung.
A2	:	Takt 1–8 mit Wiederholung wie A1, aber nur 2 Musikmotive mit nur 1 Platzwechsel hin und zurück.
B2	:	Wie Takt 1–16 von B1.
A3	:	Wie Takt 1–8 von A1 mit Wiederholung.

Anliegen: Ganzkörperliche Balance, Arm- und Rückenübungen.

Erlebte Wirkung: Die einschmeichelnde Melodie und der Gedanke der Verbundenheit im Wunsch nach dem Glück aller Kinder läßt eine besinnliche Athmosphäre aufkommen.

Methodischer Hinweis: A1 hat 3 Bewegungsmotive, A2 hat nur 1 Bewegungsmotiv, A3 hat 2 Bewegungmotive und B1 und B2 haben gleiche Bewegungen.
Im B-Teil kann jeder auch nach re zu einem neuen Partner weitergehen: Re Fuß zur Seite setzen, li heranstellen, Partner grüßen und weiter so bis zum 4. Partner. Mit diesem wird dann der Paarkreis getanzt. Der neue A-Teil würde somit mit einem anderen Gegenüber beginnen.

Tanzform und Titel: Christel Ulbrich

Bleibet hier und wachet mit mir

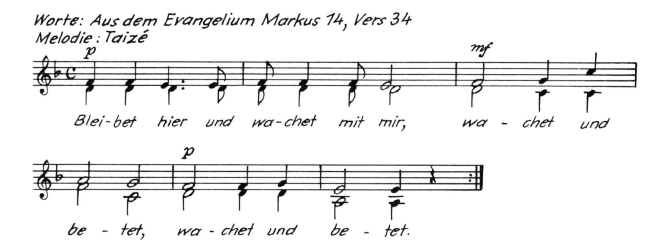

Musik: Gesänge von Taizé.

Aufstellung: Alle stehen im durchgefaßten Stirnkreis.

Schrittarten: Gehschritt.

Charakteristik der Bewegung: Sie werden im getragenen, ruhigen Tempo ausgeführt.

Ausführung des Tanzes
Der Kreis bewegt sich mit 4 ruhigen Schritten in TR. Beim 4. Schritt nehmen alle wieder Front zur Kreismitte und verharren. Die Arme gehen etwas in bittender Gebetshaltung nach oben, d.h. die Handflächen werden aneinander gelegt, die Fingerspitzen sind dabei nach oben gestreckt.
Nun lösen sich die Hände und gehen zur Kreuzform über, indem die Handflächen zum Körper geführt werden, re Hand über li Hand. Der Oberkörper neigt sich dabei ein wenig nach vorn. Die Hände werden gelöst und zeigen seitlich neben dem Körper nach unten, – Symbol: Ehrfurcht vor dem Leben – (Albert Schweitzer) – Kontakt zur Erde.

Jetzt kommen alle in eine aufrechte Haltung, und Arme und Hände werden nach oben gestreckt, – Symbol: Verbindung zum Himmel – zu Gott. In dieser Stellung etwas verharren, danach sie bis zur „Orantehaltung" (der ältesten Gebetshaltung) senken, d.h. die Arme werden seitlich am Oberkörper angewinkelt, die Handflächen sind nach vorn geöffnet, die Fingerspitzen zeigen leicht nach oben. Aus dieser Stellung gleiten die Arme wieder zur Seite, die Hände fassen die Nachbarn re und li zum geschlossenen Kreis.

Anliegen: Physisch-psychisches Ausgewogensein. Einsatz von Armen und Schultergürtel; Gestalten mit den Händen.

Erlebte Wirkung: Musik und aussagender Inhalt können zur Ergriffenheit „bewegen".

Methodischer Hinweis: Die Veränderungen der Gebetshaltung sollen nicht „sportlich" ausgeführt werden. Es muß sich eine organisch fließende Bewegung von einer Form zur anderen ergeben.

Tanzform: Christel Ulbrich

Wir geben die Hoffnung nicht auf

Symbol: Hoffnung erbitten, verinnerlichen. Berührung der Menschen neben uns rechts und links, – Aufforderung, mit uns zu gehen, Vertrauen und Mut zu haben.

Musik: Andrea Fleck. (ME schwarze Cassette, Kögler MC 3061-5.)

Aufstellung: Alle stehen im durchgefaßten Stirnkreis (in der Mitte eventuell eine brennende Kerze).

Schrittarten: Gehschritt, Wiegeschritt.

Charakteristik der Bewegung: Trotz der straff durchgeführten Melodie möchte dieser Tanz nicht mit Zählen, sondern, der Symbolik entsprechend, emotional angelegt werden.

Ausführung des Tanzes
Vorspiel: Verharren, alle sind dem Licht zugewandt.
A Mit 4 Schritten und schräg nach oben gestreckten Armen vw zur Kreismitte (Bitte) und rw zurück, Arme etwas zum Körper führen (Verinnerlichung).
   Nun mit einer leichten Pendelbewegung (Schultergürtel ist entspannt) nach re pendeln, Arme dabei leicht geschwungen mitführen.
   Dasselbe Motiv nach li und ½ RDr mit re, li, re nehmen.
A Wiederholung von Teil A mit dem Rücken zur Mitte. Zum Schluß stehen alle wieder im durchgefaßten Stirnkreis.
B 3 weiche Schritte auf der Kreislinie in TR, re Fuß beginnt: Zz k k l, Arme dabei etwas mitführen.
   3 Schritte ebenso rw zum Ausgangsplatz zurück.
   Nun 1 Wiegeschritt (re, li) auf der Kreislinie und 3 kleine Schritte am Platz tanzen (re, li, re = Zz k k l).
B Wiederholung von Teil B nach li.
   Der Tanz beginnt mit Teil A von vorn, nun mit verstärkter Aussage.

Anliegen: Besondere Armführungen zu den entsprechenden Symbolen; leichtes Wiegen im Kontrast zu festen Schritten; ruhige Drehungen.

Erlebte Wirkung: Infolge der straffen Melodieführung wird nach Erläuterung der Symbole und der entsprechenden Gebärden die Tanzform mit großer Hingabe ausgeführt.

Methodischer Hinweis: Der Tanz sollte nicht mathematisch nach Zählzeiten eingeführt werden, sonst gehen die individuellen Emotionen zu leicht verloren.

Tanzform und Titel: Christel Ulbrich

Schlußbetrachtungen

Im Gedenken

Es kann die berechtigte Frage aufkommen, wie ich so viele Beispiele und Ideen – von jedem etwas – zusammengestellt habe.

Wie bereits an den gegebenen Orten im Text vermerkt, habe ich viele Erfahrungen bei anderen Tanz-Persönlichkeiten sammeln können. Ohne die Anregungen dieser Gleichgesinnten und die noch vieler Ungenannter wäre diese Form meines umfangreichen Arbeitsfeldes nicht geprägt worden. Ich bin nicht achtlos an den Ideen und Erfahrungen meiner Freunde vorübergegangen: Jeder schenkte mir die Verbundenheit zum und mit dem Tanz in einer besonderen Art und Weise. Wir „inhalieren" alle die Bewegungen unserer Umwelt, die wiederum unserer eigenen Schöpferkraft Belebung geben.

Deshalb möchte ich meine vier großen Vorbilder, die „schon vorausgegangen sind", allen Leserinnen und Lesern in kurzer Form und mit einem charakteristischen Zitat in Dankbarkeit vorstellen:

Dr. Johannes Müller († am 4. Januar 1949, mit 85 Jahren)
Theologe und Philosoph

sagte am 2.1.1938 in Elmau in einem Vortrag: „Der Tanz ist reiner Gottesdienst. Wenn man rein und sachlich tanzt, so wird man von dem Wunder des Rhythmus und Melos ergriffen und ist nichts als Organ des schöpferischen Geschehens."

Dieser Ausspruch ist einer seiner vielen Betrachtungen über den Tanz, die ich schon als junge Helferin im Schloß Elmau (Oberbayern), erstmalig war ich 1929 dort, von Johannes Müller persönlich aufnehmen konnte und die meine spätere Berufung zum Tanz, wo und wie auch immer, formte.

In einem Vortrag am 23.11.1943 sagte er: „Niemand wird darauf kommen, daß das Geheimnis des Tanzes und das Geheimnis des Lebens eins ist, daß ich für das Geheimnis des Lebens weiter kein Bild, kein Geheimnis habe, als den Tanz, als ein schöpferisches Geschehen, das sich lebendig vollzieht."

Dr. Kurt Petermann († am 27. Dezember 1984, mit 52 Jahren)
Musik- und Tanzwissenschaftler, Gründer des Tanzarchives Leipzig (1957)

Unser gemeinsames Anliegen galt der Erhaltung und Verbreitung des „geselligen Tanzes". Das Erfassen der geistigen und kulturellen Werte in der internationalen Folklore und im deutschen Volkstanz in der Wechselwirkung zum Gesellschaftstanz verdanke ich Kurt Petermann. Sein Bemühen um die wissenschaftliche Anerkennung des Tanzes brachte er in Büchern und in Vorträgen zum Ausdruck. 1975 sagte er in Leipzig in einem Vortrag zum Thema „Aufgaben und Möglichkeiten der Tanzwissenschaft": „Unter dem Begriff

Tanzwissenschaft verstehen wir die Gesamtheit aller theoretischen Aspekte des Phänomen Tanz und ihre Erforschung... Die Tanzwissenschaft ist ein Teilgebiet der allgemeinen Kunstwissenschaft und muß als solche anerkannt werden."

Aus einer Vorlesung im Jahre 1983 in Leipzig: „Der Tanz ist eine synthetische Kunstgattung, die stets mit musikalischen Strukturen verbunden oder durch ihr Verhältnis zum musikalischen Verlauf zu charakterisieren ist. Der ständige Wandel von Inhalt und Form, Funktion und Struktur geschieht meist durch die Gesetze der Kontamination und Variation sowie durch rationale Komposition von Individuen oder Gruppen."

Prof. BERNHARD WOSIEN († am 29. April 1986, mit 78 Jahren)
Tänzer, Choreograph, Zeichner, Maler

In den Begegnungen im Verlaufe vieler Jahre wurde meine eigene Palette durch seine interessanten Volkstänze aus aller Welt um ein klang- und farbenprächtiges Kolorit bereichert.
Die Offenbarungen seiner Meditation im Tanze konnte ich ebenfalls aufnehmen.
Ich zitiere in gegebener Situation und Atmosphäre gern seine Worte:

„Lied des Tanzes"
Der Du die Welt bewegst,
bewegst Du nun auch mich.
Du greifst mich tief
und hebst mich hoch zu Dir.
Ich tanz ein Lied der Stille
nach kosmischer Musik,
und setze meinen Fuß
am Himmelsrand entlang
und fühle wie Dein Lächeln
mich beglückt.
                           (Tutzing, am 3. November 1983)

Prof. KARL-HEINZ TAUBERT († am 3. Januar 1990, mit 77 Jahren)
Musiker, Pianist, Rhythmiker, Komponist, Choreograph und Forscher für historischen Tanz

Seine vielseitigen Interpretationen zum Verständnis der vielen Epochen in der Entwicklung des Tanzes sowie sein zauberhaftes menschliches Wesen haben auch mich immer wieder fasziniert, sei es zu seinen Lehrgängen oder zu den Aufführungen mit seinem Ensemble für Historischen Tanz aus (West-)Berlin.
Er pflegte das französische Sprichwort:
„Rien n'est plus jeune, qu'une vielle danse.",
„Nichts ist so jung wie ein alter Tanz." in den Spruch umzuwandeln:
„Nichts *hält* so jung wie ein alter Tanz."
Es hat sich in seiner Lebenshaltung bestätigt.

Wir wollen nicht weinen, daß sie gegangen sind, sondern ihren geistigen und praktischen Reichtum in Würde und Dankbarkeit weitertragen.

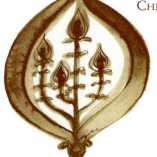

Mit ehrfurchtsvoller Reverenz
CHRISTEL ULBRICH

Nachgedanken und Bekenntnis

Gewiß wird in vielen meiner Gedanken um meditative und freudebetonte Tänze, erkannt als symbolische Muster aus uralter und gegenwärtiger Lebensbejahung, meine eigene tiefe Glaubenshaltung sichtbar.

Getanzte Motive kommen für mich aus den Urquellen des Seins. Wenn wir sie erkennen und interpretieren, ist es wichtig, daß unser Instrument, die eigene Persönlichkeit, als Vermittler in sich stimmig ist. Das Geheimnis dieser Harmonie liegt in der Ausgewogenheit unserer Mitte, welcher Weltanschauung sich auch jeder Einzelne zugehörig fühlen mag, die wir gegenseitig akzeptieren.

Es mußte erst diese Zeit des geistigen Aufbruchs kommen, um mich in meiner Haltung voll zu öffnen und bekennen zu können.

Dafür bin ich dankbar und hoffe, vielen künstlerischen, pädagogischen und medizinischen Verbündeten, wo immer sie wirken, etwas davon auch unter geistigen Vorzeichen mit auf den Weg zu geben.

Nachspiel

Alle Mitdenker – Mitberater, Mitschreiber für diese gemeinsame Aufgabe vereinigen sich zu dem großen Finale eines tanzenden Aufzuges, einer Polonaise.

Sie verabschieden sich nicht, sie sind immer für alle Interessenten da, die sich für eine Gesundung der zukünftig bewegten Menschheit – auch durch Tanz – mit einsetzen möchten. Damit ist der Dank ausgesprochen an:

Vorbilder für Tanz- und Improvisationsanregungen:
Trudi Schoop, Karl und Thilde Lorenz, Brita Glathe, Gerda Bächli, Clementine de Thier, Cary Rick, Dr. Ducci, Sieglinde Mesirca, Renate Neumann, Prof. Gisela Spieß-Jaenicke, Prof. Karl-Heinz Taubert, Prof. Walter Sorell, Prof. Bernhard Wosien, Dr. Christoph Schwabe, Susanne Naville, Marie Mettler

Mitberater zur inhaltlichen Gestaltung:
Ronald Kosellek, Christine Straumer, Erika Wagner, Uta-Kristein Tammaschke, Dr. Karin Hübener, Walter Kögler für die Mühe und Hilfe beim Zustandekommen dieses Buches

Überprüfung von Tänzen:
Elvira Heising, Gudrun Lucaß

Künstlerische Ausgestaltung:
Brigitte Mahr

Schreib- und Organisationshelfer:
Gitta Hedwig, Gudrun Schneider, Rolf und Monika Schneider (Bearbeitung von einigen Tänzen), Karin Krause, Erika und Ulrich Suschke, Heike Pohle, Monika Pohlan, Sibylle Nöbel, Ursula Kubasch, Irene Seiß, Gerrit Wonneberger, Marie-Luise Fritzsche, Harald Loos (Schreiber der Noten)

Dank auch meinen Enkelinnen:
Constanze Jungnickel, Jana Jakob, Sybille Heider

Nachwort
ANONYME BETRACHTUNG
AUS DEM 13. JAHRHUNDERT

Ziehe die Erfahrung dem Bescheidwissen vor,
Wissen bläht auf, Liebe dagegen baut auf.
Wissen ist verbunden mit Mühe,
Liebe aber mit Frieden und Ruhe.

ANONYME BETRACHTUNG
AUS DEM 20. JAHRHUNDERT

Schließe Wissen nicht aus,
verbinde es mit Tatkraft – Liebe – Ruhe und Frieden!

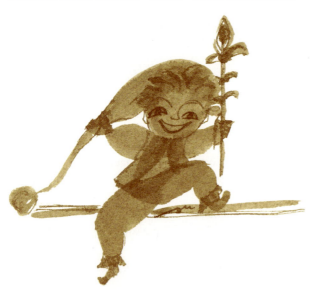

Literaturverzeichnis

Kapitel 1–3

Abraham, A. Santa Clara: Texte 1699. In: Simon, A. und C.: Das Bücherkabinett. (Reprint) Hamburg 1986

Arbeau, T.: Orchésographie. Paris 1588, zitiert in Taubert, K. H., 1968

Blechschmidt, E.: Wie beginnt das menschliche Leben? 5. Aufl., Christiana-Verlag, Stein am Rhein, 1984

Brie, A.: Die Wahrheit lügt in der Mitte. Eulenspiegelverlag, Berlin 1983

Böhme, F. M.: Geschichte des Tanzes in Deutschland. Leipzig 1886, MB octav 4232 (Reprint 1967)

Boehn, v., M.: Der Tanz. Wegweiserverlag, Berlin 1925

Brückner, J.; I. Mederacke; C. Ulbrich: Musiktherapie für Kinder. 2. Aufl., Verlag Gesundheit, Berlin 1991

Brügmann, H.: Tanzen – eine altersgemäße Sportart für Senioren. In: Tutt, I.: Seniorentanz. Bundesverband Seniorentanz e. V., Köln 1977

Diem, C.: Körpererziehung bei Goethe. Quellenwerk zur Geschichte des Sportes. Kapitel „Der Tanz", S. 82–104, Frankfurt a. M., 1948

–: Weltgeschichte des Sports. In: Tutt, I.: Seniorentanz. Bundesverband Seniorentanz e. V., Köln 1977

Edel, H.; W. Strauch: Tanztherapie – eine neue Form der Bewegungstherapie und ihre Anwendung bei Kranken mit primär-chronischer Polyarthritis (pcP). humanitas **20** (1967) S. 13

Eibach, H.: Tanztherapie. Nicht veröffentlichter Vortrag 1986

Eibl-Eibesfeldt, J.: Der vorprogrammierte Mensch. Das Ererbte als bestimmender Faktor im menschlichen Verhalten. 5. Aufl., dtv Wissenschaft, München 1984

Ekman, P.: Emotions in the Human Face. Pergamon, New York 1971

Gass-Tutt, A.: Tanzkarussell I. Fidula Verlag, Boppard/Rhein 1972

Goethe, v., J. W.: Jubiläums-Ausgabe in 40 Bänden, Bände 16.9 und 16.23. Cotta'sche Buchhandlung, Stuttgart und Berlin

Göllnitz, G.; G. Schulz-Wulf: Rhythmisch-psychomotorische Musiktherapie. Fischer, Jena 1976

Günther, D.: In Lander, H.M.: Beginn und Wandel – 60 Jahre Frankfurter Tanzkreis. Frankfurt/Main 1986

Haselbach, B.: Gymnastik, Rhythmus und Musik. Bericht vom Salzburger Gymnastik-Kongreß 1970, S. 63–73

–: Improvisation, Tanz, Bewegung. Klett, Stuttgart 1979

Helmke, E. D.: Documenta Choreologica – Neue Tanz- und Bildungsschule. (Reprint 1829) Zentralhaus-Publikationen (Hrsg.), Leipzig 1982

Hugendubel: Sprüche und Epigramme gegen und für den normalen Wahnsinn des Alltages. Gesammelt von Hugendubel, Bücher in München (o.J.)

Jürgens, U.; D. Ploog: Von der Ethologie zur Psychologie. Die Grundbegriffe der vergleichenden Verhaltensforschung anhand repräsentativer Beispiele. Kindler, München 1974

Kohler, C.; A. Kiesel: Bewegungstherapie für funktionelle Störungen und Neurosen. Thieme, Leipzig 1972, S. 199

Laban, v., R.: Die Welt des Tänzers. Stuttgart 1920

Lander, H. M.: Tanzen will ich. Verlag Pfeiffer, München 1983

–: Beginn und Wandel, Frankfurt 1985

–; M.-R. Zohner: Meditatives Tanzen. Kreuz Verlag, Stuttgart 1987

Lessing, E.: Werke in acht Teilen, Teil 1. Hesse und Becker, Leipzig 1923

Lexikon der Antike. Bibliographisches Institut (Hrsg.), Leipzig 1987

Loos, G.: Spielräume. Praxis der Musiktherapie, Bd. 7, Stuttgart 1986, S. 166

Lorenz, K.: Die angeborenen Formen möglicher Erfahrung. Z. Tierpsychol. **5** (1943) 235–409

–: Das sogenannte Böse. Borotha-Schoeler, Wien 1963

–: Bewegung und Musik in der Therapie. In: Resonanzen. Akademie Remscheid, Eigenverlag 1978

MEINEL, K.: Bewegungslehre. 3. Aufl., Volk und Wissen, Berlin 1966

METTLER, B.: Tanz als Lebenselement. Verlag Musikhaus PAN 162, Zürich 1983

MOLKENBUR, N.; K. PETERMANN, J. SCHULZ: Vom Hoppelrei zum Beat, Lied der Zeit Musikverlag, Berlin 1973

MORRIES, D.: Körpersignale. Heyne, München 1986

MÜLLER, J.: Betrachtungen zu Tanz. Elmau 1936

MÜLLER, D.: Neurologische Untersuchung und Diagnostik im Kindesalter. Springer. Wien–New York 1968

NEUMANN, K. L.: 3-stimmiger Kanon, Blatt 60+26. In: WOLTERS, G.: Das singende Jahr. Verlag Möseler, Wolfenbüttel 1955

OETKE, H.: Die Entwicklung des deutschen Volkstanzes.

ORFF, G.: Die Orff-Musiktherapie. Verlag Kindler, München 1974

PAWLOW, I. P.: Sämtliche Werke, Bd. III/2. Akademie-Verlag, Berlin 1954

PETERMANN, K.: Vorlesungen zur Tanzgeschichte. Leipzig 1983

PLOOG, D.: Verhaltensbiologische Aspekte in der psychiatrischen Forschung. DMW 4 (1975) 2108–2119

PRAETORIUS, M.: Terpsichore. Wolfenbüttel 1612

PUNI, A. Z.: Über die Trainingswirkung der Bewegungsvorstellung. Theorie und Praxis der Körperkultur 12 (1958)

RABICH, P.: Beitrag zum Manuskript „Tanz dich gesund". Dresden 1988

RICK, C.: Persönliche Mitteilungen. Tanztherapie-Lehrgang. Altmünster (Österreich) 1987

RIMBAUD, A.: Sämtliche Werke. Insel Verlag, Leipzig 1976

SACHS, C.: Eine Weltgeschichte des Tanzes. Berlin 1933

SCHOOP, T.: Bewegung und Musik in der Therapie. In: Resonanzen. Akademie Remscheid (Hrsg.) 1978

–: Kommt, tanz mit mir! Verlag Musikhaus PAN, Zürich 1981

SCHULZ, R.: Musiktherapie im Kurort. In: Mitteilungen über Praxis und Probleme der Rehabilitation I/76. Rehabilitationswerkstätten Berlin, Eigenverlag 1976

SCHWABE, C.: Musiktherapie für Neurosen und funktionelle Störungen. Fischer, Jena 1969

–: Aktive Gruppenmusiktherapie für erwachsene Patienten. Thieme, Leipzig 1983, S. 235

SCHWEITZER, A.: Was ist Jugend? Zitiert nach „Grüne Blätter". Elmau, 36. Jg., Nr. 2 1987

SORELL, W.: Aspekte des Tanzes. Heinrichshofen, Wilhelmshafen 1983

–: Der Tanz als Spiegel der Zeit. Heinrichshofen, Friedrichshafen 1985

STANISLAWSKI: Die Arbeit des Schauspielers an sich selbst. Teil II: Die Arbeit an sich selbst im schöpferischen Prozeß des Verkörperns. Verlag das europäische Buch, Berlin (West) 1986

STIFTER, A.: Weisheit des Herzens. – Gedanken und Betrachtungen. Ein Brevier. Herbig, Berlin 1941

TAUBERT, K.-H.: Höfische Tänze. Buch und Schallplatte. Schott-Verlag, Mainz 1968

TINBERGEN, N.: Instinktlehre. Parey, Berlin 1951

TRUNSLIT, A.: Gestaltung und Bewegung in der Musik. Chr. FR. Vieweg, Berlin-Lichterfelde 1938

TUTT, I.: Seniorentanz. Bundesverband Seniorentanz e.V., Eigenverlag, Köln 1977

–: Brevier der Tanzfreude. Bundesverband Seniorentanz e.V., 2. Auflage, Eigenverlag, Gießen-Allendorf 1989

ULBRICH, C.: Kindertanz und Tanz. In: Brückner, J., u.a.: Musiktherapie für Kinder. 2. Auflage. Verlag Gesundheit, Berlin 1991, S. 189 ff.

–: Die internationale Entwicklung in der Tanztherapie. Vortrag zur Arbeitstagung der AG „Rhythmik und Tanz" (unveröff.), Bald Elster 1988

WILDA-KIESEL, A.: Kommunikative Bewegungstherapie. Barth, Leipzig 1987, S. 43 ff.

WOSIEN, B.: Der Weg des Tänzers. Verlag Veritas, Linz 1988

–, M. G.: Sakraler Tanz – Der Reigen im Jahreskreis. Verlag Kösel, München 1988

–: Tanz als Gebet – Feiert Gottes Namen beim Reigen. Verlag Veritas, Linz 1990

Kapitel 4

Da aus Platzgründen lediglich eine Auswahl von Tänzen angeboten werden konnte, bitten wir unsere verehrten Leser, sich ihr Repertoire bzw. Therapieprogramm mit Hilfe einschlägiger Literatur zu vervollständigen. Hier einige Orientierungshilfen.

BÄULKE, E.: Lustige Tanzspiele und Scherztänze für Parties und Feste. Bd. 165. Falkenverlag, Darmstadt o. J.

BERGMANN, A.: ... bis die Sohle fällt vom Schuh. Tanzen – singen – spielen. Moritz Diesterweg, Frankfurt 1982

Bundesverband-Seniorentanz e. V.: Tänze im Sitzen. Eigenverlag Koblenz, 1987. Tanzbeschreibungen. 28 Tänze geselliger Art. Koblenz 1988

DOORN-LAST, v. F.: Hoy Hoy. Alte und neue Kindertänze. Kallmeyer, Wolfenbüttel 1981

FRERICHS, M.: Sitztänze. 30 Sitztänze und 12 Tänze für Rollstuhlfahrer. Kögler, Suttgart o. J.

GASS-TUTT, A.: Tanzkarussel 1. 101 Kindertänze für daheim, Kindergarten, Spielplatz, Vor- und Grundschule. Fidula, Boppard/R., 1972

–: Tanzkarussel 2. Tänze für junge Leute ab 10 Jahre. Fidula, Boppard/R., 1978

–: Polonaise. Tanzanleitungen. Das lebendige Tanzornament in Figuren; Anregungen und Vorschläge für Polonaisen mit Kindern, Jugendlichen, Erwachsenen und Senioren (mit Kassette). Kallmeyer, Wolfenbüttel 1988

GERING, M.: 100 moderne Tanz- und Scherzspiele. Teich Verlag, Darmstadt 1978

GERWIG, I. M.; W. KÖGLER: Gesellige Tänze für jedes Alter. Folge 1–3 mit Kassetten. Kögler, Stuttgart o. J.

GOLDSCHMIDT, A.: Handbuch des deutschen Volkstanzes. Henschelverlag, Berlin 1981. Heinrichshoven. Wilhelmshaven 1981

–: Vokabular deutscher Volkstanzschritte. Heft I–IV. zp-Verlag, Leipzig 1974–1984. – Zu beziehen im Walter-Kögler-Verlag

GÖTSCH, G.: Geselliges Tanzbuch. Tanzkanons 2. Bärenreiter, Kassel 1950

16 Internationale Tänze 3, für Senioren. Kallmeyer, Wolfenbüttel 1981

KORPEL, M.; F. MEYER: 18 Internationale Volkstänze für Jugendliche und Erwachsene. Kallmeyer, Wolfenbüttel 1981

–: 18 Internationale Volkstänze für Fortgeschrittene. Kallmeyer, Wolfenbüttel, 1982

KROMBHOLZ, G.: Tanzen für alle – von den Grundelementen zu geselligen Tanzformen. BLV, München 1980

Lieder und was man damit machen kann. Beispiele zu Aufführungen, Basteln, Tanzen, Improvisieren, Diskutieren und Meditieren. Christophorus, Freiberg i. Br., 1981

MEISSNER, S.: Tanzen im Sitzen. Für Senioren und Behinderte. Kögler, Stuttgart o. J.

OETKE, H.: Sächsische und thüringische Volkstänze. Deutsche Gesellschaft für Volkstanz, 1981. Rheinische Volkstänze, 1982

RIEDEL, K.: G'sunge un getanzt. 49 Volkstänze mit singbaren Texten. Kögler, Stuttgart o. J.

SAFTIEN, G. und V.: Höfische Tänze aus der Renaissance. Eine Suite zum Mittanzen. Verlag für Lehrmedien, Berlin 1984

SCHÄFER, R.: Tanz mit – Singtänze. Fidula, Boppard/R., Salzburg o. J.

SCHNEIDER, W.: Lobt ihn mit Tanz. Herder, Freiburg i.B. 1990

TAUBERT, K. H.: Historische Tänze, von der Volte zum Galopp. 29 Tänze aus 4 Jahrhunderten für Tasteninstrument oder Melodieinstrumente ED 7544. Schott's Söhne, Mainz 1988, gleichnamige Schallplatte WER 3005

VOGT, M.: Alte niederdeutsche Volkstänze. 60 Paar-, Kreis-, Reihentänze, Quadrillen u. a. mit Noten. Kögler, Stuttgart o. J.

WALTER, S.: Meine kleine Weihnachtsbibel. Tanzlieder u. a. Herder, Freiburg, 1987

WATKINSON, G.: Kleines Gastgeschenk. Lieder und Kanons. Voggenreiter, Bad Godesberg 1961

Hinweise

In den Tanzbeschreibungen sind zahlreiche Musikempfehlungen ausgewiesen. Es handelt sich hier um Musikproduktionen, die vom Walter Kögler Verlag eigens für dieses Buch auf speziellen Kassetten eingerichtet wurden.

Als Kontaktadresse zum Bezug dieser und weiterer Musikcassetten, von Schallplatten, Tanzbeschreibungen, Noten und Literatur sei hier genannt:

Walter Kögler Verlag, Postfach 810345, W-7000 Stuttgart 80 (hier auch Zubehörteile für Bändertänze erhältlich).

Weitere vorbereitete Tänze mit Beschreibungen für therapeutische Anwendungen können bei Frau Ulbrich, Karl-Liebknecht-Str. 9, O-8600 Bautzen (Tel. 4 34 38) erhalten werden.

Cassetten* Die Musik zu den Tänzen dieses Buches erschien im Walter Kögler Verlag, Postf. 81 03 45, 7000 Stuttgart 80 auf 6 Musikcassetten:

Rote Cassette
MC 3061-1

Seite 1
Jägermarsch 4:19
Die Volksmusikanten, Ltg. Hermann Derschmidt
Rheinländer 2:30
Die Volksmusikanten, Ltg. Hermann Derschmidt
Kikeriki 2:31
Die Volksmusikanten, Ltg. Hermann Derschmidt
Neudeutscher 2:54
Die Volksmusikanten, Ltg. Hermann Derschmidt
Bändertanz 2:51
Blaskapelle Otto Ebner

Seite 2
Lauterbacher 3:50
Die Welser Rud, Leitung Hermann Derschmidt
Spinnradl zu dritt 2:28
Tobi Reiser und seine Flachgauer Musikanten
Es geht nichts über die Gemütlichkeit 1:35
Die Volksmusikanten, Leitung Alfred Kluten
Familienwalzer (Melodie Eiswalzer) 1:57
Tobi Reiser und seine Flachgauer Musikanten
Polonaise in flottem Tempo 5:23
(aus einem baltischen Lautenbuch)

Blaue Cassette
MC 3061-2

Seite 1
Mexikanischer Walzer 2:57
Michael Herman's Folk Orchestra
Jiffy Mixer 1:50
Pete Lofthouse Band
Stern-Swing (Melodie New Craze) 3:27
The Squareabouts
Virginia Reel (Melodie Yankee Doodle) 3:12
The Hinkey Dinkeys
Cha-Mixer (Melodie The Saints) 1:43
The Squareabouts

Seite 2
Men Star (Melodie Pavalon Stomp) 3:33
The Squareabouts
Vier-Schritt-Wende-Hopp 1:36
(Melodie All American Promenade)
Windsor Dance Orchestra
Zwölfer-Rad (Melodie Oh Johnny Oh) 2:10
Die Hinkey-Dinkeys
Good-Bye (Melodie Swanee Jazz) 2:25
The Squareabouts
Birthday (Melodie Scatter Brain) 3:17
The Squareabouts

Graue Cassette
MC 3061-3

Seite 1
Nostalgie (Melodie Wide Eyes) 2:16
The Squareabouts
Brautwalzer (Melodie Streets Of Laredo) 3:41
The Rachers
London (Melodie Kentucky Home) 2:12
Al Rus Orchestra
Wo tut's weh? (Mel. Walking And Whistling) 1:57
The Art Jones Hot Timers
Drei alte Weiber 2:45
Svenska Ungdomsringens Spelmanslag

Seite 2
Fröhlicher Kreis (Circassian Circle 2) 2:48
Cecil Sharp House Folk Dance Band
Galopp durch die Gasse (Melodie Galopede) 2:54
Cecil Sharp House Folk Dance Band
Gassenhauer (Melodie By The Sea) 2:18
The Art Jones Hot Timers
Milanovo Kolo 2:08
Michael Herman's Folk Orchestra
Troika 2:32
Michael Herman's Folk Orchestra

*) CDs in Vorbereitung

Gelbe Cassette MC 3061-4	Seite 1 **Sirtaki** 1:55 Orchester Claudio Alzner, Bouzouki Franz Bilek **Traubenpressen** (Ronde Bretonne) 1:55 Spielkreis Ernesto Rossi, Ltg. Henner Diederich Lizenz vom Möseler Verlag **Das Fenster** 3:05 Kurt Drabek und seine Solisten **Heilsberger Dreieck** 3:23 Kurt Drabek und seine Solisten **Schwedische Maskerade** 2:34 Spielkreis Ernesto Rossi, Georg Espitalier		Seite 2 **Blues in geselliger Form** 2:03 (Melodie Sail Along Silv'ry Moon) Es spielt eine Band im Stil von Billy Vaughn **Crialdo** (Melodie Billy Bayou) 1:52 The Art Jones Hot Timers **Langsamer Walzer** (Melodie Golden Earrings) 3:00 Al Russ Orchestra **Sascha** 2:34 Kölner Kinderchor, Leitung H.-G. Lenders Lizenz vom Fidula Verlag **Walzerkanon** 3:21 Berliner Orchester
Schwarze Cassette MC 3061-5	Seite 1** **Elfenkönig** (King Of Fairies) **Schiarazula Marazula** (Schirazula Marazula, von Giorgio Mainerio) **Ma Navu** **Hashual** **Knospen** (Glocken) **des Friedens** (Nitsaneh Shalom)		Seite 2** **Allemande und Tripla** (von Johann Hermann Schein) **Gigue** (Wassermusik von Georg Friedrich Händel) **Pavane** (anonym, bei Th. Arbeau 1588) **Menuet de Bœuf** (Ochsenmenuett von Joseph Haydn) **Wir geben die Hoffnung nicht auf**
Weiße Cassette MC 3061-6	Seite 1** **Allemande** (Fischertanz aus Ostpreußen) **Varsovienne** **Neuer Stern** (Green Sleeves) **Räubertanz** (Varis Hasapikos) **Wiedererweckung zum Leben** (Totentanz)		Seite 2** **Sesia Hamba** **Tänze zu Dreien** (6 ländlerische Tänze von Wolfgang Amadeus Mozart) **Tupf-Menuett** (6 Deutsche Tänze von Wolfgang Amadeus Mozart) **Kreisform A-B-A** (Melodie Trumpet Tune von Henry Purcell) **Hier sind wir** (Hier 's ek weer)
MC 3061-5 und MC 3061-6	Die Tänze dieser Cassetten wurden gespielt von Tikwat Shearim (Andrea Fleck: Blockflöte, Querflöte, Saxophon, Akkordeon, Percussion, Gesang; Silke Wolter: Blockflöte, Oboe, Percussion, Gesang; Dieter Blumenschein: Kontrabaß, Percussion, Gesang; Mario Fritzsche: Gitarre, Percussion, Gesang).		

** Die genaue Spieldauer der Stücke lag bei Redaktionsschluß noch nicht vor, deshalb kann sich die Reihenfolge innerhalb der Cassette ändern.

Sachwortverzeichnis

A

Abschluß 103, 123
Allemande 61
Alter (Lebens-) 43, **44 ff.**
Anpassung, soziale 47, 86
Antike 45, 96
Arzt 74 ff., 104
Ärztliche Verordnung 73, 76
Asymmetrie 121
Atmen/Atmung 90, 99, 114, 127
Atmosphäre 29, 32, 83, 114
Auftakt **83 ff.**
Ausdruck (von …) 46, 50, 51, 99, **110 ff.**, 140
Ausdrucksgestaltung 146
Ausklang 48, **88**

B

Balancieren, Balance 90, 119, 160
Ball (Requisit) 123
Ballerina 54
Barock 61, **62 ff.**, 82
Bauerntanz 53
Beat-Musik 55, 91, 106
Behinderte 41, 43, **46 ff.**, 70, 76, 78, 104, 108
Belastung 48, 76, 81, 88, **102**
Bewegung 18, 51, 77, 105
Bewegungseinschränkung 44
Bewegungsschulung 102
Bewegungstherapie 70, 99, 102, 109

Bewegungsverbesserung 105
Blinde 107 ff.

C

Call 80
Chor 49
Courante 62, 64
Crescendo **127**, 128

D

Decrescendo 127
Disko- 69
Disko-Musik 41, 108
Dos-à-dos 80
Durchspiel 27

E

Einstimmung 48, 102, 106, 143
Eltern 41 ff.
Emotionen 89, 91, 123, 147, **149 ff., 152**, 162
Energie 95, 98
Entspannung 18, 51, 77, 79, 88, **90 ff., 114 ff.**, 128, 154, 162 ff.
Erkrankungen
– des Herzkreislaufsystems 81, 102
– des Bewegungsapparates 104
–, psycho-somatische 157
Erwärmung 102
Erzieher 39 ff.

F

Feierabendheim 106
Feriengruppenleiter 41, 47
Ferienlager 41
Feste 49
Finger 115 ff.
Fingerspiele 115
Flexibilität 88
Förderarbeit 41
Freizeitgestaltung 39
Führen und Folgen **116**, 155
Funktionelle Störungen 105
Füße 119 ff.

G

Gaillarde 58
Gebärde 51, 96
Gefühl 51, 96, 130, 155
Gemeinschaft 29, 43
Gesang 51
Gesellige Tanzformen 41, 78, 107, 108
Geselligkeit 43, 99
Gesellschaftsspiele 49
Gesellschaftstanz 51, 55, **101**, 108, 127
Gestalt 88
Gestaltung 38, 101, 128
Gestik 72, 96, 130, 155
Gesundheit 14, **29 ff.**, 35, 58, 66, 73, 77, 103
Gesundheits-Tanzhaus **34 ff., 36**, 38, 42, 47, 49, 62
Gewandtheit 86

Gleichgewicht 98
Gräser 144
Gruppe 32
Gruppengröße 81
Gruppenleiter 95
Gruppentherapie
–, aktive 80, 103
–, passive 103
Gymnastik 74, 81, 99

H

Haltung 48, 52, 81, **91**, 107
Haltungsbilder 86, 101
Hände **118 ff.**, 151
Herzinfarkt 81, **102 ff.**
Höhe 94, 123, 152
Holismus 80

I

ICH – DU – WIR 26 ff., **83**, 110
Improvisation 28, 37, 43, 62, 75, 78, 81, 99, 109, **110 ff.**, 146
Instrumente 53
Isolierung 44

J

Jugend 42 ff.

K

Kammermusik 56
Katharsis 96
Kiekbusch-Fassung 61
Kinder 37
Kindergarten/Kinderkrippe 39, 45
Kindergärtnerin 75, 162
Kindertanz 39, 42, 45

Kleidung 52, 58, 81
Kolo-Formen 106
Kommunikation 19, 35, 107, 109, **110 ff.**
Konditionierung 104
Kontakt 37, 43, 44, 51, 85, 102, 103, 108, 128, 144, 158
Kontaktübungen 77, **153 ff.**
Kontrapartner 86
Kontraste **118**, **153 ff.**
Koordinationsschulung 102
Körper 113 ff.
Körperbild 98
Körperbeherrschung 79
Körper-Ebenen 113 ff.
Körper-Mitte 78, 79, **89 ff.**, 93, 107, 158, 163
Körpersprache 77, 79, **146 ff.**, 156
Körperwahrnehmung 18
Korrektur 79
kreativ 32, 49, 78, 93, 112, 138, 140
Kreis 31, 54, 74, **83 ff.**, 88, 90, 93, 125, 128, 131, **157 ff.**
Kreistanz 43
Kur-Patienten **69 ff.**, 98

L

Lehrer 39 ff., 43, 75, 77 ff.
Lehrgänge 76, 162
Leidenschaften 51

M

Malen 133 ff.
Malerei 52
Männertanz 21
Marschmusik 56
Marschwalzer 70
Masken 139

Meditation 157 ff.
Melodie 51, 94, 129, 132
Menuett 56, **64 ff.**
Metrum 95, 120, 129, 160
Mimik 96
Minnesänger 54
Mittelalter 52 ff.
Mixer 27, 42, 48, 74, 82, 83, 106
Modetanz 43, 76
Motorik 100
Musik 51, 77
–, klassische 99
Musikauswahl 82
Musikbegleitung 48
Musiktherapie 99, 105
Muskulatur 102
Mut 44, **91**

N

Nackttanz 51
Neurose 99
nonverbal 32

O

ORFF-Instrumentarium 44, 79, 89, **129 ff.**
Ornamente 56, 95, 160

P

Paartanz 58
Partnerwechsel 32, 62, 74, 92
Patienten 72 ff.
Pavane 56 ff.
Persönlichkeit 111 ff.
Persönlichkeitsentfaltung 39, 50, **150**
Phantasie 52, **95**, **134**, **138**, 140
Phrase 94

Physiotherapeut   76, **101**, 104
Polka   20, 56, 82
Polonaise   76, 92, 93
Prophylaxe   16
Psychologe   79, 104
Psychosomatik   97
Psychotherapie   102, 109, **149**, 157
Puls   95

R

Raum   58, 64, **93 ff.**, 98
Raum-Mitte   93, **124**, **127**, 163
Raumorientierung   47, 79, **84**, 127, 149
Raum-Weg   **125**, 164
Reaktion   120
Rehabilitationspädagoge   78
Reigen   16, 84, 138, 162, 164
Reigentanz   52 ff.
Reihentanz   94
Religion   162 ff.
Renaissance   55, **56 ff.**, 82
Rentner   41
Requisiten   **37**, 41, 48, 79, 81, 90, 112, 120
Reverence   15, 58, 155
Rheinländer   22, 43, 82
Rheumatismus   73, 80, **101**
Rhythmische Gymnastik   46
Rhythmisch-musikalische Elemente   76
Rhythmisch-musikalische Erziehung/Rhythmik   45, 64, 78, 110
Rhythmus   100, **130 ff.**, 143
Rokoko   64
Rolle   91
–, darstellende   **145 ff.**
Rollenwechsel   154
Rollstuhlfahrer   70, 98
Ruhe   90, 123, **159 ff.**

S

Saal   64, 65, 71
Sanatorium   69 ff.
Schlange (Tanzform)   54, 125, 127
Schule   39 ff.
Schulkinder   40 f.
Schwebepuppe   137
Schwungband   137
Selbsterfahrung   77
Selbstvertrauen   92
Selbstwertgefühl   58
Seniorenklub   43, 44
Seniorentanz   22, 45
Singtanz   37, 89, 128, 162
Sitztanz   41, 43, 106
Spannung   77, 79, 88, **90**, 154
Spiegelreflexion   **118**, **121**, **138**, 155
Spiel   27, 103, 139, 162
Spirale   54, 90, 92, **160**
Sport   45, 73 ff.
Springen   51
Steine   141 ff.
Stille   114
Stimmung   69, 141
Stirnkreis   31, 106
Symbol/Symbolik   56, 95, 158
Symmetrie   121

T

Tanz (Definition)   77 ff.
–, mit festgelegten Formen   28, 48
–, Einstudierung   48
Tanzabend   69
–, geselliger   42
Tanzbeschreibung   79
Tanzchronik   50 ff.
Tanzfest   44
Tanzgesellschaftsspiele   42
Tanzgruppenleiter   35, 47
Tanzmeister   35, 47, 54, 62, 64
Tanznachmittag   39
Tanzpädagogen   35, 47
Tanz-Palast   23 ff., 33
Tanzspiele   42, 43, 48, 69
Tanztherapeut   80, 81 ff., 95
Tanz-Therapie   16, **72 ff.**, 99, **101 ff.**, 104, 149
Tanz-Zitat   54 ff.
Theatertanz   51
Tiefe   123, 152
Tontechnik   48, 81
Training   45
Trauer   52
Trockenkurs   28, 62, 88, **89**, 132
Tuch/Tücher   134

U

Übergewicht   103
Umstellfähigkeit, soziale   86
Unterricht   39 ff.

V

Volkskunst   50
Volkslieder   43
Volksliedtänze   37
Volkstänze   21, 43, 44, 51, 58, 66, 76, 78, 82, 94, 96, 127, 136, 155, 159, 162
Vorschulkinder   37 ff.
Vorspiel   80, **89**

W

Walzer   22, 43, **65 ff.**, 82, 107, 135
Weite   94, 123, 152
Werkstatt   **47 ff.**, 78
Wettspiel   92, 139

Wiedergabetechnik   81
Wiegeschritt   107

Z

Zählzeit   83, 94
Zeit   94
Zeitung   138
Zerebralsklerose   106
Zweige   144

Alphabetische Aufstellung der Tänze

Abendfrieden *327*
Abschlußtanz *269*
Adamsgag *240, 266*
Allemande *172*
Allemande und Tripla *208*
Ansingegruß zur Weihnachtszeit *284*
Aufforderung zum Tanz: Herhörn, hallo *272*

Bändertanz *266*
Besuch mit Stadtklatsch *248*
Birthday *219*
Bleibet hier und wachet mit mir *333*
Blocktanz mit Schnips *222*
Blues in geselliger Form *213*
Boogie im Sitzen *252*
Brautwalzer *232*

Cha-Mixer *190*
Cha-Polka *233*
Charleston auf Stühlen *250*
Crialdo oder Charlie-Beat *219*

Das Postkutschenzeitalter lebt auf *256*
Das Tanzorchester *291*
Der du die Welt in Händen hast *300*
Der Kuckuck und der Esel *294*
Der Urlauberkanon *295*
Drei alte Weiber *315*
Dreierschritte nach Menuettmusiken *308*
Durch die Blumen sprechen *259*

Edelschnulze mit Herz *258*
Ein wahres Gaudium *290*
Elfen-König *183*
Entwicklung eines Lauftanzes *314*
Es geht nichts über die Gemütlichkeit *281*

Familienwalzer *212*
Feierliches Menuett *204*
Festliches Rondo *207*
Fox-Trottel *249*
Fröhlicher Kreis *305*
Füreinander da sein *326*

Galopp durch die Gasse *310*
Gassenhauer *311*
Gigue *206*
Good Bye *218*

Hashual, der Fuchs *279*
Hejo, spann den Wagen an *296*
Heute liebe Leute *289*
Hier sind wir *236*
Hoida *277*
Hokuspokus-Samba *319*
Holzhackertanz *313*

Im Zeichen der Unendlichkeit *329*

Jägermarsch *233*
Jetzt tanzen wir den Kehraus *285*
Jiffy-Mixer *186*
Jungen- und Männertänze *311*

Kikeriki *235*
Knie-Beat *218*
Knospen des Friedens (auch als Glocken des Friedens bekannt) *328*
Kommt der Mond mit der Laterne *297*
Kreisform A-B-A *261*

Langsamer Walzer *213*
Laßt Schirme tanzen *242*
Lauterbacher *175*
Lichtgebet *327*
Lobet und preiset, ihr Völker, den Herrn *299*
London- oder Lambeth-Walk *240*

Ma Navu *330*
Mädchen- und Frauentänze *314*
Men Star *188*
Menuet de Boef *205*
Mexikanischer Walzer *180*
Milanovo-Kolo *313*
Mixbecher *304*

Neudeutscher *309*
Neuer Stern *176*
Nostalgie *221*

Pavane *200*
Polka tanzen ist mein Leben *251*
Polonaise *194*
Polonaiseformen *262*
Promenade zum Nachtclub *220*
Promenade zur Moritzquelle *317*

Quickstepp im Kreis 212

Räubertanz 178
Reihenform A-B 261
Rheinländer-Varianten 214
Richtertanz 282
Rondell um die Marienquelle 318

Sascha 275
Scheibenwischer 222
Schiarazula Marazula 201
Schüttelfrost 245
Schwedische Maskerade 309
Selbständiges Tanzen 305
Sesia Hamba –
 Das Licht für alle Kinder
 der Welt 331
Sirtaki 182

Sonnentanz 326
Spinnradl zu dritt 174
Stabtanz 312
Stern-Swing 187

Tanzen und Schweben 274
Tänze zu Dreien 308
Tanzspiele 226
Trarira, der Sommer, der ist da 263
Traubenpressen 183
„Trau Dich!" 322
Troika 264
Tupf-Menuett 202

Variationen für Figuren
 im Dreiertakt 306
Varsovienne 179
Vierschritt-Wende-Hopp 190
Virginia Reel 188

Walzerformen 307
Walzerkanon 292
Wann und wo 298
Was bringt die Zeitung? 248
Wasserspiele in Sanssouci 254
Was wir brauchen, gibt uns Gott 300
Wehender Wind 253
Wenn unsre Flöten und Geigen
 erklingen 263
Wiedererweckung zum Leben
 (Totentanz) 234
Wiegende wogende Welle 253
Wir geben die Hoffnung nicht
 auf 334
Wo bleibt sie nur? 245
Wo tut's weh? 241

Zaubere mit dem Tuch 257
Zwölfer Rad 191

Ein weiteres Buch von Christel Ulbrich:

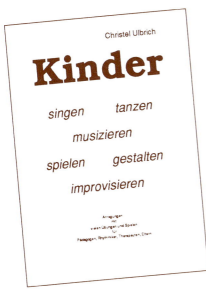

für Pädagogen, Rhythmiker, Therapeuten und Eltern

... kreativ sein, das ist für Kinder etwas Selbstverständliches.

Doch wie erhalten und fördern wir ihre natürliche Kreativität?

Frau Ulbrich beschreibt in diesem Buch viele, viele Übungen und Spiele. Sie gibt unzählige, wertvolle Tips und Hinweise zu den Themen:

Singen, Tanzen, Musizieren, Gestalten, Basteln, Improvisieren.

incl. Musiccassette

... so erhalten wir unseren Kindern die Kreativität ...

Erschienen im
Musik & Methodik Verlag Michael Kircheis
Eichendorffstr. 6
Postfach 51
W-8813 Schillingsfürst

Bestelltelefon	09868 - 820
Fax	09868 - 7322
Bestellnummer	9201
Preis incl. MC	58,-- DM

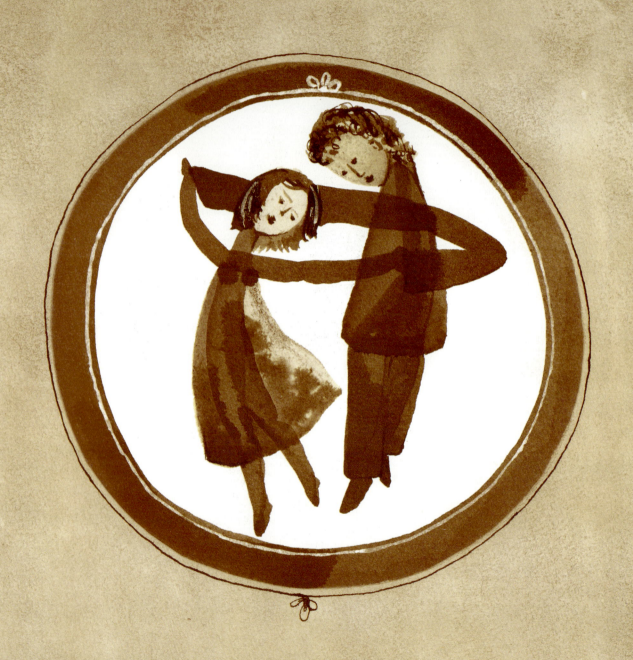